（中文翻译版）

胎儿心律失常的诊断与治疗

Diagnosis and Management of Fetal Arrhythmias

主　编　〔美〕贝蒂娜·F.库尼奥（Bettina F. Cuneo）
　　　　〔美〕茱莉亚·A.德罗斯（Julia A. Drose）
　　　　〔美〕D.伍德罗·本森（D. Woodrow Benson）
主　译　袁丽君　赵联璧　张　莉　高新茹

科学出版社

北京

图字：01-2025-0822

内 容 简 介

全书共分为6个部分。第一部分内容涵盖胎儿心律失常的概述、评估及遗传学。第二部分为分析胎儿心节律的技术，详细介绍了胎儿心电监护、超声心动图及心磁图等胎儿心律评估方面的技术手段。第三部分为胎儿心律失常的临床表现与诊断，全面讲解了各类胎儿心律失常。第四部分为胎儿心律失常的治疗，着重对室上性心动过速、室性心动过速及免疫介导型房室传导阻滞的治疗进行了介绍。第五部分为孕妇或胎儿心律失常中的高危孕妇护理，对遗传性心律失常综合征及抗Ro/SSA阳性妊娠等高危孕妇的管理和照护及各类心律失常胎儿分娩规划进行了详细描述。第六部分介绍了胎儿心律失常诊疗的未来发展方向。本书内容紧靠学科发展前沿，丰富翔实，包括了胎儿心电图、心磁图、起搏器及远程医疗的迭代更新，是一本有关胎儿心律失常诊断与临床管理的实用专著，所涵盖的各种诊疗技术在胎儿心律失常诊断与临床管理方面有着极其广阔的应用前景。

本书是超声医师、产科医师、儿科医师、心脏病及遗传病等医学专业人员的实用工具书。

图书在版编目（CIP）数据

胎儿心律失常的诊断与治疗 /（美）贝蒂娜·F.库尼奥（Bettina F. Cuneo），（美）茱莉亚·A.德罗斯（Julia A. Drose），（美）D.伍德罗·本森（D. Woodrow Benson）主编；袁丽君等主译.

北京：科学出版社，2025.4. -- ISBN 978-7-03-080879-0

Ⅰ．R714.5

中国国家版本馆CIP数据核字第2024LX0505号

责任编辑：路　弘 / 责任校对：张　娟
责任印制：师艳茹 / 封面设计：龙　岩

Bettina F. Cuneo, Julia A. Drose, D. Woodrow Benson: Diagnosis and Management of Fetal Arrhythmias.
ISBN-13:978-7-03-080879-0
Copyright © 2025 Wolters Kluwer.
Copyright © 2015 Wolters Kluwer Health/Lippincott Williams & Wilkins. All rights reserved.
Wolters Kluwer Health did not participate in the translation of this title and therefore it does not take any responsibility for the inaccuracy or errors of this translation.
Published by arrangement with Wolters Kluwer Health Inc., USA

本书限中华人民共和国境内（不包括香港、澳门特别行政区及台湾）销售。本书中提到了一些药物的适应证、不良反应和剂量，它们可能需要根据实际情况进行调整。读者须仔细阅读药品包装盒内的使用说明书，并遵照医嘱使用，本书的作者、译者、编辑、出版者和销售商对相应的后果不承担任何法律责任。

版权所有，违者必究，未经本社许可，数字图书馆不得使用

科 学 出 版 社 出版
北京东黄城根北街16号
邮政编码：100717
http://www.sciencep.com

三河市春园印刷有限公司印刷
科学出版社发行　各地新华书店经销

*

2025年4月第 一 版　　开本：889×1194　1/16
2025年4月第一次印刷　印张：13
字数：400 000

定价：150.00 元
（如有印装质量问题，我社负责调换）

参编人员

Alfred Abuhamad, MD

Fayeza Alrais, MBSS, FRCSC

Yaniv Bar-Cohen, MD

Nico A. Blom, MD, PhD

Ramen H. Chmait, MD

Sally-Ann Barker Clur, MBBCh, MSc（Med）, FCP（Paed）SA, PhD

Bettina F. Cuneo, MD

Mary T. Donofrio, MD

Julia A. Drose, BA, RDMS, RDCS, RVT

Susan Etheridge, MD

Frank A. Fish, MD

Gerard Frunzi, MBA

Henry L. Galan, MD

Helena M. Gardiner, MD, PhD

John Hobbins, MD

Hitoshi Horigome, MD, PhD

Lisa K. Hornberger, MD

Lisa Willis Howley, MD

Stacy Ann Stratemann Killen, MD, MSCI

Katherine Anne Kosiv, MD

Gerald E. Loeb, MD

Lindsay Meyers, MS, LCGC

Anita J. Moon-Grady, MD

Christina A. Olson, MD

Jay D. Pruetz, MD

Rachel L. Rodel, MD

Michael J. Silka, MD

Danna Spears, MSc, MD, FRCP（C）

Janette F. Strasburger, MD

J. Fred Thomas, PhD

Arja Suzanne Vink, MD, MSc（EBP）

Ronald Wakai, PhD

译者名单

主　译　袁丽君　赵联璧　张　莉　高新茹
译　者（以姓氏笔画为序）

马　婧　马晓菊　王　辰　王兰天　文立伟　刘钊佑
刘佳涵　孙　菁　李者龙　来毓博　邱　硕　张　莉
张　彬　张　琳　张　曦　张思妍　周雪莹　郑　瑜
屈　飏　赵美玲　赵联璧　胡　伟　南　娜　侯　娜
袁丽君　高鸿奎　高新茹　郭　华　陶文欣　梁　爽
程雨欣　程颜苓　储昭亮

译者前言

胎儿心律失常是产科、儿科及心血管领域极具挑战且日益受到关注的医学问题。随着技术的不断进步，胎儿心律失常的诊断与治疗手段也取得了显著成效。不同于以往已出版的胎儿心脏方面的书籍，本书是一部全面深入探讨胎儿心律失常诊疗方向的专著，不仅涵盖了胎儿心律失常的基础知识、诊断技术、临床表现、治疗方法及高危孕妇的护理等内容，还涉及胎儿及母体产前、产后一体化临床管理，并且展望了该领域的未来发展方向。

本书为引进外版优秀图书，原著由美国儿科心脏病学及产科专家贝蒂娜·F.库尼奥、超声诊断和产前遗传学诊断部门的首席超声医师茱莉亚·A.德罗斯和儿科心脏病学专家D.伍德罗·本森教授共同主编，编者的组成也充分体现了胎儿心律失常是一个复杂且涉及多学科交叉的医学领域，其诊断与治疗需要综合运用多种技术和方法。相信本书中丰富的信息和前沿的观点能为超声医师、产科医师、儿科医师、心脏病及遗传病等医学专业人员提供宝贵的参考和指导，帮助他们在临床实践中更好地应对胎儿心律失常这一挑战性问题，为胎儿的健康保驾护航。

非常感谢各位译者和出版社各位老师为本书出版所做的大量工作。最后，我还要强调，尽管我们已陆续出版多本专业译著，积累了一定的经验，但书中难免有疏漏之处，敬请读者批评指正！

空军军医大学唐都医院　袁丽君

2024年3月30日

原 著 序

胎儿各种疾病的诊断和治疗都取得了巨大进展。胎儿心脏问题主要与结构异常有关,其次,与胎盘和胎儿大脑等其他情况有关。在胎盘母体侧,母亲患糖尿病、肥胖症、自身免疫病、血红蛋白疾病,甚至所服药物都可能对胎儿的心脏产生重大影响,而胎儿心脏是应对这些挑战的中心。超声在胎儿结构、发育和功能异常等方面提供了非常重要的信息,并且帮助相关人员理解了胎儿是如何适应这些变化的。

超声已成为识别先天性心脏病的主要诊断工具。有趣的是,超声技术经历了指数级的发展,从2D和M型超声发展到脉冲和彩色多普勒实时技术,再发展到用于评估胎儿心脏收缩能力的斑点追踪新技术。然而,目前该领域的许多临床医师还没有机会了解这些超声技术,或是开发其应用潜力。本书可填补其中的一项知识空白,解决胎儿心律失常这类棘手问题。管理胎儿心律失常的医疗保健专业人员面临的一个新的挑战是需要同时照顾两个患者——胎儿和母亲。本书由该领域的多学科专家撰写,并由Cuneo、Drose和Benson担任主编,是专门讨论胎儿心律失常的教科书级别的参考工具。在书中,胎儿心律失常的内容非常全面,包括诊断、胎儿的治疗、母亲的管理,以及病因学、遗传学等。

本书主编由优秀的专业人员担任,他们承担着可疑心律失常的胎儿分娩的相关工作,并相互协作。Julia Drose是一名超声科医师,几乎从胎儿超声心动图发展之初就从事相关研究。Woodrow Benson是一位著名的、成绩斐然的电生理学家和心血管遗传学家,Bettina Cuneo是一位著作众多的胎儿心脏病学家,她为我们理解胎儿心律失常做出了突出贡献。

书中的每一章都精心挑选儿科心脏病学和母胎医学专家编写,并附有精美的图像对内容给予说明。本书阐述了心律失常的诊断、治疗和监测的方方面面,以及处理心律失常的方法,未来几年都将是本行业的标准。

本书很好地为临床医师武装上了最前沿的知识,帮助其处理工作中的一些重要挑战。

John Hobbins,MD
Professor Emeritus of Obstetrics and Gynecology
Division of Maternal Fetal Medicine
University of Colorado School of Medicine
Aurora,Colorado

原著前言

胎儿心律失常学产生于20世纪80年代初，内容包括胎儿心律失常的诊断和治疗。来自耶鲁大学和盖伊医院心胸外科的母胎医学（MFM）专家和儿科心脏病学专家团队使用3.5MHz非聚焦探头和条带图形记录器，成功诊断出各种胎儿心律失常。1983年，耶鲁大学的Charlie Kleinman、Greg DeVore、John Hobbins等组成的研究团队在《新英格兰医学杂志》上报道了第一例地高辛经胎盘治疗胎儿阵发性房性心动过速病例；与此同时，伦敦盖伊医院，Lindsey Allan正在发表她通过胎盘使用地高辛和维拉帕米治疗胎儿心律失常的结果。这些早期研究者的坚韧和"颠覆性思维"可以用Allan博士的《胎儿超声心动图手册》的献词来概括："致所有那些认为我提出的下一步策略是不可能的人"。我们认为，我们必须认可那些胎儿心律失常学"创始人"的勇气、决心和远见，这是非常重要的。

在接下来的25年里，胎儿心律失常领域将有很大进展，判断复杂心律失常的电生理机制将被纳入临床实践。目前，精准诊断和治疗胎儿心动过速已成为临床常规，胎儿心律失常遗传学正在走向临床。这部本着多学科合作精神编撰的胎儿心律失常类著作，可谓恰逢其时，对于成功开展胎儿心脏病学至关重要。

本书受众广泛，书中有许多插图是对正文内容的有益补充，并有关于如何获得准确诊断的多普勒和M型图像的一个章节。第1部分和第2部分重点介绍了胎儿节律分析的基础知识。第3~5部分详细介绍了心律失常，包括胎儿管理、母亲心律失常的治疗，以及有胎儿心律失常风险的母亲的护理建议。第6部分旨在激发人们对新技术的兴趣，相信这些技术将进一步推动该领域的发展。

编写本书需要一个团队，我们向那些使本书的出版成为可能的人致谢。首先，我们永远向委托我们照顾患病孩子的母亲和家庭致敬。他们的勇敢和韧性令人振奋。其次，感谢我们的导师、学生和同事，包括产科医师、母胎医学专家、儿科心脏病学专家、放射科医师、电生理学家、心血管遗传学家和我们每天与之合作的超声专家，我们从他们那里学到了很多相关知识。我们非常幸运，他们与我们一样热衷于优质的患者护理事业并愿意为促进该领域的进步而付出他们的心血。

最后，感谢家人们的一贯支持和鼓励，他们为我们提供了灵感，让我们为其他家庭实现了"从未实现的梦想"。

Bettina F. Cuneo　　Julia A. Drose　　D.Woodrow Benson
Denver，CO　Denver，CO　Milwaukee，WI

目 录

第1部分 背景 1
- 第1章 胎儿心律失常概述 1
- 第2章 诊断前：妊娠合并胎儿心律失常的初步评估 17
- 第3章 胎儿心律失常遗传学 22

第2部分 分析胎儿节律的技术 33
- 第1章 心电监护 33
- 第2章 超声心动图 41
- 第3章 心磁图 53

第3部分 胎儿心律失常的临床表现与诊断 61
- 第1章 异位节律 61
- 第2章 室上性心动过速 72
- 第3章 室性心动过速 83
- 第4章 房室传导阻滞和结构性心脏畸形 92
- 第5章 免疫介导型房室传导阻滞 102
- 第6章 心脏离子通道病 114

第4部分 胎儿心律失常的治疗 123
- 第1章 室上性心动过速的治疗 123
- 第2章 室性心动过速的治疗 129
- 第3章 免疫介导型房室传导阻滞的治疗 134

第5部分 孕妇或胎儿心律失常中的高危孕妇护理 139
- 第1章 遗传性心律失常综合征 139
- 第2章 抗Ro/SSA抗体阳性妊娠 147
- 第3章 分娩规划 153

第6部分 胎儿心律失常：未来发展方向 162
- 第1章 难以分辨的胎儿心电图 162

第2章 死产高风险胎儿的心磁图检查 …………………………………171
第3章 胎儿起搏器 …………………………………………………………181
第4章 远程诊断：远程心脏病学在评估胎儿心律失常中的应用 ………186

第1部分 背景

第1章　胎儿心律失常概述
第2章　诊断前：妊娠合并胎儿心律失常的初步评估
第3章　胎儿心律失常遗传学

第1章

胎儿心律失常概述

Julia A. Drose · Bettina F. Cuneo

正常心脏传导系统

了解胎儿心律失常之前，首先必须了解正常的心脏传导系统（图1.1.1）。电传导起源于右心房内的窦房结，窦房结产生兴奋，向左、右心房发送电冲动，导致左、右心房收缩。这些电冲动随后传导至房室结。

电冲动自房室结传导至左、右束支，通过希氏束，到达心肌内的浦肯野纤维，使心室收缩。如果来自房室结的电冲动传导延迟，就会导致一度房室传导阻滞。如果房室结的结构或功能异常导致电冲动无法向下传导，则会出现二度或三度房室传导阻滞，心室会以独立且慢于心房的频率搏动。传导系统受损部位越靠近末梢，心室率越慢。另一方面，如果从希氏束到浦肯野纤维的电冲动加速，就会出现室性心动过速或交界性心动过速。

心房去极化在心电图上表现为P波（图1.1.2），在二尖瓣流入道/主动脉流出道频谱多普勒上表现为A波

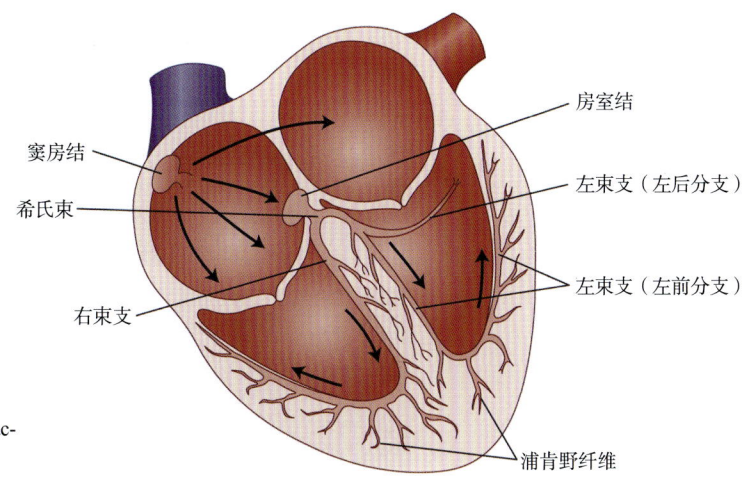

图1.1.1　正常心脏传导系统
改编自Jones RM. Patient Assessment in Pharmacy Practice.3rd ed.Philadelphia，PA：Wolters Kluwer；2015.

2　胎儿心律失常的诊断与治疗

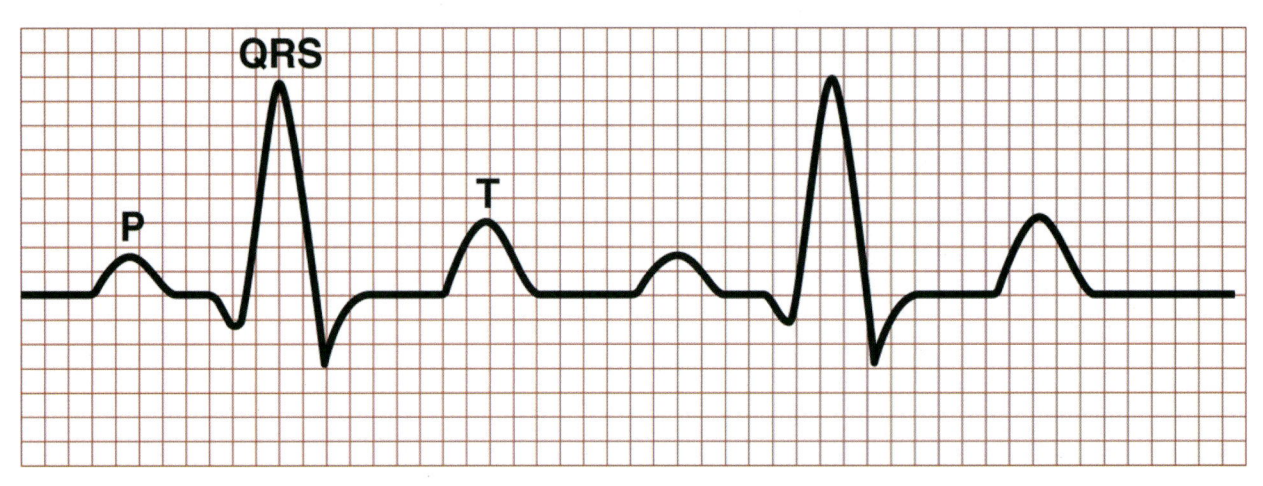

图1.1.2　正常心电图（ECG）描记示意图

P波代表心房收缩开始。QRS波群代表心室收缩。T波代表心室复极。P波和R波之间的距离代表心脏从心房收缩到心室收缩的时间间隔（PR间期）

（图1.1.3A），在体静脉或肺静脉的频谱多普勒描记图上显示心房收缩期的逆向血流（图1.1.3B、C），以及心房和心室同步M型超声描记的心房位移活动（图1.1.3D）。在主动脉弓长轴切面中，当M型超声取样线同时穿过右心房（RA）和左心房（LA）时，心房活动位移十分清晰（图1.1.4）。

心电图上的QRS波群（图1.1.2）与心室收缩相对应，可以通过主动脉或肺动脉频谱多普勒声像图（图1.1.3A～C）上的前向血流，以及同时穿过心房和心室的M型超声图像（图1.1.3D）上的心室活动位移观察到。

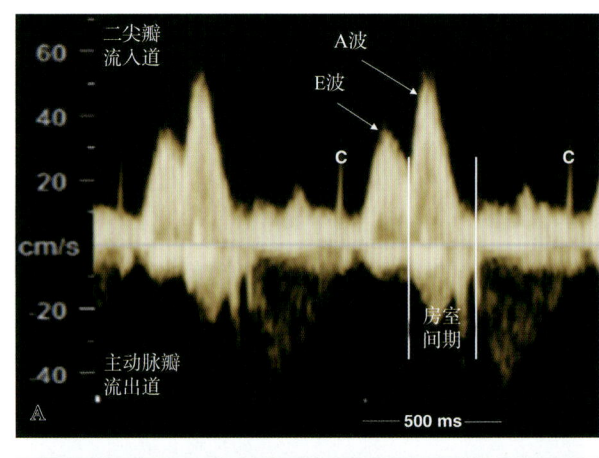

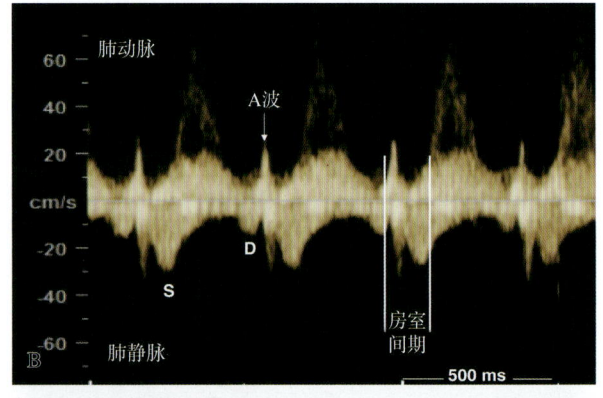

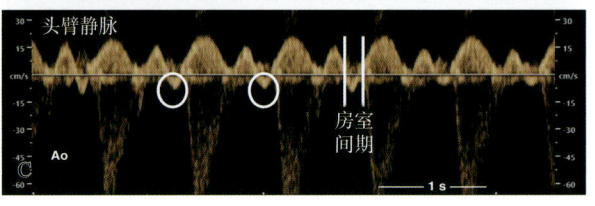

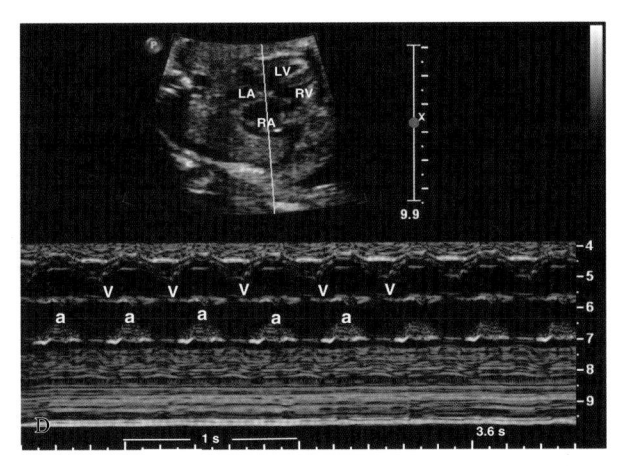

图 1.1.3 A.二尖瓣流入道（基线上方）和主动脉瓣流出道（基线下方）的频谱多普勒。二尖瓣的 A 波与心电图上的 P 波相对应，代表心房收缩。主动脉流出道的波形代表心室收缩，并且与心电图的QRS波相对应。B.肺动脉和肺静脉的频谱多普勒显示，肺静脉反向血流（A 波）代表心房收缩。肺动脉波形代表心室收缩。两者之间的时间即为房室间期（D.舒张；S.收缩）。C.从三血管气管切面观察主动脉和头臂静脉的波形。心房收缩表现为头臂静脉（IV）的反向血流，而主动脉横弓（Ao）的前向血流则代表心室收缩。白圈突出显示头臂静脉的 A 波。D.M 型超声取样线同时穿过左心室和右心房进行追踪，以显示心房收缩（a）和心室收缩（V）（C.主动脉瓣喀喇音；LA.左心房；LV.左心室；RA.右心房；RV.右心室）

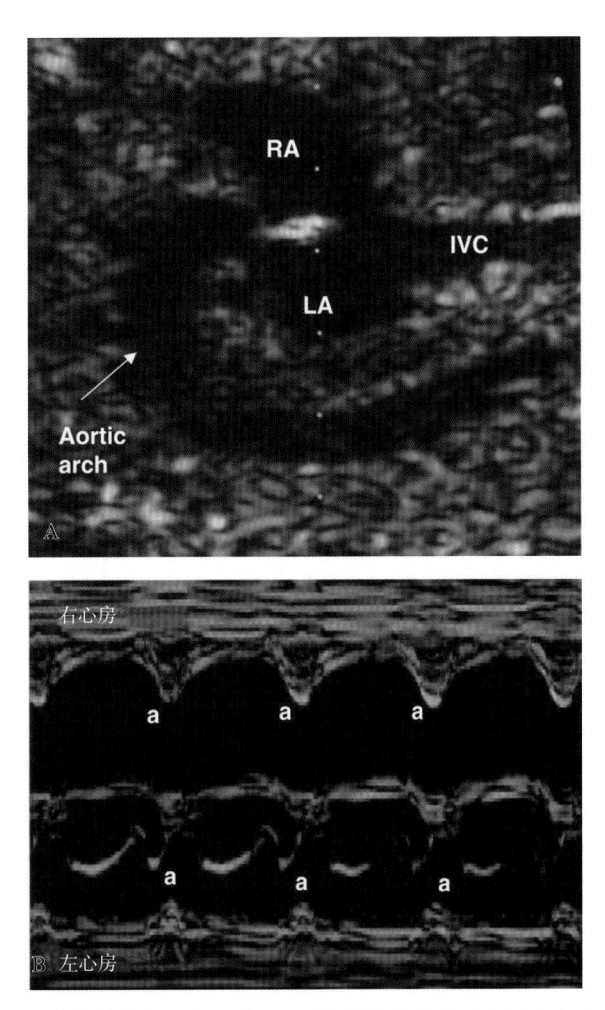

图 1.1.4 A.在主动脉弓（箭头所示）的长轴切面上，将 M 型超声取样线同时穿过右心房（RA）和左心房（LA），以获得清晰的心房收缩（a）的 M 型超声图像（B）

IVC.下腔静脉；Aortic arch.主动脉弓

心律失常发生率

胎儿心律失常很常见，占妊娠总数的1%～3%。最常见的胎儿心律失常是单纯房性期前收缩（PAC），也称为房性早搏。心房异位起搏虽然是良性病变，但仍有较小的风险发展为持续性室上性心动过速（SVT）（第3部分，第2章）。约10%的胎儿心律失常明显，可能需要在宫内或分娩后立即进行治疗。其中，快速型心律失常（胎儿心率＞180次/分）更为普遍，约占7%，而缓慢型心律失常（胎儿心率＜胎龄第3百分位数）约占3%。心脏结构或功能缺陷，或是正常心脏，均有可能发生心律失常。

胎儿心率及心律评估

超声心动图对胎儿心率和心律的评估，应采用系统分析的方法（图1.1.5），并对心脏结构进行评估。

胎儿心率（心室率）和心房率是多少？

心室率可通过M型超声图像，从一个心室位移测量到下一个心室位移来计算，或通过主动脉瓣或肺动脉瓣的频谱多普勒进行更精确的测量（图1.1.3A）。同样，心房率可通过M型超声图像上两次心房收缩之间、三尖瓣或二尖瓣流入道频谱多普勒的A波，或通过心房收缩时肺静脉、体静脉、肝静脉或静脉导管中的反向血流测量（图1.1.4，图1.1.6）。

什么是房室（AV）关系？

房室关系通常为1:1搏动，可通过同时进行的心房和心室的M型超声或彩色M型超声，或二尖瓣流入道和主动脉流出道的频谱多普勒，或任何静脉和动脉的频谱多普勒，进行同步评估。多普勒检查的优势在于能够测量心房收缩和心室收缩之间的确切时间，即房室间期（也称为机械性PR间期）。正常房室间期因胎龄而异，但通常应小于160ms。E波和A波通常不会融合；然而，如果胎心率（FHR）＞150次/分或存在严重心室功能障碍且等容收缩时间延长，则心室充盈可能呈现单峰（图1.1.7）。在这些情况下，可通过对肺静脉或体静脉及肺动脉或主动脉取样，来测量准确的房室间期（图1.1.3B、C）。房室间期的正常值因取样位置而异，并且在二尖瓣流入道和主动脉流出道之间测量的房室间期较长。

量化胎儿心率（FHR）和房室关系可诊断多种心律失常。心动过缓的房室关系可能为1:1（图1.1.8）或≥1:1（图1.1.9，图1.1.10）。同样，心动过速的房室关系可能为1:1（图1.1.11）、＞1:1（图1.1.12）或＜1:1（图1.1.13）。

心律是否规则？

通常情况下，正常胎儿的心律是规则的，即VV间期的变化不会超过约10ms。若心律不规则，应考虑房性或室性期前收缩（图1.1.14）及间歇性房室传导阻滞（图1.1.15）。对于心律失常的胎儿，通过获取主动脉弓切面的心房M型超声图像（图1.1.4），初步判断其性质。如果心房率稳定且心房活动的位移形态都相同，那么房室传导阻滞的可能性较大。如果心房率稳定但图像形态各异，或者心房率稳定且存在心房静止（atrial silence）现象，则可能是室性期前收缩伴逆行传导至心房（图1.1.16A、B）或室性期前收缩不伴逆行传导（图1.1.16C）。

心脏结构是否正常？

任何导致正常传导系统解剖结构紊乱的心脏结构异常都可能引发心律失常。因此，在诊断胎儿心律失常时，必须对所有心脏结构进行全面评估。例如，由于心脏传导系统的器质性病变，内脏异位综合征和先天性矫正型大动脉转位（congenitally corrected transposition of the great vessels，CC-TGV）患者常出现心律失常。有17%～20%的三尖瓣下移畸形患者，会因右心房增大和旁路的存在，而继发室上性心动过速。心脏肿瘤，如横纹肌瘤或畸胎瘤，也可能引起间歇性期前收缩或持续性心律失常，这具体取决于肿瘤大小及位置。

心律失常的分类

异位心律

异位心律是指由心房或心室提前或"额外"的搏动所引发的不规则性心律失常。

房性期前收缩（PAC）

PAC是胎儿异位心律中最常见的类型，其可能由妊娠期母体刺激性因素、卵圆瓣过大等引起，也可无明显诱因。房性期前收缩可以是"传导型"的，即房性期

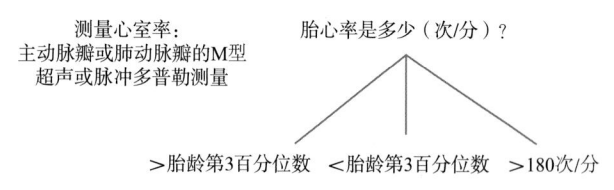

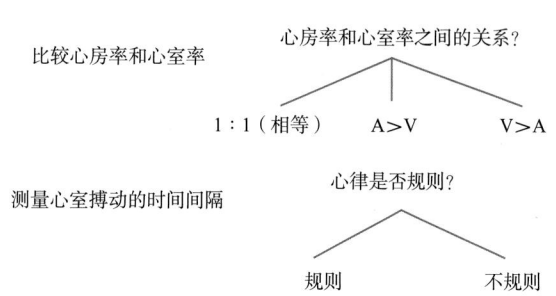

图1.1.5 胎儿心率和心律的分步评估
A.心房；V.心室

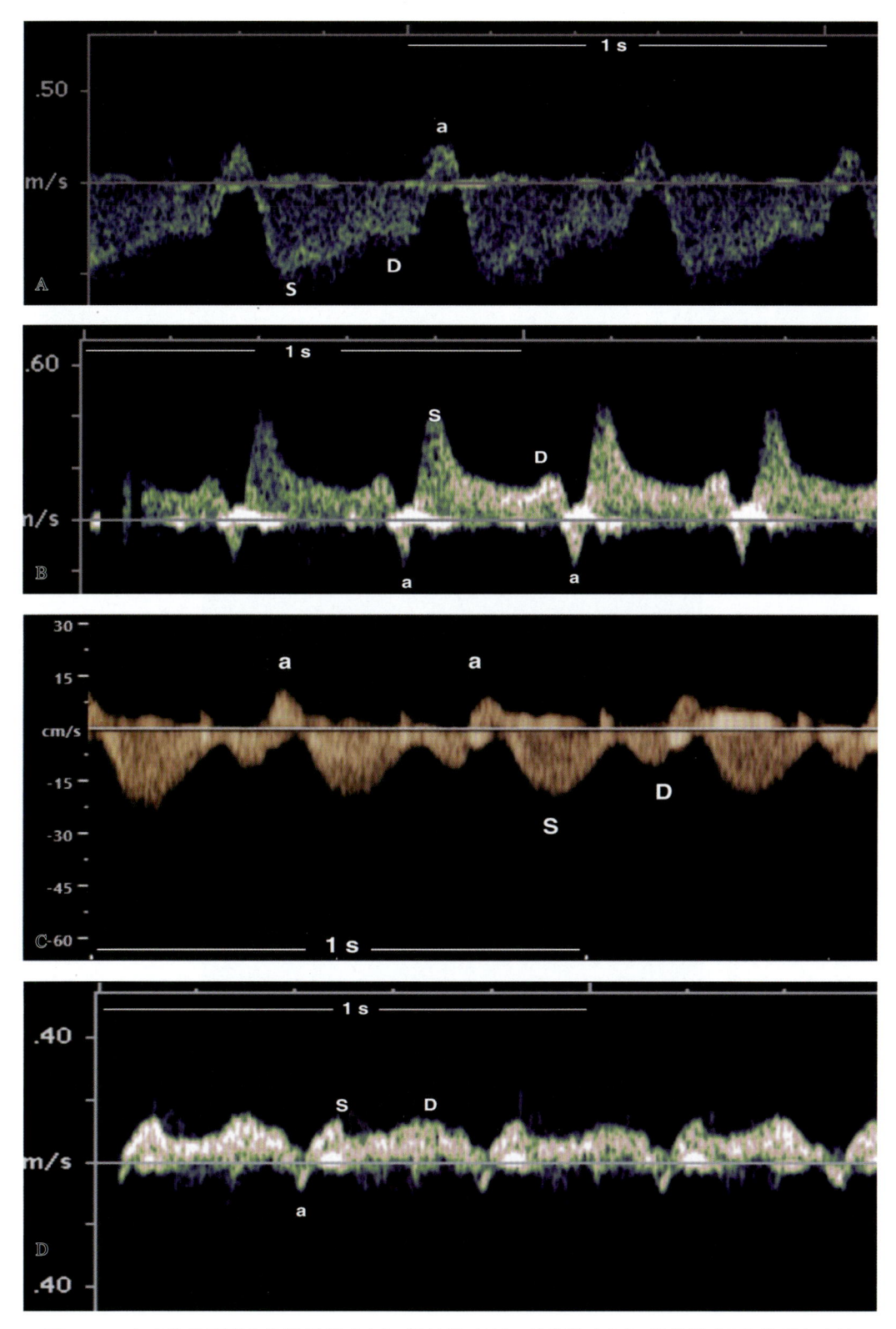

图 1.1.6 心房收缩表现为静脉导管（A）、肺静脉（B）、体静脉（C）、肝静脉（D）的反向血流
a. 心房收缩；D. 舒张；S. 收缩

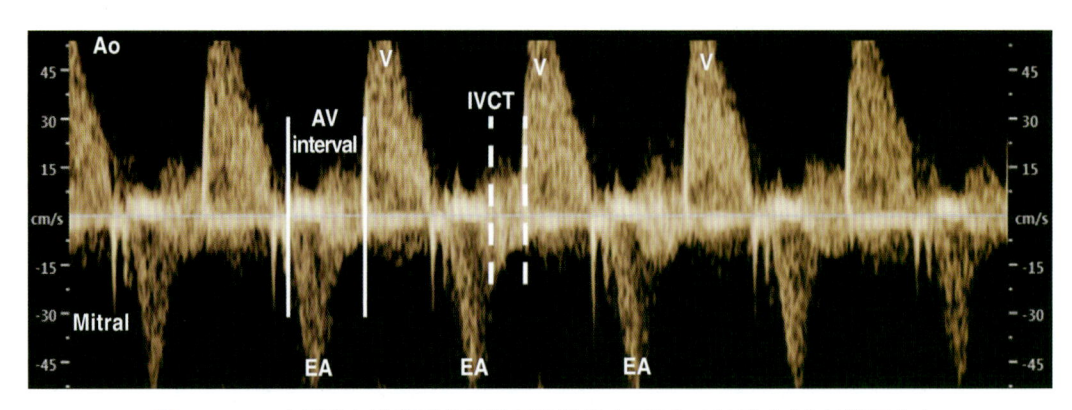

图 1.1.7 二尖瓣流入道频谱多普勒呈现单峰（E波和A波融合）（基线下方）

实线标出房室（AV）间期。房室间期的一部分是等容收缩时间（IVCT），后者从心房收缩结束到心室收缩开始，在图中用虚线标出。基线上方为主动脉流出道（Ao）频谱。AV interval.房室间期；Mitral.二尖瓣；EA. E波和A波融合

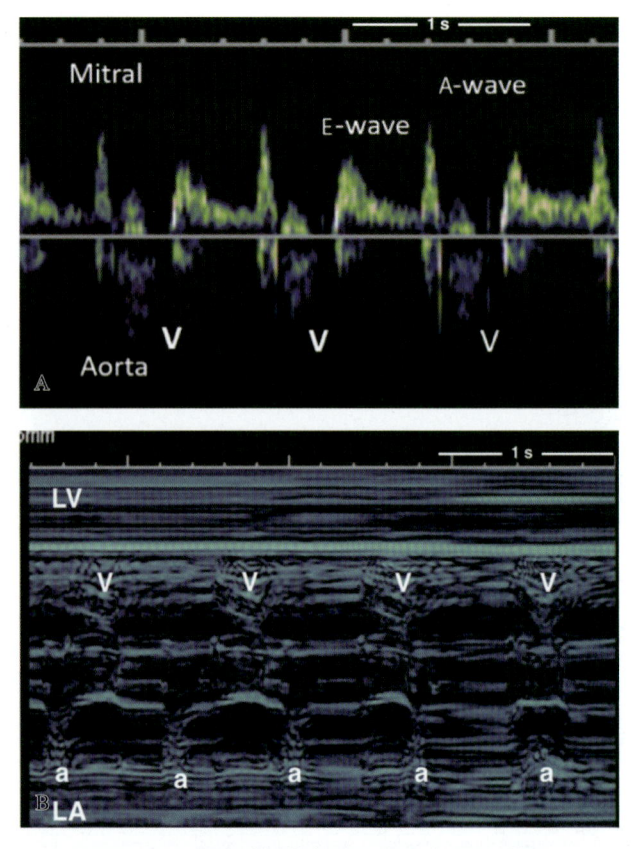

图 1.1.8 心动过缓伴有1:1房室（AV）传导

A.显示同时经过二尖瓣流入道和主动脉流出道的频谱多普勒图像。二尖瓣E波和A波清晰分离（基线上方），并且存在1:1的房室传导，因为每个A波（基线上方）后都跟随一个心室波（基线下方）。B.当胎儿心率为90次/分时，左心房（LA）和左心室（LV）M型超声图像显示A波和V波的关系为1:1。Aorta.主动脉；Mitral.二尖瓣；E-wave.E波；A-wave.A波；a.心房收缩；V.心室收缩

第1章 胎儿心律失常概述

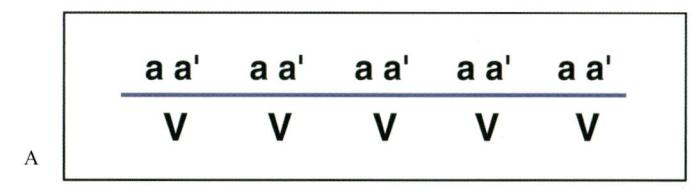

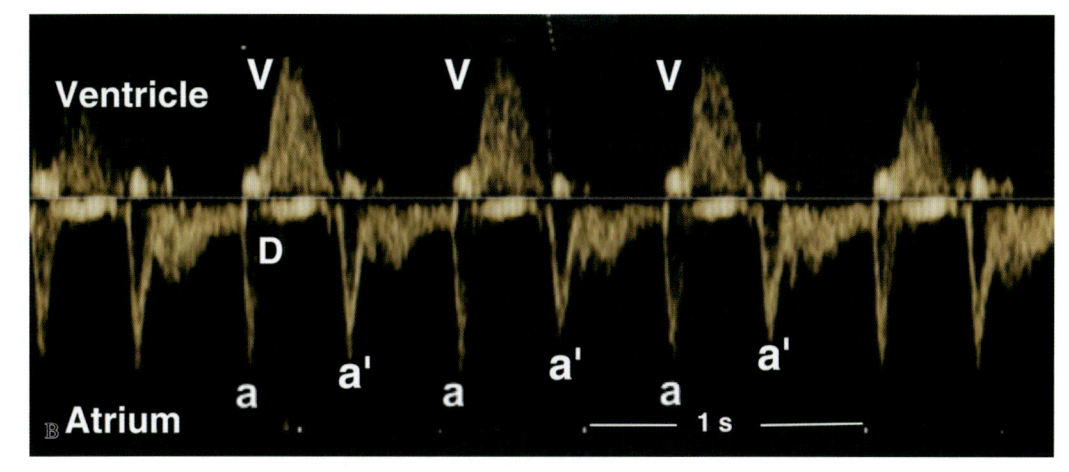

图1.1.9 房性期前收缩二联律伴未下传

A.显示下传（a）和未下传（a′）的心房搏动与心室（V）搏动关系的示意图。B.二尖瓣流入道的频谱多普勒（基线下方）。注意a-a′间期短于a′a间期，其中a为下传搏动，a′为期前收缩且未下传。主动脉流出道（V）的频谱在基线上方。Ventricle.心室；Atrium.心房

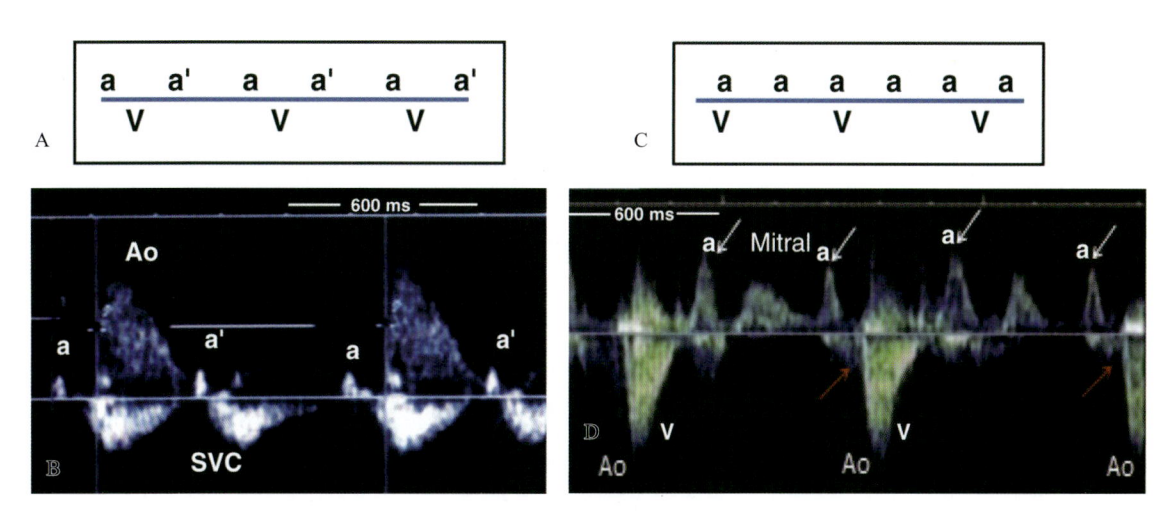

图1.1.10 二度房室传导阻滞和三度房室传导阻滞

A.二度房室传导阻滞示意图。aa′间期和a′a间期（心房搏动）保持一致，但每隔一个搏动（a，而非a′）可传导至心室（V）。B.同时检测上腔静脉（SVC，基线以下）和主动脉（Ao，基线以上）的频谱多普勒。在基线上方的下腔静脉频谱中可以看到心房收缩时的反向血流（a）：每个a都会传导到主动脉（V），而a′则不下传。C.三度房室传导阻滞示意图。心房收缩（a）与心室收缩（V）之间无关联。心房率快于心室率。D.同时显示三度房室传导阻滞胎儿的二尖瓣流入道（基线上方）和主动脉流出道（基线下方）的频谱多普勒图像。白色箭头表示二尖瓣A波。注意房室间期（红色箭头）不同，表明心房率与心室率无关。Mitral.二尖瓣

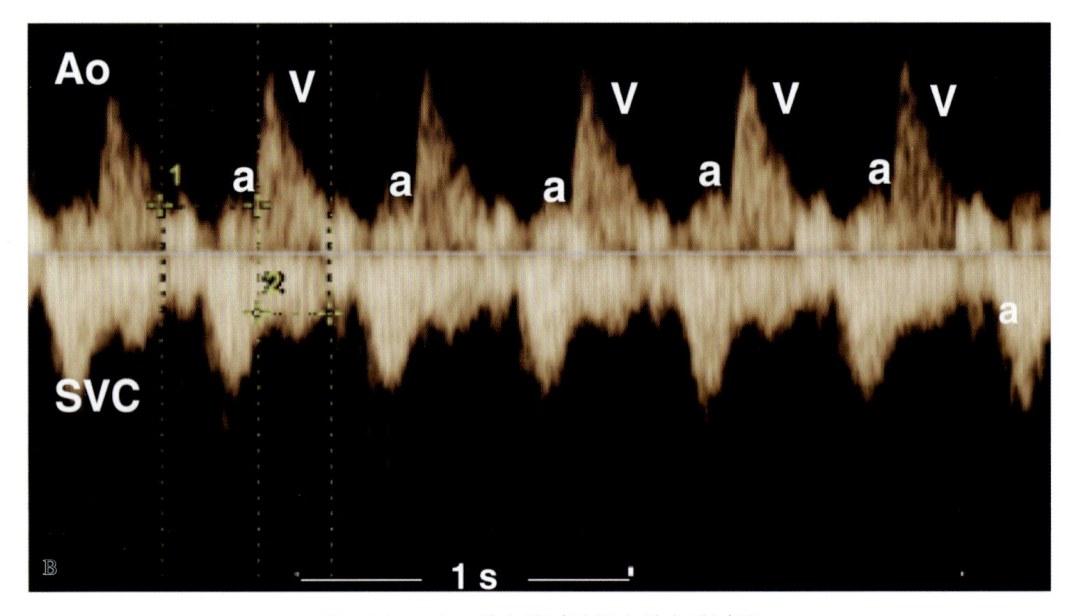

图1.1.11 室上性心动过速和室性心动过速

A.1∶1房室（AV）传导的室上性心动过速（SVT）示意图。a.心房收缩；V.心室收缩。B.上腔静脉（SVC，基线下方）和主动脉（Ao，基线上方）的频谱多普勒显示室上性心动过速，房室传导为1∶1。虚线表示房室间期和心室-心房间期（VA）

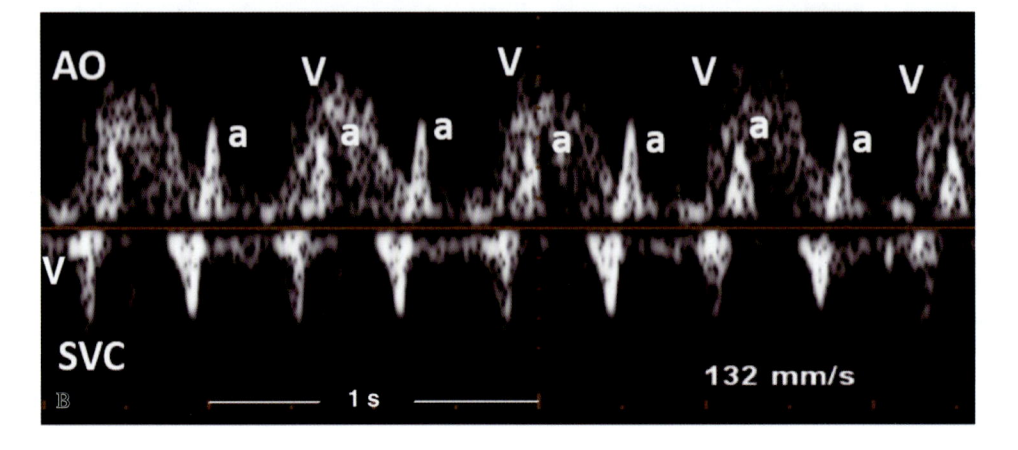

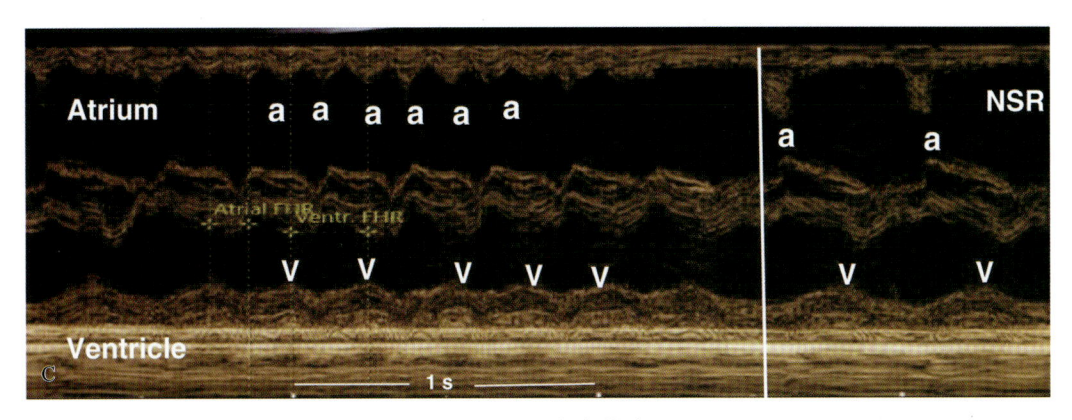

图1.1.12 心房扑动

A.心房扑动（a）示意图，显示2∶1和3∶1传导阻滞，心室（V）率较慢。B.基线上方主动脉（Ao）和基线下方上腔静脉（SVC）的同步频谱多普勒示意图。心房收缩时，SVC中的反向血流（a）显示每一次心室搏动（V）对应两次心房搏动（均在基线上方）。C.心房扑动时（白线左侧），通过右心房（RA）和左心室（LV）的同步M型超声图像描记。aa间期约300ms，而心室率约200次/分。白线右侧为自发转复为正常窦性心律（NSR）的M型超声图像，其房室传导为1∶1，心房（a）和心室（V）率正常。Ventricle.心室；Atrium.心房

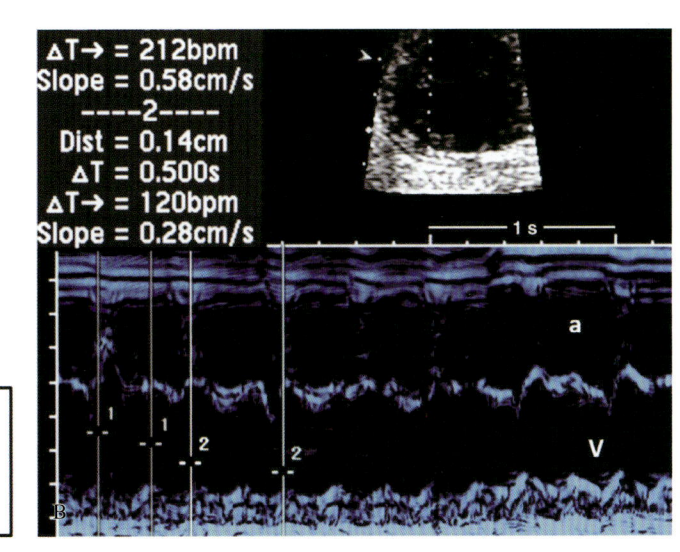

图1.1.13 室性心动过速

A.室性心动过速（VT）示意图，显示较快的心室率（V）和较慢且正常的心房率（a），此外，还伴有房室（AV）分离现象；B.室性心动过速胎儿的M型超声图像，显示心室率（V）快于心房率（a）

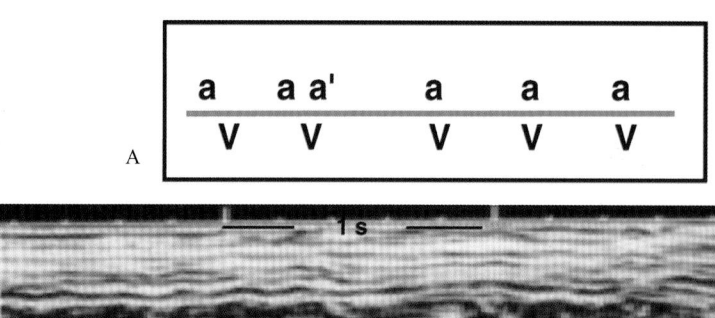

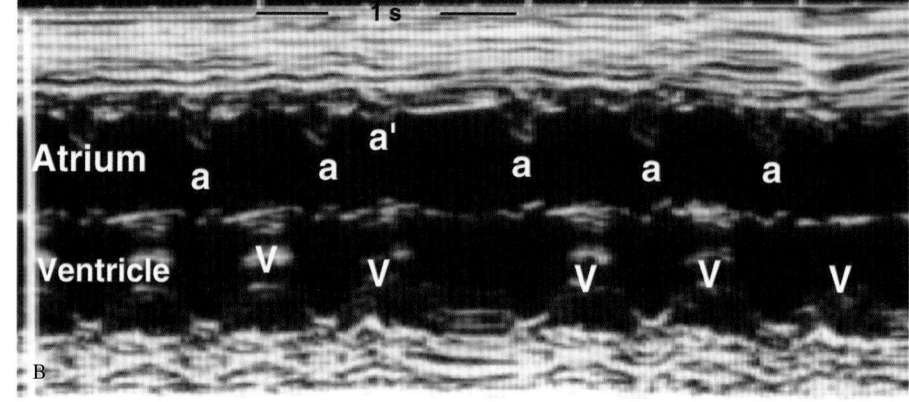

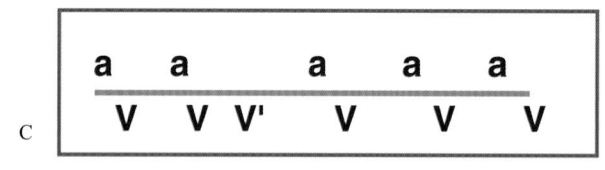

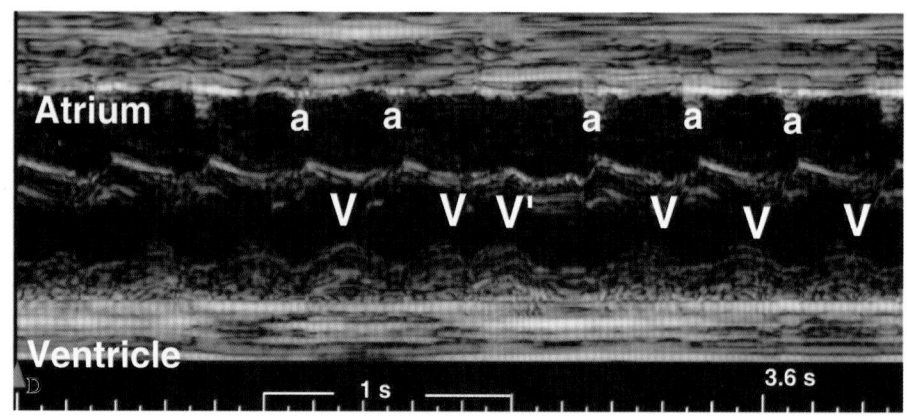

图 1.1.14　心房与心室异位心律

A.房性期前收缩示意图，正常的心房搏动（a）下传至心室引起心室搏动（V）。心房期前收缩记作a'。此时的心室律不齐。B.M型超声心动图，上方为心房（a），下方为心室（V）。规律的心房搏动（a）被一次房性期前收缩（a'）中断，该期前收缩不下传至心室（V）。C.室性期前收缩（PVC）示意图。规律的心室搏动（V）被一次室性期前收缩（V'）中断。在本例中，室性期前收缩没有逆行传导至心房，因此心房律（a）也不规则。D.同时通过心房（a）和心室（V）的M型超声心动图显示一次室性期前收缩（V'）。由于在室性期前收缩之前未见房性期前收缩，因此可以诊断为室性期前收缩。Atrium.心房；Ventricle.心室

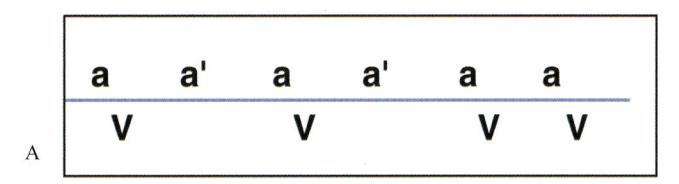

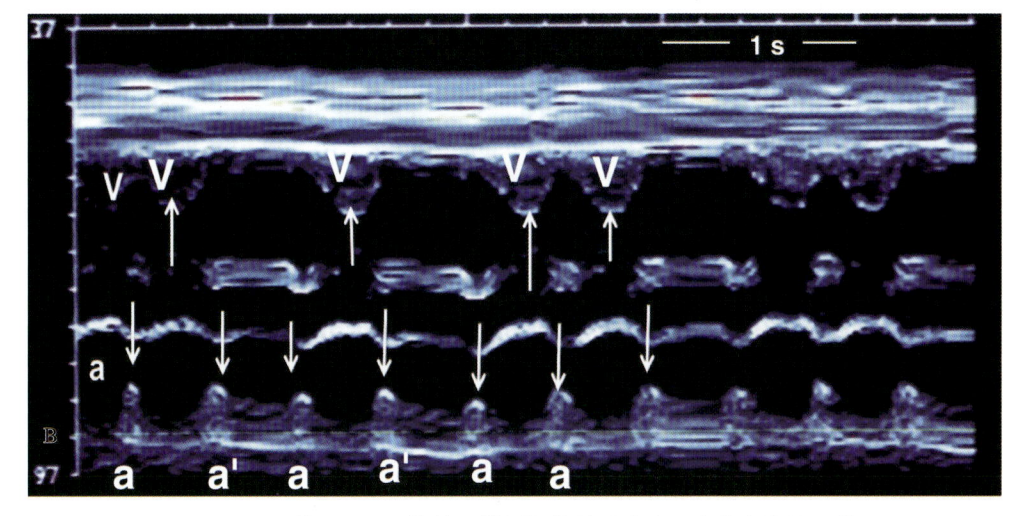

图1.1.15 抗Ro/SSA抗体阳性妊娠的胎儿发生二度房室传导阻滞

A、B.心房搏动（a）与心室搏动（V）之间关系的示意图，以及心房与心室的同步M型超声心动图。部分心房搏动（a）下传至心室引起心室搏动，而其他心房搏动被阻滞（a'）未下传至心室。在没有频谱多普勒测量心房-心室间期（AV间期）的情况下，尚不明确是二度Ⅰ型还是二度Ⅱ型的房室传导阻滞。SSA.干燥综合征相关抗原A；a.正常心房搏动

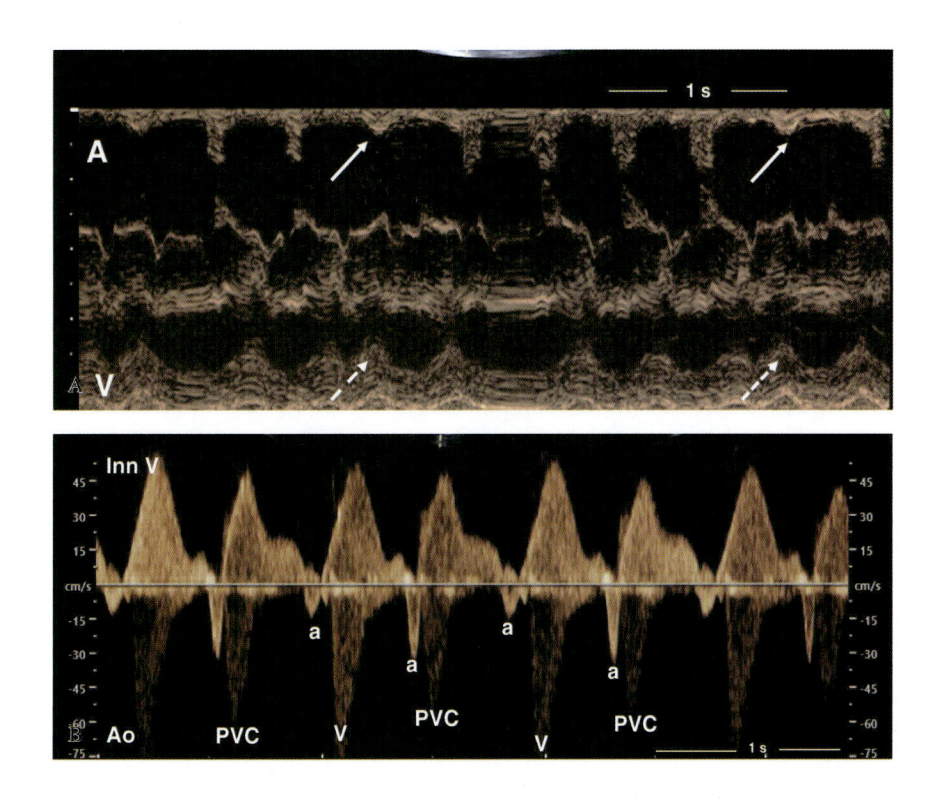

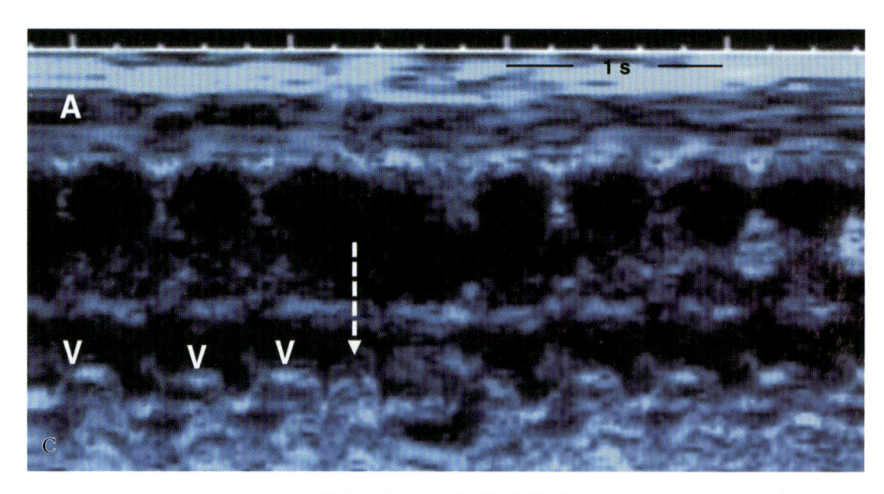

图1.1.16 室性期前收缩

A.M型超声心动图中心房（A，M型图像上方）和心室（V，M型图像下方）的收缩。室性期前收缩（虚线箭头）逆行传导至心房，此时心房虽然看似正常搏动，但其形态与正常房性搏动不同。B.在三血管切面获取头臂静脉（Inn V.基线上方）和主动脉（Ao.基线下方）的频谱多普勒图像。C.M型超声心动图显示室性期前收缩（虚线箭头）未逆行传导，因此心房没有收缩。PVC.室性期前收缩

前收缩下传至心室，引起心室收缩；也可以是"非传导型"或"阻滞型"的，即房性期前收缩不下传至心室（图1.1.14A、B，图1.1.17）。尽管大多数胎儿心律失常是良性且自限性房性异位搏动，但仅通过听诊无法区分房性异位搏动、室性异位搏动，以及病理性和进行性间歇性房室传导阻滞（图1.1.15）。值得注意的是，在妊娠第18～25周，由母体抗Ro/SSA（干燥综合征相关抗原A）抗体导致的胎儿房室传导阻滞尤为严重。此外，在合并结构性心脏畸形的情况下，少数胎儿会出现心室内肿瘤、憩室和动脉瘤等并发症。总的来说，孤立的胎儿心房异位搏动通常没有临床意义，且是自限性的，但建议至少每周进行1次胎心听诊，因为有2%～3%的房性异位搏动可能发展成室上性心动过速。如果每个窦性搏动后跟随一个房性期前收缩，则称为房性期前收缩二联律；每两个窦性搏动后跟随一个房性期前收缩，则称为房性期前收缩三联律。

室性期前收缩

室性期前收缩（PVC）是另一种常见的异位搏动（图1.1.14C、D，图1.1.15）。与PAC类似，PVC同样表现为不规则的心律，但相对更少见。只有在同时检测心

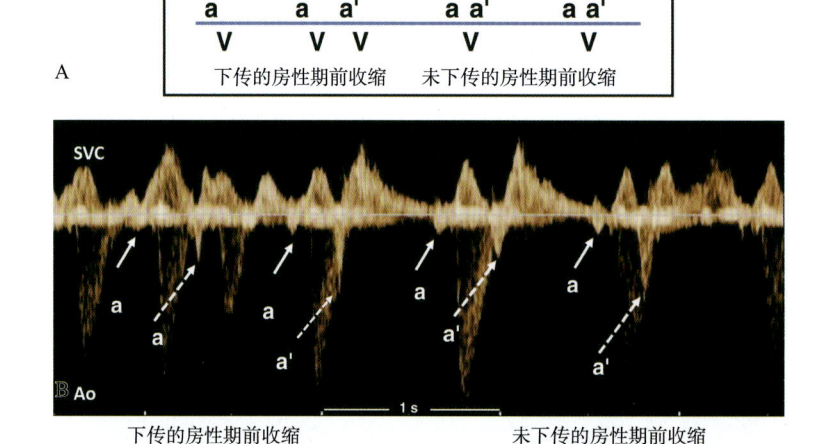

图1.1.17 下传的房性期前收缩与未下传的房性期前收缩

A.B图所示频谱多普勒的示意图。B.同时显示上腔静脉（SVC.基线上方）与主动脉（Ao.基线下方）的频谱多普勒图像。实线箭头为正常的房室（AV）传导（基线下方），而虚线箭头为房性期前收缩（基线下方）。在下传的房性期前收缩中，房性期前收缩紧随心室搏动之后发生（虚线箭头的a），并下传至心室，引起心室提前收缩（从右侧数第3个室性搏动），且速度较慢，从而导致心律失常。如果房性期前收缩发生得过早（A波与基线下方室性搏动重叠，虚线箭头的a'），房性期前收缩下传受阻，心室不随之收缩。此时心室律虽齐，但心室率较慢。a.房性搏动；V.室性搏动；a'.房性期前收缩

房和心室收缩的M型或频谱多普勒图像时，才能区分两者。心室壁缺陷，如先天性室壁瘤或心室憩室，以及心脏肿瘤也可能与PVC有关。此外，PVC还可能与心脏离子通道疾病相关。

房性期前收缩二联律伴未下传

房性期前收缩二联律伴未下传（blocked atrial bigeminy，BAB）是另一种房性异位心律，其表现为心率缓慢且心律规则，与单纯PAC所导致的不规则心律形成对比（见上文）。BAB的持续时间从数小时至数月不等，房性期前收缩二联律伴未下传是指每个正常向下传导至心室的房性搏动后跟随一个未下传至心室的房性期前收缩，即每个房性搏动后跟随一个未下传的房性期前收缩，从而导致心室率低于正常范围（图1.1.9）。通常情况下，房性期前收缩二联律伴未下传并不是严重的心律失常，除非在分娩时出现，因为基线心率仅有60～70次/分，产科医师无法区分是否发生了胎儿窘迫。此外，房性期前收缩二联律伴未下传可能被误诊为房室传导阻滞，从而引起家属不必要的担忧。两者的区别在于：房室传导阻滞时，心律是齐的，间隔均匀（图1.1.10）；而房性期前收缩二联律伴未下传时，每两个房性搏动中有一个房性期前收缩（图1.1.9）。然而，患有房性期前收缩二联律伴未下传的胎儿与患有单纯房性异位心律的胎儿相比，发生持续性室上性心动过速的风险相同。

快速型心律失常

胎心率持续超过180次/分即可诊断为快速型心律失常。胎儿发生持续性快速型心律失常可能导致严重后果，包括胎儿及新生儿死亡。据报道，胎儿水肿伴持续性心动过速的死亡率高达17%。因此，对于持续性胎儿快速型心律失常，需要进行宫内药物治疗。因早产的水肿婴儿预后较差，所以应尽全力避免早产。快速型心律失常根据心房率和对应的心室搏动进行分类（表1.1.1）。

室上性心动过速（SVT）

SVT被定义为心率增快至180～300次/分，且房室传导为1:1（心室率与心房率相等）。SVT是胎儿快速型心律失常的主要原因，其发生率高达66%～90%。大多数胎儿SVT是由于存在房室折返的旁路引发的，其宫内治疗主要是通过减慢房室结或旁路的传导以中断快速性心动周期。旁路连接与预激综合征（WPW综合征）相关，无法通过胎儿超声心动图诊断，但可通过胎儿心磁图观察到与WPW综合征类似的心电图表现，也就是预激。

胎儿SVT（图1.1.12A、B）可以根据心室-心房间期（VA间期）的长度分为两类，并通过多普勒超声心动图或M型超声心动图进行区分（图1.1.18）。当VA间

表1.1.1 基于房室传导和胎心率（FHR）的胎儿心律失常鉴别诊断

现象	正常	缓慢型心律失常	快速型心律失常
房室1:1传导且心脏结构正常；窦性心律	正常	1.病毒或抗Ro抗体对正常窦房结的损伤 2.房性异位心律 3.遗传性离子通道疾病	1.室上性心动过速 2.持续性交界性折返性心动过速 3.房性心动过速 4.交界性异位心动过速
房室传导比例>1:1（心房率>心室率）	心房扑动	1.房室传导滞 2.房性期前收缩二联律伴未下传	心房扑动
房室传导比例<1:1（心房率<心室率）			1.室性心动过速 2.交界性心动过速
不规则心律失常	PAC或PVC	二度Ⅰ型房室传导阻滞 间歇性二度Ⅱ型房室传导阻滞	间歇性心动过速（见上文）

PAC.房性期前收缩；PVC.室性期前收缩

期小于RR间期（心动周期长度）的一半时，即所谓的短VA间期心动过速，其发生机制主要是折返，包括典型的SVT和部分心房扑动病例（图1.1.18A）。长VA间期心动过速（图1.1.18B）则可能由折返性（如持续性交界性异位心动过速、交界性异位心动过速及某些类型的室性心动过速）或自发性（如窦性心动过速、房性异位心动过速及其他类型的室性心动过速）两种机制所引发。长VA间期心动过速的治疗往往较困难，仅能通过充分降低心室率来预防水肿。相比之下，短VA间期心动过速对地高辛、氟卡尼和索他洛尔等药物反应良好。目前正在进行的一项大型随机对照试验，旨在确定针对胎儿折返性室上性心律失常最有效的治疗方法。关于SVT及其治疗的详细信息将在本书后续章节讨论。

心房扑动

心房扑动发生时，心房率通常在300～500次/分，伴有不同程度的房室传导阻滞，导致心室率通常在160～240次/分（图1.1.12）。在被诊断为心房扑动的胎儿中，高达30%的病例还伴有心脏结构畸形，通常是三尖瓣下移畸形。对于心房扑动和SVT的鉴别诊断很重要，因为其预后和宫内抗心律失常治疗策略有所不同。

室性心动过速

室性心动过速在胎儿期非常罕见。当心室率超过

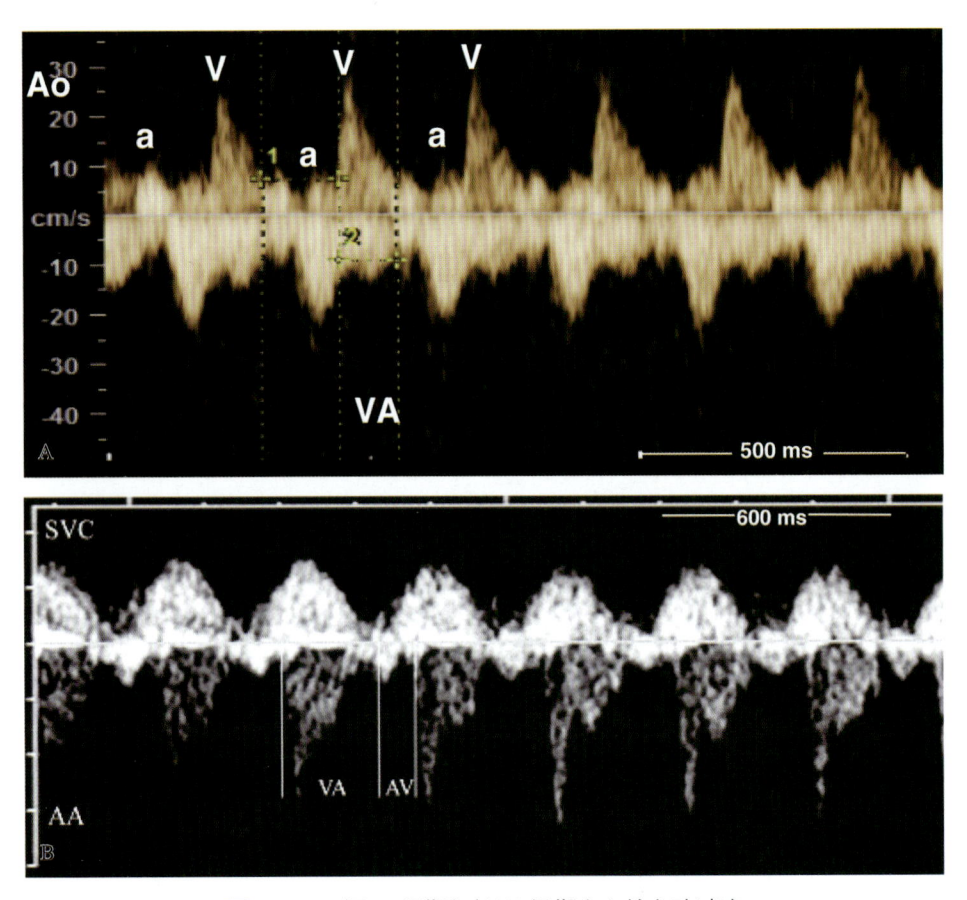

图1.1.18 短VA间期与长VA间期室上性心动过速

A.短VA间期心动过速。频谱多普勒同时显示上腔静脉（SVC，基线下方）和主动脉（Ao，基线上方）。从主动脉射血的起始到上腔静脉中反向A波的时间短于从上腔静脉反向A波到主动脉开始射血的时间。B.长RP间期心动过速。频谱多普勒同时显示上腔静脉（基线上方）和升主动脉（AA，基线下方）。注意：图中VA间期明显长于AV间期。[B图转载自 Fouron JC. Fetal arrhythmias: the Saint-Justine hospital experience. Prenat Diagn.2004; 24（13）: 1068-1080.] VA间期.心室-心房间期；V.心室收缩；a.心房收缩

180次/分并超过心房率时，应考虑室性心动过速的可能性（图1.1.13）。据报道，室性心动过速与长QT间期综合征和心脏肿瘤有关。

缓慢型心律失常

胎儿缓慢型心律失常通常被定义为胎心率持续低于110次/分，但更为准确的定义是指胎心率小于胎龄的第3百分位数。一过性胎儿缓慢型心律失常通常是生理性的，可由超声检查过程中探头的压力增加或脐带绕颈引起迷走神经兴奋所致。

持续性窦性心动过缓（1:1房室传导的心动过缓）（图1.1.8）可见于内脏异位综合征（右心房异构或左心房异构，继发于异常或多发窦房结），也可见于病毒感染或抗Ro/SSA抗体介导的窦房结损伤、遗传变异、母亲用药史及长QT间期综合征（long QT syndrome，LQTS）等。当缓慢型心律失常伴房室传导大于1:1时，提示房室传导阻滞或房性期前收缩二联律伴未下传。

房室传导阻滞

对于结构正常的心脏来说，胎儿房室传导阻滞最常见的成因是由母体抗Ro/SSA抗体引起的房室结炎症和纤维化。如前所述，由于房室结形态异常，房室传导阻滞也可能并发于先天性矫正型大动脉转位和左心房异构复杂化。在抗Ro/SSA抗体阳性的妊娠中，胎儿的一度房室传导阻滞并非缓慢型心律失常，但会出现房室间期延长（>160 ms），并可能是更严重的胎儿传导阻滞的先兆。在一度房室传导阻滞中，二尖瓣E波和A波通常是融合的（图1.1.19，图1.1.20）。当发现心脏结构正常的一度房室传导阻滞时，应提示母亲检测抗Ro/SSA抗体，如果抗体阳性，则应密切随访胎儿是否进展为二度或三度房室传导阻滞。

二度房室传导阻滞分为两种类型：Ⅰ型（图1.1.20）和Ⅱ型（图1.1.10A、B）。当房室间期逐渐延长，直到心房搏动下传受阻，脱落一次心室搏动时，可诊断为二

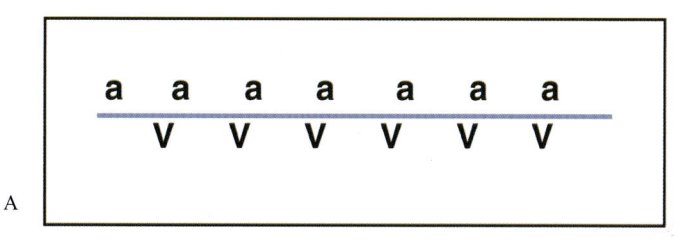

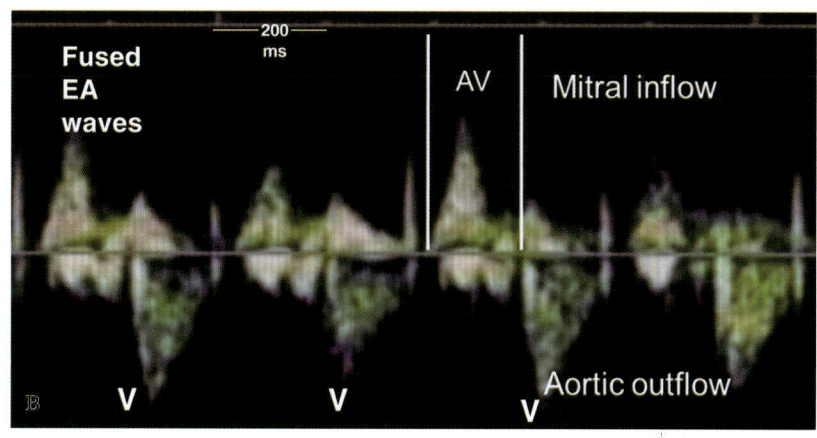

图1.1.19 一度房室传导阻滞

A.一度房室传导阻滞中心房（a）和心室（V）收缩活动的示意图，房室1∶1传导，但房室间期延长。此时心房律齐。B.同时显示二尖瓣流入道与主动脉流出道的频谱多普勒图像，二尖瓣流入道单峰（E波与A波融合，基线上方）和房室间期延长（约200 ms）。房室传导仍为1∶1，心房率与心室率均正常。1周后，该胎儿发生三度房室传导阻滞（未展示）。AV.房室；a.心房搏动；V.心室搏动；Fused EA waves.E波与A波融合；Mitral inflow.二尖瓣流入道；Aortic outflow.主动脉流出道

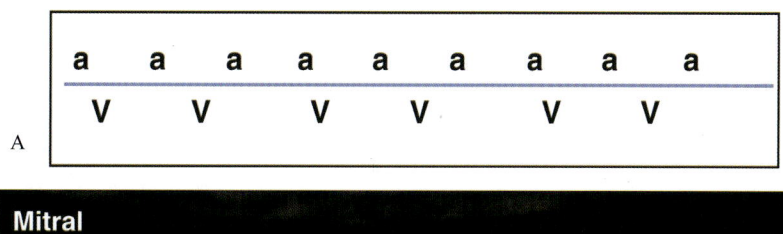

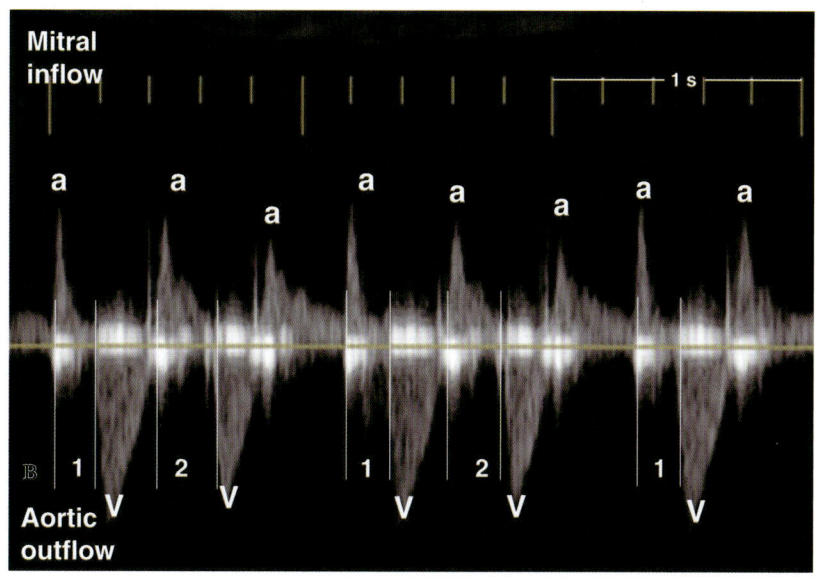

图1.1.20 二度Ⅰ型房室传导阻滞（Wenckebach periodicity，文氏现象）

A.示意图。第一个房室间期正常，第二个房室间期延长，并且第三个A波未下传。这种模式不断重复，导致心律不规则。B.同时显示二尖瓣流入道（顶部）和主动脉瓣流出道（底部）的频谱多普勒图像。房室间期1短于房室间期2，且心室律（V）不规则。需注意，图中二尖瓣的E波和A波是融合的，因此是单相的。a.心房搏动；V.心室搏动；Mitral inflow.二尖瓣流入道；Aortic outflow.主动脉流出道

度Ⅰ型房室传导阻滞（图1.1.20）。心房搏动每隔一次下传至心室，呈2∶1传导，则可诊断为二度Ⅱ型房室传导阻滞（图1.1.10A、B）。如果仅使用M型超声，则难以区分二度Ⅰ型和二度Ⅱ型房室传导阻滞，两者的心房律和心房率均正常，但心室律可能规则或不规则，且心室率较慢。长QT间期综合征时，可能出现功能性或"假性"二度Ⅱ型房室传导阻滞，即房室结传导正常，但复极时间过长，导致心房在心室复极完成之前就开始收缩（图1.1.21）。

完全性房室传导阻滞或三度房室传导阻滞意味着心房与心室之间完全互不相关（图1.1.10C、D）。心房率通常是正常的，而心室率＜80次/分。患有三度房室传导阻滞的胎儿发生水肿、宫内死亡或极早产的风险很高，尤其是在左心房异构的情况下。

小结

了解特定胎儿心律失常的类型和意义有助于判断预后、决定宫内治疗策略及评估心脏或心外结构畸形的风险。尽管起初胎儿心律失常的诊断会很困难，但随着实践的积累和对心房率、心室率、房室关系、心律类型及是否存在心脏结构异常的逐步分析，对胎儿心律失常的诊断将会变得更加容易。

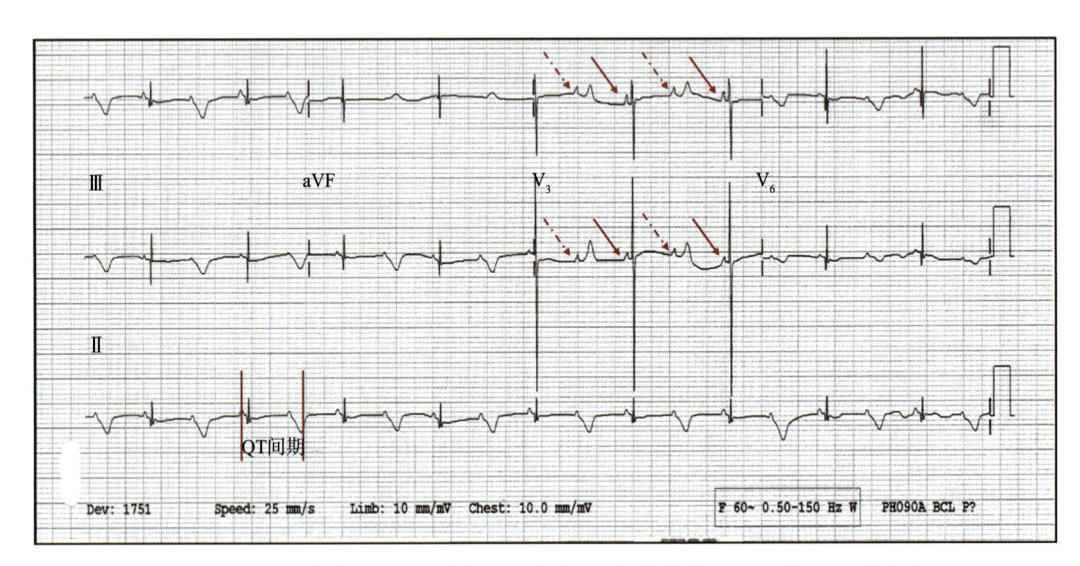

图1.1.21　因致病性钙调蛋白突变而患有长QT间期综合征婴儿的12导联心电图

心律表现为功能性二度房室传导阻滞，伴2∶1房室传导。QT间期（红线）很长，导致心房去极化（虚线箭头）发生于心室复极化完成之前，因此这是功能性房室传导阻滞。下传的P波用实线箭头标记

第2章

诊断前：妊娠合并胎儿心律失常的初步评估

Julia A. Drose · Bettina F. Cuneo

引言

评估胎儿心律失常应从询问当前妊娠的详细病史开始，而非从超声心动图开始。孕产史、既往病史和家族史都可能为心律失常的诊断和严重程度的评估提供更多重要线索。例如，与几周前进行的最后一次评估且其母亲发现胎动减少的胎儿相比，刚出现持续性心动过速但几天前心律还正常的胎儿发生心力衰竭的可能性较小。有多次流产史且当前妊娠胎心率（fetal heart rate，FHR）＜胎龄第3百分位数的母亲，可能是未诊断的嵌合型或杂合子长QT间期综合征（long QT syndrome，LQTS）家族的先证者（图1.2.1）。而有干燥综合征病史或FHR为每分钟60次的自身免疫病家族史的母亲，可能有抗Ro/SSA抗体，其可能出现房室（atrioventricular，AV）传导阻滞。本章主要讲述当怀疑胎儿心律失常时如何进行妊娠评估。

当前妊娠史

应询问母亲详细的饮食史及处方和非处方药物治疗经历，包括草药。母体的某些药物治疗可引起胎儿心律失常。例如，β肾上腺素阻滞剂可能导致胎儿心动过缓，过量的咖啡因或其他兴奋剂可导致快速型心律失常或异位心律。

详细了解可能导致胎儿心律失常的胎心率和心律非

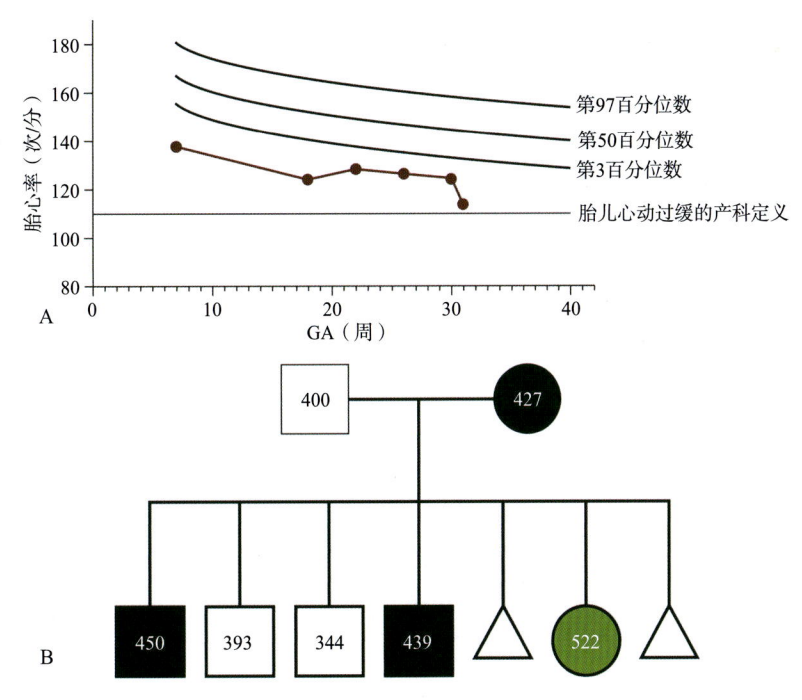

图1.2.1 胎儿窦性心动过缓

A.第3～97百分位数的胎心率［fetal heart rate，FHR，每分钟搏动次数（beats per minute，bpm）］与孕周（gestational age，GA）的关系图。图中显示胎儿（红点）持续FHR＜胎龄的第3百分位数，但高于胎儿心动过缓的标准定义（FHR＜110次/分）。无长QT间期综合征家族史；父母12导联心电图QTc间期均正常。母亲有2次死产史，分别发生在妊娠21周和妊娠23周。B.基因检测后的家系。先证者胎儿（绿色圆圈）的QTc间期最长，但其两个兄弟姐妹和母亲（黑色圆圈和方块）均携带*KCNQ1*遗传变异。两胎死产用三角形表示。每个家族成员的校正QT间期显示在圆形和正方形内

常必要。如果在持续性快速型心律失常之前听到不规则心律，则很可能是房性期前收缩引发的一系列室上性快速型心律失常（supraventricular tachyarrhythmia，SVT）。然而，如果心律不规则且心率缓慢，则胎儿可能从二度房室传导阻滞进展为完全性房室传导阻滞，或者从心房异位进展为房性期间收缩二联律伴未下传。

胎儿心律失常可伴随任何心脏畸形，但某些特定心脏畸形是可以预见的。房室传导阻滞与先天性矫正型大动脉转位或左心房异构相关（图1.2.2）。旁路连接和三尖瓣下移畸形的共同关联，增加了患有该畸形胎儿发生SVT或心房扑动的可能性（图1.2.3）。由于窦房结的数量和位置异常及胎儿心率变异性降低，正常胎儿心率变异的窦性心动过缓可出现在左、右心房异构中，常见于LQTS胎儿（图1.2.4）。

与母体抗Ro/SSA自身抗体相关的胎儿心动过缓并不总是表现为房室传导阻滞。准确来说，受累胎儿可能表现为窦性心动过缓或交界性心动过缓（心房和心室率相同），或者交界性心动过缓伴房室传导阻滞（图1.2.5）。

病毒性心肌炎也可表现为心律失常。基于母体近期疾病和心肌炎超声心动图特征怀疑为病毒性心肌炎时，可进行羊膜腔穿刺培养常见病毒并进行聚合酶链反应（polymerase chain reaction，PCR）检测，如肠道病毒、细小病毒、巨细胞病毒、Ebstein-Barr病毒、人类免疫缺陷病毒、柯萨奇病毒和人类疱疹病毒6型。

孕产史

母亲既往妊娠结局是重要信息，因为部分心律失常可遗传，如交界性异位心动过速和心脏离子通道病，而其他一些心律失常复发率也高（约18%），包括抗Ro/SSA抗体介导的房室传导阻滞。

询问母亲孕产史时应包括因先天性心脏病、FHR或心律异常导致的流产或早产史。由于FHR变异性降低可能是LQTS表型的一部分，先前异常FHR监测结果所导

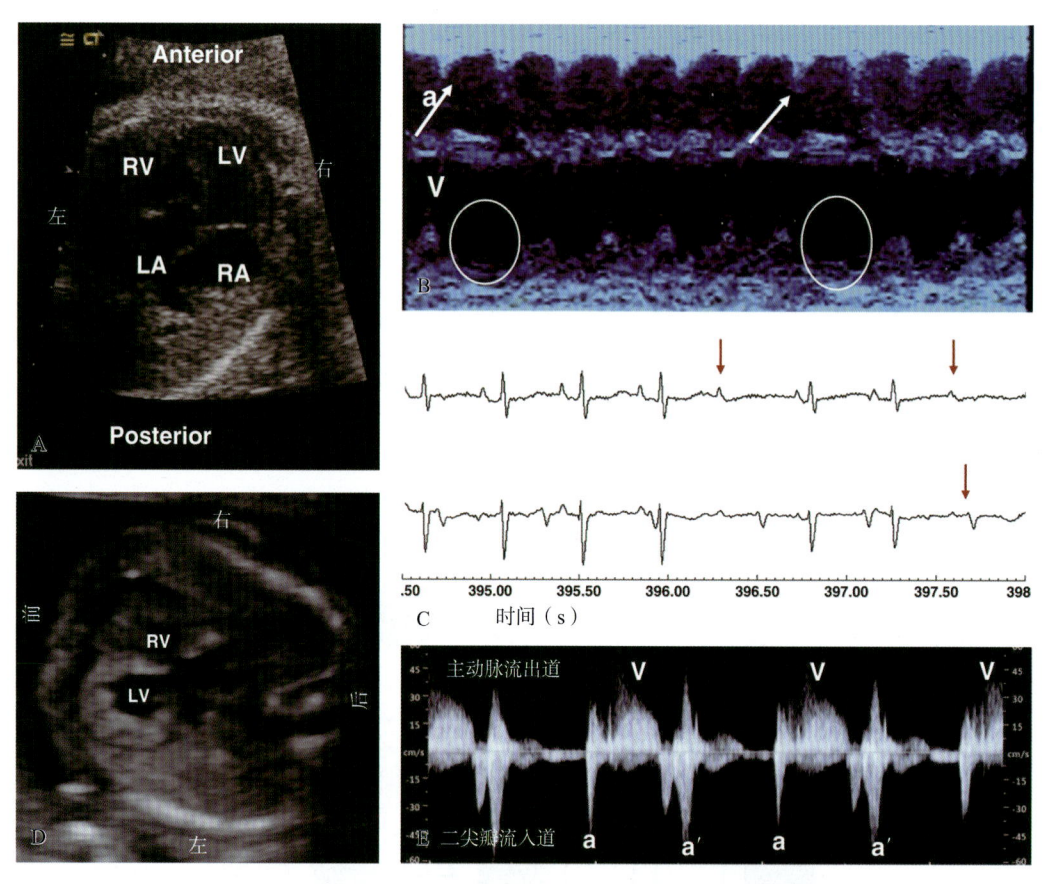

图1.2.2 间歇性和持续性房室（AV）传导阻滞伴心脏结构畸形

A.先天性矫正型大动脉转位。与右心房（RA）连接的左心室（LV）位于右心室（RV）的右前方。LA.左心房（大血管未显示。）B.先天性矫正型大动脉转位胎儿间歇性房室传导阻滞时心房（a）和心室（V）的M型超声图。箭头示未传导至心室的心房收缩，圆圈处显示心室无收缩。注意，心房率规律。a.心房；V.心室。C.胎儿心磁图（MCG）心律描记显示间歇性房室传导阻滞（箭头示未传导至QRS波群的p波）。D.妊娠15周时左心房异构伴持续性房室传导阻滞。注意，心肌海绵状增厚，尤其是左心室。E.同时显示二尖瓣流入道和主动脉流出道的频谱多普勒示D图胎儿有二度Ⅱ型房室传导阻滞：aa'间期规律，每隔一次心房搏动的AV间期与前一次AV间期相同。Anterior.前方；Posterior.后方；a'.心房提前收缩

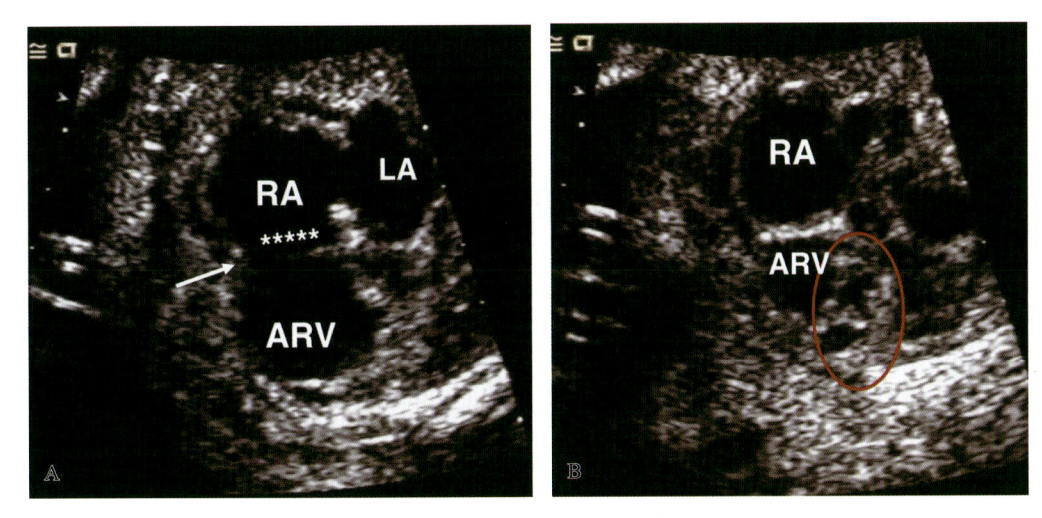

图1.2.3　1例Ebstein畸形胎儿

A.三尖瓣隔瓣下移，在四腔切面上难以显示；取而代之的是右心房（RA）、房室沟（箭头）和三尖瓣口（*****）。B.三尖瓣轻微前向成角（红圈），几乎移位到右心室流出道。LA.左心房；ARV.房化右心室

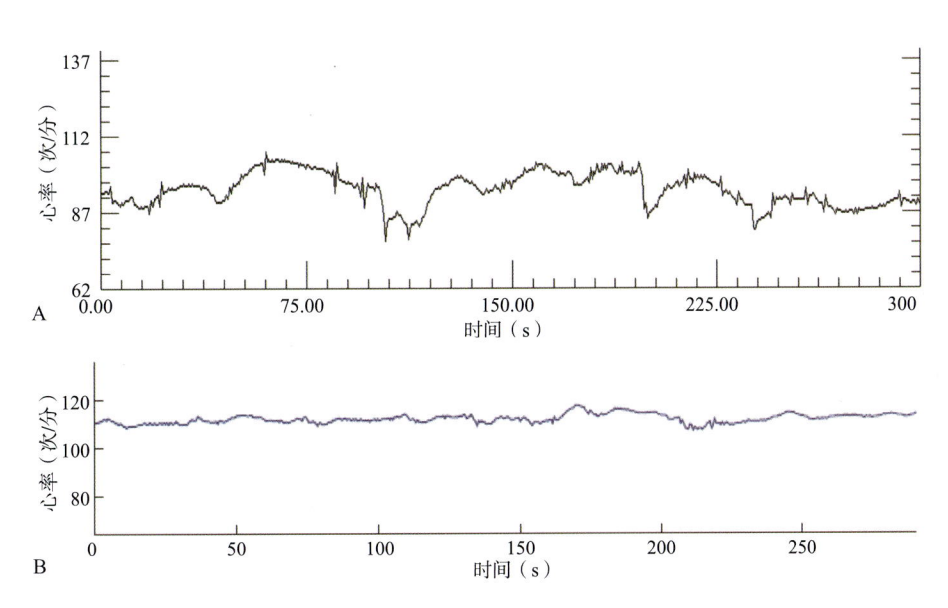

图1.2.4　2例妊娠34周时心动过缓胎儿的胎心率（fetal heart rate，FHR）变异性，一例正常，另一例降低

A.右心房异构的胎心率（HR）＜100次/分，但FHR变异性正常。B.相反，患有遗传性长QT间期综合征家族变异型胎儿的心率变异性较差，FHR＜同胎龄的第3百分位数约115次/分。但生物物理特征评分为8/10分，母亲足月阴道分娩成功

致的紧急分娩可能提示遗传性LQTS（图1.2.4B）。事实上，在一组KCNQ1孕妇中，因FHR监测结果异常而紧急剖宫产的胎儿均携带母体LQTS变异。获得性LQTS也可能是遗传性的，因此应回顾用药史。

还应询问母亲之前妊娠是否发生过非免疫性水肿，因为水肿与心脏异常相关，包括15%～25%的心律失常。室上性心动过速继发充血性心力衰竭引起的非免疫性水肿尤其常见。由于存在房室旁路，宫内室上性心动过速的胎儿中约10%有预激综合征，即Wolff-Parkinson-White综合征（WPW综合征）。胎儿心磁图（fetal magnetocardiogram，fMCG）显示，在心脏结构正常的胎儿中存在预激现象，并且这种现象是患有横纹肌瘤的胎儿发生室上性心动过速的基础。超声心动图尚不能对预激的短PR间期进行诊断提示。

对于任何流产，孕周、尸检报告、基因检测结果及流产前的FHR和心律都是重要数据。对于活产婴儿，应注意所有的心脏相关问题，如杂音、晕厥或心律失常。

既往病史

母亲详细的既往病史应包括所有心脏症状，如心

20 胎儿心律失常的诊断与治疗

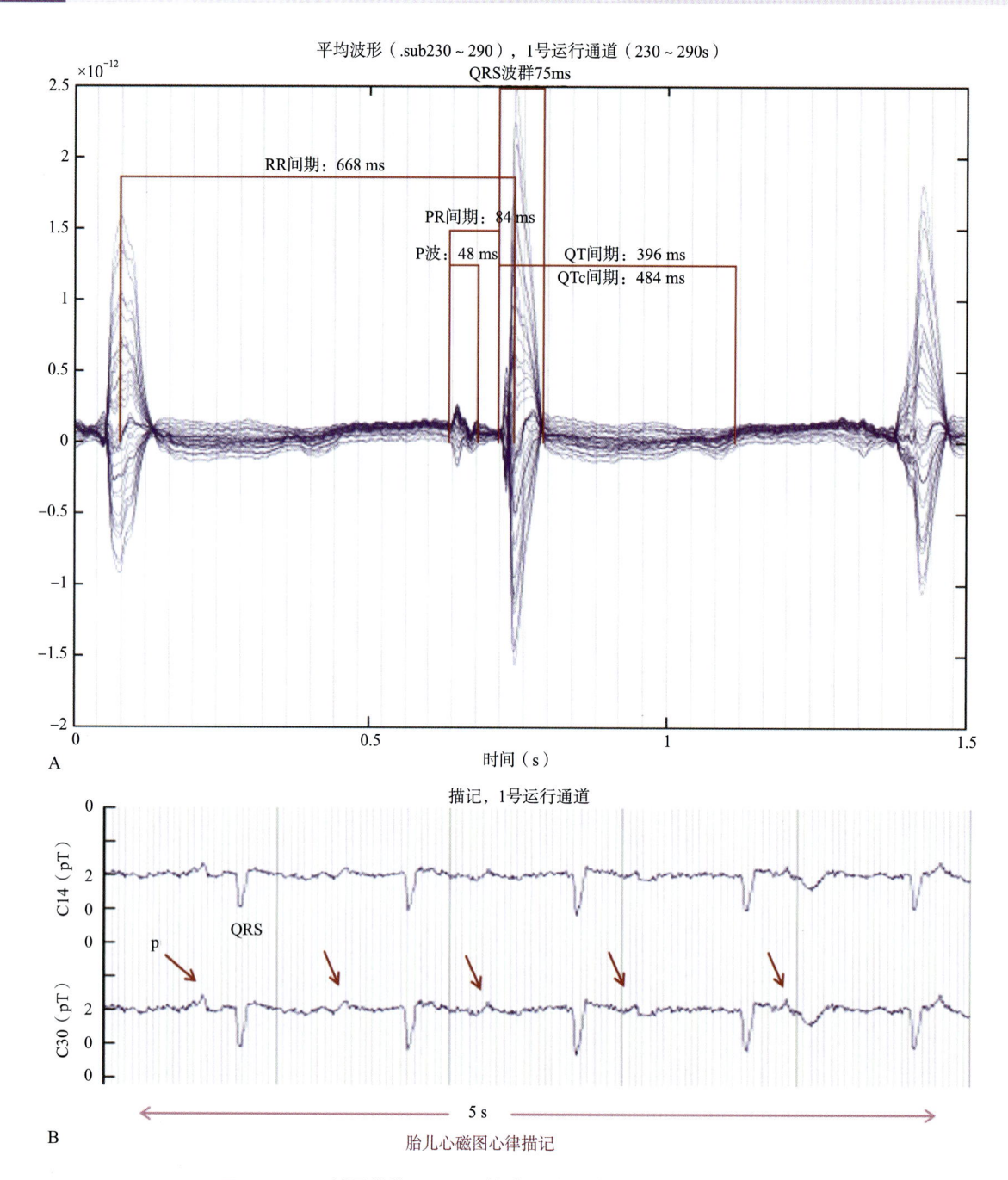

图1.2.5 两例母体抗Ro/SSA抗体阳性的胎儿心动过缓的心磁图

A.窦性心动过缓的信号平均fMCG：每QRS波群1个p波，PR间期正常。RR间期为668 ms（胎心率90次/分）。B.交界性心动过缓，房室（AV）分离和房室传导阻滞的心律描记

悸、晕厥、杂音和伴有发热的心动过速，以及任何因"心脏疾病"就诊或治疗的情况。母亲自身免疫性甲状腺病史对胎儿窦性心动过速的发生也有影响。

家族史

应询问母亲是否有心脏症状和心脏综合征的家族史。心脏症状包括一级亲属心率过缓或过速、起搏器、心脏除颤器或心脏手术、30岁以下或剧烈运动中突发不明原因死亡、溺水或车祸死亡。心脏疾病包括WPW综合征、短QT间期综合征、长QT间期综合征、Brugada综合征、儿茶酚胺敏感性阵发性室性心动过速、心肌病或心房颤动。询问家族是否有其他人和胎儿有相同的心律可能会有所帮助。例如，如果家族中有男性心率过缓，而胎儿也是窦性心动过缓的男性，则*HCN4*离子通道基因可能发生突变。最后，应当询问是否有家庭成员在心律失常评估中接受过基因检测，若有，还应了解其检测结果。

其他注意事项

由于孕妇体内血清钙、镁和25-羟基维生素D的水平可能较低，因此了解这些指标也很重要。在母亲或胎儿已发生或有发生心律失常风险的妊娠期，应将上述指标校正至正常水平。最后，应了解当前延长QT间期的药物暴露情况，如果需要则应限制随后的接触。

小结

总之，对疑似心律失常的胎儿进行超声心动图检查之前，全面回顾母体、孕产史和家族史是非常重要的。对异常心率或心律的根本原因需要更准确地了解，因为这些都可能会影响诊断、预后及治疗方案的制订。

第3章

胎儿心律失常遗传学

Susan Etheridge · Lindsay Meyers

引言

一名正常妊娠的胎儿在妊娠31周时因胎儿窘迫引起心动过缓而紧急剖宫产。出生时，婴儿Apgar评分为9/9分，脐血pH为7.27，碱剩余值为-5。12导联心电图（electrocardiogram，ECG）显示由于QT间期显著延长而引发2∶1房室传导阻滞（图1.3.1A），并伴有双手手指并指（图1.3.1B），这些都是8型长QT间期综合征（long QT syndrome，LQTS）一种离子通道病的特征，该综合征也称为Timothy综合征。婴儿早产因肺部疾病而插管，并且尖端扭转型室性心动过速（torsades de pointes，TdP）（图1.3.1C）多次发作。最终死于早产并发症。

心脏离子通道病只是遗传性心律失常的一种。该病是由心脏离子通道亚单位或调节它们的蛋白质功能紊乱引起，包括LQTS、短QT间期综合征、Brugada综合征（Brugada syndrome，BrS）、儿茶酚胺敏感性多形性室性心动过速（catecholaminergic polymorphic ventricular tachycardia，CPVT）、早期复极综合征和某些种类的遗传性窦性心动过缓。遗传性心律失常的诊断先从详细的家族史或产科病史中产生疑问，再由当前妊娠的某些特征支持，包括胎儿的心率分析，最后经基因测试证实。虽然非整倍体和其他染色体异常的基因检测在产科实践中已经成为常规，且第三方实验室提供了遗传性心律失常基因突变的多基因检测，但遗传性心律失常的基因检测远远没有得到充分应用。鉴于遗传性离子通道病的发病情况，该问题需要加以重视。21-三体发生在1/700活产婴儿中，相比之下，最常见的遗传性离子通道病-LQTS的患病率是1/2000。

本章的目的是概述遗传性心律失常的胎儿表现。我们将介绍目前关于疾病遗传和遗传疾病基因修饰的研究发现。由于对LQTS的了解最多，我们不仅描述LQTS的3种最常见的类型，还将描述一些较为不常见但特殊且高度致命的类型，包括Timothy综合征、Jervell综合征和Lange-Nielsen综合征的特定临床表现。其次是其他与胎儿有关的遗传性心律失常，包括CPVT、钙调蛋白病、BrS和导致窦性心动过缓的窦房结的离子通道病。患有离子通道病的孕妇的管理将在第5部分第1章讨论，而患有离子通道病且有症状的胎儿的治疗将在第3部分第6章讨论。

长QT间期综合征（LQTS）

LQTS是一种遗传性心脏复极异常的疾病，其特征是心电图上QTc间期延长（图1.3.2）。LQTS通常是编码心脏离子通道或辅助离子通道亚基的基因之一发生单一致病变异所致的结果。这些单一变异可在杂合突变携带者中导致危及生命的心律失常、癫痫发作、晕厥和猝死。这些临床事件是典型的TdP（一种室性心律失常）所致，后者可自发终止或进展为心室颤动（图1.3.1C）。一旦发现，使用β肾上腺素阻滞剂进行一级预防是非常有效的；因此，及早识别可以挽救生命。

胎儿期表现

理想情况下，LQTS在出生前诊断并在婴儿期开始一级预防，但除非因胎儿出现心律失常或有家族史而怀疑LQTS，否则产前诊断是比较困难的。对伴室性心动过速和（或）2∶1房室传导阻滞的胎儿应高度怀疑该病，因为这两种心律失常同时发生高度提示LQTS。然而，这些LQTS节律在不到25%的胎儿LQTS病例中出现，最常见的表现是胎心率低于相应胎龄心率的第3百分位数。这种很轻的心动过缓非常容易被忽视，从而被认为是正常的。对于有轻微窦性心动过缓或特征性LQTS节律的胎儿，应密切关注其家庭成员的病史，包括母亲是否伴有前驱症状的晕厥、癫痫、死产史或多胎丢失的病史，以及家庭成员中那些植入心脏除颤器或起搏器的人群。不仅要收集所有年轻时突然的、原因不明的死亡史，而且还应收集家庭中的事故史，包括单纯的机动车事故或无其他异常的游泳运动员溺水/接近溺水情况，因为这些可能是晕厥事件或心搏骤停的表现。最后，如果父母中的一方有已知的LQTS变异，每个后代都有50%的概率也携带该变异（见后文）。如果家族史是阴性的，新发的LQTS变异也是可能出现的，应该进一步检查，因为这种心律失常一般比家族性LQTS更严

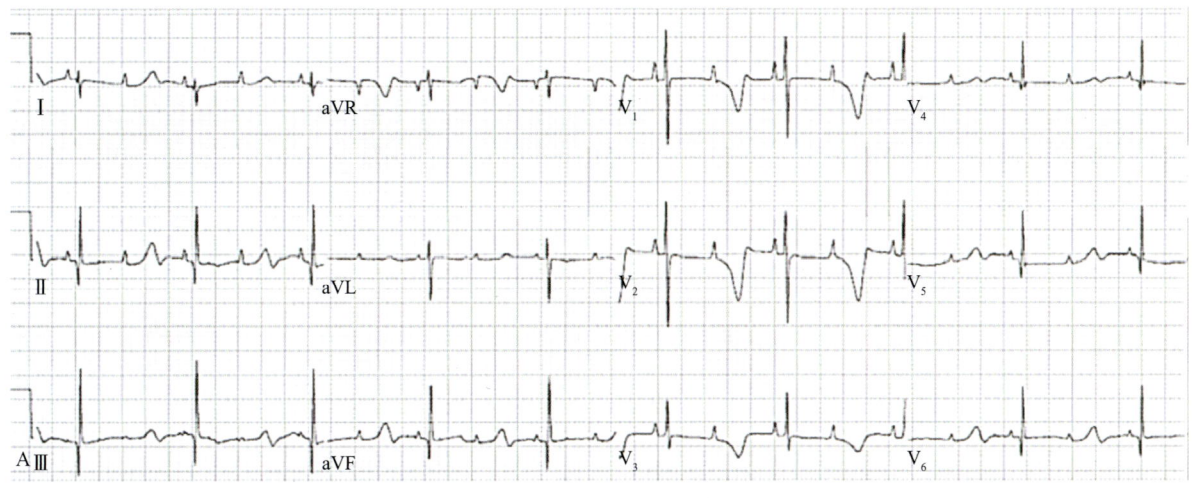

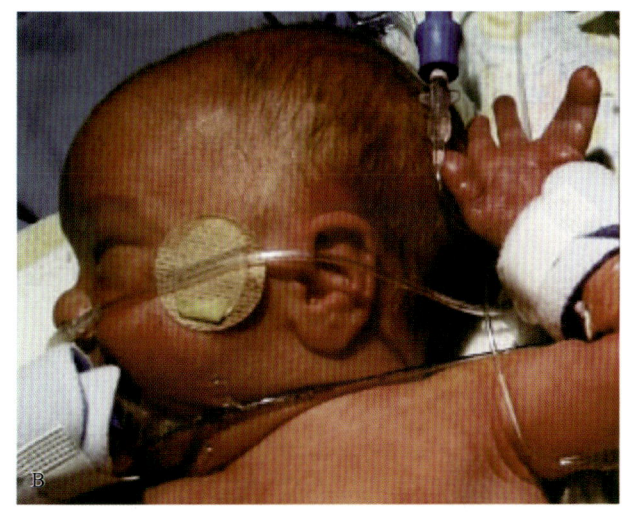

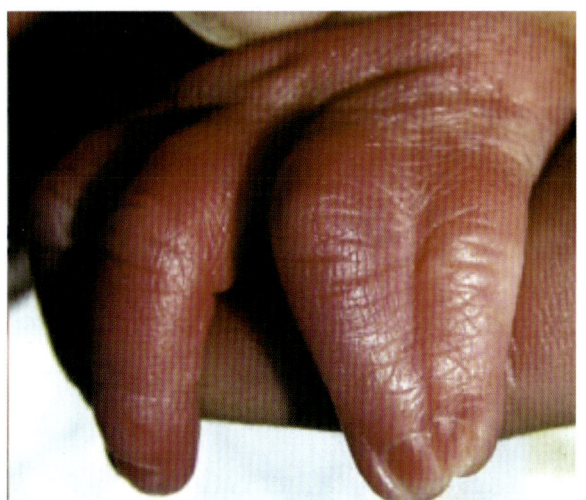

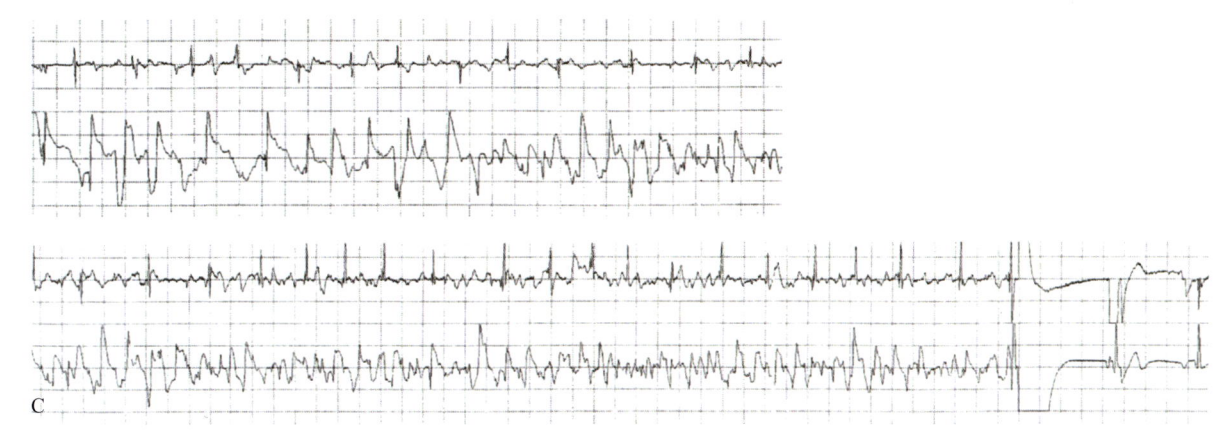

图 1.3.1 Timothy 综合征

A. 新生儿 12 导联心电图表现为功能性 2:1 房室传导阻滞。注意每个 T 波之前，也就是复极完成之前，都会出现显著延长的 QT 间期和窦性 P 波。B. 新生儿第 4、5 指并指。并指症可以由产前超声观察到，任何有窦性心动过缓或复杂心律失常的胎儿都应该进行筛查。C.2 导联心电图显示尖端扭转型室性心动过速在直接电复律前恶化为室颤。B 图转载自 Etheridge SP，Bowles NE，Arrington CB, et al.Somatic mosaicism contributes to phenotypic variation in Timothy syndrome.Am J Med Genet A.2011；155A（10）：2578-2583.

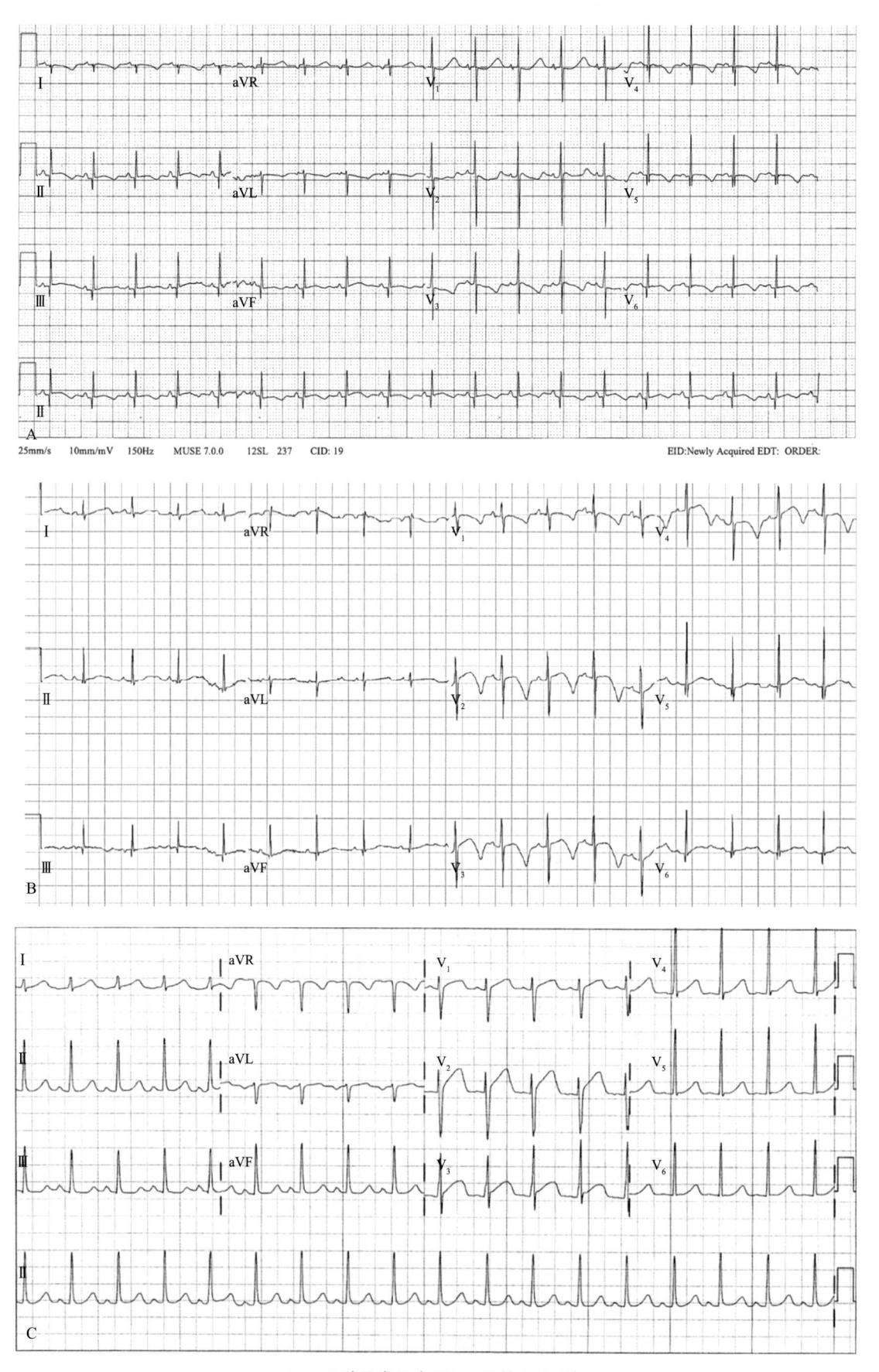

图1.3.2　3种最常见类型LQTS的12导联ECG

A.LQTS1型的新生儿。相对心动过缓（心率110次/分），有明显的U波和QTc间期延长（506ms）。B.LQTS2型的婴儿。注意QT间期延长，胸前导联$V_2 \sim V_4$的双相T波和一些奇异的T波，以及许多其他导联的T波切迹。C.LQTS3型的儿童

重，QTc间期更长。

胎儿LQTS诊断

胎儿LQTS可通过胎儿心磁图（fMCG）进行诊断。妊娠18～40周的fMCG可以确认特征性节律、测量QTc间期和识别复极异常（图1.3.3）。虽然LQTS的类型只能通过基因检测来确定（见下文），但确认（或排除）可疑的胎儿有LQTS对于妊娠管理来说是非常有价值的（在第5部分第1章讨论）。简而言之，如果通过fMCG确认了LQTS，应加强胎儿监护，避免使用延长QT间期的药物，并建议在心脏中心分娩。

遗传

LQTS最常见的是以常染色体显性方式遗传。因此，每个后代有50%的风险从患病父母那里遗传致病变异，或将该变异遗传给他们的后代。例外的是，Jervell

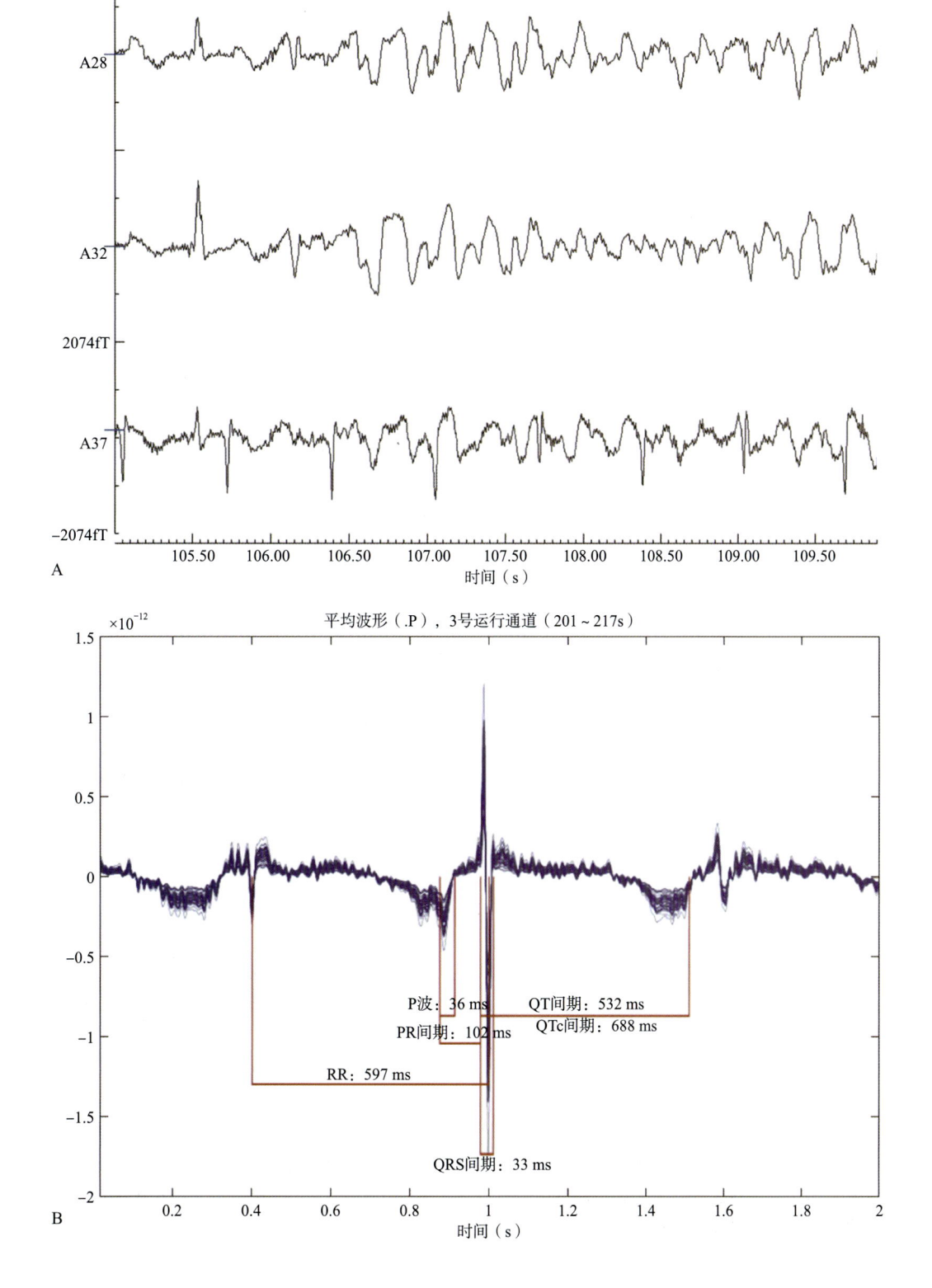

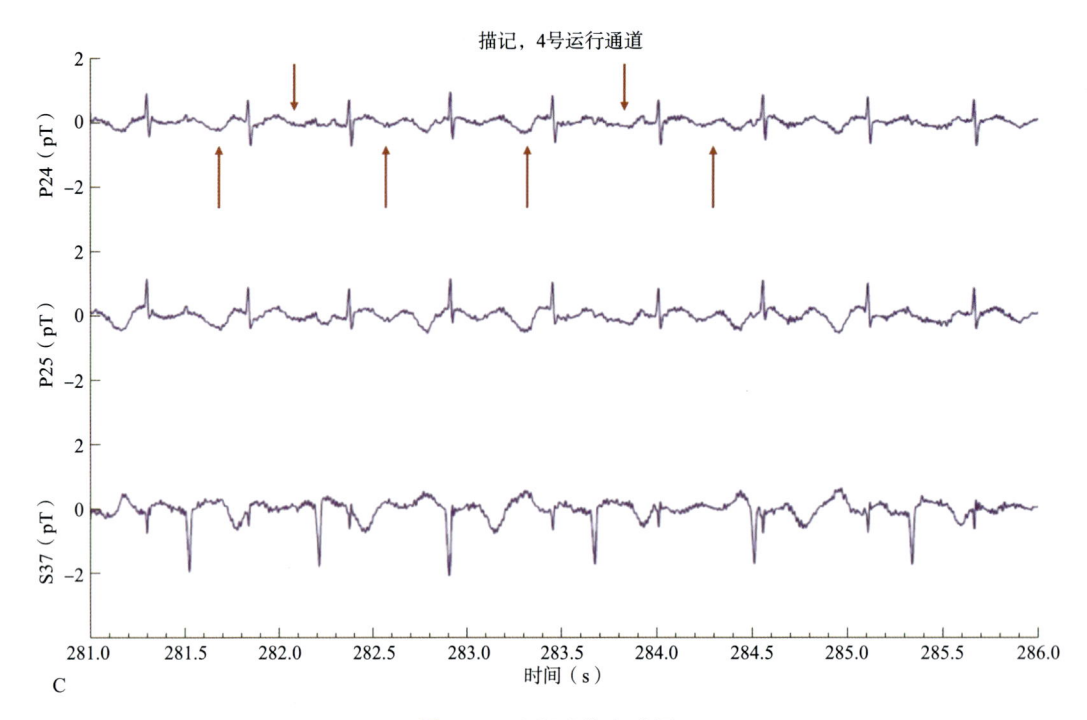

图1.3.3　LQTS的心磁图

A.SCN5A R1623Q变异和伴有水肿的32周胎儿的节律图，显示尖端扭转型室性心动过速。B.对一个孕28周的胎儿进行信号平均追踪，发现胎儿有 CALM2 突变、心动过缓（心率为100次/分）和QT间期显著延长（QTc间期688ms）。C.T波电交替，一种在LQTS患者中常见的复极异常。注意T波的交替极性（红色箭头）。上面两个是胎儿的节律描记，最下面是母亲和胎儿的描记

和Lange-Nielsen综合征以及新发现的与 TRDN 相关的LQTS，两者都具有常染色体隐性遗传。Jervell 和 Lange-Nielsen综合征是由 KCNQ1 和（或） KCNE1（图1.3.4）中的两个致病变异引起的，尽管是隐性遗传疾病，但父母和兄弟姐妹也可能遗传了两个变异中的一个，导致患有LQTS。在这些情况下，那些单一突变的人通常疾病表现比较轻。

有时，胎儿可能是先证者（第一个被确认有致病变异的个体）。识别潜在的基因变异对先证者父母的治疗和咨询是有帮助的，从而也可以开展对家族成员的系

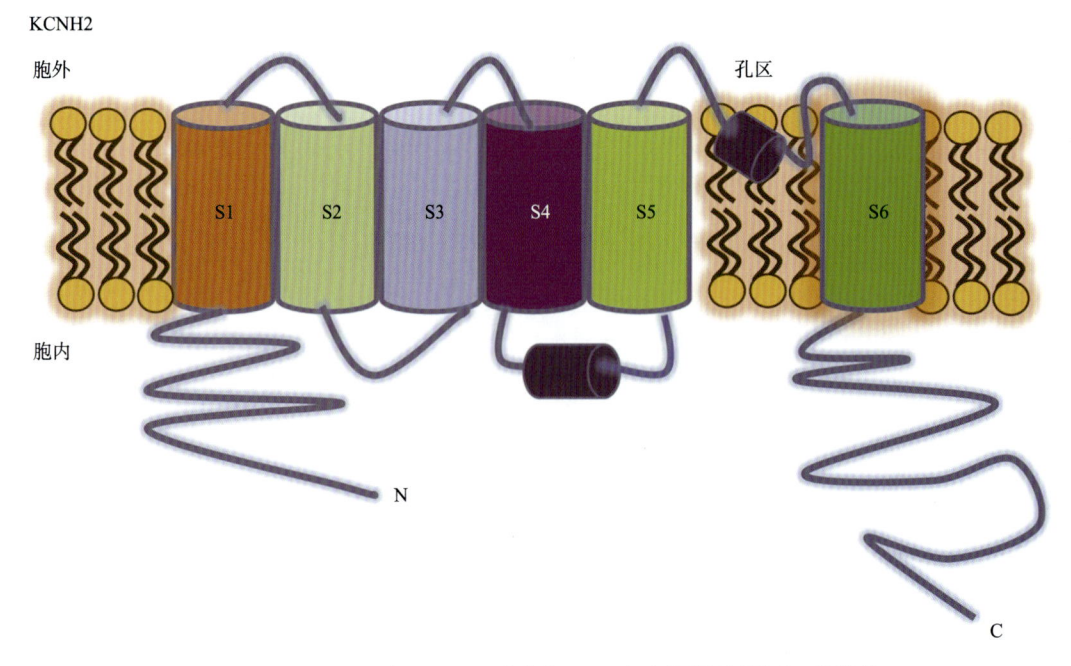

图1.3.4　KCNQ1和KCNE1形成的IKS（钾）通道的预测拓扑结构

每个KCNQ1亚基包含1个NH2末端、6个跨膜片段S1～S6、1个孔环、两个细胞质环（C环）和1个COOH末端结构域。KCNE1亚基含有一个单一的α螺旋跨膜结构域，具有胞外NH2末端和细胞质COOH末端结构域

列筛查。在这个过程中，高危亲属以循序渐进的方式接受已知基因变异的测试，直到所有高危个体都被筛选出来。此外，指南支持对临床诊断为LQTS的人进行基因检测。

基因检测

时至今日，至少有17个基因被报道与LQTS有关。然而，大多数已知的致病变异分别在KCNQ1（30%～35%）、KCNQ2（25%～30%）编码的钾通道和SCN5A（5%～10%）编码的钠通道，使得LQTS中的1、2和3型被识别。已鉴定出的大多数变异是单核苷酸变异。目前因为第三方基因测试未能覆盖某些已知致病变异，25%的表型阳性的LQTS患者在遗传上仍然难以确定。

需要注意的是，致病变异的存在本身并不能预测临床预后，因为LQTS的表型特征同时由外显不全和表现度差异所调控。外显不全意味着并不是每个具有致病变异的人都会表现出LQTS表型。据估计，约25%的带有致病变异的个体在静息ECG上QTc间期正常。尽管这些患有"隐匿性"LQTS的患者心搏骤停的风险相对较低，但他们的风险仍高于普通人群。此外，几乎一半带有致病变异的个体不会出现晕厥发作，也没有LQTS或猝死的家族史。这突显了级联式基因检测在明显未受影响的高危亲属中的作用，因为即使他们可能临床表型是阴性的，但基因仍然可能是阳性的，在某些情况下心搏骤停的风险也是增加的。此外，他们还可以将这种变异遗传给未来的孩子，孩子可能会受到更严重的影响。表现度差异指的是临床表型或表型严重程度的差异，这不仅存在于家系之间，也存在于家系内部（图1.3.5）。例如，一个人可能静息QTc间期正常，在他的一生中从未出现任何症状，但他的兄弟姐妹可能在16岁时出现心搏骤停。此外，同样是SCN5A的变异在临床上可能在一个个体中表现为LQTS，而在另一个个体中表现为Br。表现度差异可能继发于其他基因——环境相互作用，从而改变特定个体的疾病表型。这些调节因素包括性别、年龄和普通人群中常见的基因变异，这些变异本身不会引起疾病，但当与罕见的致病变异结合时，要么起到保护作用，要么增加疾病易感性。

许多CLIA（临床检验改进修正计划）认证的实验室可以对怀疑患有LQTS的胎儿和新生儿提供基因检测，并已商业化。产前检测可以通过经皮脐动脉取样、羊膜穿刺术或绒毛取样进行，但产前商业化检测目前仅限于胎儿的家族性变异检测。出生后，可以使用脐带血或外周血或口腔黏膜拭子进行检测。临床可用的多基因模块检测识别出致病性变异的可能性约为75%，其中90%的患者带有3种与LQTS相关的基因中的一种变异。与大多数单基因疾病一样，多基因模块检测可以报告3种不同类型的结果：明确的阳性（致病性变异）、明确的阴性或意义不确定的变异。这些结果可以进一步证实临床诊断，并可以根据LQTS的类型和特定变异进行个性化的患者管理。由于任何LQTS多基因模块的检测率都不是100%，阴性结果也不能排除遗传病因的潜在可能。如果胎儿/婴儿的检查结果为阴性，应根据临床表型进行处理，且所有一级亲属都应进行临床评估和心电图检查。

基因型-表型相关性

除了基因特异的基因型-表型相关外，还存在基因类型与疾病严重程度相关，某些致病性变异与更严重的表型相关。这些变异是在KCNH2基因的孔区和KCNQ1基因的跨膜区或胞质袢中发现的，它们对通道具有显著的负性影响，并且都与心脏事件风险增加有关。此外，在同一基因中有两个致病性变异，可能是复合杂合子

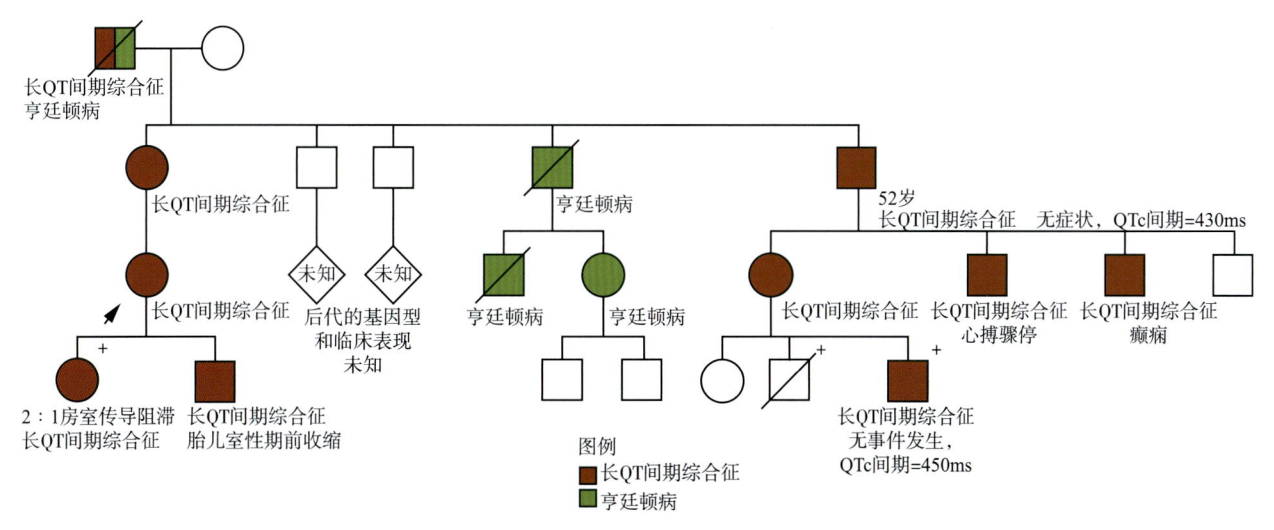

图1.3.5 在长QT间期综合征和亨廷顿病遗传家系谱中会出现外显不全和表型差异的现象

需注意家族中个体间的症状差异，同时一些基因阳性的个体在12导联心电图上QTc间期是正常的

（两个不同的变异），也可能是纯合子（两个相同的变异），或是在两个不同的LQTS相关基因中有两个致病性变异（双基因）的患者，其发生心脏事件的风险更高。

新发变异通常疾病表型最严重。在一项研究中，无论是否伴有2∶1房室传导阻滞，胎儿只要发生尖端扭转型室性心动过速（TdP）就与新发致病性变异（例如，散发性和不是从父母那里遗传的）高度相关，大多数发现在SCN5A R1623Q。然而，也有报道称，变异导致严重的胎儿表型或复发性流产的案例，其原因可能是父母为体细胞嵌合体，包括父母的生殖细胞。嵌合体是指体内具有不同遗传信息的不同细胞群。这是由合子后发生的一种遗传变异引起的。根据胚胎发育中变异发生的时间不同，突变基因的水平可能低到足以使个体不表现出临床表型或具有较温和的表型。与LQTS相关的嵌合体至少出现在0.05%的病例中，在多基因模块检测阴性的先证者中，估计患病率为0.17%。虽然这个数字很低，但它突显了对那些被发现有严重表型胎儿的父母进行测试的重要性，说明即使父母没有临床症状的情况下也应检测，这将影响家庭的复发风险及未来的妊娠管理。到目前为止，文献中尚未报道过孤立性生殖腺嵌合的病例。然而，由于生殖腺嵌合不能被完全排除，所以即使在明显的新发遗传中，复发的风险也从未为零，而是通常认为小于1%。

LQTS疾病修饰因子

患者的年龄和性别可修饰QT间期和疾病表现，因此，宫内表现不能预测儿童或成人的表型。那些在宫内和新生儿就被确诊的患者无疑疾病表型最为显著。胎儿期发现的严重心律失常表型可以部分解释为存在严重生物物理表型的致病性遗传变异。例如，在有严重围生期心律失常的散发性LQTS患者中，对SCN5A变异R1623Q的研究发现了一种新的LQTS机制，其特征是通道早期重新开放、长开放的可能性增加。无论何时确诊，LQTS合并尖端扭转型室性心动过速患者在出生后第一年都有较高的不良结局风险。尽管过去的数据表明，患有LQTS和功能性2∶1房室传导阻滞的新生儿的死亡率也很高，但最近的研究显示，使用β受体阻滞剂、美西律和安装起搏器的预后更为乐观。在这项回顾性研究中，重要的是，在出生后第一年，75%的患者传导系统功能有所改善（2∶1变为1∶1）。虽然症状可以改善，但在第一年发生心脏事件的婴儿在生命的第一个10年发生进展性事件的风险非常高。QT间期延长＞500ms、心率＜100次/分、性别为女性的LQTS婴儿在出生后1年内发生致命性或近乎致命性心搏骤停的风险增加。此外，在1岁之前发生该事件与在接下来的10年中发生额外的致命或接近致命的心脏事件的风险比为23.4（$P<0.01$）。

LQTS的罕见类型

Timothy综合征

这是一种严重且非常罕见的LQTS类型，如本章开头的病例所示（图1.3.1）。Timothy综合征又称LQTS 8型，是由CACNA1C编码的L型钙通道Cav1.2的紊乱引起的，具有多系统受累的特点，在LQTS中具有一定的独特性。这可以用Cav1.2在全身各处都存在来解释。患者有严重的QT间期延长（常伴有新生儿和胎儿2∶1房室传导阻滞）、先天性心脏病、并指畸形、面容异常、低血糖和神经系统疾病。猝死是由于室性心律失常，但也会发生在低血糖状态下和使用吸入性麻醉药期间。在迄今规模最大的Timothy综合征研究中，患者确诊时的年龄（出生至76个月）比LQTS人群整体更年轻。Timothy综合征也是由体细胞嵌合遗传的。

Jervell和Lange-Nielsen综合征

这是最严重的LQTS类型之一，其特征是先天性耳聋和QTc间期显著延长，通常出现在胎儿和新生儿期。这种常染色体隐性遗传的LQTS是由于KCNQ1或KCNQ1中的一个称为KCNE1的亚单位上的纯合子或复合杂合子突变所致。几乎90%的患者都会出现症状，尽管进行了药物治疗，猝死事件的发生率仍超过25%。由于这些发现，在胎儿期间检出患病个体非常重要，以便在出生后立即进行适当的治疗。基因检测可疑确定父母双方都携带KCNQ1或KCNE1的致病性变异，尽管带有单一致病变异基因的个体通常只受到轻微影响或不受影响。

儿茶酚胺敏感性多形性室性心动过速（CPVT）

CPVT是一种罕见的钙处理蛋白遗传性异常，最常见的原因是阿诺碱受体RYR2基因（约60%）的致病性变异，这些变异以常染色体显性方式遗传。较少见的是，在3%～5%的病例为CASQ2基因的复合杂合子或纯合子致病性变异而导致的常染色体隐性遗传。最近，临床诊断为CPVT的患者也被发现存在如下所述的CALM基因的致病性变异，以及罕见的TRDN变异的病例。也有出现其他基因变异的病例。然而，仍然需要更多的研究来确定这些基因是否确实导致CPVT表型。约40%的CPVT存在新发变异。

虽然在胎儿中还没有CPVT的报道，但婴儿猝死综合征被认为是RYR2突变引起。此外，CPVT的发病年龄很小，而且在胎儿中可能具有未能识别或无法诊断的症状，包括死产。此外，随着越来越多的幸存者达到生育年龄，fMCG的评估可能会发现胎儿期以前未能发现或未被诊断的表现，包括双向室性心动过速，这是CPVT的标志性节律（图1.3.6）。

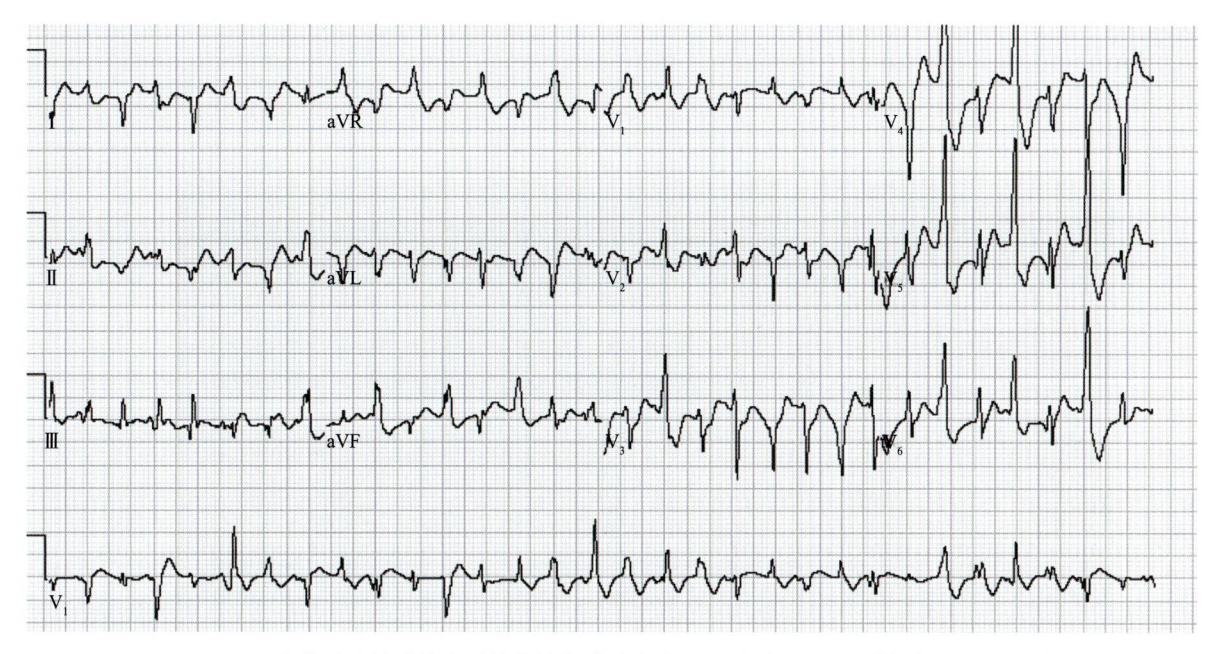

图 1.3.6 儿茶酚胺敏感性多形性室性心动过速（CPVT）患儿 12 导联心电图和 V₁ 导联

这是典型的双向室性心动过速，6 岁儿童因 CPVT 出现晕厥。在 V₁ 导联上，可以发现双向室性心动过速的上下交替的 QRS 波群

钙调蛋白病

3 个钙调蛋白基因 *CALM1*（chr14q31）、*CALM2*（chr2p21）和 *CALM3*（chr19q13）都编码一个相同的钙调蛋白 CaM。CaM 与 Cav1.2 L 型钙通道有直接的相互作用，当 CaM 与游离钙结合时，会使 Cav1.2 失活。*CALM* 基因中的致病性变异被称为钙调蛋白病，因为具有 3 个 *CALM* 基因之一的致病性变异的个体可以呈现一系列的表型，包括 LQTS、CPVT、特发性心室颤动和猝死。钙调蛋白病似乎有两种常见的表型：CALM-LQTS 和 CALM-CPVT。具有 CALM-LQTS 表型的患者症状出现较早，其中超过 50% 发生在围生期，较早会发生重大心律失常事件（1.5 岁），近 80% 的患者经历了危及生命的心律失常。患有 CALM-LQTS 的人也更有可能患有先天性心脏畸形，主要是间隔缺损。相比之下，CALM-CPVT 患者首次发生重大心脏事件的年龄多为 6 岁，几乎没有人经历过危及生命的事件。大多数（78% 的 CPVT 和 93% 的 LQTS）钙调蛋白病变是新发变异。有关于亲本嵌合体的报道，再次强调了即使在没有明显表型的情况下，亲本检测的重要性。关于 CALM 变异的胎儿表现的数据有限，但已有描述（图 1.3.7）。

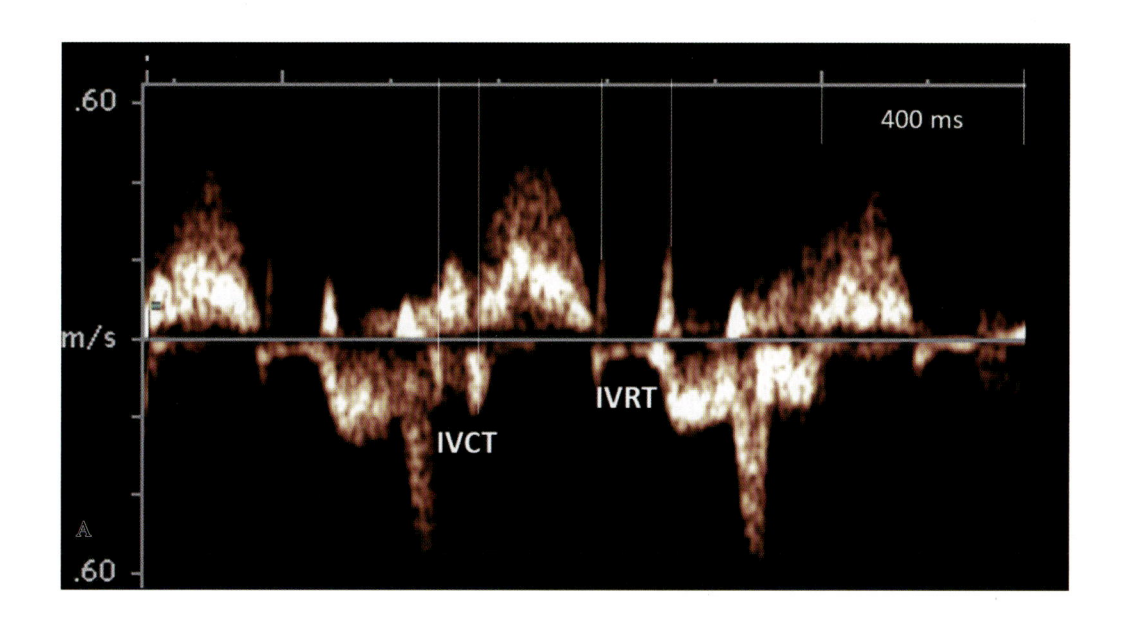

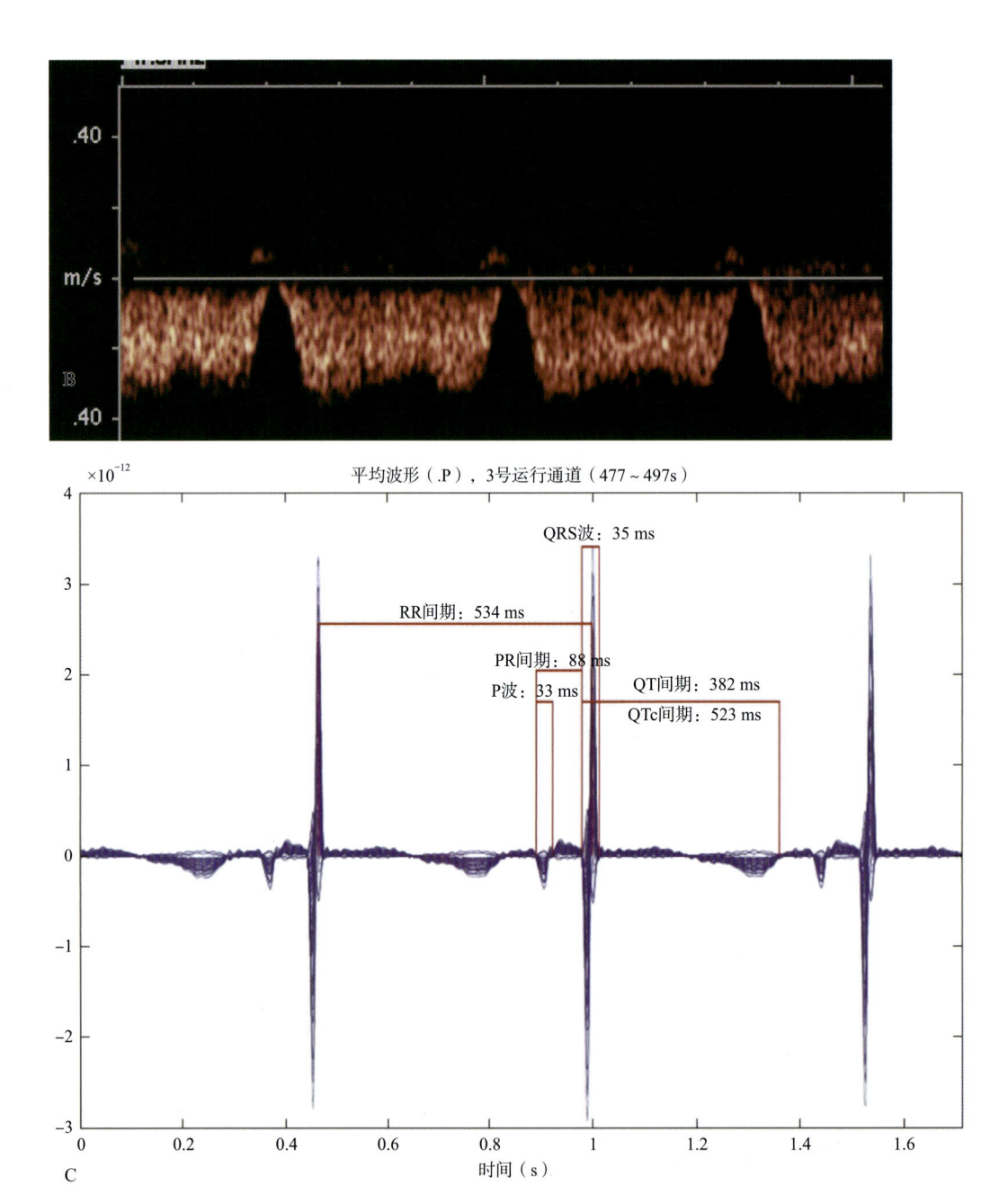

平均波形（.P），3号运行通道（477~497s）

QRS波：35 ms
RR间期：534 ms
PR间期：88 ms
P波：33 ms
QT间期：382 ms
QTc间期：523 ms

时间（s）

C

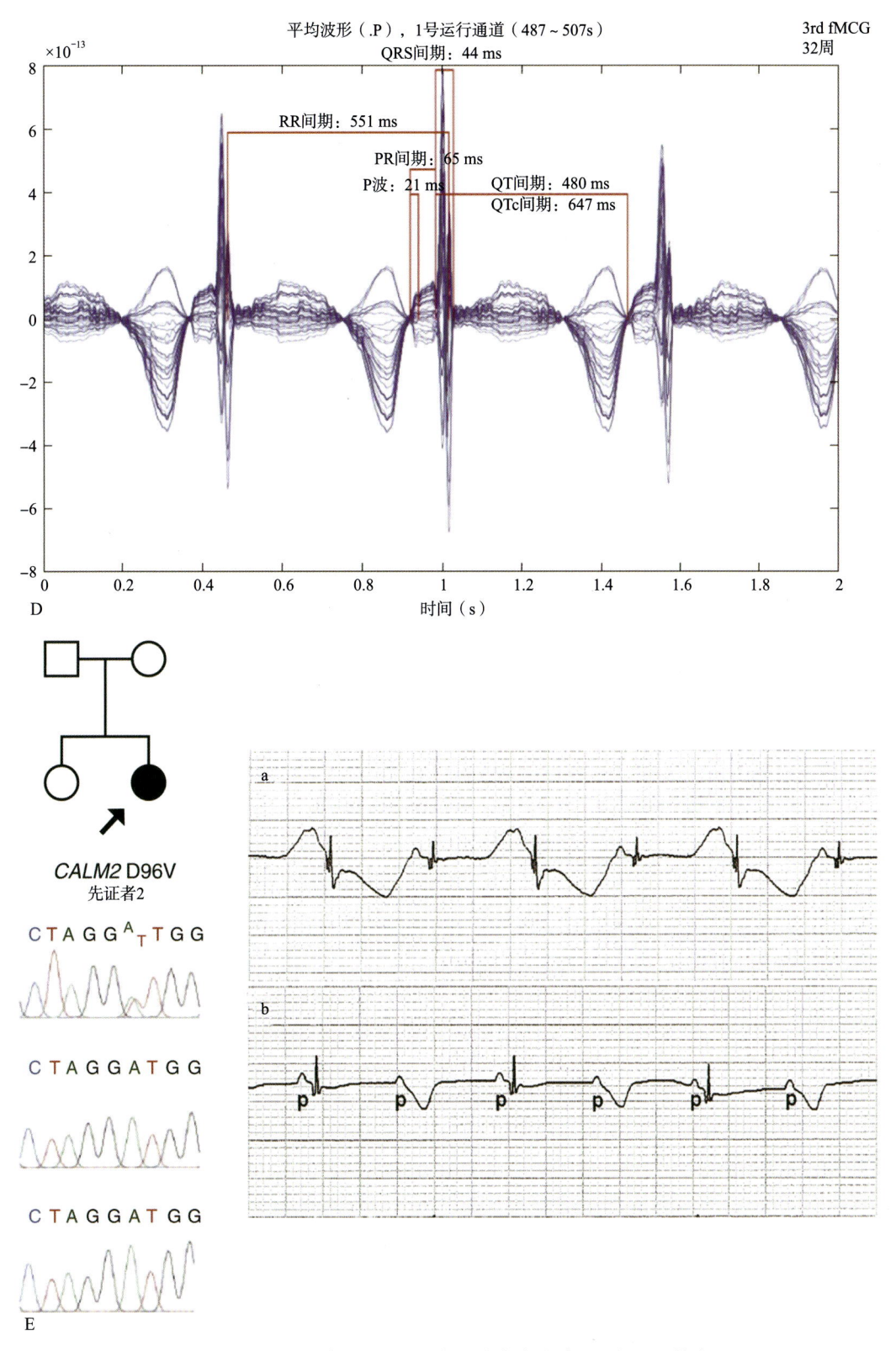

图 1.3.7 出生后诊断为 *CALM2* 变异的患者在胎儿和新生儿的表现

A.频谱多普勒显示28周胎儿二尖瓣血流频谱（基线上方）和主动脉血流频谱（基线下方）。25周时出现窦性心动过缓（心率100次/分）。注意等容舒张时间（IVRT）的显著延长（约为120ms，正常＜50ms）和长的等容收缩时间（IVCT），提示复极的电和机械异常。B.32周时静脉导管血流频谱多普勒。尽管收缩期血流大体正常，但A波反向（基线上方）意味着右心室顺应性降低。C和D.25周和32周信号平均fMCG。注意这两个波群中QTc间期的显著延长，以及只有在32周（D）中出现的T波变异，这表明T波交替。E.遗传家系、*CALM2*变异和出生时的心电图表现。注意窦性心律时明显的T波交替和QT间期延长（A）。婴儿很快出现功能性二度房室传导阻滞，原因是QT间期极度延长（B）。E图转载自 Crotti L, Johnson CN, Graf E, et al.Calmodulin mutations associated with recurrent cardiac arrest in infants.Circulation.2013；127：1009-1012.

Brugada综合征（BrS）

虽然BrS是一种常染色体显性遗传性离子通道病，最常见的原因是钠通道基因*SCN5A*的功能缺失变异，但BrS在胎儿中尚未被报道。与CPVT一样，这可能是因为母亲或父亲患BrS而导致的风险胎儿没有经过fMCG评估，或者在基线状态下没有出现BrS的胎儿电生理表现。一般来说，儿童心电图上出现的"Brugada型"（不完全性右束支传导阻滞和胸前$V_1 \sim V_3$导联的ST段改变）是在刺激下出现的，例如发热（图1.3.8）。与LQTS、钙调蛋白病和CPVT不同，BrS的首发症状发生在儿童后期和成年早期。

*HCN4*和*SCN5A*的致病性变异

虽然通常不被认为是一种离子通道病，但编码HCN4离子通道的基因变异与遗传性窦性心动过缓有关。*HCN4*致病性变异尚不清楚，但在一个带有*HCN4*突变的多代家庭的男性胎儿中检测到了心动过缓（B.Cuneo，个人通信）。HCN4编码的蛋白质有助于形成对窦房结细胞自发性舒张期膜去极化至关重要的通道。家族性窦性心动过缓与心脏起搏的离子通道的致病性变异突变相关，于2006年首次被报道。窦性心动过缓的另一个遗传原因是钠通道基因*SCN5A*的复合杂合子突变。一般来说，孤立的窦房结功能障碍在胎儿中很少见，在儿童中也不常见，应该提醒临床医师注意*HCN4*或钠通道突变的可能性。

小结

在胎儿期，心脏离子通道亚单位或相关调节蛋白质的遗传变异会导致心律失常——房室传导阻滞、室性心动过速、室性异位心律和窦性心动过缓。除了LQTS外，离子通道病的胎儿表现尚不清楚，有必要对不明原因和不典型的心律失常、不明原因的死产以及有CPVT和BrS家族史的妊娠进行进一步的研究来明确表型。随着对遗传性心律失常综合征的意识和认知的提高，以及fMCG的非侵入性技术的应用，对患病的胎儿和新生儿管理产生了深远的影响。例如，室性心动过速不会被误诊为室上性心动过速而使用延长QT间期的抗心律失常药物治疗。认识到窦性心动过缓是LQTS最常见的胎儿表现，可能会提醒医疗团队注意这种诊断的可能性，而不是诊断为胎儿窘迫。

然而，即使是LQTS的胎儿诊断仍没有跟上遗传学进展的步伐。可以推测，在接下来的10年里，随着人们认知的提高，胎儿心电图和心磁图的进步，以及非侵入性基因检测，更多患有遗传性心律失常的胎儿将被发现并在宫内接受治疗。

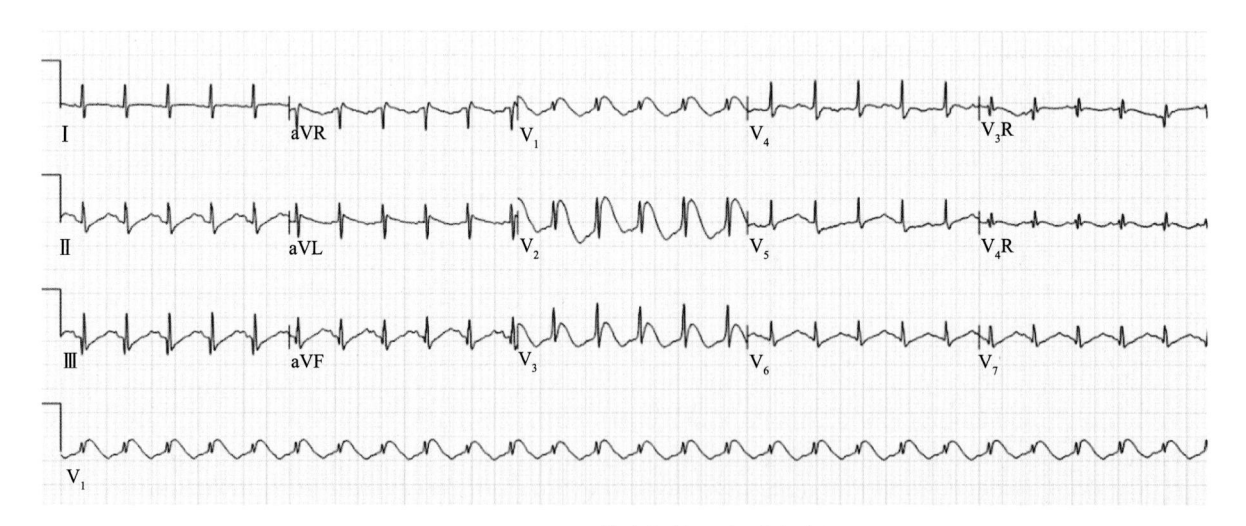

图1.3.8 Brugada综合征的12导联心电图
1例疑似Brugada综合征的婴儿在发热时出现的ST波和T波改变。一旦患儿不发热，心电图就会恢复正常

第 2 部分

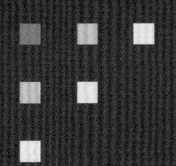

分析胎儿节律的技术

第1章 心电监护
第2章 超声心动图
第3章 心磁图

第 1 章

心电监护

Rachel L. Rodel · Henry L. Galan

引言

产科评估胎儿健康状况最常用的两种方法是电子胎儿心率（FHR）监护和生物物理（BPP）评分。一方面，胎儿心电监护是产前和分娩过程中评估胎儿健康状况的基石，但在多种心律失常情况下也存在不可靠且无法解释的情况。另一方面，BPP采用超声进行评估，可对羊水、胎儿呼吸、胎儿运动和肌张力进行评估，能最准确地评估心律失常尤其是晚期早产儿的健康状况，此时胎儿的存活率通常较高，发病率相对较低。

虽然FHR监测对评估心律失常胎儿的健康状况作用有限，但它可以描述心律失常的频率、持续时间及某些特征，从而指导相应的临床处理，包括心律失常是阵发性的还是持续性的；是突发突止还是逐渐变化；经过治疗，是否出现正常的FHR及持续时间；治疗是否能恢复正常FHR的变异性，还是仅仅改变心率。

本章将首先介绍相应的术语，以及通过电子胎心监护和BPP评分评估胎儿健康状况的标准方法。其次，介绍胎儿心律失常时如何应用这些方法进行评估，并介绍各种心律失常的FHR表现。

标准方法

胎儿心电监护

胎儿心率（FHR）检测包括无应激试验（NST），是产前和分娩期的常规检测项目。正常FHR范围为110～160次/分，心率变异性为5～6次/分。FHR曲线分为反应性和非反应性两种。反应性曲线显示适度的FHR变异，基线正常，且至少有两次FHR加速，高于基线且变化≥15次/分，在20min内持续时间≥15s。20分钟内的两次加速必须发生在40min的时间窗内。如果胎儿＜32周，可接受的加速为高于基线且变化≥10次/分，持续时间≥10s。不符合反应性标准的NST被定义为非反应性，通常需要对胎儿进行额外评估：或延长检测NST的时间以期呈现反应性结果，或进行生物物理（BPP）评分。图2.1.1展示有反应性的正常胎儿NST，反映胎儿酸碱平衡正常。

某些胎儿心律失常可能会影响电子胎心监护的整体效用。这些心律失常包括持续时间很短的心动过速和心动过缓、节律不齐，如房性期前收缩和室性期前收缩（图2.1.2），以及超过监测上、下限的心动过速。例如，

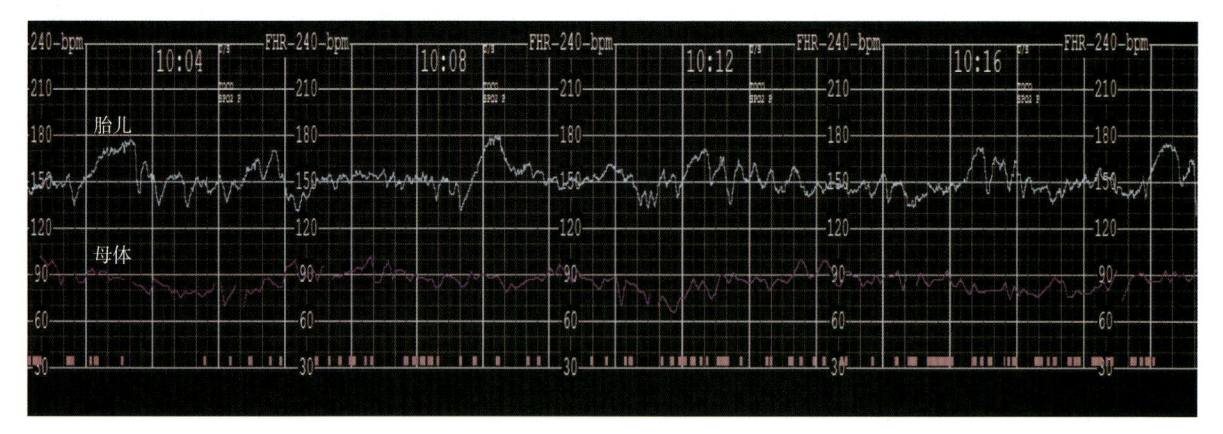

图 2.1.1 反应性 NST 显示为胎儿心率（FHR）基线正常、变异性适中、有加速、无减速

母体和 FHR 的描记分别显示为粉红色和水蓝色

如果监护仪记录的 FHR 始终为 60～120 次/分且无变化，该心律则可能是心率为 240 次/分的室上性心动过速（SVT）（图 2.1.3）。真实的 FHR 及房室（AV）关系可通过超声检查确定。

胎儿生理物理评分（BPP）

早产和晚期早产儿（34～36^{+6}周）胎儿期心律失常时，只要能确保胎儿健康，延迟分娩是有益的。在出现心律失常时，多次进行 BPP（通过修正，排除其中不能反映胎儿状态的 FHR 参数）是提示胎儿窘迫且需要分娩的最可靠方法。在出现心律失常的情况下，BPP 满分为 8 分，4 个指标中的每个指标均为 0～2 分（表 2.1.1）。10 分（包括 FHR）和 8 分 BPP 在预测胎儿健康状态方面表现相似。BPP 评分 0～4 分通常表示胎儿窘迫，建议分娩。例如，在一项抗 Ro/SSA 介导的房室传导阻滞胎儿病例的系列研究中，有两个二度房室传导阻滞、心室率为 70 次/分的胎儿，因 BPP 异常，进行了晚期早产分娩，预后良好。

除了有助于确定分娩时机外，针对心动过速胎儿的 BPP 评估，还有助于指导治疗。例如，对于心动过速、BPP 评分为 8/8 的早产水肿胎儿，单纯经胎盘抗心律失常治疗是合适的，但对于评分为 4/8 的同类胎儿，为了更快地转为窦性心律，可能需要升级为直接肌内注射或经脐带治疗。

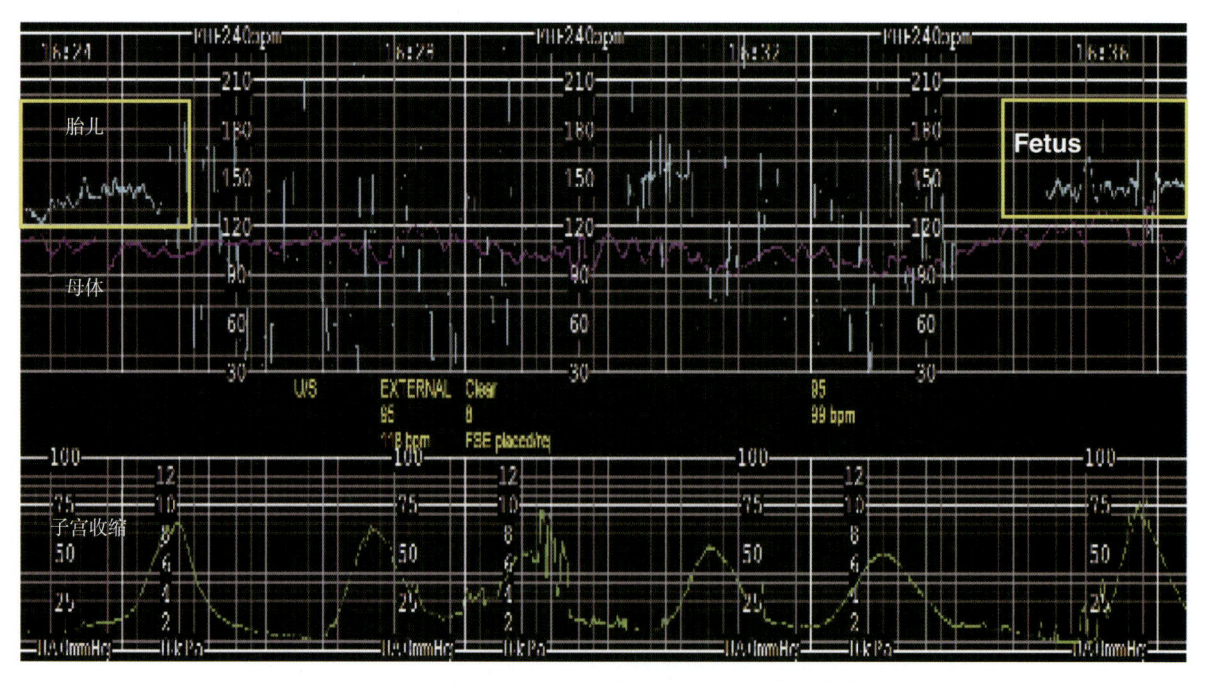

图 2.1.2 该图显示了一名临产孕妇的房性期前收缩

产妇和 FHR 曲线分别显示为粉红色和水蓝色。子宫监测为图像底部的绿色线条。FHR 曲线以正常基线（黄色方框内）开始，但随后变得无法解读。在第二个黄色方框中捕捉到的是恢复到正常基线的 FHR，有适度的变异性，之后异位心律消失，胎儿能够得到充分监测，从而经阴道安全分娩

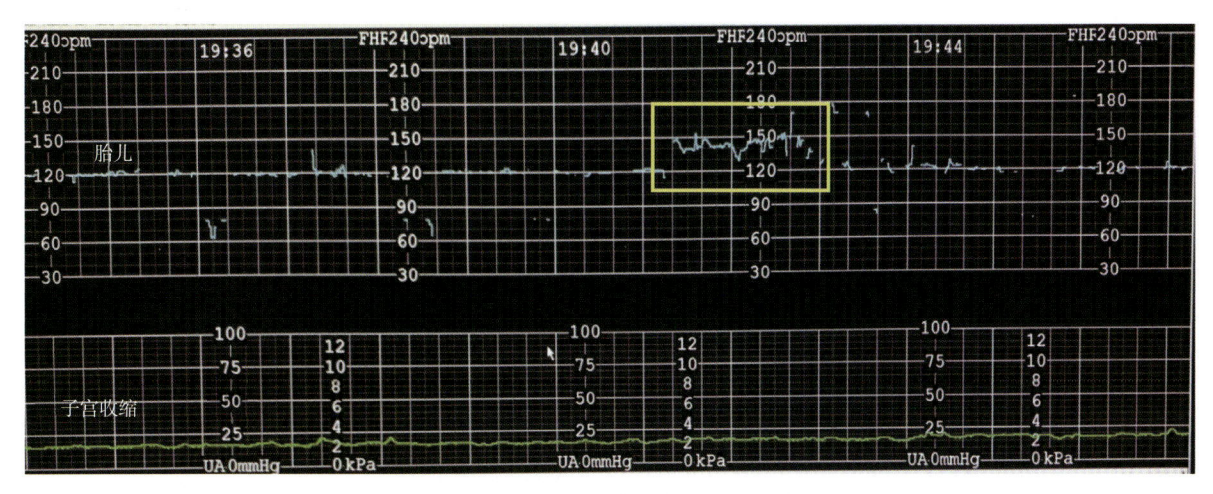

图 2.1.3 室上性心动过速胎儿的典型描记图

FHR曲线显示为水蓝色。子宫监测显示为图像底部的一条绿线。右侧为非反应性的FHR曲线，速率为120次/分（实际上监护仪已将速率减半，FHR为240次/分）。在黄色方框中，胎儿突然转为窦性心律，FHR变异率正常。这种突然的转变提示存在心动过速的为折返性机制

表2.1.1 胎儿生理物理评分8分的组成及得分

组成部分	得分	要求
胎儿肌张力	2/2	至少有一次四肢或脊柱的伸屈运动
胎动	2/2	至少3次不连续的躯干或肢体运动
胎儿呼吸运动	2/2	至少出现一次≥30s的节律性呼吸
羊水量	2/2	最大深度≥2cm，横径≥1cm
胎儿生理活动评分总分	8/8	

表2.1.2 心律失常的心电监护特征表现

心律失常	基线心率（次/分）	变异性	描记曲线
心房或心室异位搏动	不变	无法确定	不连续
窦性心动过速	160～200	正常	正常
室上性心动过速、心房扑动、交界性异位性心动过速、持续性交界性折返性心动过速、某些室性心动过速	120～140	减少或无	FHR减半，心动过速突发和突止
交界性异位性心动过速、某些室性心动过速	190～220	减少或无	心动过速的缓慢增加和缓慢减少
窦性心动过缓	<110	正常	正常
房性期前收缩二联律伴未下传	70～90	无	如果有持续的房性期前收缩二联律伴未下传，则有连续性；如果有房性期前收缩，则为不规则的
房室传导阻滞	30～70	减少或无	连续

不规则性心律失常

房性期前收缩和室性期前收缩

最常见的胎儿心律失常是房性或室性期前收缩（PAC或PVC，也称为异位搏动或期前收缩）（图2.1.2）。FHR监测无法评估这些类型的心律失常，因为异位搏动表现为"脱落"或"跳过"的搏动（表2.1.2），使得结果很难解读，除非异位搏动断断续续。房性期前收缩二联律伴未下传（BAB）表现为间歇性或持续性心动过缓，心率60～80次/分。如果是持续性的，仅通过心电监护难以区分BAB和房室传导阻滞。胎儿先天性结构性心脏病伴有房性期前收缩或者室性期前收缩并不常见（0.3%～2.0%）。一般来说，建议限制孕妇服用过量的咖啡因或糖等兴奋剂，每周通过多普勒监测FHR直至期前收缩消失，而无须用NST或BPP进行产前检测。关于期前收缩的讨论详见第3部分第1章。

胎儿心动过速

窦性心动过速

窦性心动过速是指基线FHR＞160次/分，持续10min以上。胎儿心动过速可由多种因素引起，包括胎儿感染、药物、产科出血或包括甲状腺功能亢进在内的母体疾病。如果母亲有甲状腺疾病症状或病史，即使已进行甲状腺切除术，也应该检查母体的促甲状腺抗体（TSAb）水平，因其会通过胎盘致胎儿心动过速。窦性心动过速通常表现出一定的基线变异性，但随着胎儿心率升高，这种变异性变得更加难评估，而当出现胎儿酸血症，这种变异性会减弱（图2.1.4）。有关窦性心动过速的更多内容，请参阅第3部分第3章。

室上性心动过速

室上性心律失常包括房室关系为1:1的室上性心

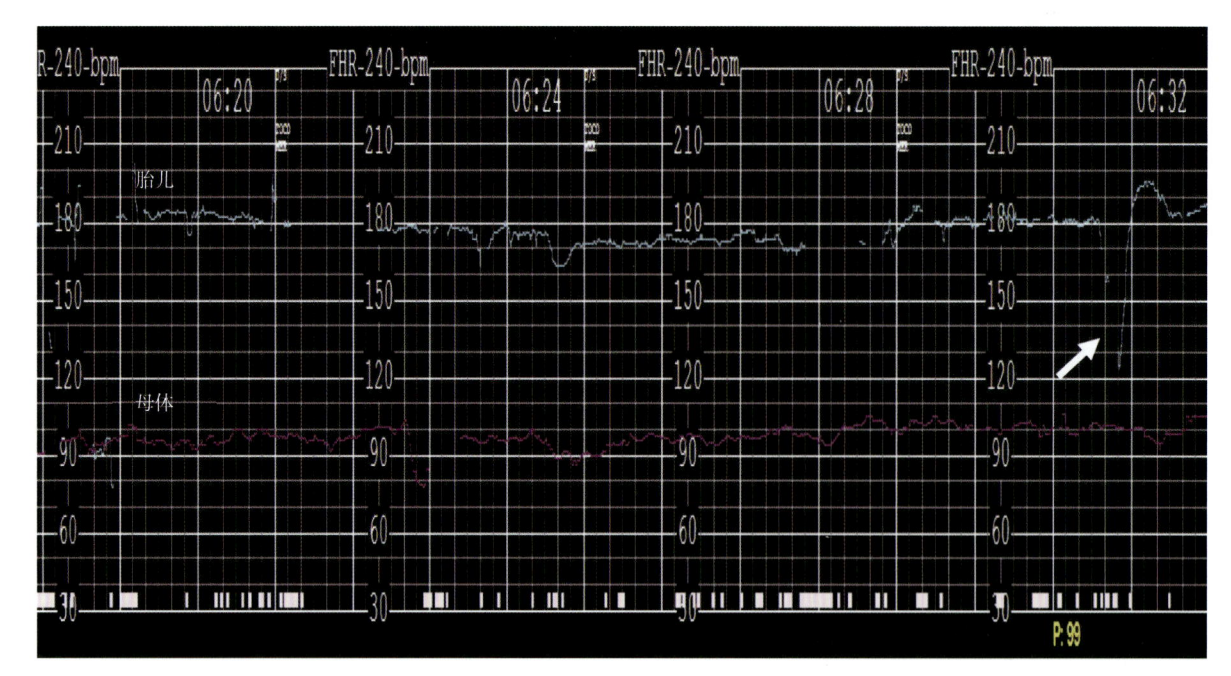

图2.1.4 该描记图来自一个妊娠24周因绒毛膜羊膜炎而出现窦性心动过速的胎儿

母体和FHR的曲线分别显示为粉红色和水蓝色。极小的变异性并伴有可变的减速提示该胎儿因羊膜腔内感染和母体发热而出现氧合异常（白色箭头）。FHR.胎心率

动过速（SVT）（见第1部分第1章）和心房扑动。典型的室上性心律失常心电监护特征包括持续性心动过速、FHR变异性缺失和基线固定。胎儿心电监护的一个注意事项是：监护仪可能会将真实的FHR基线分割或减半（图2.1.5）。SVT情况下的FHR通常为240～260次/分，但也可能在200～300次/分的范围内。连续胎儿心电监护是胎儿心动过速治疗的有效辅助手段，因为它可以做到以下几点。

1.测量12～24h心动过速（间歇性或持续性）的持续时间，以确定是否需要治疗。

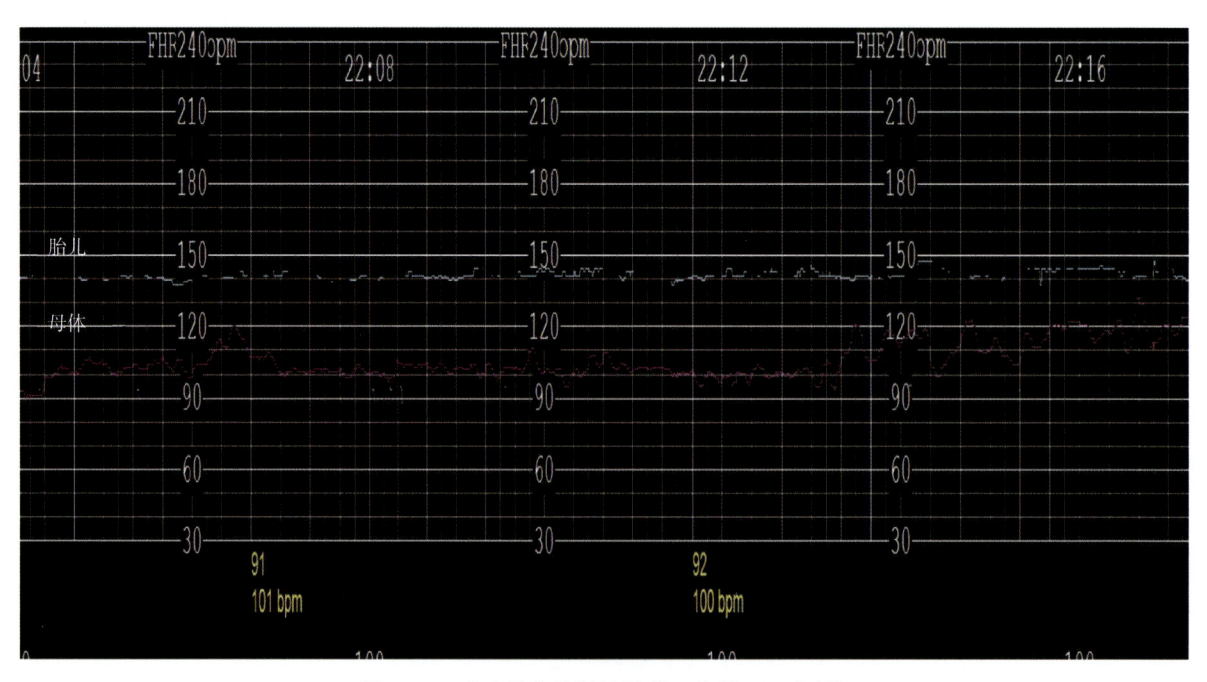

图2.1.5 室上性心动过速胎儿，心率280次/分

母体和FHR的曲线分别显示为粉红色和水蓝色。监护仪显示的是实际心室率的一半，在每分钟140次心跳时FHR变异性缺失提示监护仪没有捕捉到真实基线心率。FHR.胎心率

2. 提供心动过速发生机制的线索。
3. 观测治疗效果。

如果心动过速的持续时间超过监测时间的一半，通常需要治疗，因为持续性心动过速几天后会出现积液甚至胎儿水肿。另一方面，间歇性心动过速偶尔会变成持续性心动过速。通常情况下，孕妇在家中或在诊室里医务人员通过心电监护就可以发现。心动过速的机制有两种，一种是折返性心动过速，表现为心动过速的突发突止；另一种是自发性心动过速，表现为FHR的逐渐增高和降低。SVT心律失常治疗有效的表现为心动过速的速率减慢，或有较长时间的正常胎心率且有变异性（图2.1.6）。

心房扑动是SVT的另一种类型。由于心室率相似，因此无法通过胎儿心电监护将其与1:1的SVT区分开来。心房扑动的心室率可能会有一定的变异，因为房室关系可以从2:1到4:1不等（图2.1.7）。需要注意的是，胎儿心电监护只能检测心室搏动，而不能检测心房搏动。在心房扑动中，心房率每分钟可在360～500次变化。

心动过速的罕见类型

与室上性心动过速和心房扑动相比，几种罕见的非窦性心动过速的特点是心室率相对较慢（每分钟190～230次）。这些心动过速包括交界性异位性心动过速（图2.1.6）、房性心动过速、加速性室性心律和持续性交界性折返性心动过速。室性心动过速也是一种不常见的心动过速，其基线FHR为200～400次/分。室上性心动过速将在第3部分第2章中展开更详细的讨论。

胎儿心动过缓

窦性心动过缓

心动过缓是指基线FHR＜110次/分且持续≥10min。心动过缓与减速不同，后者会在10min内恢复。虽然胎儿心动过缓可由分娩过程中许多急性事件引起，但也可能出现在产前，与先天性心脏病合并内脏异位、母体抗Ro/SSA抗体引起的心肌传导性疾病，以及长QT间期综合征（LQTS）有关（图2.1.8）。除胎儿LQTS外，胎儿窦性心动过缓通常显示正常的变异性和反应性。胎儿LQTS的节律将在第3部分第6章中进一步描述。

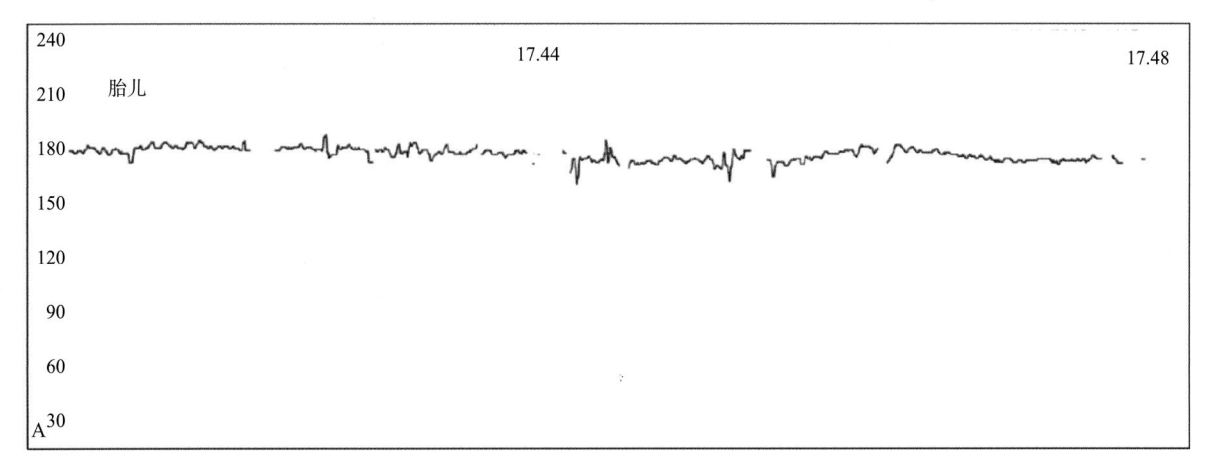

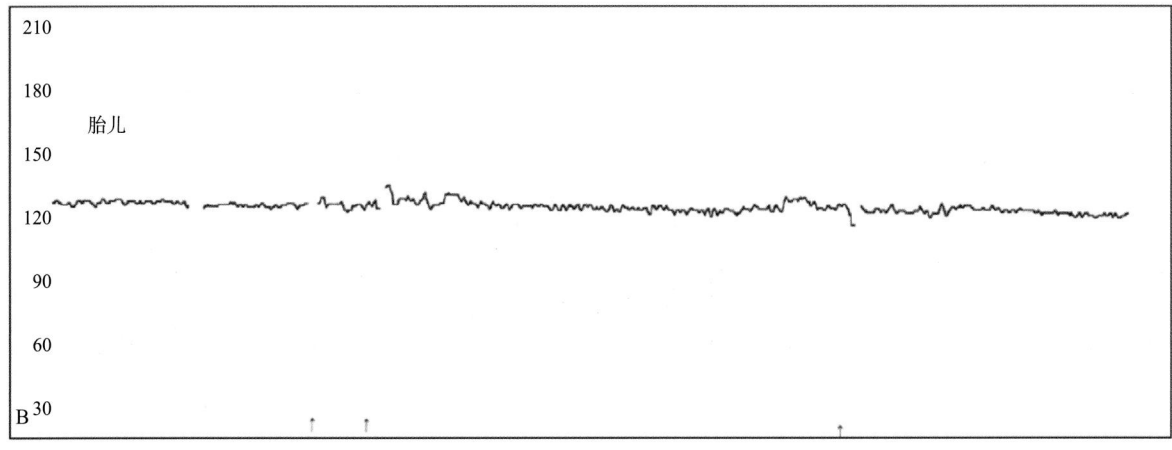

图2.1.6　交界性异位心动过速（JET）胎儿的描记图

最初的FHR基线为180次/分，治疗后降至150次/分（未显示），随后降至130次/分。然而，胎儿仍处于交界性异位心动过速（JET）状态，该描记图中的表现为胎儿的FHR变异率极小且没有加速和减速

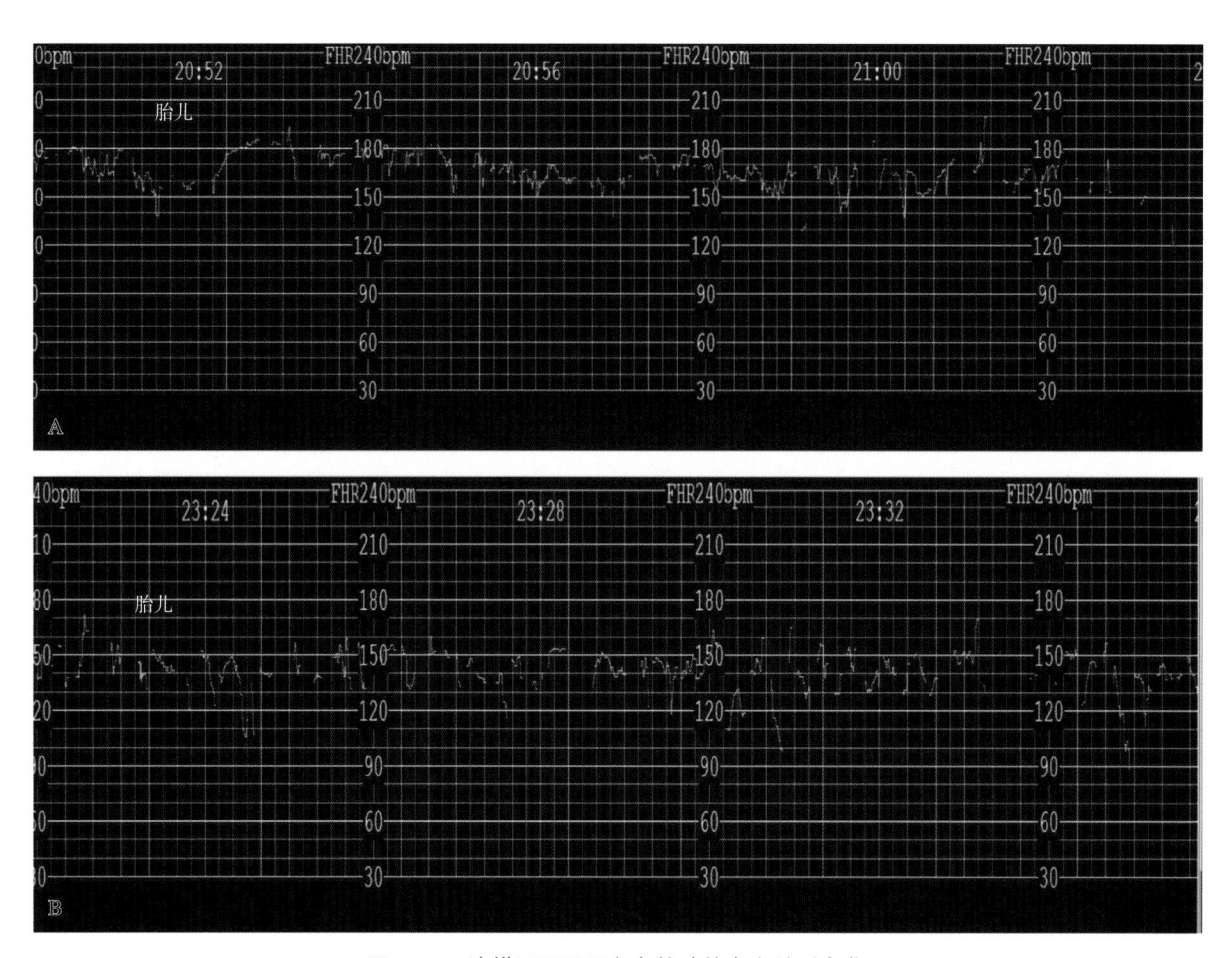

图 2.1.7 该描记图显示心房扑动的房室关系变化

胎儿超声心动图显示频繁出现的短时间心房扑动，心房率为 300～400 次/分（监测未显示），心室率为 180～220 次/分。FHR.胎心率

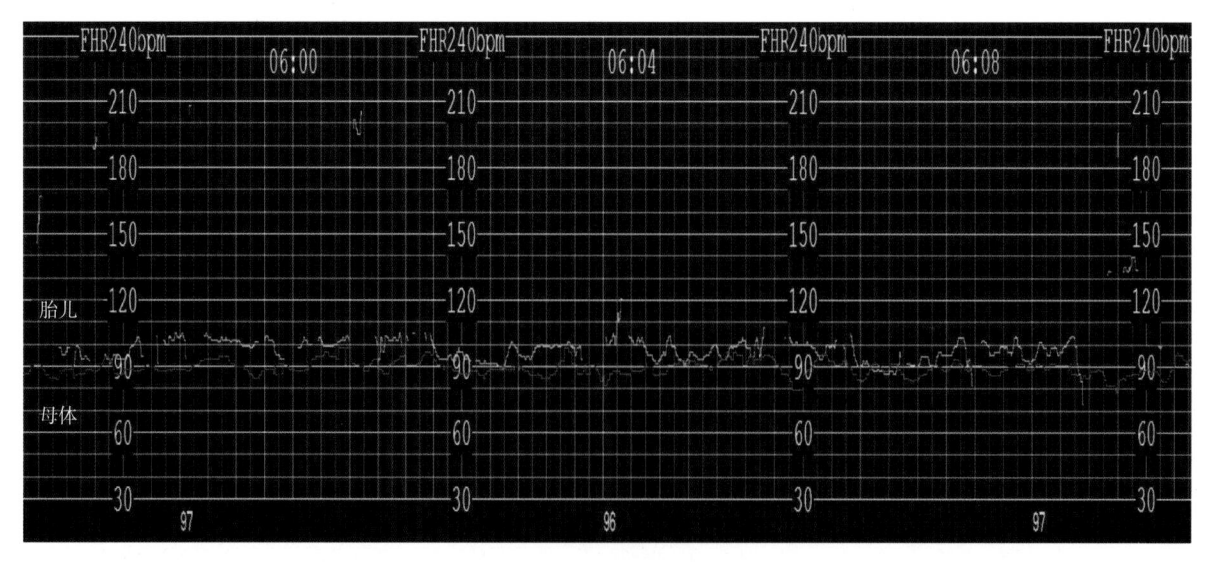

图 2.1.8 该描记图显示胎儿心动过缓，基线 FHR 95～100 次/分，且变异性适度

母体和 FHR 的曲线分别显示为粉红色和水蓝色。母亲体内有抗 Ro/SSA 抗体，对窦房结产生了影响。FHR.胎心率

房室传导阻滞

母体抗Ro引起的房室传导阻滞通常在妊娠18～26周出现，而与心脏结构畸形有关的房室传导阻滞则出现得更早，通常在妊娠15周之前就会出现。房室传导阻滞的典型结构性缺陷是先天性矫正型大动脉转位和左房异构。无论病因如何，完全性（三度）房室传导阻滞会导致基线FHR最低达每分钟30～70次，且FHR无变异。在一些房室传导阻滞的病例中，心室率会在短时间内显示正常（图2.1.9）。然而，胎儿超声心动图显示其心律并非窦性而是交界性心动过速。三度房室传导阻滞情况下的FHR甚至会低于其母体心率（图2.1.10）。有关房室传导阻滞的更多内容，请参阅第3部分第4章和第5章。

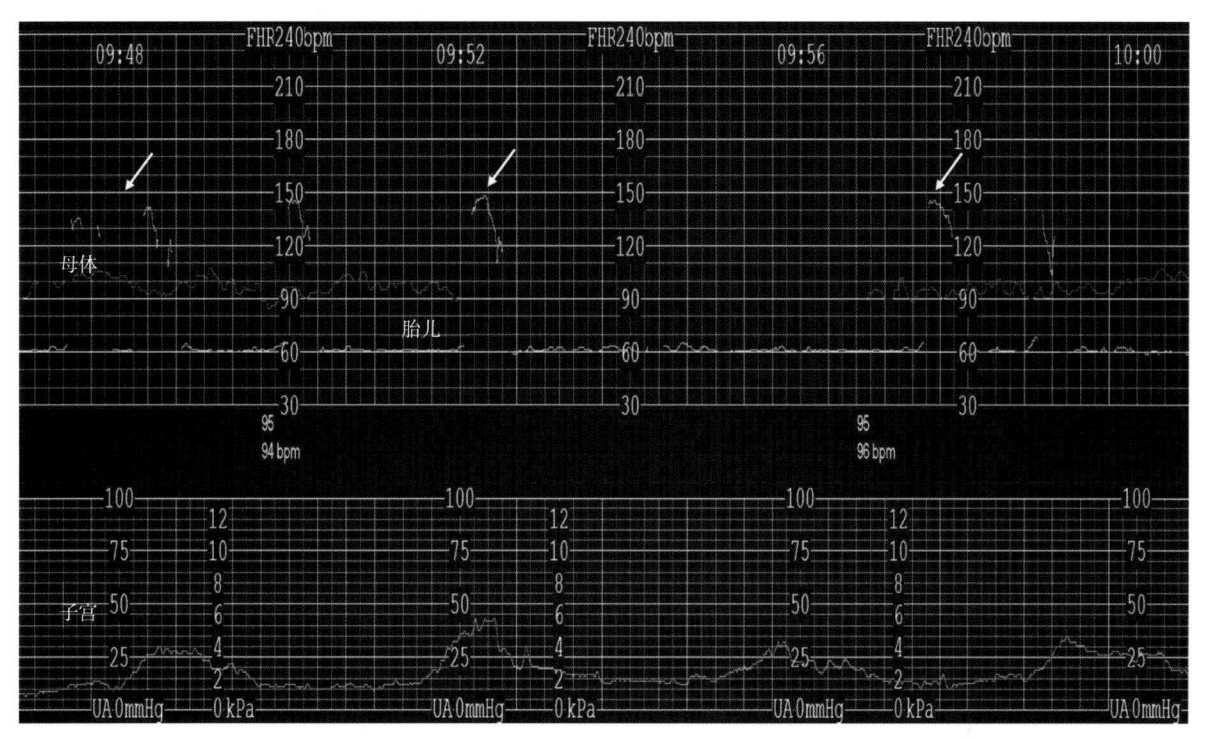

图2.1.9　描记图显示的是一个33周胎儿受母体抗Ro/SSA抗体影响引发的房室传导阻滞
母体和FHR的曲线分别显示为粉红色和水蓝色。子宫监测显示为图像底部的绿线。虽然有短暂的"正常"FHR（白色箭头），但通过超声心动图检查，"正常"FHR期间的心律是交界性异位心动过速，而非窦性心律。FHR.胎心率

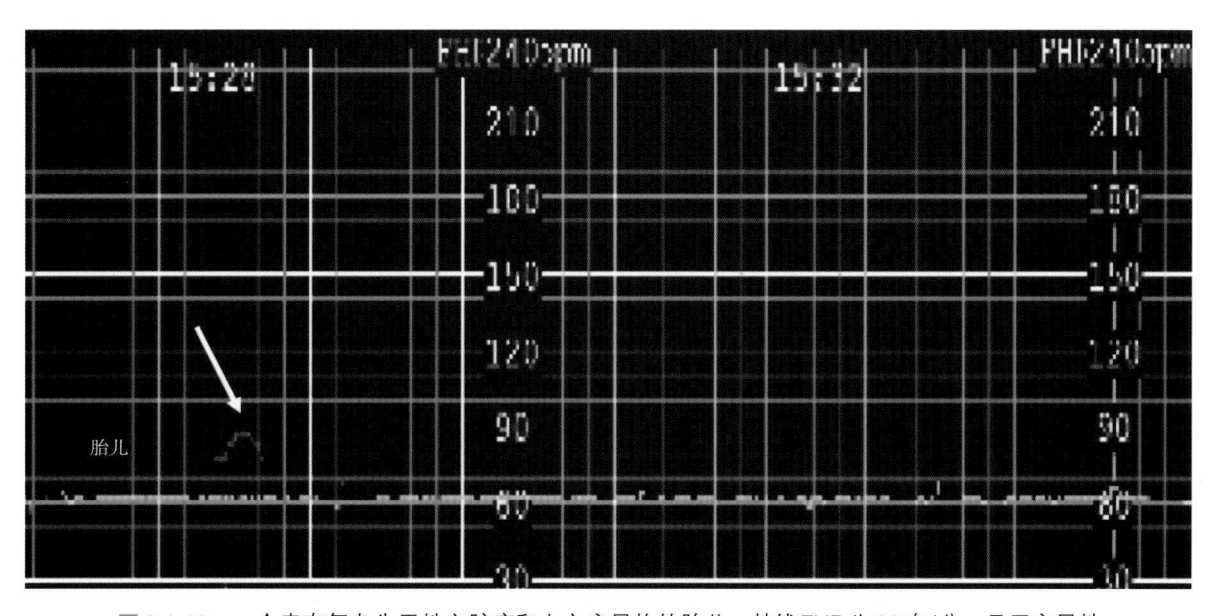

图2.1.10　一个患有复杂先天性心脏病和左心房异构的胎儿，基线FHR为60次/分，且无变异性
母体和FHR的曲线分别显示为粉红色和水蓝色。超声诊断为完全性（三度）房室传导阻滞。在该描记图中可以短暂看到母亲的心率（白色箭头）高于FHR。FHR.胎心率

小结

虽然对电子胎心监护来说诊断胎儿心律失常是一项挑战，但通过对描记数据的详细分析，可以揭示出有价值的信息。尽管FHR监测并不总是能够表明胎儿健康状况，但它能对抗心律失常药物治疗的必要性及治疗成功与否进行评价。如果异常的FHR曲线是胎儿心律失常的首发症状，则患者应接受详细的产科超声检查，包括胎儿水肿评估，并进行胎儿超声心动图检查，以进一步检查胎儿心律，排除相关的心脏结构畸形。在分娩过程中，对于伴有胎儿心律失常的妊娠，建议进行持续的胎儿心电监护。一项小型研究的初步数据显示，在分娩期间使用胎儿心电监护，可以更好地评估分娩过程中心律失常的胎儿的健康状况，但在此之前，如果电子心电监护无法确定胎儿的健康状况，或无法解读胎儿心率曲线，则可能需要进行剖宫产。

第 2 章

超声心动图

Lisa Willis Howley

引言

胎儿心律失常占转诊到胎儿心脏超声总数的10%～20%，在产前可以做出准确诊断。由于有些心律失常是良性的，而有些可能导致胎儿血流动力学受损，并增加胎儿在宫内或出生后死亡的风险，因此临床监测和诊断胎儿心律失常十分重要。直接对胎儿的心电活动进行检测仍具挑战。当前M型超声和多普勒超声心动图是评估胎儿心律和确定心律失常发生机制最常用的技术。这些技术是胎儿心脏电生理活动的机械呈现方式，后面将详细介绍。

M型

M型成像是最早用于胎儿心律失常评估的超声心动图技术之一。由于超声瞬时分辨力高，并且能够同时显示心房、心室活动，因此其对于心房及心室搏动速率和房室（atrioventricular，AV）机械活动关系的评估具有良好的价值。但是M型超声在测量心室射血、充盈和等容收缩时间及AV间期的持续时间方面存在不足。但可从心脏腔室的运动可以推断心电活动。M型超声中，取样线的位置可以只放在心房或心室活动的位置，也可以放置在能同时记录心房及心室活动的位置（图2.2.1 A～C）。M型超声图像依赖于合适的胎位和良好的二维图像质量，图像分辨力差及心肌收缩力减弱时会受到限制。使用M型超声观察心房收缩通常较为困难，特别是同时检查心房、心室时。因此从主动脉弓矢状切面同步获得左、右心房的M型超声，则可提供非常清晰的心房收缩图像。

同时显示心房和心室的M型超声可区分心动过缓胎儿的房室传导阻滞与房性期前收缩二联律伴未下传（图2.2.2 A、B）。与房室传导阻滞时出现的规律性的心房收缩和房室分离相比，房性期前收缩二联律伴未下传可见未下传的心房搏动（a'）紧跟在下传的心房搏动（a）之后。同样，两种常见的非窦性心动过速的原因也可通过M型超声加以区分：一种是心房扑动导致的快速心房收缩，常伴有2∶1或3∶1的房室传导阻滞；另一种是折返性室上性心动过速，其房室关系为1∶1（图2.2.2 C、D）。最后，单纯的心房M型超声可以为不规则（室性）胎儿心律诊断提供有价值的线索。如果心房率正常且心房收缩规律，则胎儿最有可能为室房传导阻滞（图2.2.2 E）。相反，当出现两个心房活动（期前收缩）紧靠在一起（a和a'），则为房性期前收缩；或者在心房收缩间出现长间隙，则为室性期前收缩（图2.2.2 F、G）。

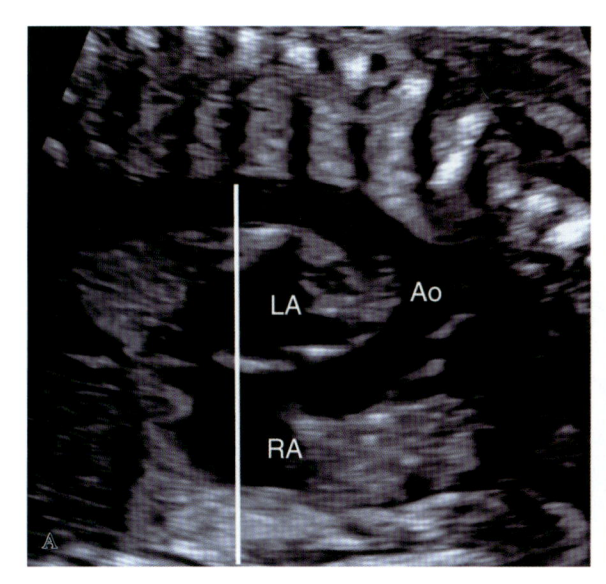

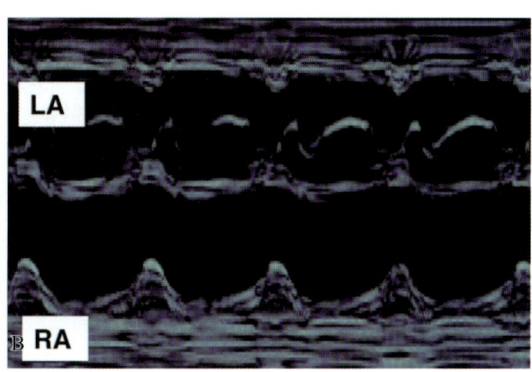

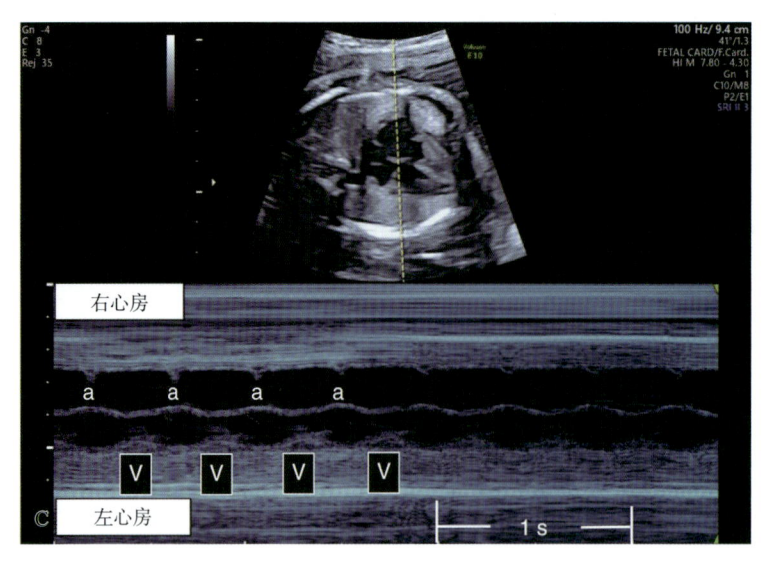

图2.2.1 M型图像展示了心房活动（a）和心室收缩（V），以正常的1:1模式呈现

A.心房和主动脉弓的矢状切面是应用M型超声（M型取样线穿过右心耳）评价双房运动的最佳图像。B.图A为如期获得的M型超声波形。Ao.主动脉；LA.左心房；RA.右心房。C.在M型超声检查中，将光标取样线置于心房和心室的位置以取样

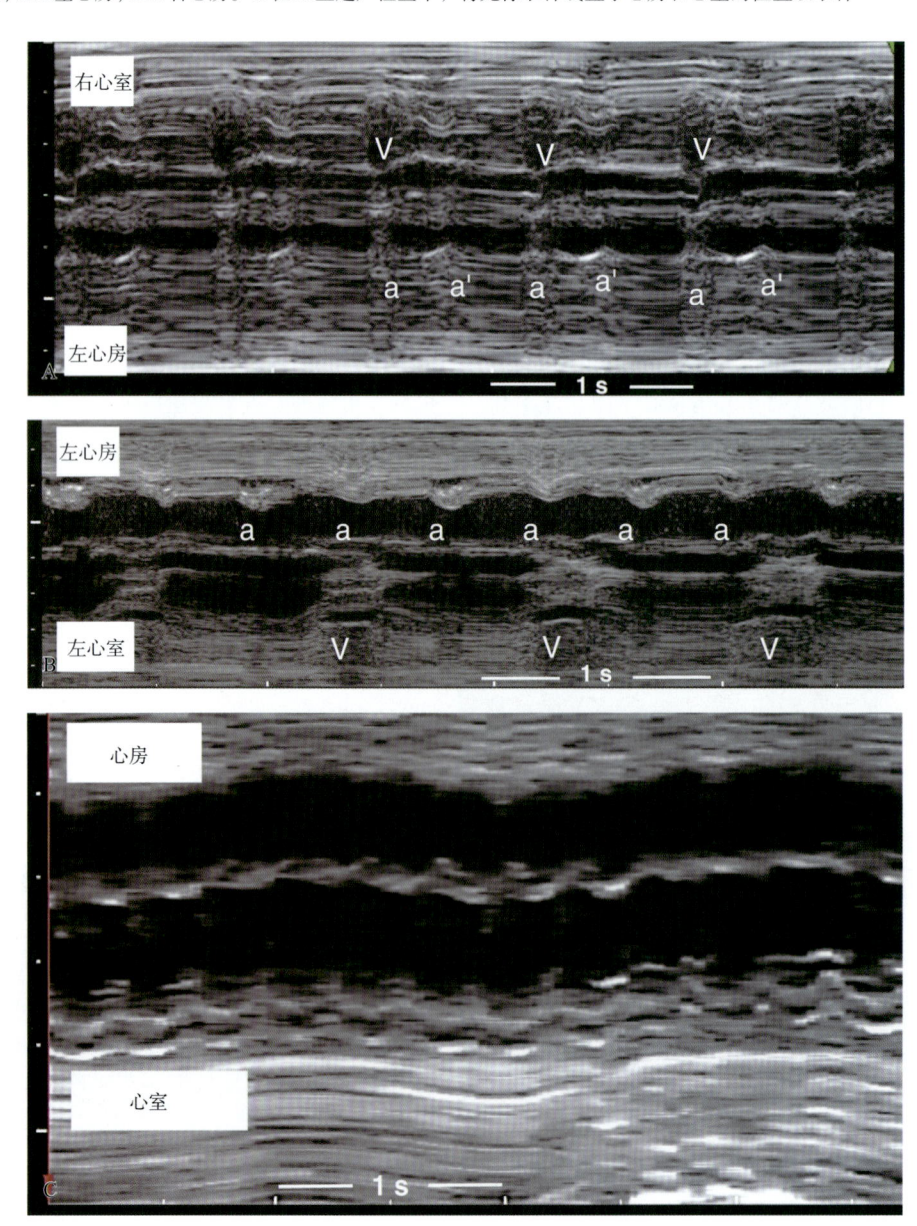

第 2 章　超声心动图　43

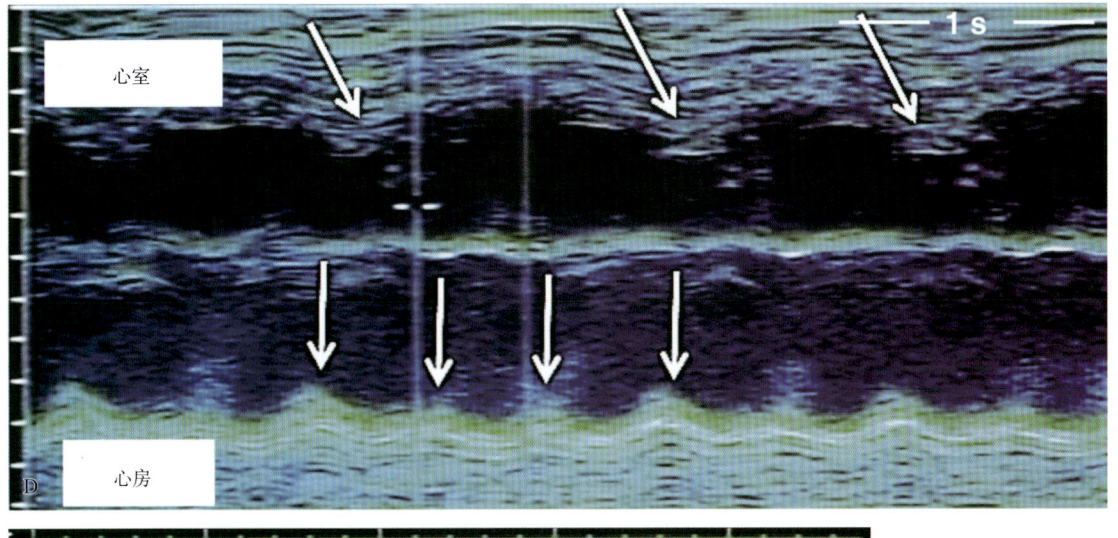

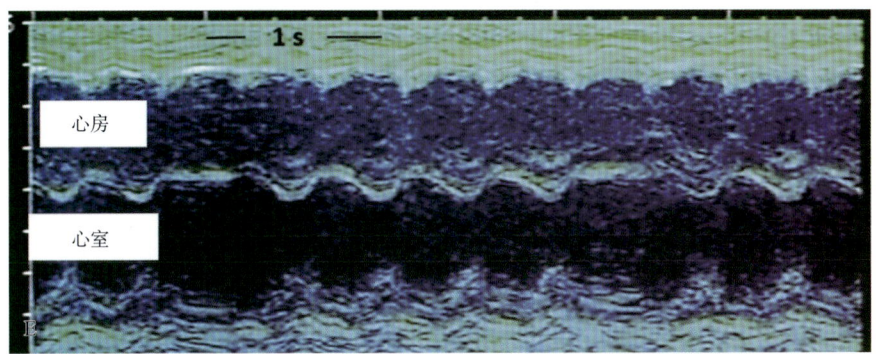

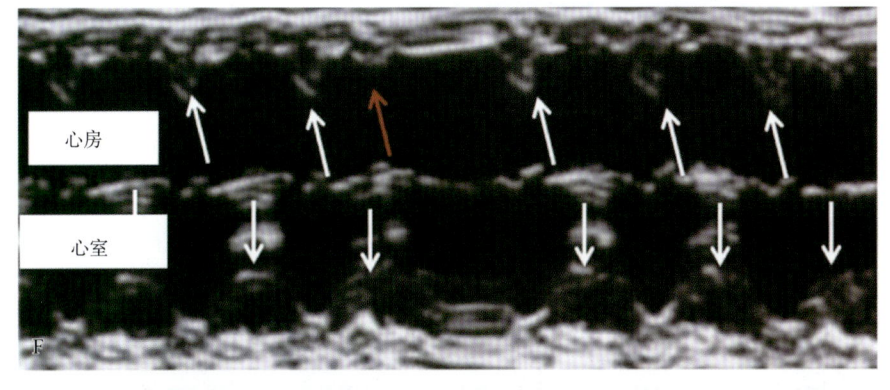

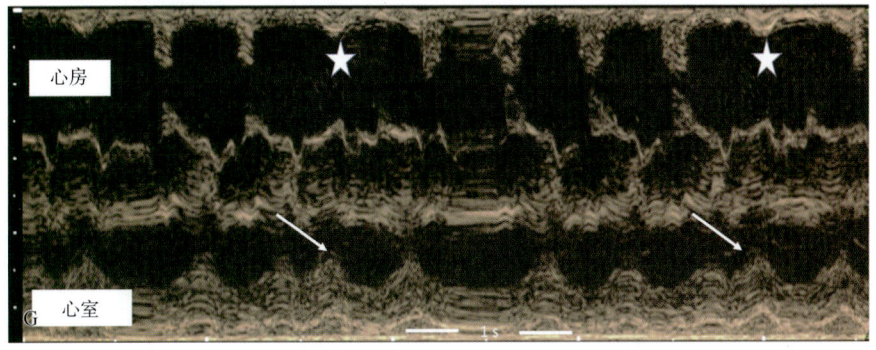

图 2.2.2　同时显示心房、心室活动的 M 型超声

A.胎儿房性期前收缩二联律伴未下传，出现典型的"长短长"模式（aa'间期＝290ms，a'a 间期＝498ms）。B.胎儿二度Ⅱ型房室传导阻滞，心房率正常（AA 间期＝407ms），心室率缓慢（RR 间期＝795ms）。C.胎儿室上性心动过速，心房率和心室率相等。D.胎儿心房扑动，心房率快于心室率。E.胎儿不规则性心律失常。心房率正常，考虑诊断为二度Ⅰ型或间歇性二度Ⅱ型。F.另一例胎儿不规则性心律失常，因房性期前收缩（红色箭头）而导致心律失常。G.胎儿不规则性心律失常，因室性期前收缩（箭头）而导致的心律失常。这里存在逆传至心房的传导（星号），导致心房率规则，但其心房收缩的形状和大小与正常心房收缩不同（与 E 中的心房收缩相比，两者相同）。a.心房收缩；a'.心房提前收缩；V.心室收缩

为了更好地评估心房和心室收缩的同步性，解剖M型超声心动图不失为另一种有用的技术。这一技术在大多数超声设备上都可提供，能够改进心房图像的质量。

频谱多普勒

使用频谱多普勒（spectral Doppler，SD）可同时显示心房和心室的机械活动以及这些活动的时间点和持续时间。为了测量同一周期的心房和心室收缩活动，可在胎儿心脏多个部位进行SD测量。通常，SD检测在左心室五腔心切面进行，心尖可以向上或向下，调整取样线与二尖瓣和主动脉瓣平行。该切面显示的是二尖瓣a波（心房收缩）和主动脉流出道频谱（心室收缩）（图2.2.3 A～C）。值得注意的是，左心室腔内的SD取样主要适用于房室关系为1∶1的胎儿心律失常。当心房率超过心室率时，例如在心房扑动或房室传导阻滞的情况下，同时对静脉和动脉进行SD检查可更好地确定心房和心室的收缩情况，因为在心房率超过心室率的胎儿中，心房收缩可能会发生在二尖瓣关闭时，这会阻断心房到心室的血流，并限制心房多普勒信号到达左心室，从而无法确定房室运动关系。

在评估胎儿心律失常时，还可同时对毗邻的静脉和动脉的血流进行SD测量。该方法可以显示心房收缩（静脉内反向血流）和心室收缩（动脉内前向血流）间的关系。与左心室腔内SD测量相比，这种方法的优势在于避免了房室瓣可能对心房多普勒频谱产生的干扰。上腔静脉和邻近的升主动脉（图2.2.4）、肺静脉和肺动

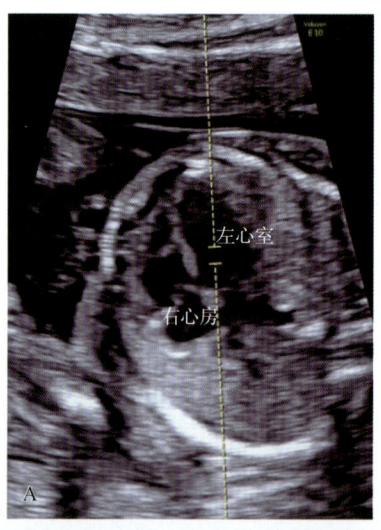

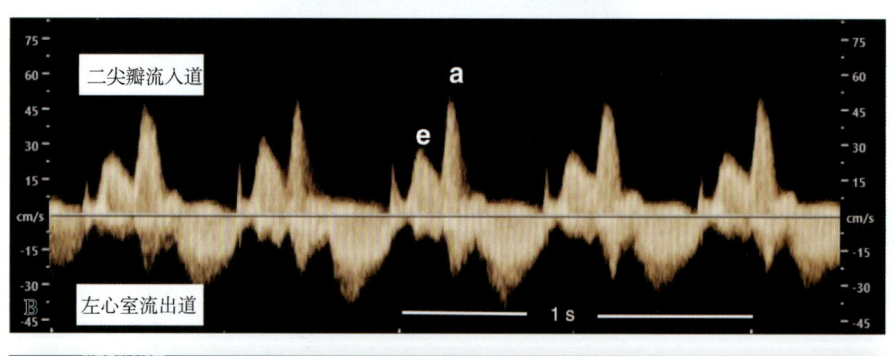

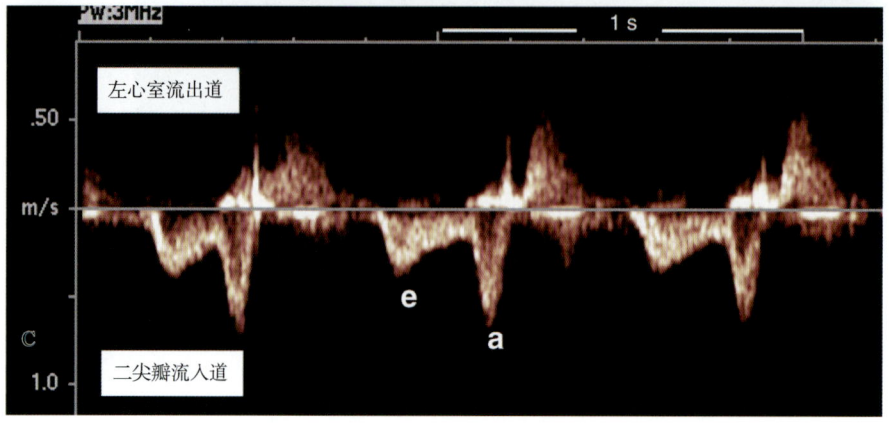

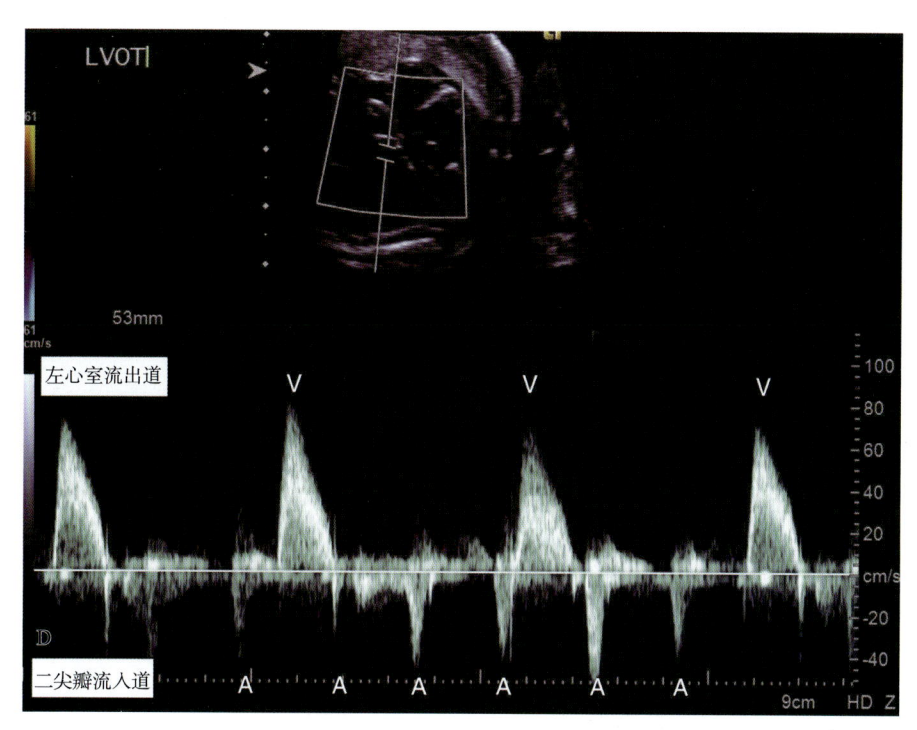

图2.2.3 A.心尖五腔切面，取样门置于二尖瓣和左心室流出道之间，以同时获得左心室流入道和流出道的脉冲多普勒图像。B、C.两种不同心率下二尖瓣（MV）流入道和左心室（LV）流出道的正常脉冲多普勒频谱。基线上方的血流频谱是正常的双相二尖瓣频谱，有e波和a波。e波代表心室舒张时被动充盈，a波代表心房主动收缩时的充盈。D.一位抗Ro/SSA介导的完全性房室传导阻滞胎儿的MV流入道和LV流出道的脉冲多普勒频谱，胎儿房室不同步，心房率规则（AA间期＝445ms），RR间期为1164ms。A.心房收缩；V.心室收缩；e. e波；a. a波

脉分支（图2.2.5）是常用的同时检测静脉和动脉血流的取样点，而下腔静脉及降主动脉不常用。最新提出一种广受青睐的技术可以同时记录头臂静脉和主动脉横弓的PW频谱，它可以使头臂静脉的入射角度接近0°，从而优化心房收缩时反向血流的可视化的效果（图2.2.6）。

组织多普勒成像

与M型超声类似，脉冲波组织多普勒成像（p-TDI）可以同时记录心房和心室组织的运动，并可用于评估胎儿心律。使用该项技术，必须获取胎儿胸腔内的心尖切面，使入射角尽量接近0°。将单个PW取样容积置于任一房室瓣的侧壁瓣环上，记录并测量由心房和心室收缩引起的运动曲线，可评估胎儿心律失常（图2.2.7）。为了优化p-TDI采集到的胎儿心律数据，超声系统的参数预设必须根据组织运动而非血流信号进行修改，包括选择较低的多普勒接收增益（p-TDI的典型峰值速度范围为10～15cm/s）、降低脉冲重复频率及最小化壁滤波器。

彩色多普勒组织成像（color Doppler tissue imaging, c-DTI），也被称为组织速度成像，是另一种可用于胎儿心律评估的超声心动图技术。该技术能够测量胎儿心肌的运动，并精确计时心房和心室活动。要进行c-DTI测量，需要在任意方位获取胎儿心脏的四腔心切面，要同时清晰观察到一面心房壁、一个房室瓣和一面心室壁，并收集动态图像。离线分析c-DTI视频时，必须分别对

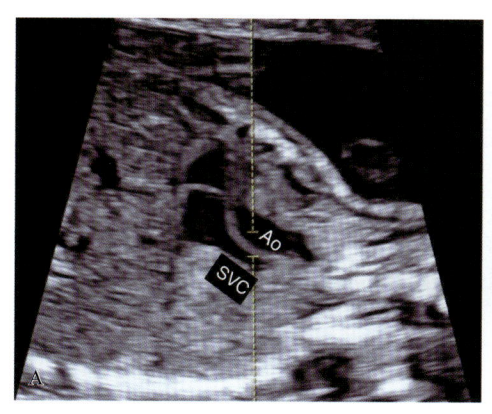

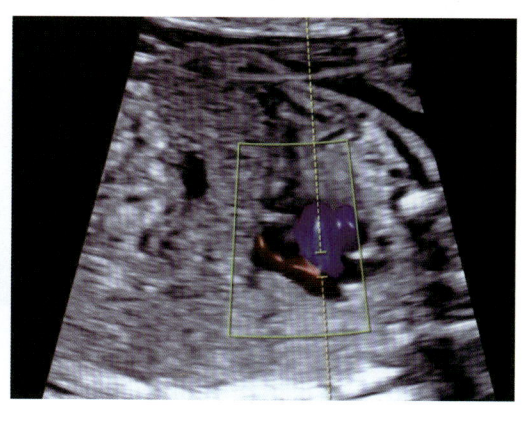

46 胎儿心律失常的诊断与治疗

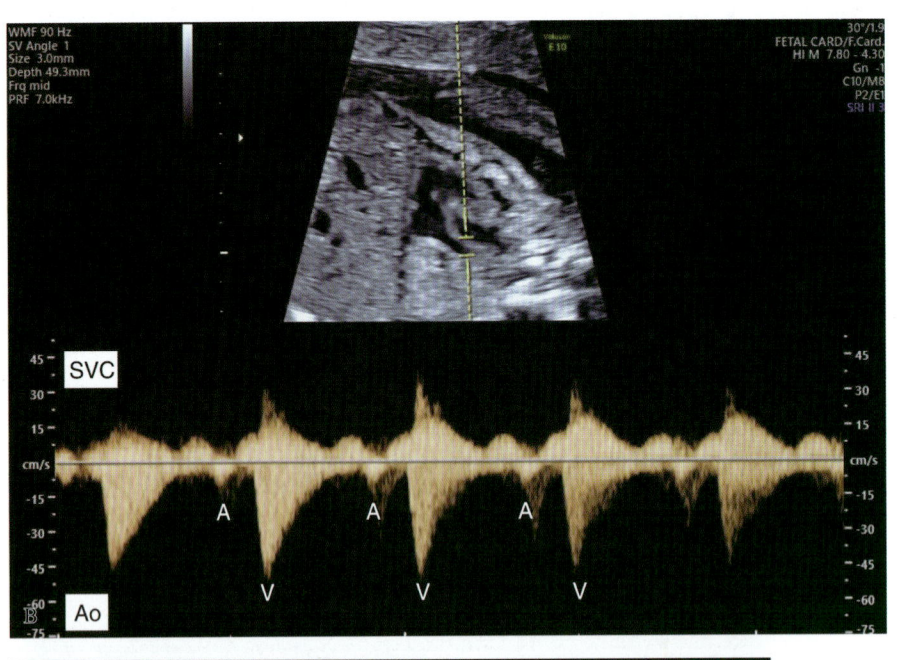

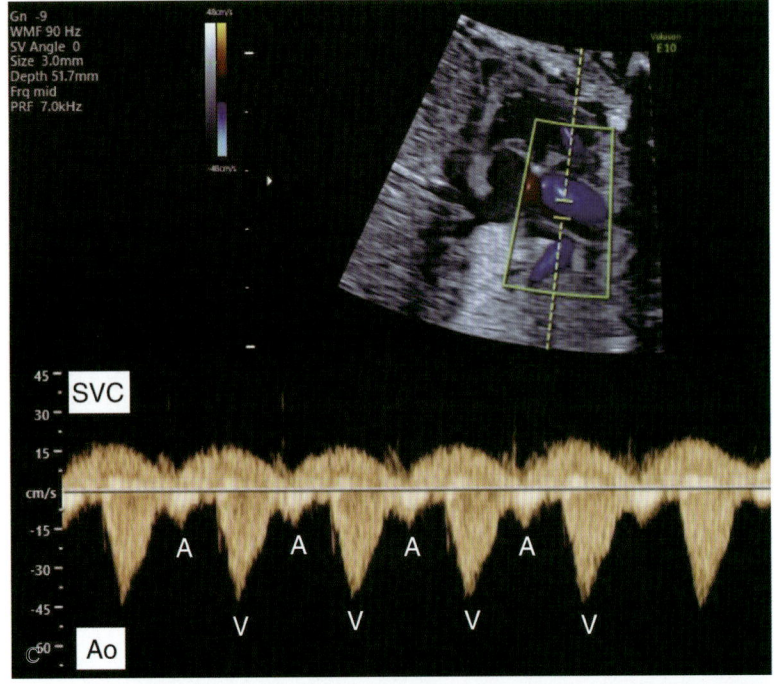

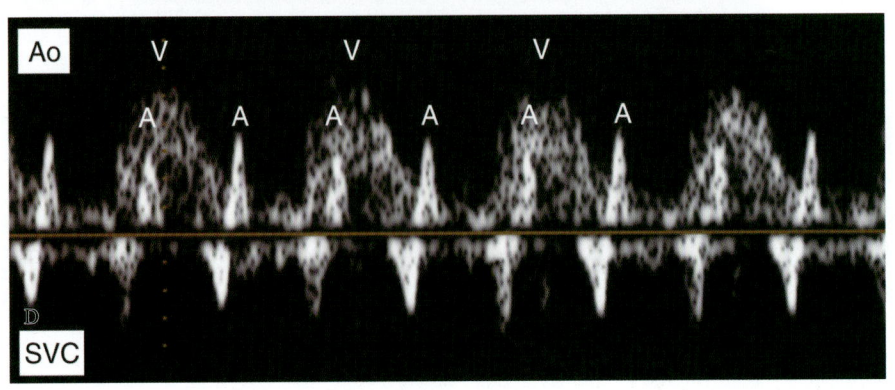

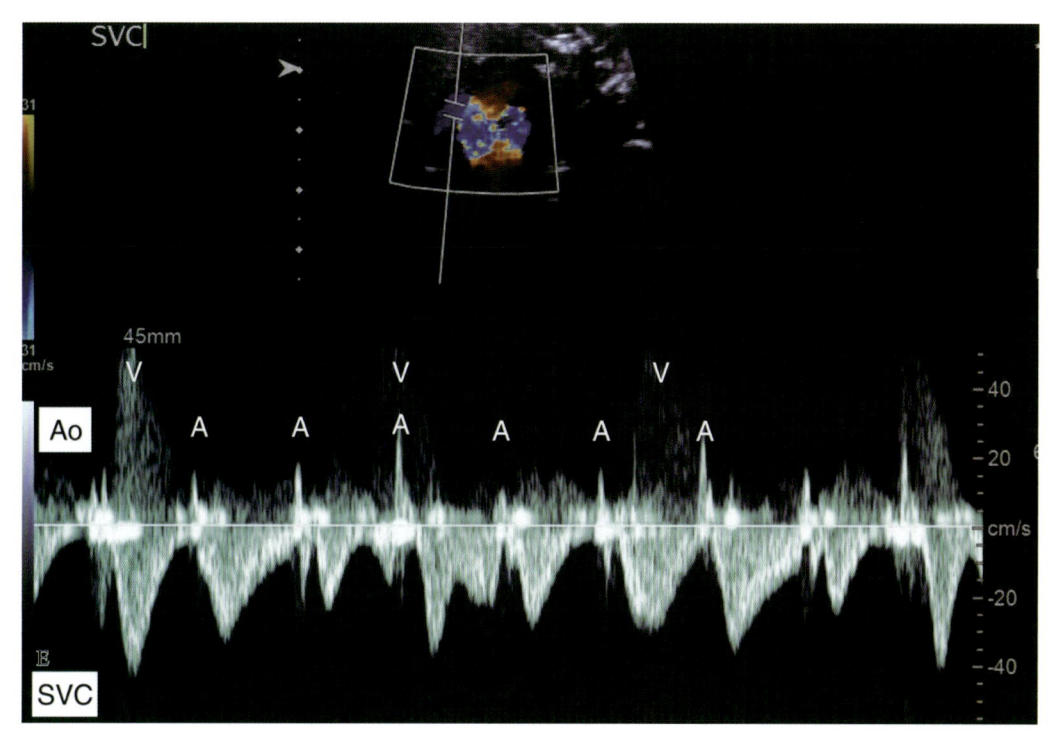

图2.2.4 A.使用上腔静脉（SVC）/升主动脉（Ao）方法获取PW图像时，取样门的位置。扩大取样容积，应同时包括SVC和Ao脉冲多普勒血流信号。B.使用SVC/Ao方法观察到的正常胎儿心律：SVC的波形出现在基线上方，而主动脉的波形则位于基线以下

在正常心律中，每一次心房收缩（A）之后都跟随着一次心室收缩（V）。C.SVC/Ao方法显示1:1折返性室上性心动过速，伴有较长的VA间期（VA＝155ms，AV＝130ms），心室率规则，RR间期为287ms。D.SVC/Ao方法显示房扑伴2:1房室传导，心房率规则（AA间期＝132ms），RR间期为256ms。E.选取SVC/Ao进行PW检查，观察到一例抗Ro/SSA介导的完全性房室传导阻滞的胎儿，其特点是胎儿房室失同步。注意A波速度的变化，当心室收缩（二尖瓣关闭）时，A波速度较快

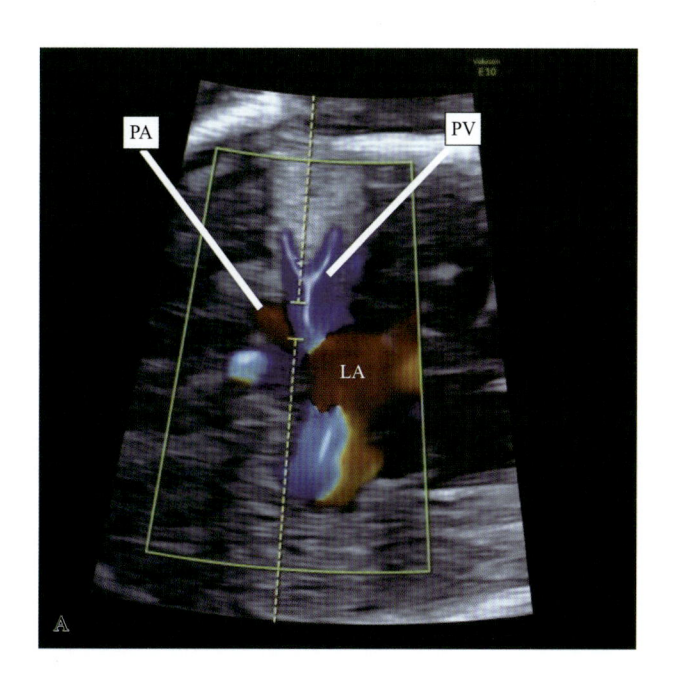

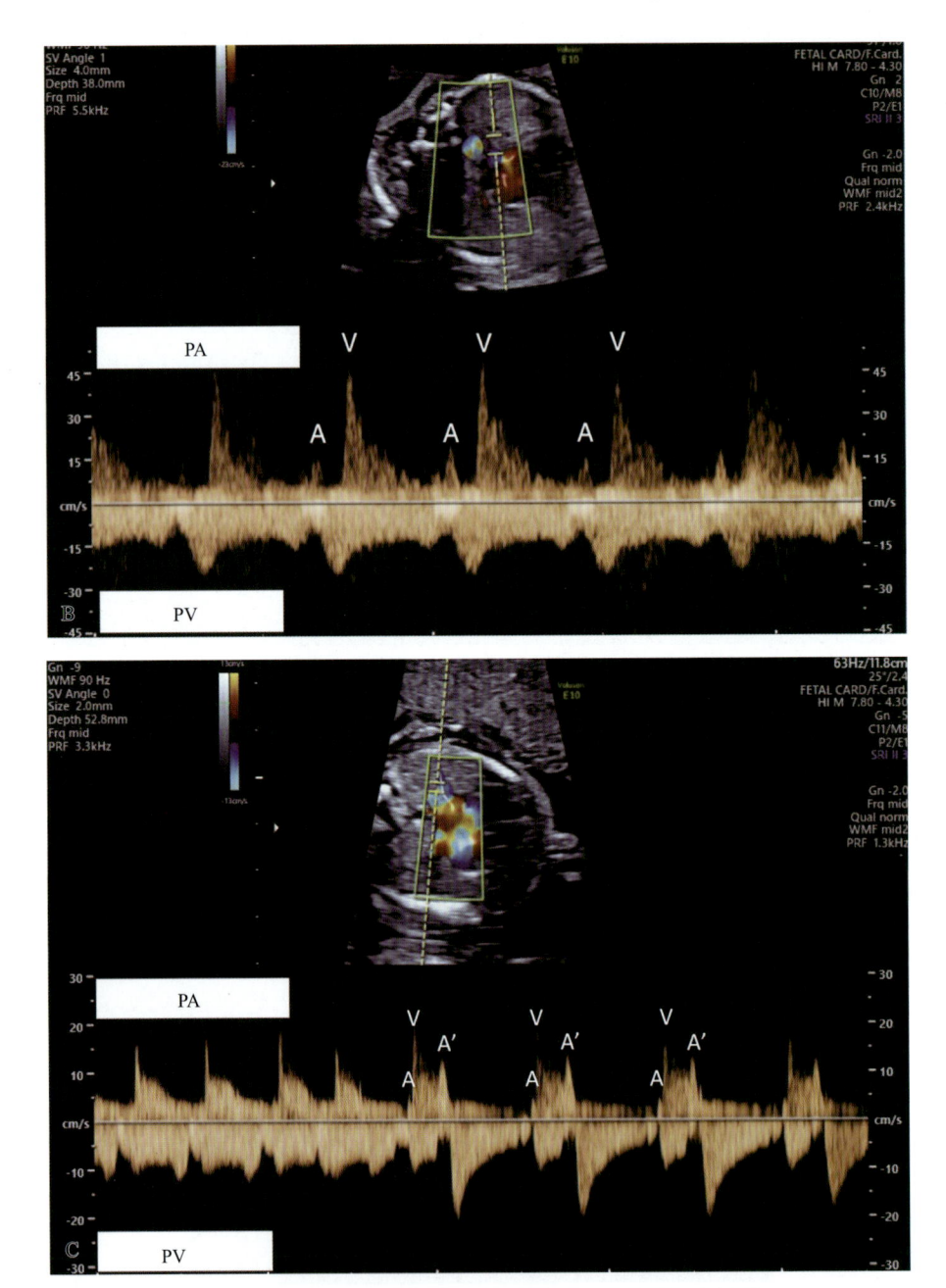

图2.2.5 A.使用肺静脉（PV）/肺动脉（PA）方法获取脉冲多普勒频谱时的取样门位置。扩大取样容积，以同时包括回流到心房的肺静脉和离开心脏的肺动脉PW频谱。B.在每次心房收缩（A）和心室收缩（V）时，同时对肺动脉（基线上方）和肺静脉（基线下方）进行PW取样。C.同时对肺动脉和肺静脉进行PW取样，初始的频谱表现为正常心律，然后逐渐过渡到房性期前收缩二联律伴未下传。在房性期前收缩二联律伴未下传时，心房率正常，但呈"长-短-长"模式（AA'间期＝202ms，A'A间期＝523ms）。心室率规则，RR间期＝719ms。LA.左心房

第 2 章 超声心动图

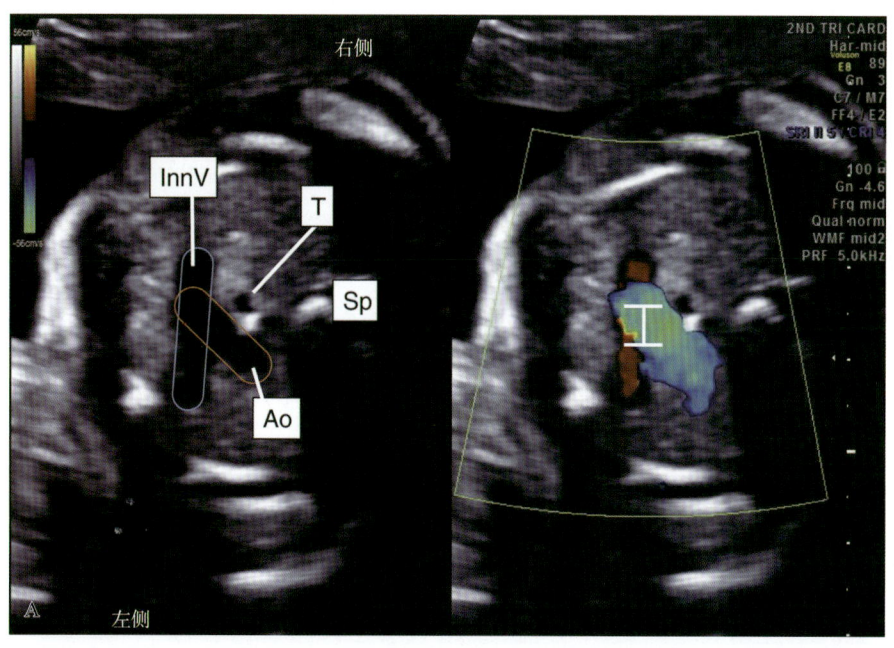

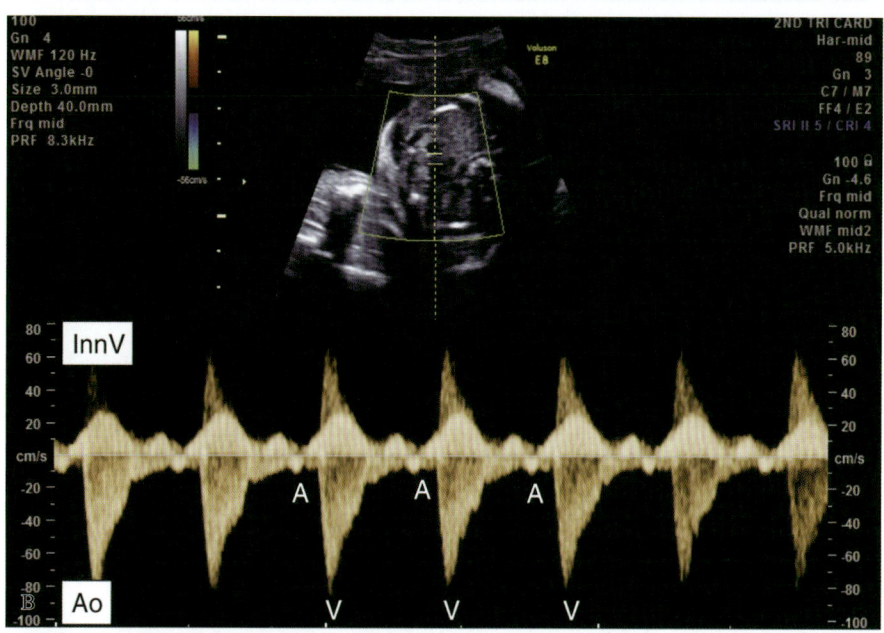

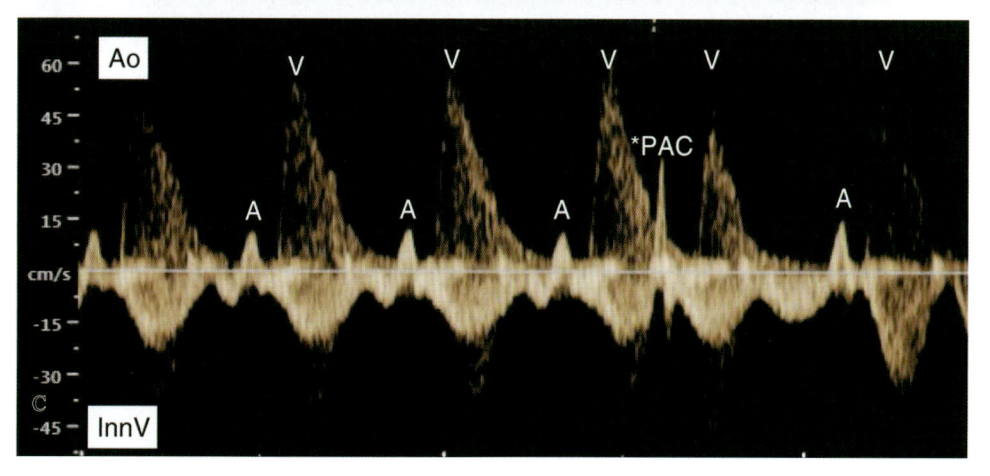

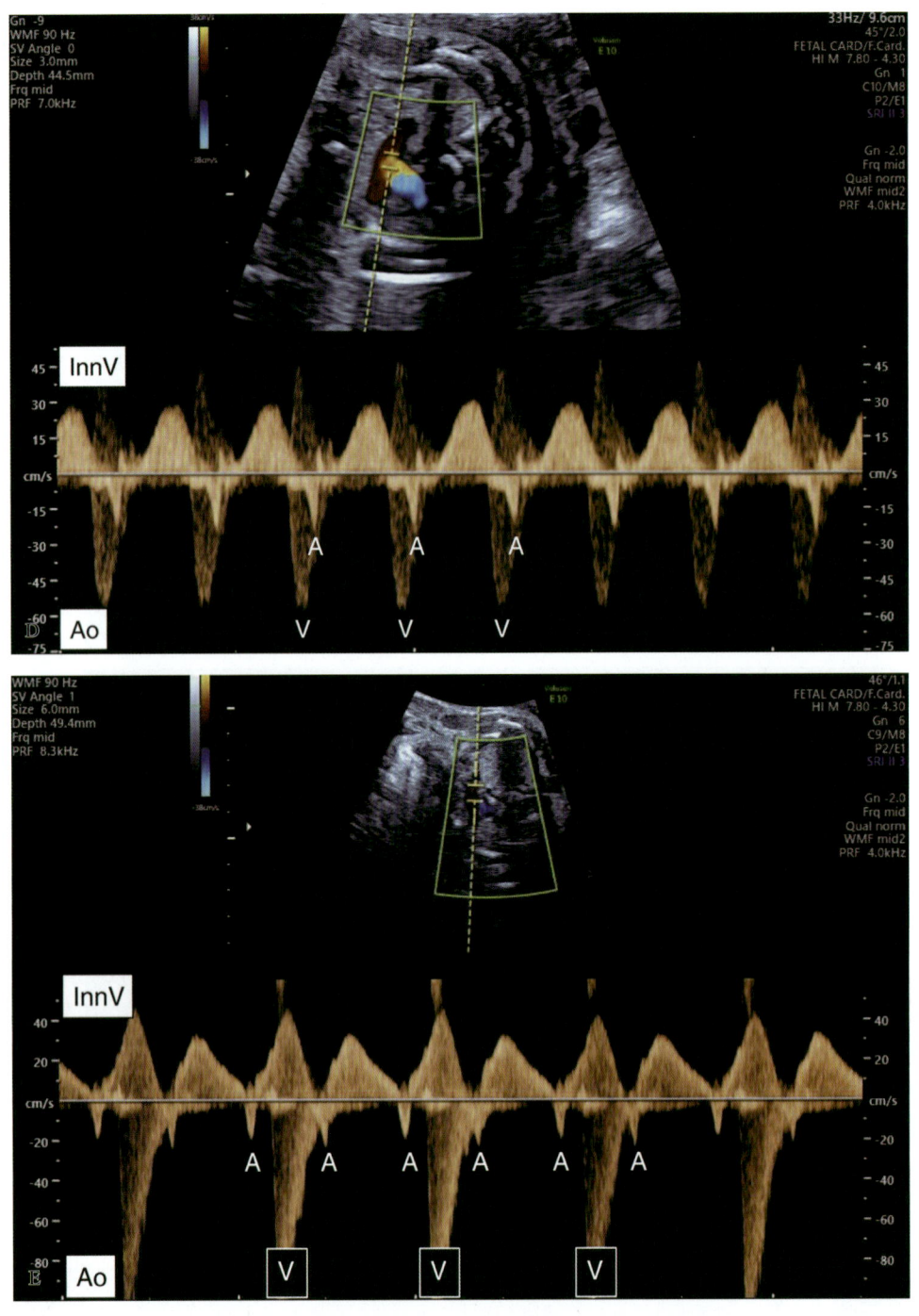

图 2.2.6 A.胎儿胸部的轴向二维和彩色多普勒图像，显示头臂静脉（InnV）、主动脉弓（Ao）、气管（T）和脊柱（Sp）的位置和关系。取样门同时置于 InnV 和 Ao 上，以分别确定心房和心室之间的机械关系。B.同时对 InnV 和 Ao 进行脉冲多普勒频谱获取，显示胎儿窦性心律，正常 AV 间期为 88ms。C.同时对 InnV 和 Ao 进行脉冲多普勒频谱获取，显示下传的单个房性期前收缩（*PAC）。D.同时对 InnV 和 Ao 进行脉冲多普勒频谱获取，显示具有短 VA 间期（VA 间期＝54ms，AV 间期＝230ms）的 1∶1 折返性室上性心动过速的胎儿，心室节律规则，RR 间期为 278ms。E.同时对 InnV 和 Ao 进行脉冲多普勒频谱获取，显示患有二度 Ⅱ 型房室传导阻滞的胎儿，心房节律规则（AA 间期＝451ms）。每间隔一个心房搏动可传导至心室；RR 间期为 902ms。A.心房收缩；V.心室收缩

心房收缩和心室收缩进行独立分析。一旦心房收缩和心室收缩均得到独立确认，就可以同时评估心房和心室的活动，并确定胎儿的心律。c-DTI 的优势主要体现在其出色的时间分辨力和非角度依赖性上。由于 c-DTI 主要关注心肌壁的运动情况，而非心肌峰值速度，因此它不受声束与心肌运动方向之间夹角的影响。c-DTI 技术不仅能够明确心房和心室壁运动的机械关系，同时还具备在同一心动周期内分析心脏多个区域活力的能力。尽管

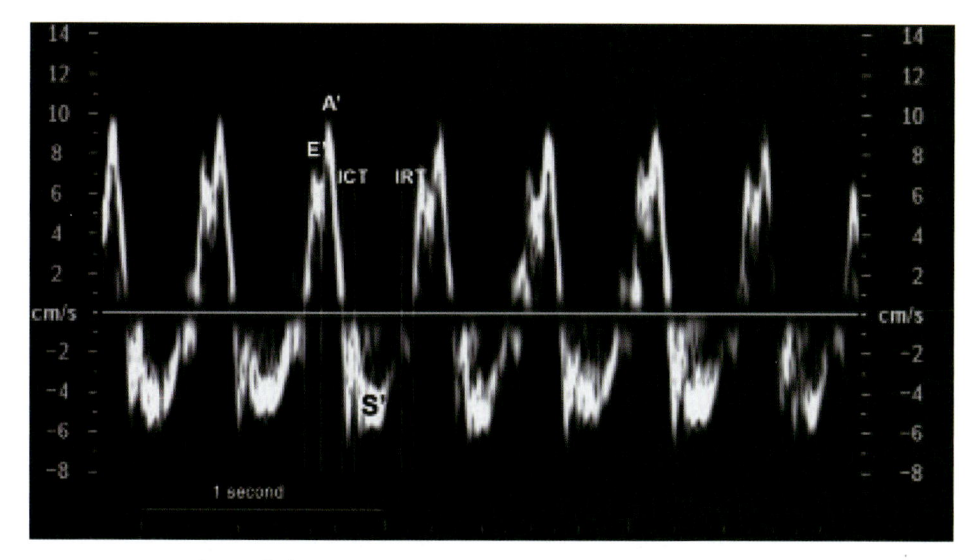

图 2.2.7 胎儿正常脉冲组织多普勒频谱，取样线经过心底，放置于右心房室瓣环

在此图中，收缩期室壁运动位于基线下方。在每个心动周期中，都会出现一次心脏向心尖方向的收缩运动（S′，位于基线下方）和两次远离心尖的舒张运动（E′，A′，位于基线上方）。这些间期包括（从左到右），第一波（E′）和第二波（A′）舒张期运动、A′结束和S′开始之间的等容收缩时间（ICT）以及 S′结束和随后的 E′之间的等容舒张时间（IRT）。在此记录中，使用了中等扫描速度来记录更长的"节律条带"。为了分析各区间，应选择最高的扫描速度。改编自 Tutschek B，Schmidt KG.Pulsed-wave tissue Doppler echocardiography for the analysis of fetal cardiac arrhythmias.*Ultrasound Obstet Gynecol*.2011；38（4）：406-412.

c-DTI 在确诊心律失常方面非常有效，但这种超声心动图技术目前并尚未普及，原因在于它可能需要花费大量时间，并且过度依赖于高质量的胎儿图像（图2.2.8）。

组织速度成像（tissue velocity imaging，TVI）在识别心房异位起搏方面十分有价值。当取样门置于三尖瓣或二尖瓣侧壁瓣环时，心房收缩表现为a′波。这一波形变化可用于定位异位心房的起源（相当于心电图上的异常p波）。通过分析a′波，即便房性期前收缩发生在心室

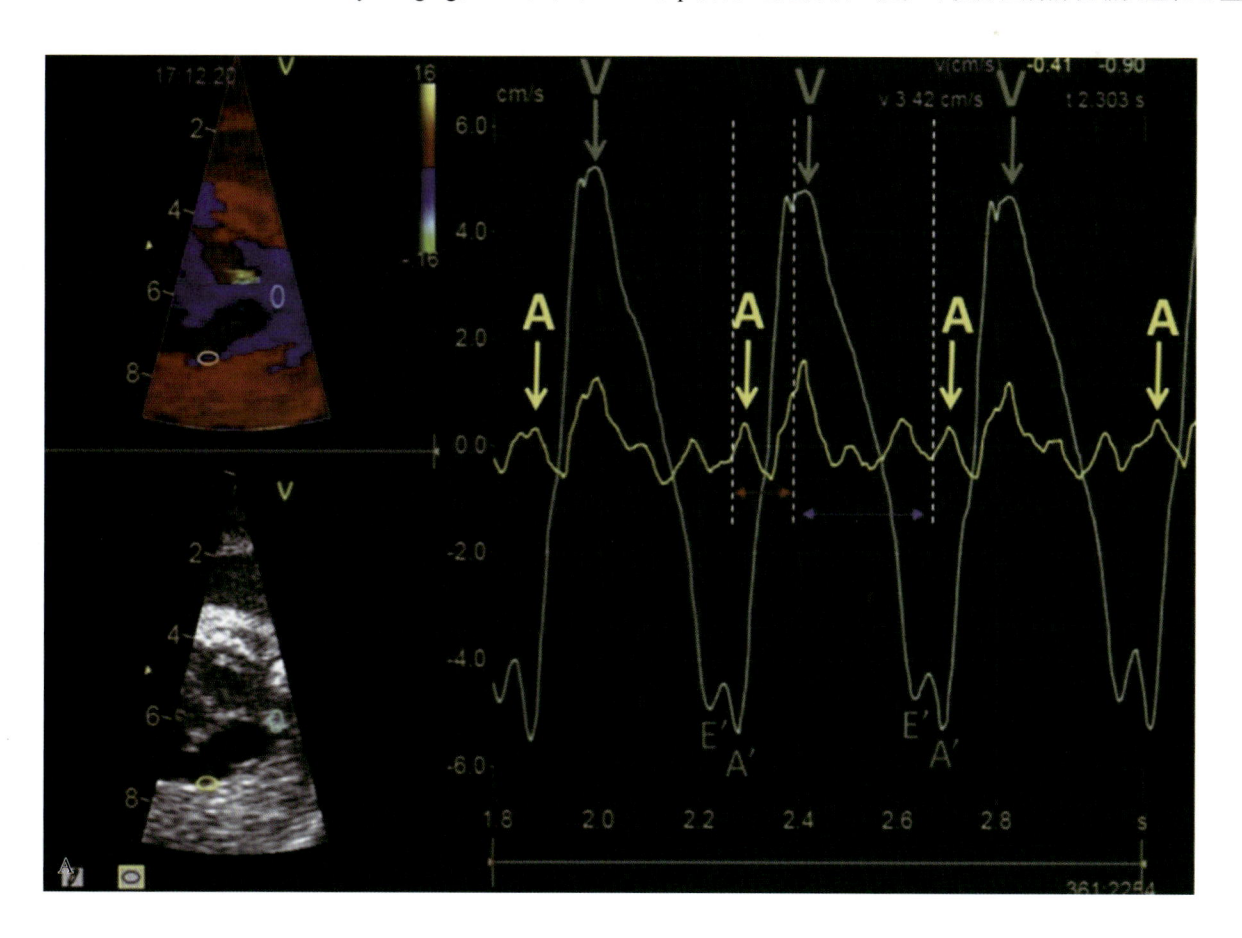

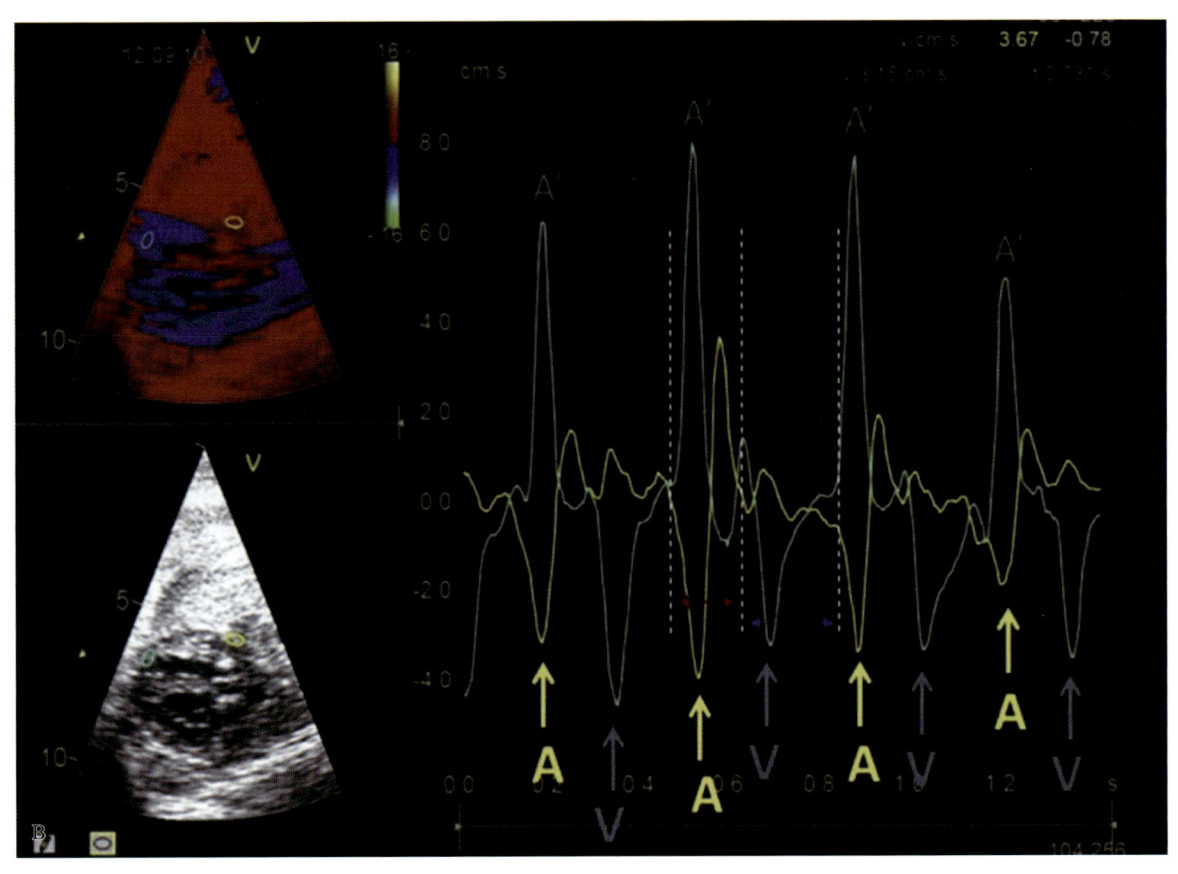

图 2.2.8 窦性心律时彩色多普勒组织成像（c-DTI）

图中的黄色曲线代表心房壁运动（A），绿色曲线代表心室壁运动（V）。黄色箭头指向心房收缩的峰值，绿色箭头指向心室收缩的峰值。虚线标记了心房和心室收缩之间的间隔。A.胎儿四腔心切面（心尖方向）的c-DTI曲线。AV间期（红色箭头）= 120ms，VA间期（蓝色箭头）= 240ms。B.源自与心脏轴线垂直的胎儿四腔心切面的多普勒组织成像曲线。AV间期（红色箭头）= 130ms，VA间期（蓝色箭头）= 250ms。请注意，心脏的方向及取样点与房室瓣的接近程度会影响c-DTI描记上的波形，这反映了室壁运动的方向。因此，在使用这种方法时，我们需要在二维图像上逐帧分析心律，以确认心房和心室收缩开始的确切时机。改编自 Alvarez SGV, Khoo NS, Colen T, et al.The incremental benefit of color tissue Doppler in fetal arrhythmia assessment.J Am Soc Echocardiogr.2019；32（1）：145-156.

收缩期，我们也能够精确地识别出来。即使没有同时评估心室收缩的情况，静脉多普勒上出现的高尖"a"波以及房室瓣流入道的双峰融合现象也暗示了房性期前收缩的诊断。

易混淆的心律失常

如前所述，通过超声心动图诊断心律失常时，通常默认机械活动可以反映心电活动。然而，在某些情况下，"机械节律"并不能反映电节律。据报道，电机械功能障碍已被报道与多种类型的心律失常有关，包括心房扑动和房室传导阻滞中的心房收缩。当P波或QRS波确实存在时，间歇性心肌运动障碍或持续性低动力状态下可能出现P波或QRS波的假性消失。当出现交界性异位心动过速和房室传导阻滞伴交界性逸搏心律时，心房和心室事件可以同时发生。在这些情况下，需利用频谱多普勒对二尖瓣流入道/主动脉流出道、静脉/动脉评估，再结合M型超声心动图进行最全面的评估。并在可能的情况下，使用胎儿心磁图（fMCG），将有助于心律分析。

小结

在扫描正常胎儿时，练习使用评估胎儿心律失常的不同方法十分重要，其中很多方法需要加以练习才能掌握。二尖瓣流入道/左心室流出道可能是测量房室间期最直接和最有效的方法。我们发现同时获取静脉/动脉多普勒频谱有助于区分心房与心室异位搏动及确定室上性心动过速的机制。M型超声有助于区分房性期前收缩二联律伴未下传和房室传导阻滞。然而，哪项技术最有用可能因情况而异，熟悉所有技术将有助于诊断和了解胎儿心律失常。

第3章

心磁图

Ronald Wakai

引言

心电图（electrocardiography，ECG）是评估胎儿心脏节律的金标准，但胎儿心电图（fetal electrocardiography，fECG）因其信号质量和成功率有限而无法在临床上用于评估胎儿心脏节律。本章提及的方法是一种相对较新的技术，即胎儿心磁图（fetal magnetocardiography，fMCG）。fMCG是fECG的磁学对应技术；也就是说，产生fECG心脏电流同样也会产生组成fMCG的磁信号。fMCG和fECG都与心脏净电流成正比，因此，它们在形式和信息内容上都是相似的。然而，胎心电信号强度低且存在波动性，特别是在妊娠的关键时期（26～35周），胎儿皮肤被胎脂覆盖，胎儿皮肤和胎脂的高电阻阻碍了电流向母体表面的传输。相比之下，磁信号不依赖于容积传导，因此受影响较小。

在过去的10年中，fMCG在评估胎儿心律失常方面取得了长足的进步。尽管fMCG没有被广泛使用，但顶级的临床杂志和AHA首次发表的关于胎儿诊断和治疗的科学声明已认可了其有效性。本章将介绍fMCG的基本原理、诊断技术和临床应用。重点介绍fMCG的优点并阐述将其用作胎儿超声心动图辅助工具的理由。

fMCG的优点

目前，超声心动图是临床上唯一用于诊断胎儿心律失常的方法；然而需要注意的是，超声心动图评估的机械节律只是电节律的一种替代，且前者存在明显的局限性。

fMCG的主要优势在于其提供波形信息的能力。这对于准确诊断室性节律至关重要，如室性期前收缩（premature ventricular contraction，PVC）和室性心动过速（ventricular tachycardia，VT）。fMCG最显著的优势是能够评估复极，而复极是机械静默的，因此无法通过超声心动图进行评估。fMCG可检测出QT间期延长、T波交替、ST段压低及其他与复极异常相关的重要现象。

fMCG的精确性也高于超声心动图。已经证明，在某些情况下，机械节律并不总能准确反映潜在的电节律，这可能导致诊断结果模糊或不准确。此外，fMCG还具有实用性优势，支持长期连续监测，类似动态心电图的情况。这使得它在评估随时间变化的复杂节律方面非常有用。fMCG还有助于检测短暂的、瞬时的节律，例如短暂的室性心动过速。这对疾病早期发现至关重要。

fMCG的信号特征

尽管fECG和fMCG表现出相似的时间模式，但它们的信号图却有显著不同。根据欧姆定律，电信号是由沿电流方向的电势差引起的。而根据安培定律，磁信号是由围绕净电流的磁力线组成的（图2.3.1）。信号的极性取决于磁力线是进入还是离开人体表面；因此，检测到的信号极性在电流的两侧是反转的。

虽然fMCG是一种有效的技术，但相对于产后心电图，它存在较大的局限性。其主要局限在于，由于发育中的心脏很小，早期妊娠时的信噪比（signal-to-noise ratio，SNR）极低。通常情况下，会在妊娠20周后进行，因为此时成功率较高。除了对胎龄的依赖，信号随距离的快速衰减也是一个重要的考量因素。因此，胎儿的方位、传感器的位置和母体的BMI都是影响信号质量或检查时间的因素。

另一个局限在于fMCG波形结构的不确定性，因为传感器相对于胎儿的位置和方向取决于胎方位，因此检查结果可能因个体差异而不同。在实践中，为了捕获一系列波形结构，需要在多个位置进行记录。

仪器

fMCG的主要缺点是成本高、仪器复杂。直到最近，唯一具有足够灵敏度来记录fMCG的探测器是SQUID（超导量子干涉装置）磁力仪（图2.3.2A）。SQUID的工作原理不在本书讨论范围，可以查阅相关文献获取详细信息。SQUID是超导装置，需要使用液氦，而液氦是一种消耗性物质。2016年，SQUID fMCG系统（Tristan 621/624 生物磁力仪，Tristan技术公司，圣地亚

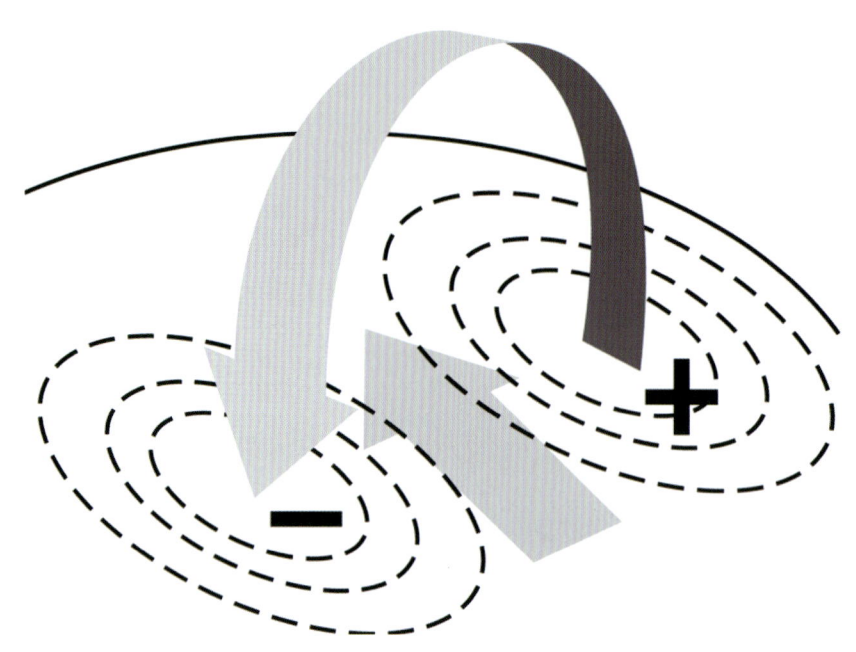

图2.3.1 环绕心脏电流的磁力线（弧形箭头），心脏电流由直线箭头表示。虚线椭圆曲线是磁信号的等场线，类似于电信号的等电位线。信号的极性对于从体表射出的磁力线是正的，对于进入人体的磁力线是负的

哥）获得了美国FDA 510（K）批准。该系统加上一个磁屏蔽房间的总成本约为100万美元。

然而，最近磁性传感器技术取得了突破性进展。这种新型传感器被称为光泵式磁力仪传感器（OPM；见图2.3.2B），结构紧凑，性能类似于SQUID，且不需要液态氦。由于这种设备体积小，可以使用人体大小的屏蔽装置，使得整个系统便于携带，同时成本也大幅降低。目前，尚无OPM fMCG系统的商业供应商，但在可预见的未来，OPM很可能会取代SQUID，并且OPM fMCG系统的最终成本可能会比当前的SQUID fMCG系统低几倍。

数据采集

fMCG的记录相对简单。通常情况下，首先会进行简单的超声波检查来定位胎儿心脏，然后将检测装置放置在孕妇体表最接近胎儿心脏的位置。操作员坐在屏蔽室外的电脑控制台前，孕妇需要在记录过程中安静地躺在床上。

记录通常持续5～10min；然而，一般会进行若干次记录，需要至少每完成两次记录移动传感器位置一次。对于复杂或间歇性心律失常的病例，记录时间会超过1h。对于涉及产科高危情况的病例，为了评估胎儿心率反应，记录时间应至少为20min。

原则上，只需几个通道就可以捕获信号中的信息。然而，在实践中，fMCG传感器阵列可能包括十几个或更多通道以便进行信号处理，这对于消除干扰至关重要。

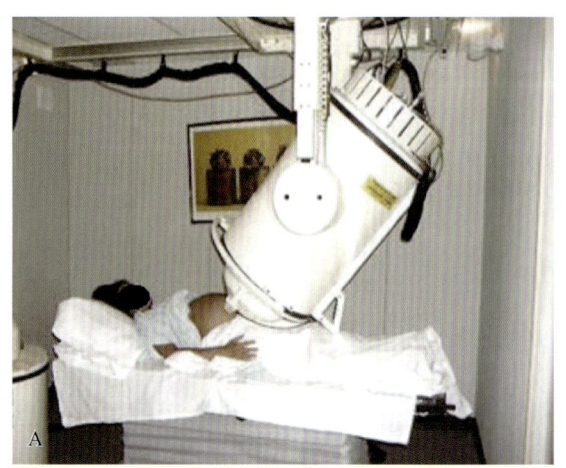

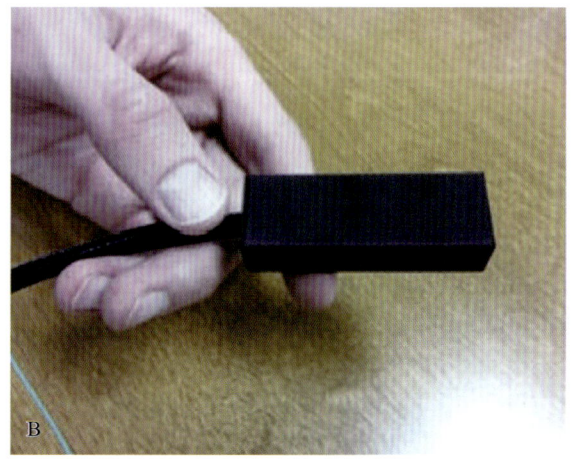

图2.3.2 A.放置在产妇腹部的多通道SQUID磁力仪；B.光泵式磁力仪传感器

信号处理

原始的fMCG信号中含有强烈的干扰信号。其中，主要的干扰源自母亲的心磁信号。除非胎儿接近足月，否则母亲的心磁信号通常比fMCG强。多通道传感器能够使用一种空间滤波的信号处理技术，此技术是时间滤波的空间模拟；换言之，滤波器输出是空间样本的线性组合。该方法能够根据胎儿信号空间特征的不同，将胎儿的信号从母体心磁信号和其他干扰信号中分离出来。这些特征的不同主要是因为胎儿心脏比母体心脏和其他干扰源更接近传感器。

数据分析

经过信号处理的记录能够生成胎儿心率和胎儿活动轨迹、平均fMCG波形和节律带等数据。这些数据可用于临床解读。

胎儿心率胎动图

联合检测胎儿心率和胎儿活动的技术称为胎儿心率胎动图（actocardiograms；见图2.3.3）。在产科，胎儿心率胎动图等同于无应激试验，而后者是评估胎儿健康状况的基本方法。胎儿心率胎动图是通过检测胎儿QRS波群获取的，也可以通过计算机程序自动进行。QRS时间间隔用于计算胎儿心率，QRS幅度用于计算胎儿的活动。fMCG胎儿心率胎动图的基础是：由于胎儿躯干移动，引起了胎儿心脏位置和方向的变化，进而导致信号幅度的变化。

虽然心率胎动图在产后并不常用，但它是评估胎儿心脏节律的有效辅助工具。节律的变化往往伴随着胎儿活动和心率的变化。例如，如图2.3.3所示，室上性心动过速（supraventricular tachycardia，SVT）的发作和停止通常与胎儿的活动有关。这意味着自主神经活动的变化常常与SVT的发作和终止相关。

fMCG心率胎动图的一个重要优势是，能够准确地评估胎儿心率变异性（fetal heart rate variability，FHRV），FHRV是一项重要的诊断参数。持续性极低的或缺失的FHRV是胎儿预后不良的最严重的指标之一。然而，超声无法准确评估心搏间的FHRV。

平均波形

如上所述，fMCG的信噪比通常小于出生后婴儿ECG的信噪比；然而，如果节律规则，可以采用平均处理的方法来提高信噪比（图2.3.4）。这种方法是对连续20s或更长时间内的胎心波群进行平均处理，此时心率接近基线，胎儿处于静止状态。平均处理的方法可以精确测量波形间隔，这是用于诊断节律异常的主要定量数据。PR间期、QRS间期和QT间期最为重要。PR间期是从P波起点到QRS波群起点进行测量的。QRS间期是从QRS波群的起点到终点进行测量的。QT间期是从QRS波群起点到T波终点进行测量的。Bazett公式：$QTc = QT/\sqrt{RR}$，用于计算QTc间期，即心率校正的QT间期。PR间期对应机械的指标即房室间期。这些间期用于诊断房室传导阻滞。QRS间期和QTc间期没有对应的机械指标，这使得超声心动图难以检测出多种与QRS形态异常相关的重要的心律失常，如室性心动过速和预激综合征（Wolff-Parkinson-White，WPW综合征），或与T波形态异常相关的，如长QT间期综合征（LQTS）。图2.3.4的平均波形显示QTc间期延长和T波峰值较晚，两者都

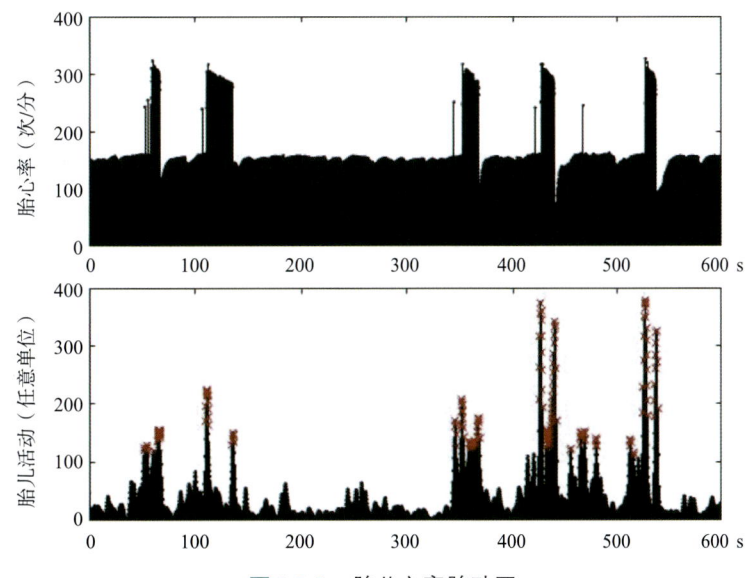

图2.3.3 胎儿心率胎动图

上层显示的是患有间歇性室上性心动过速（SVT）的胎儿的胎心率描记。下层显示了胎儿活动的轨迹（动作图），从通道的QRS幅度的变化中获得。请注意，SVT的发作与胎儿的活动有关，并且在SVT的开始和终止前后活动往往最强

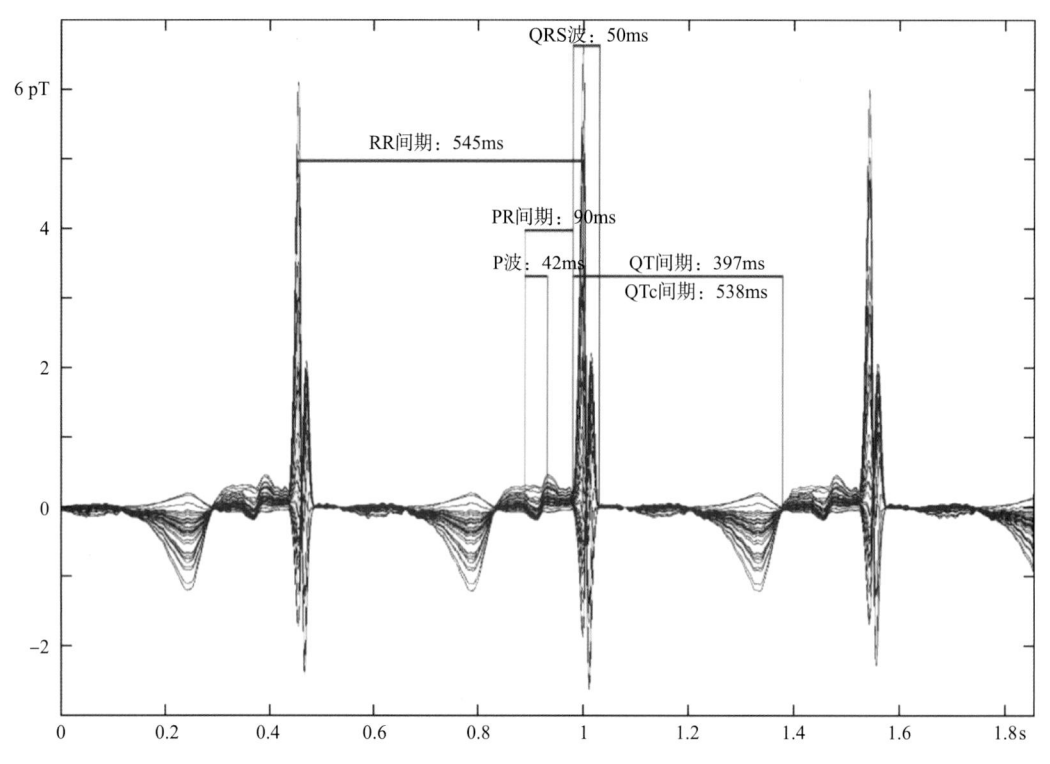

图 2.3.4　胎儿长 QT 间期综合征（LQTS）的平均胎儿心磁图波形

波形表现为 QTc 间期延长（QTc > 500ms）和 T 波峰值较晚，均为 LQTS 的特征。RR 间期也是该胎龄中较长的。其他波形间期正常

是 LQTS 的特征，证实了 fMCG 在评估胎儿的 LQTS 风险方面是有效的。

节律追踪

fMCG 节律带可展示一小段记录，类似于 12 导联 ECG。图 2.3.5 为一例横纹肌瘤胎儿的节律图。QRS 波群呈现异常和模糊的 QRS 形态，提示可能有 WPW 综合征。WPW 综合征由旁路连接导致，因此与房室折返性心动过速密切相关，而房室折返性心动过速是胎儿 SVT 最常见的形式。fMCG 相关研究表明，WPW 综合征在患有横纹肌瘤的胎儿中发生率更高（约 80%）。

类似于动态心电图追踪，fMCG 还可以通过来自单个通道的轨迹堆叠显示数分钟的数据，有助于显示长期的连续追踪。图 2.3.6 是一个患有 LQTS 的胎儿的典型示例。这些图形主要展示的是尖端扭转型室性心动过速（torsade de pointes，TdP）短暂发作，而 TdP 是一种致命的多形性室速。

临床示例

心律失常有多种形式，其中大多数在其他章节中有详细描述。fMCG 的主要作用是提供准确的鉴别诊断。而这对于治疗方案的制订尤为重要。

心动过速

最常见的胎儿心律失常类型是室上性心动过速（图 2.3.7A）。相比之下，室性心动过速（图 2.3.7B）虽然较为罕见，但其恶性程度更高。在考虑治疗方案时，区分两者至关重要，因为心动过速的类型将会对药物选择产生重大影响。超声心动图通常可以区分室上性心动过速和室性心动过速。但在某些情况下，其效果可能不够理想。然而，fMCG 能够区分 SVT 和 VT 的特征性表现，即窄的和宽的 QRS 波形态，从而明确区分两者。

fMCG 通常对 SVT 的鉴别诊断更为准确。图 2.3.7A

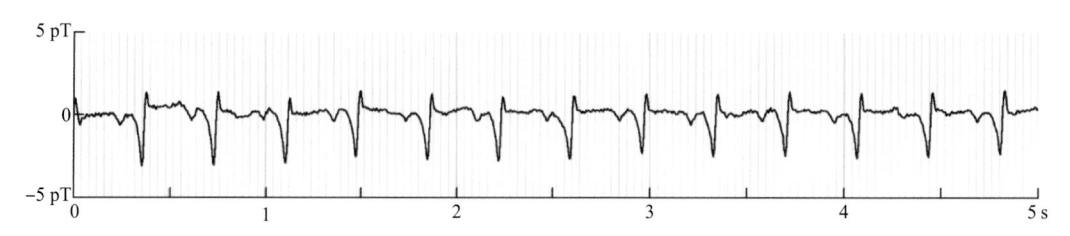

图 2.3.5　横纹肌瘤胎儿的节律带。由于 WPW 综合征，QRS 波群的起始段模糊（预激）

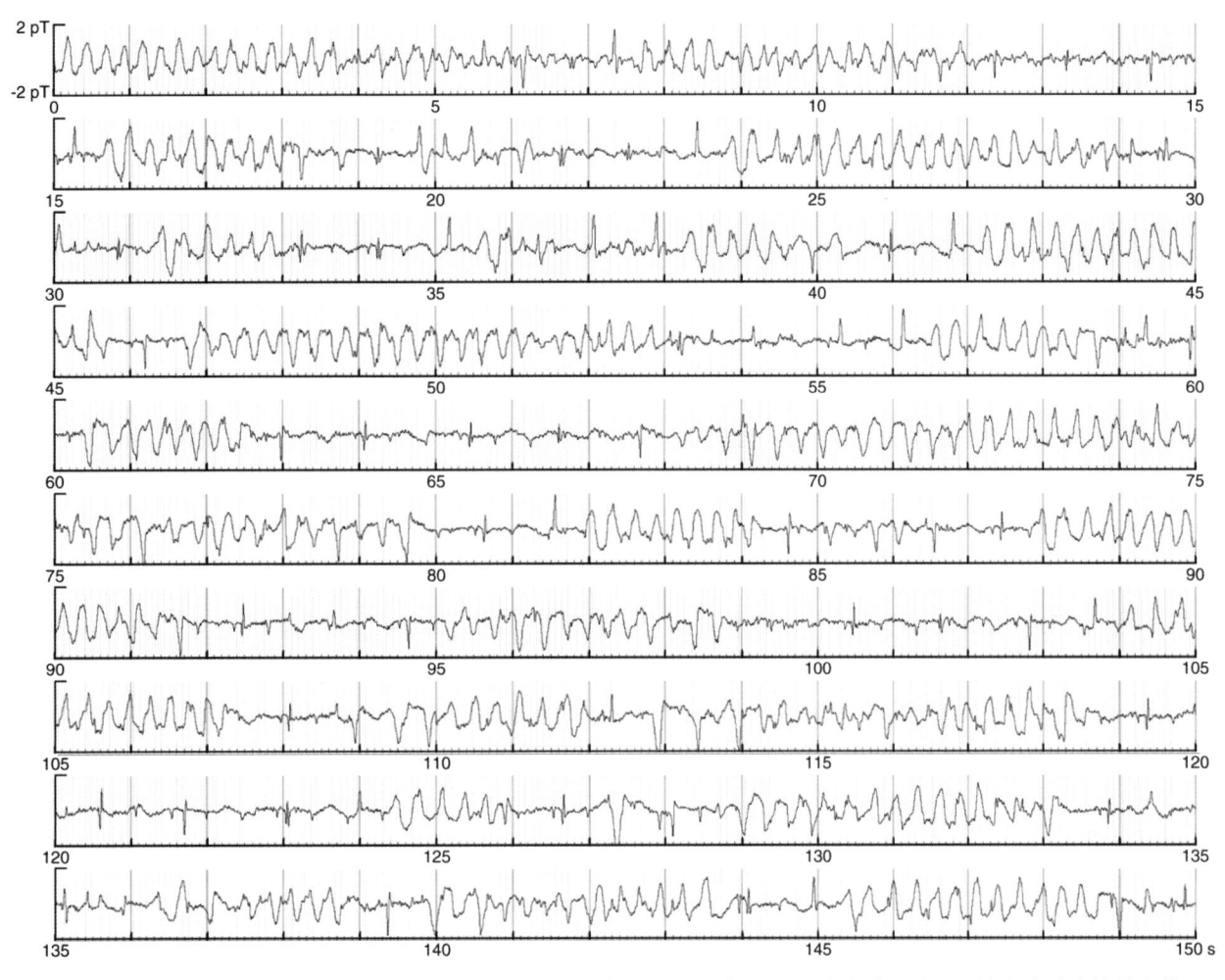

图2.3.6 长QT间期综合征的胎儿心磁图，类似动态心电图，显示持续150s的尖端扭转型室性心动过速持续发作

所示的SVT是一种长RP间期的心动过速，即RP间期长于PR间期。这些心动过速往往是持续性的，可能需要进行更积极的治疗。此外，缓慢型心动过速（约180次/分）通常难以诊断，因其罕见且病因与多种疾病相似，如窦性心动过速、房性心动过速和室性心动过速。举一个交界性异位心动过速（junctional ectopic tachycardia，JET）的例子（图2.3.7C）。尽管心动过速的发生率相对较低，但却与胎儿水肿的高发生率有关，这通常会导致水肿婴儿的早产。因此，使用fMCG确认JET的诊断，有助于成功治疗及改善预后。

心动过缓

最常见的胎儿心动过缓是房室传导阻滞。胎儿房室传导阻滞被视为一种简单的节律，然而在许多情况下，因异位和（或）心动过速的存在而变得复杂化（图2.3.8），其准确诊断往往十分困难。在这些情况下，fMCG对识别节律和评估房室传导非常有用。这会对管理决策产生重大影响。在不完全性房室传导阻滞的情况下，尝试性治疗更有必要，以防止其进一步进展为完全性房室传导阻滞，同时也可用于缓解严重的完全性房室传导阻滞。

fMCG的相关研究表明，JET通常在房室传导阻滞发作时出现，而后随着疾病的进展，可能会诱发VT。出现心动过速或心率波形平坦且≤为55次/分的胎儿通常需要进行新生儿起搏。这在分娩时对胎儿进行适当的提前管理是至关重要的。通常情况下，在胎心率≤55次/分的完全性房室传导阻滞的病例中，由于担心胎儿死亡，一些产科医师考虑在32周尽早分娩。对于这些病例，我们使用fMCG进行监测，明确排除宽大逸搏节律和室性期前收缩后，说服产科医师推迟分娩。这既能节省数周新生儿重症监护室的费用，还能够选择置入永久性起搏器而非临时起搏器，并有望改善预后。

第二常见的心动过缓是房性期前收缩二联律伴未下传（blocked atrial bigeminy，BAB）（图2.3.8D）。BAB通常是由于房室结阻滞导致的折返性房性期前收缩（premature atrial beats，PAC）所致。由于PAC较早，因此P波呈短-长模式。然而，超声心动图有时会将BAB误诊为2∶1房室传导阻滞（图2.3.8E），因为两次房性收缩之间的几乎一致。显然，这是因为PAC激活心房

图 2.3.7 胎儿心动过速

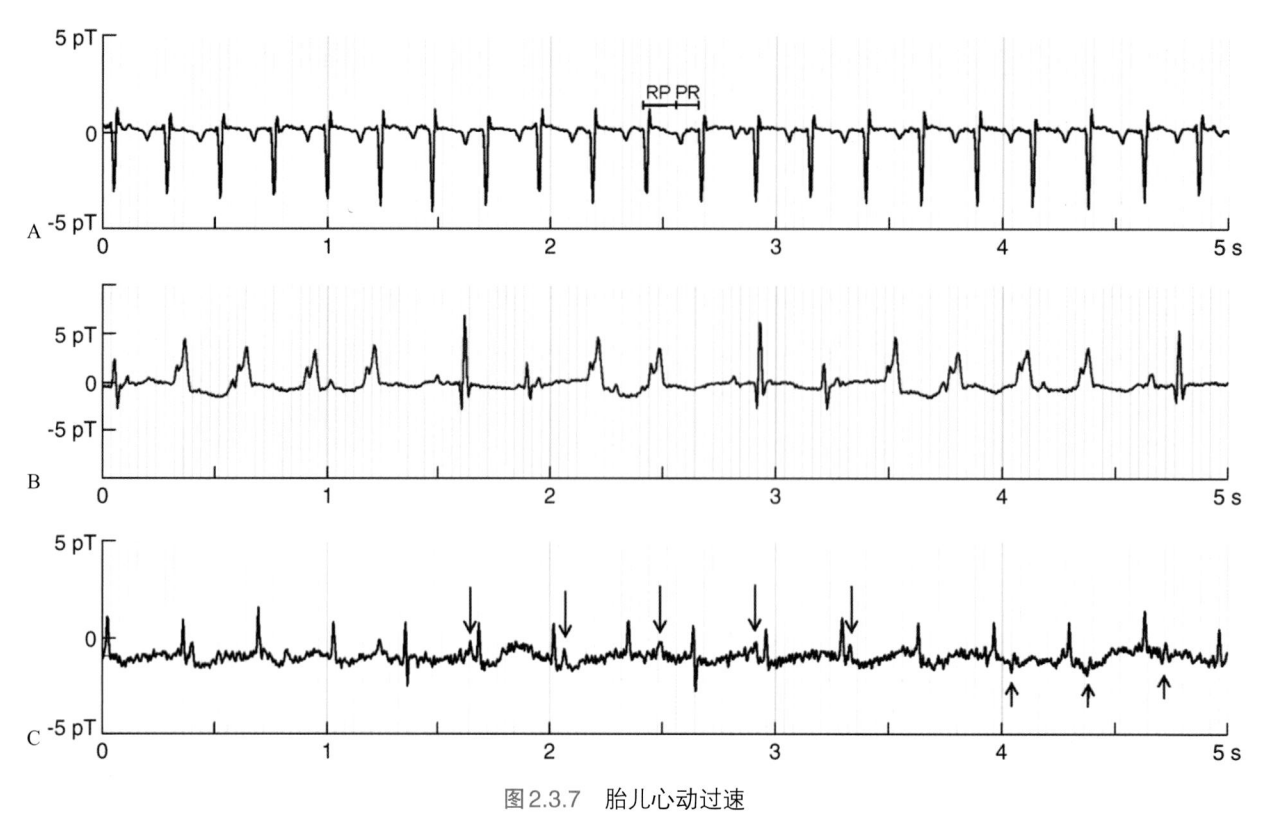

A.房室折返性心动过速。这个例子展示了一种长 RP 间期的心动过速，其中 RP 间期＞PR 间期。B.室性心动过速。该水肿胎儿的波形主要是室性心动过速。C.交界性异位心动过速（JET）。JET 是一种起源于房室结的窄 QRS 波的心动过速。P 波可由逆行传导引起，也可由分离的窦性心律引起。这一轨迹展现了这些节律之间的转换。前 4s 显示的是短暂的 AV 分离的结束。分离的 P 波由向下的箭头指示。最后一秒显示 3 个逆行 P 波，用向上的箭头表示

的时间长于窦性心律。根据 P 波的时长，fMCG 可以很容易地区分 BAB 和 2∶1 房室传导阻滞。因为两者的预后和临床处理方式差异很大，区分这两种心律失常至关重要。BAB 是相对良性的，通常会自行消失，而 2∶1 的房室传导阻滞与严重的完全性房室传导阻滞发病率有关，即使进行治疗，也经常进展到完全性房室传导阻滞。未能诊断 BAB 可能会导致不必要的早产儿分娩。

长 QT 间期综合征

LQTS 是包括胎儿发育期间在内的早期猝死的主要原因。有证据表明约 10% 的婴儿猝死综合征和不明原因的宫内死亡与其相关。最近有关 fMCG 数据表明，由于自发突变所致病例的流行性和严重性，胎儿 LQTS 的发病率实际上明显高于当前所知，如图 2.3.6 所示。

fMCG 在评估胎儿 LQTS 方面是无可比拟的。作为唯一可以诊断胎儿 LQTS 和其他复极异常的非侵入性技术，fMCG 不仅可以检测 QTc 间期延长，还可以诊断预示病情严重的 3 个特征性 LQTS 节律——功能性房室传导阻滞、T 波交替和 TdP（图 2.3.9A～C）。QTc 间期延长的严重程度和 T 波交替的存在是预测 TdP 的重要指标，

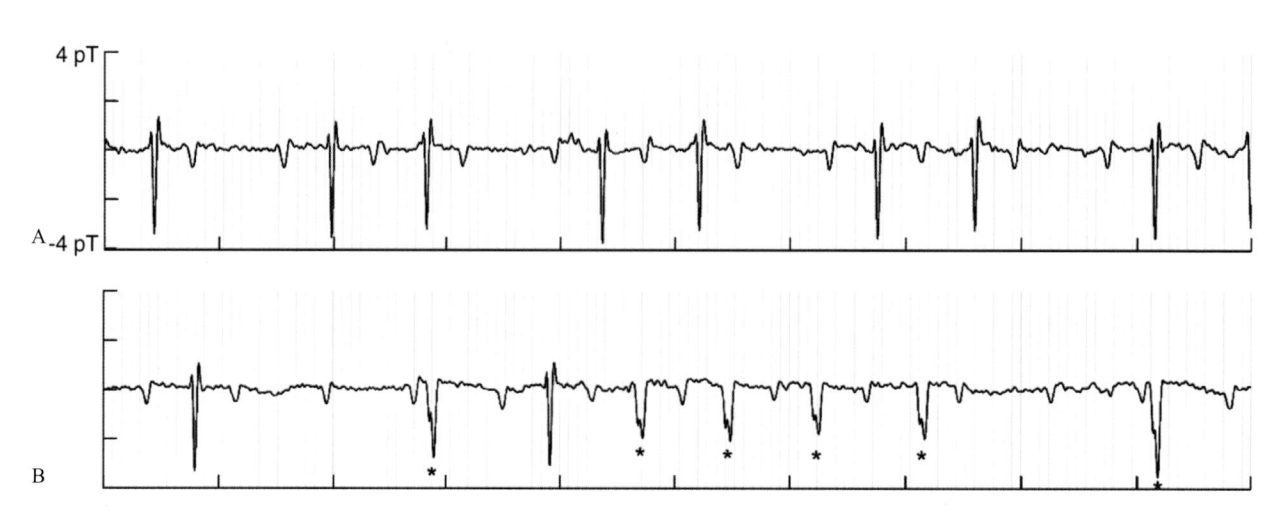

图2.3.8 胎儿心动过缓

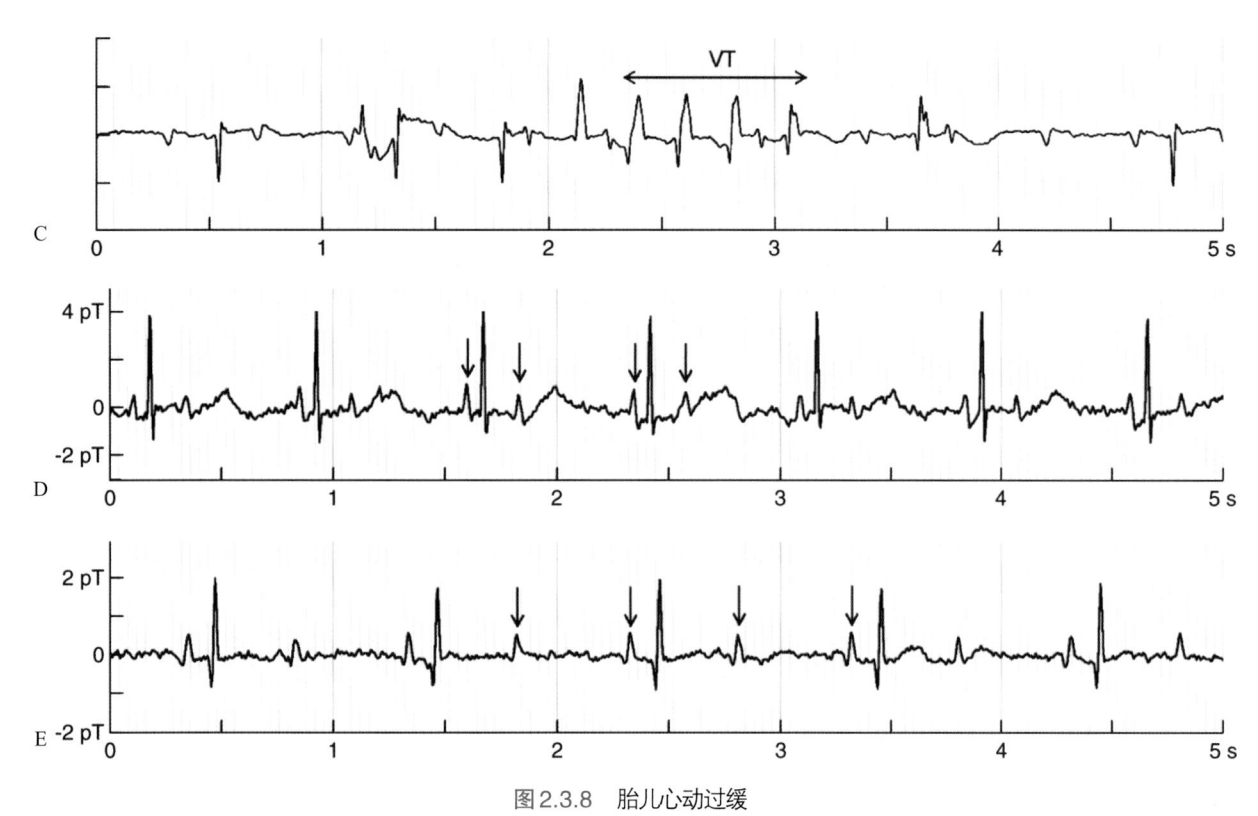

图A～C描绘了二度房室（AV）传导阻滞胎儿在同一时段出现的不同节律。A.主要的节律呈现出一种双元模式。请注意，由于文氏现象，PR间期被标记为延长，并且第二次PR间期比第一次下传节律的PR间期更长。B.这里看到的一些异位搏动的时机和下传的搏动很类似，但波形形态可以很容易地区分下传的搏动和室性期前收缩（星号）。C.短暂的室性心动过速（VT）发生在第2～3秒。D.房性期前收缩二联律伴未下传的P波（箭头）呈短-长型。E.2∶1房室传导阻滞的P波呈规律性变化

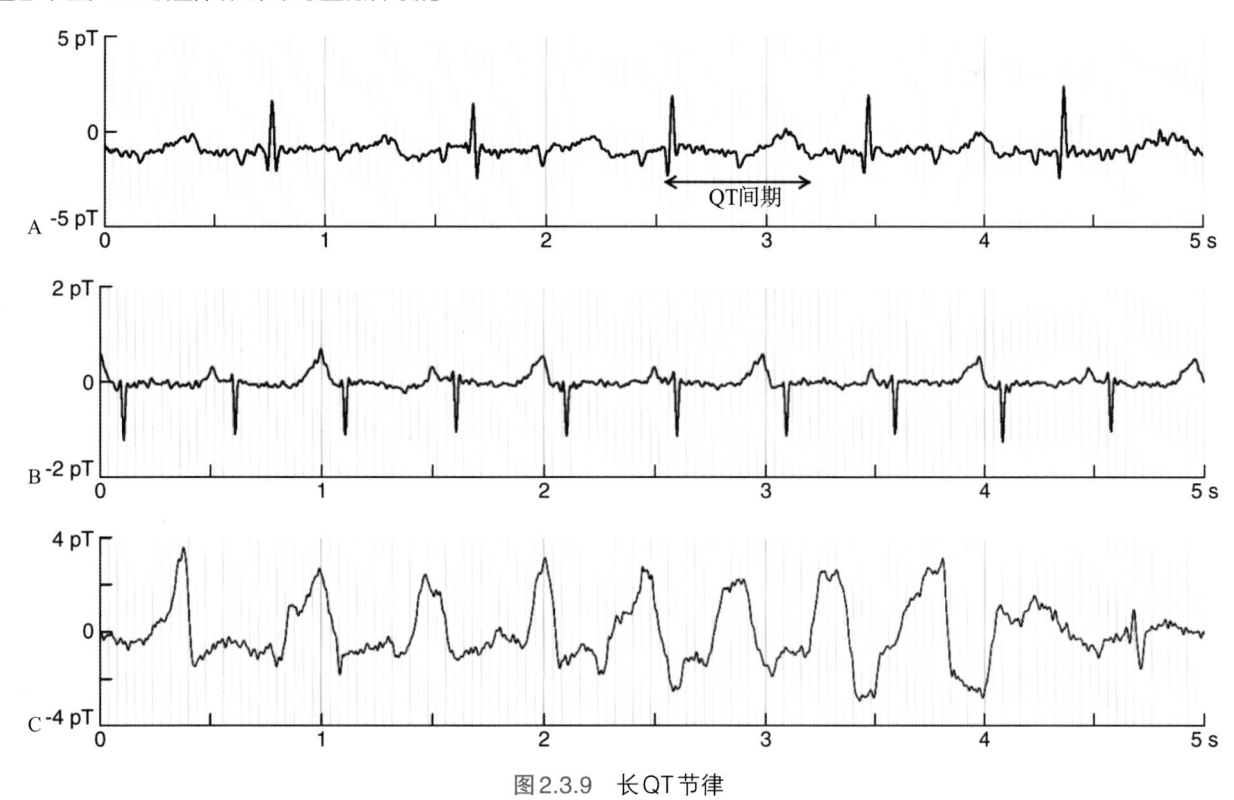

图2.3.9 长QT节律

A.功能性房室（AV）传导阻滞。与房室结功能障碍引起的传导阻滞不同，此处下传搏动的PR间期是正常的。传导阻滞是由于心室不应期延长所致，表现为QTc间期明显延长。B.T波交替。T波形态在每搏之间不同，类似ABAB模式。请注意，T波的峰值较晚，这是长QT间期综合征的一个显著特征。C.尖端扭转型室性心动过速（TdP）。值得注意的是，TdP的周期长度与窦性心律的周期长度相似。由于心率慢，超声心动图很难将这种恶性心律失常诊断出来

但目前这些只能通过fMCG进行评估。在没有fMCG的情况下，胎心率过低（<3%）、原因不明的房室传导阻滞和（或）心动过速是LQTS的潜在诊断指标；然而，这些指标并不具有特异性。

通过药物，对TdP进行宫内治疗是有效的。fMCG能够明确识别TdP与其他形式的心动过速，这对于指导治疗至关重要。此外，fMCG在检测TdP短暂发作方面具有较强的能力，因此，Tdp的初步诊断通常是由fMCG做出的。

小结

目前，fMCG被视为一种研究性技术。但在可预见的未来，它可能成为评估复杂胎儿心律失常的标准方法。在评估胎儿的LQTS风险方面，fMCG具有明显优势。在药物疗效评估方面也将是一个前景广阔的应用领域，但尚未得到广泛的研究，其中包括针对孕妇及胎儿的药物治疗。当前，SQUID仪器的高成本和复杂性限制了fMCG的广泛应用。然而，光泵磁力仪（OPM）的研发有望解决这个问题。

第 3 部分

胎儿心律失常的临床表现与诊断

第1章 异位节律
第2章 室上性心动过速
第3章 室性心动过速
第4章 房室传导阻滞和结构性心脏畸形
第5章 免疫介导型房室传导阻滞
第6章 心脏离子通道病

第 1 章

异位节律

Katherine Anne Kosiv · Anita J. Moon-Grady

概述

心脏异位搏动包括房性期前收缩（premature atrial contraction，PAC）和室性期前收缩（premature ventricular contraction，PVC），是最常见的胎儿心律失常。胎儿异位搏动发生在1%～2%的正常妊娠中，通常是良性的、短暂的，随着妊娠的进展，发生率和频率会增加。尽管PAC转化为房性心动过速的情况较为罕见，仅占约0.5%，但胎儿发生房性期前收缩二联律或三联律及PAC未下传的风险增加。房室折返性心动过速（atrioventricular reentrant tachycardia，AVRT；见第3部分第2章）是与PAC相关的最常见的心动过速。AVRT由PAC诱发并由PAC未下传终止；因此，出现心房二联律、三联律或PAC未下传表明可能存在折返通路。在其他方面正常的胎儿心脏中，PVC发展为室性心动过速的风险目前尚不清楚。

对于频繁出现异位搏动的胎儿，建议进行基线超声心动图检查，以明确心律失常类型，评估心脏功能并排除严重的结构性心脏病。虽然合并先天性心脏病的发病率较低，仅为0.3%（与基线风险相似），但有一些研究中报道了较高的发病率。这些胎儿中，1%～2%可能存在一度和二度房室（atrioventricular，AV）传导阻滞。虽然大多数异位搏动是孤立的，但偶尔也会继发于某些病因，包括心肌炎、房间隔膨出瘤或心脏肿瘤。如果怀疑心肌炎或诊断为肿瘤，应对胎儿密切监测，这是因为可能发生室性心动过速。

房性期前收缩

房性期前收缩（PAC）很常见，可见于51%的健康新生儿，并且占胎儿心律失常的43%。PAC最早可在妊娠15周时出现，在妊娠晚期，其发生频率会增加，在1%～3%妊娠中可观察到。PAC通常起源于心房的异位节律点。与窦性搏动相比，PAC表现为心房激活提前，且PAC前的心房收缩与下一次正常心房收缩之间的间隔比正常窦性心律时的间隔长（图3.1.1A、B）。过早的心房冲动可以下传或受阻，或者两者兼而有之，这取决于房室结的不应期（图3.1.2）。PAC在M型超声和频谱多普勒中具有典型表现（图3.1.3）。PAC的病因仍不明确，但有学者提出，原发性房间隔的膨出瘤或卵圆孔瓣

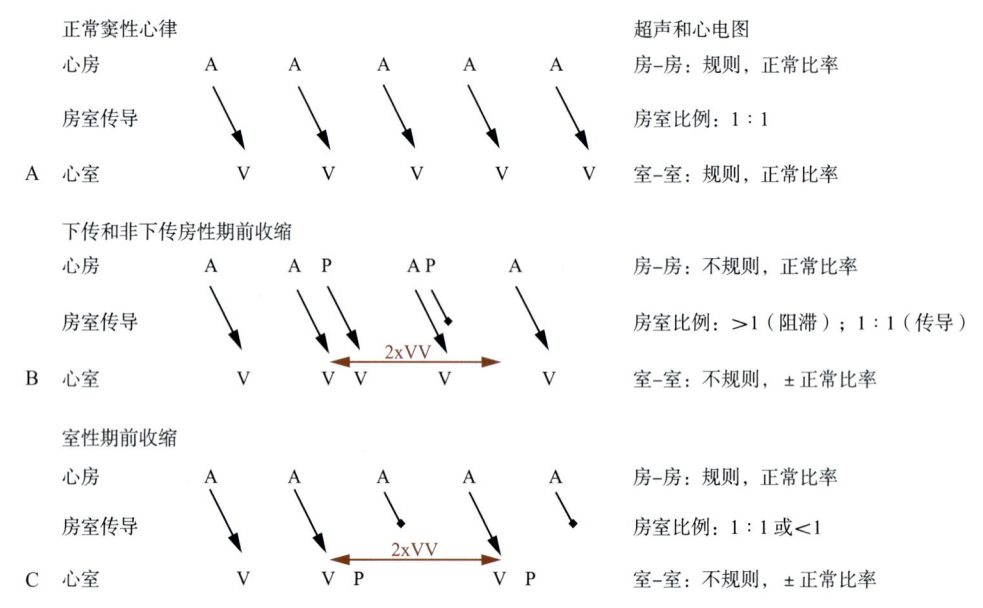

			超声和心电图
正常窦性心律			
心房	A A A A A		房-房：规则，正常比率
房室传导	↓ ↓ ↓ ↓ ↓		
A 心室	V V V V V		房室比例：1∶1
			室-室：规则，正常比率
下传和非下传房性期前收缩			
心房	A A P AP A		房-房：不规则，正常比率
房室传导	↓ ↓↓ ↓• ↓		房室比例：>1（阻滞）；1∶1（传导）
	←2xVV→		
B 心室	V VV V V		室-室：不规则，±正常比率
室性期前收缩			
心房	A A A A A		房-房：规则，正常比率
房室传导	↓ ↓ • ↓ •		房室比例：1∶1或<1
	←2xVV→		
C 心室	V V P V P		室-室：不规则，±正常比率

图3.1.1　正常窦性心律（A）、房性期前收缩（B）和室性期前收缩（C）的激活顺序示意图及相对应的超声和心电图特征。修改于Jaeggi E，Öhman A.Fetal and Neonatal Arrhythmias.Clin Perinatol.2016；43（1）：99-112. P.期前收缩

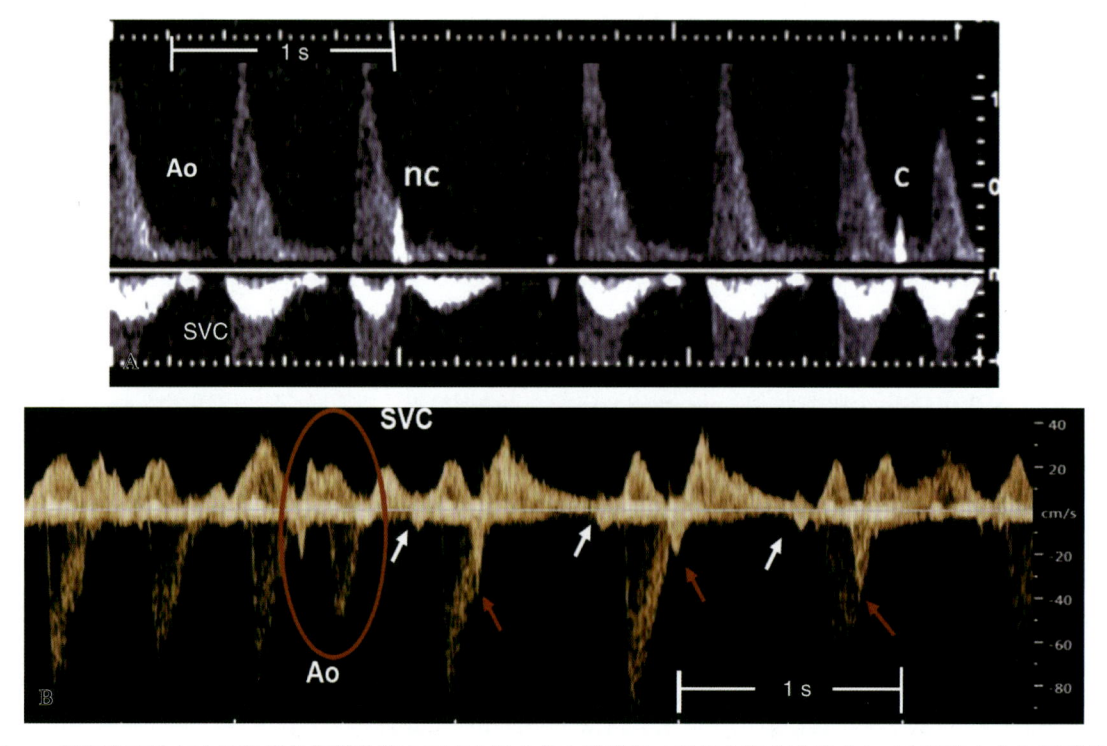

图3.1.2　一例存在下传与未下传房性期前收缩（PAC）胎儿的上腔静脉（SVC）和主动脉（Ao）（基线上方）频谱多普勒
A.除心房收缩外，SVC血流频谱在基线下方。第一个PAC未下传（nc）至心室，导致心室搏动减弱。第二个PAC（c）被下传，导致心室早搏。B.除心房收缩外，SVC血流频在基线上方。呈联律性心房异位搏动。下传的PAC导致心室搏动提前（红色圆圈）。然后是正常的心房收缩（白色箭头），接下来是未下传的心房收缩（红色箭头），此模式重复出现。最后三个联律是房性期前收缩二联律伴未下传（图3.3.6，图3.3.7）

冗长可能是其致病原因；心脏内肿瘤，例如结节性硬化症中的横纹肌瘤及先天性心脏病也与PAC有关。若伴随原发性房间隔膨出瘤，随着卵圆孔在出生后几天内闭合，胎儿异位起搏会得到缓解。

心房异位起搏会引起胎儿静脉系统频谱改变。高尖的反向A波一直逆传至静脉导管（图3.1.4A、B）。在脐动脉中可见因PAC引起的不规则室性收缩。在PAC时的动脉流速高于PVC时（图3.1.4C、D）。

当期前收缩冲动到达时房室结处于不应期时，会发生PAC未下传，导致心房冲动无法传导至心室，因此不会产生心室收缩（图3.1.5A）。PAC伴未下传时的节律可以是不规则的也可以是规则的。如果每隔一个心房搏动都是未下传的PAC，则节律非常规则，被称为房期前收缩二联律伴未下传（blocked atrial bigeminy, BAB）（图3.1.5B）。BAB易与二度或三度房室传导阻滞混淆，因为两者均会导致室性心动过缓。区分BAB与房室传导阻滞依赖于心房活动的时机。在BAB中，窦性搏动（a）与期前收缩（a'）之间的间隔较短，而期前收缩（a'）与随后的窦性搏动（a）之间的间隔较长，因为a'是提前收缩的。相比之下，房室传导阻滞中下传的（a）

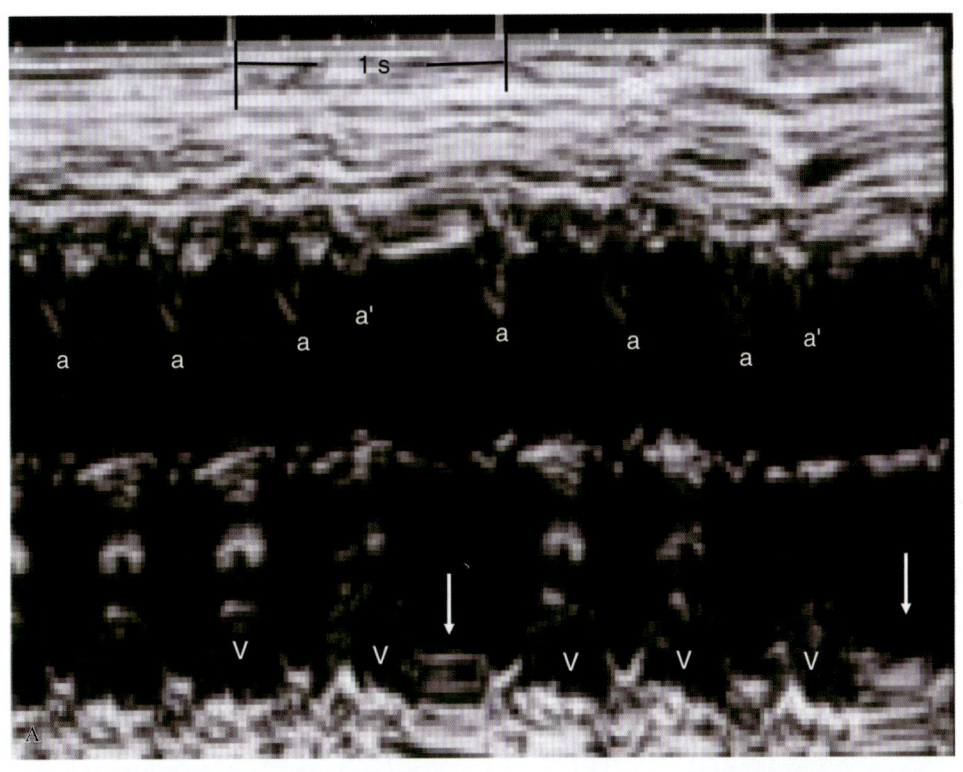

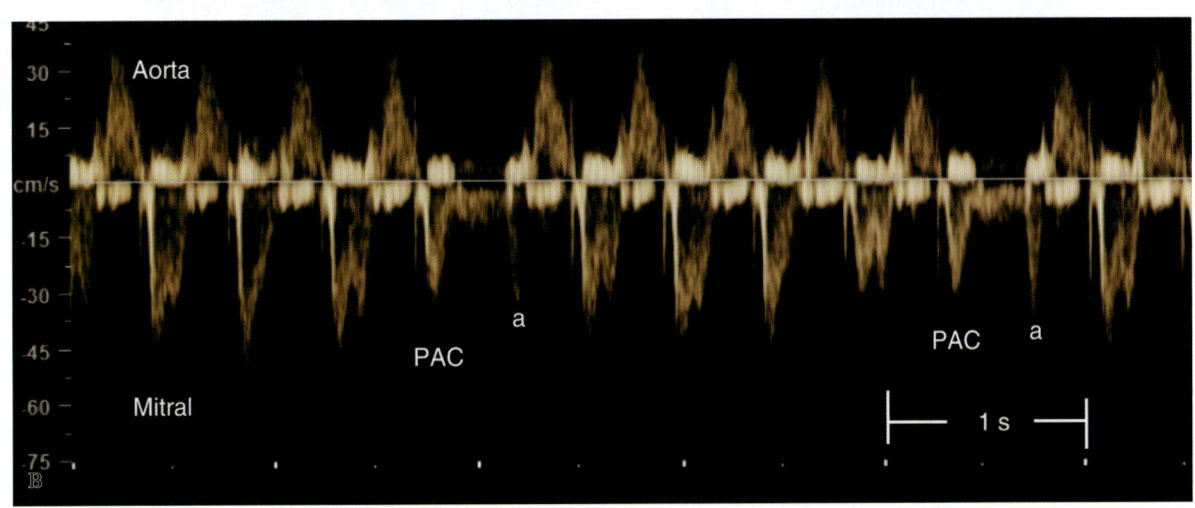

图3.1.3　房性期前收缩（PAC）的M型和频谱多普勒

A.通过心房（顶部）和心室（底部）的M模式超声。正常的心房搏动（a）被PAC(a')打断，PAC并未传导至心室（白色箭头）。B.频谱多普勒。二尖瓣血流频谱为双相波，位于基线下方，基线上方为主动脉频谱。在PAC中，二尖瓣A波略早于或与二尖瓣E波同时出现；因此，有一个融合的二尖瓣A波。心房收缩（a）启动下一次心室收缩。Aorta.主动脉；Mitral.二尖瓣

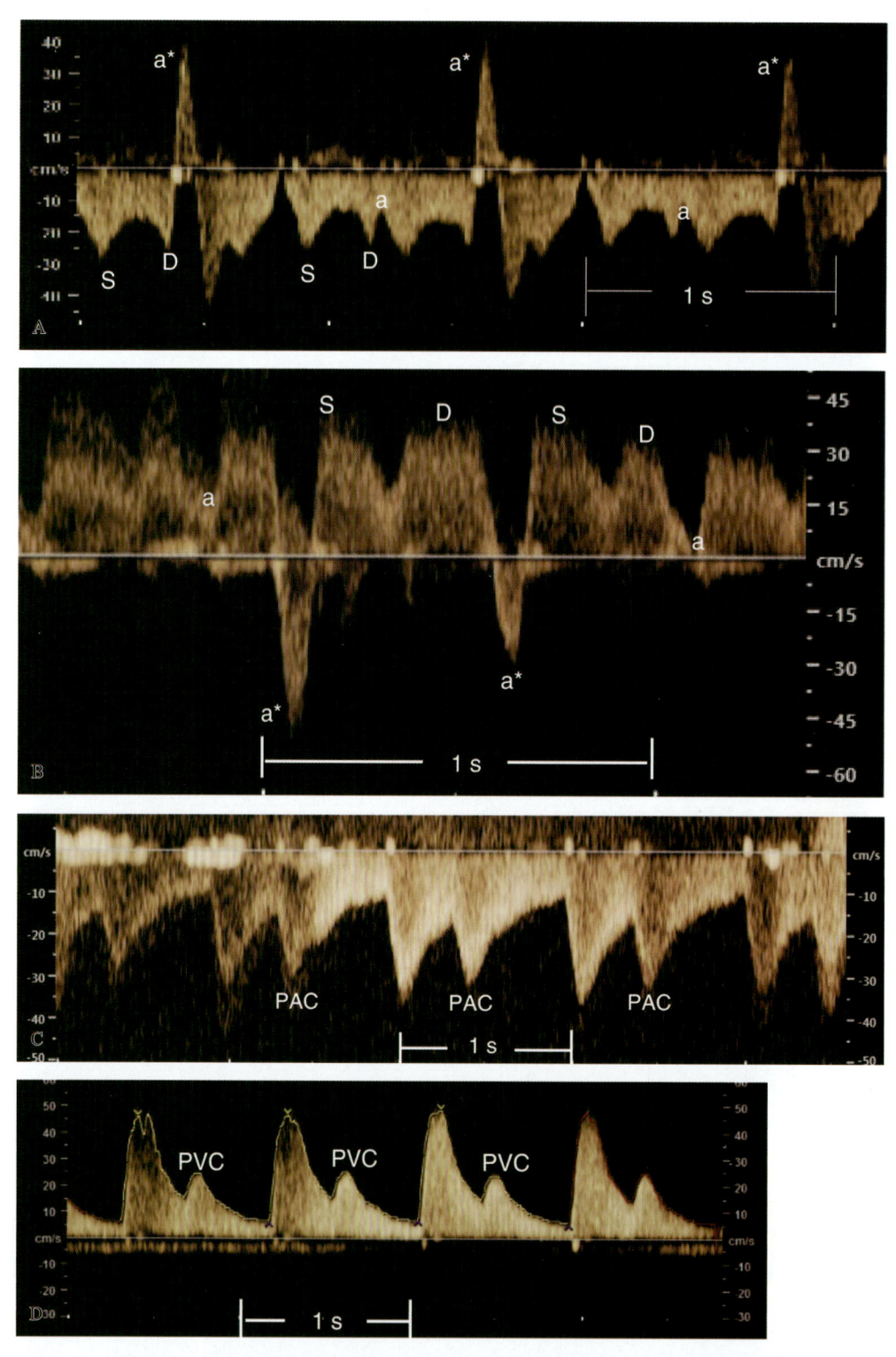

图3.1.4 频谱多普勒显示异位起搏对胎儿静脉和脐动脉（UA）频谱的影响
A.与窦性心律（a）（基线下方）时的A波相比，房性期前收缩（PAC）（a*）时肺静脉反向A波速度增加（基线上方）；B.PAC（a*）和窦性心律（a）（基线上方）期间静脉导管的A波反向（基线下方）；C.PAC时的UA血流；D.室性期前收缩（PVC）期间UA血流。注意PAC和PVC之间峰值流速的差异

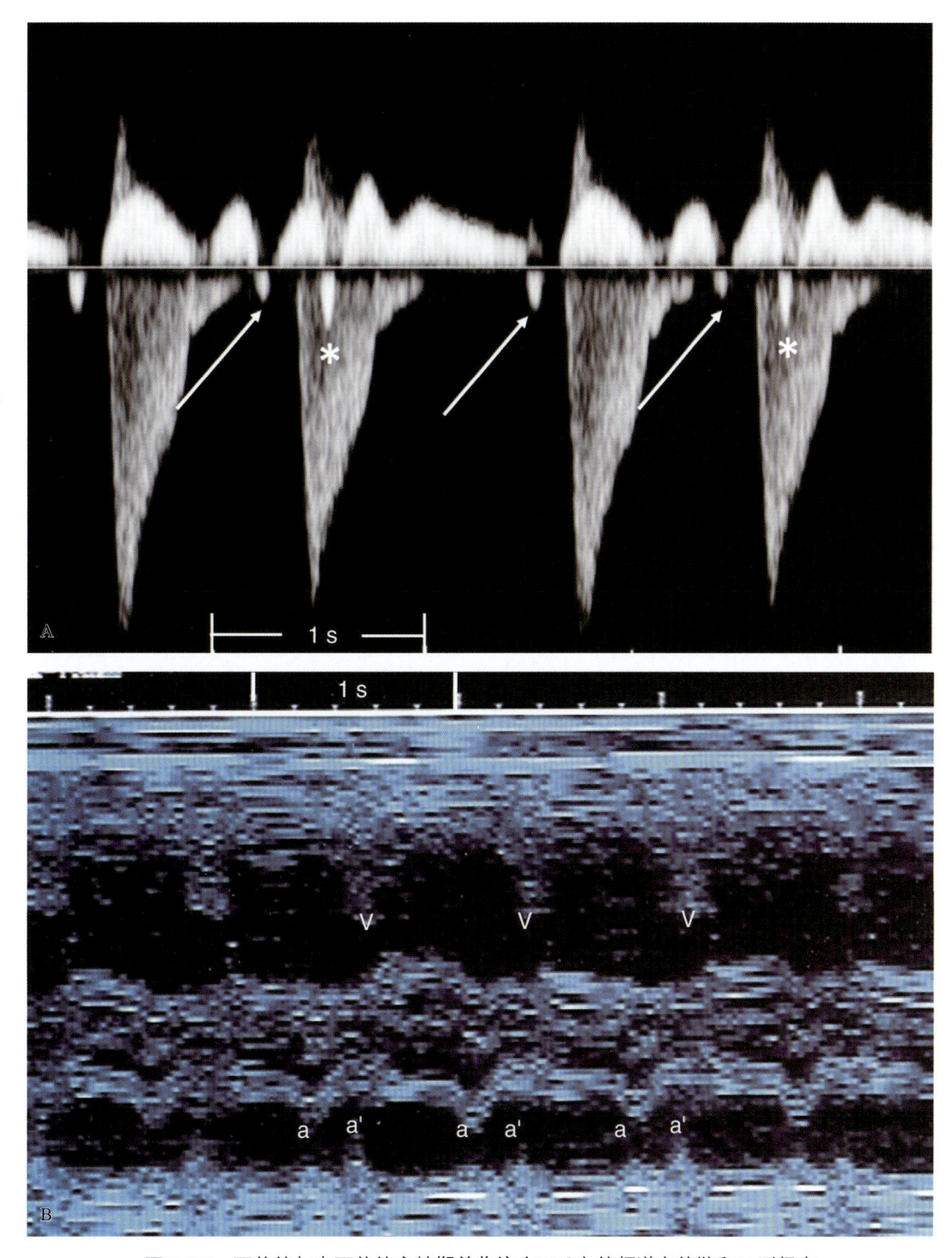

图 3.1.5 下传的与未下传的房性期前收缩（PAC）的频谱多普勒和 M 型超声

A.同时显示上腔静脉（基线上方，心房收缩时除外）和主动脉（基线下方）的频谱多普勒。第一、第二、第四和第五次（白色箭头）心房搏动正常传导至心室，但第三次和第六次心房搏动非常早且并未下传（*）。B.心房（底部）和心室（顶部）的同步 M 型超声。注意 a 波下传至心室（V），但随后的房性期前收缩（a′）并未下传，导致室性心动过缓与未下传的心房搏动（a'）之间的间隔是恒定的（图3.1.6A）。换言之，房室传导阻滞中（包括二度AV传导阻滞，传导比为2:1）aa'和a'a间期相等，心房率恒定（见第3部分第5章）（图3.1.6B）。

区分BAB和二度房室传导阻滞的另一种方法是测量等容收缩时间（isovolumic contraction time，IVCT），BAB的等容收缩时间比2:1传导的二度房室传导阻滞要短（图3.1.7）。胎儿心磁图证实，与2:1传导的二度房室传导阻滞相比，BAB患者窦性心房搏动（a）与PAC（a'）之间的间隔要短得多（图3.1.8）。区分这两种节律非常重要，因为二度房室传导阻滞预后较差，可能表现为不断进展的、由抗Ro/SSA介导的房室传导阻滞或长QT间期综合征（long QT syndrome，LQTS）。反之，BAB几乎是良性的，通常可以自行缓解。

BAB也可能与二度Ⅰ型房室传导阻滞（也称为莫氏Ⅰ型或文氏现象）混淆。在二度Ⅰ型房室传导阻滞中，心房与心室收缩之间的间隔逐渐延长，直到一个窦性心律未下传（见第3部分第5章）。区分二度Ⅰ型房室传导阻滞与BAB需要测量连续的心房-心室间期，直至传导阻滞和心室未激动。二度Ⅰ型房室传导阻滞可通过SVC-Ao频谱多普勒或时间速度积分进行诊断。

心房异位搏动时发生快速型心律失常（见第3部分第2章）的风险＜1%，最常见的是AVRT。联律性心房异位搏动（包括BAB）的发生率更高。大多数折返性心动过速是由折返性PAC引起的，并以PAC未下传终止，而且需存在支持心动过速的通路。逆行性心房激动是指电冲动从心室沿快速通路传至心房，导致心房过早收缩或"超声记录到的心房搏动"，如果房室结仍处于不应期，则可能不会形成持续的折返环路。在没有完整心电图（ECG）的情况下，超声显示的心房搏动及随后发生的房室结阻滞看起来非常类似于未下传的PAC。鉴于心动过速的潜在风险、无法排除存在传导通路的可能性及治疗可以显著改善胎儿心动过速预后（见第4部分第1章），共识推荐对于频繁或联律性的心房异位搏动，建议每周由产科医师进行随访并进行胎儿心律评估，直至恢复正常。

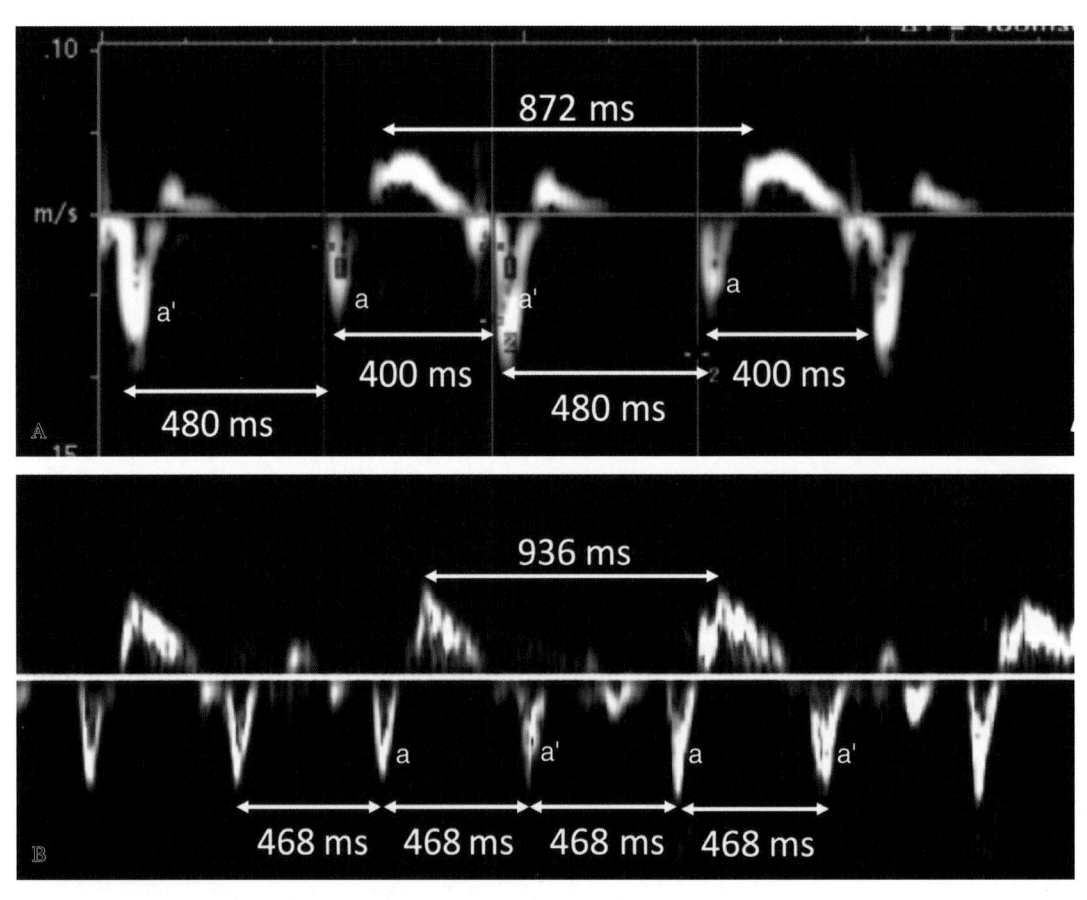

图 3.1.6 三尖瓣侧壁瓣环组织多普勒成像（TDI）显示的房性期前收缩二联律伴未下传（BAB）和二度房室（AV）传导阻滞
心房收缩位于基线下方。a.下传的心房收缩；a'.未下传的心房收缩。A.BAB。周期长度为872ms。注意心房率的变化：aa'间期＝400ms，a'a间期＝480ms。B.二度房室传导阻滞。周期长度为936ms。aa'间期和a'a间期相等（468ms）

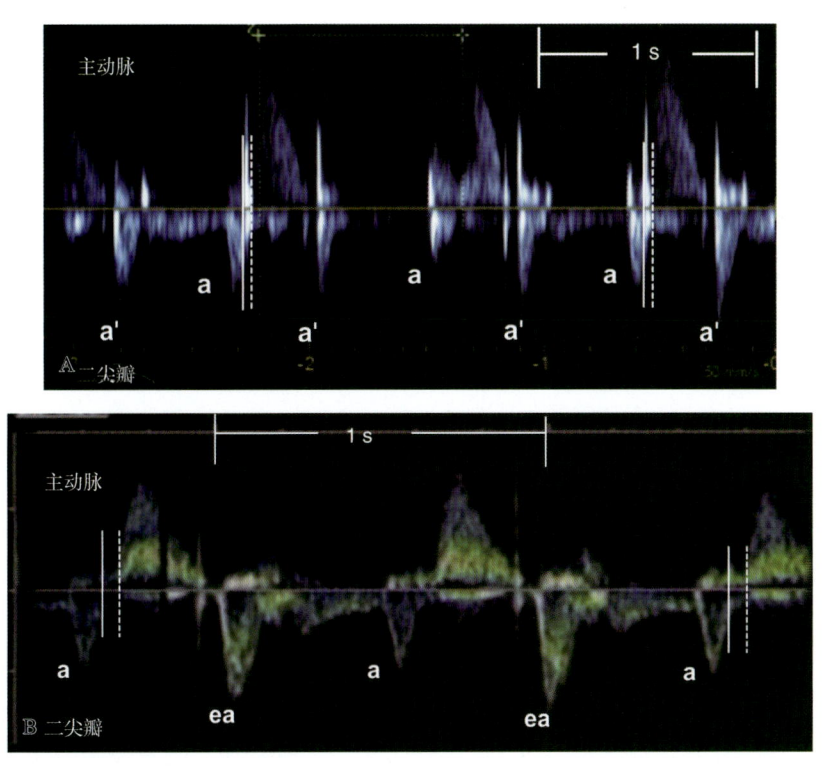

图3.1.7 利用二尖瓣流入道（基线下方）和主动脉流出道（基线上方）的频谱多普勒比较房性期前收缩二联律伴未下传（BAB）和二度房室传导阻滞的等容收缩时间（IVCT）

IVCT的测量时间是从心房收缩结束到心室收缩开始（从实线到虚线）。A.在BAB中，IVCT比二度房室传导阻滞（B）短得多。这些发现有助于区分这两种节律。a.心房收缩；ea.ea峰；a'.心房提前收缩

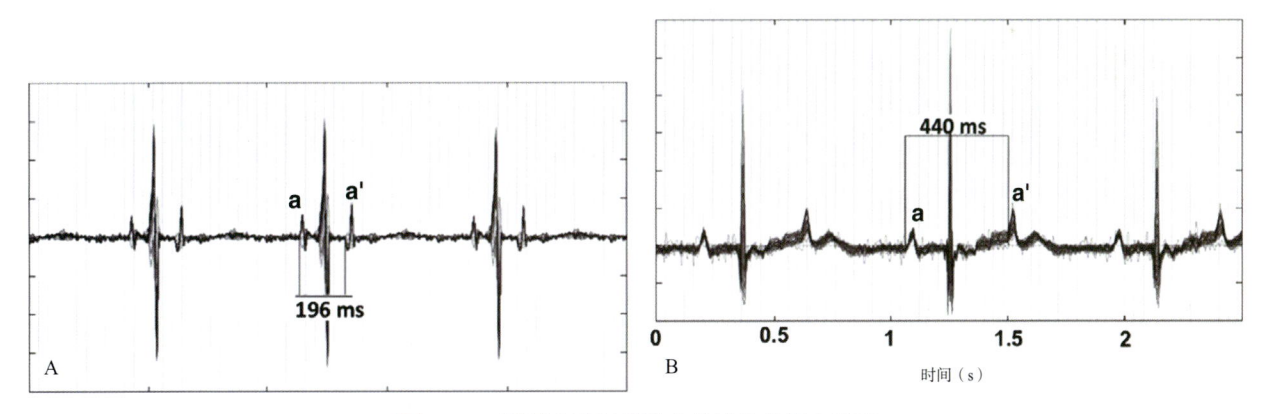

图3.1.8 两例心动过缓胎儿的平均信号心磁图

A.房性期前收缩二联律伴未下传。aa'间期为196ms，a'a间期为504ms。B.二度房室传导阻滞。aa'间期和a'a间期均为440ms。转载自Wiggins DL，Strasburger JF，Gotteiner NL，Cuneo B，Wakai RT.Magnetophysiologic and echocardiographic comparison of blocked atrial bigeminy and 2∶1 atrioventricular block in the fetus.Heart Rhythm.2013；10（8）：1192-1198.

如果胎儿超声心动图其他方面结果均正常，大多数胎儿可恢复常规产科护理，无须额外监测；但应向准父母提供安慰以消除他们的顾虑。对于频发的PAC（二联律、三联律、四联律或五联律），建议产科医师每周进行一次心律检查，直到心律失常解决为止。尽可能避免给予产妇强心剂。一般无须使用抗心律失常药物治疗，预后良好。

室性期前收缩

室性期前收缩（PVC）起源于心室内的希氏-浦肯野系统。尽管新生儿期可见PVC，但在胎儿中相对少见。孤立的PVC通常是良性的，但仍有必要通过评估进行确认，与PAC进行鉴别，同时评估心脏功能及心脏解剖结构以排除明显的结构性或功能性病变。

PVC 的诊断方法与 PAC 相似。使用 M 型或频谱多普勒超声，可以看到心房收缩完全规律，而 PVC 发生在无前导心房收缩的情况下（图 3.1.9）。在 M 型超声中，心室游离壁可能显示扭曲的增厚模式。在没有房室结疾病的情况下，心房搏动后正常的心室收缩可能会以相同的速度持续（伴有"插入性"PVC），或者心室可能保持一段时间的不应期，直到下一个心房收缩产生非代偿性间歇，这就是仅根据动脉频谱区分 PVC 和 PAC 的依据（图 3.1.1B、C）。如果存在房室分离和规律的心室逸搏频率时，PVC 的诊断可能更为困难。

在室性期前收缩二联律中，心室率不规则，紧随代偿间歇之后，但心房率规则（图 3.1.10）。

与 PAC 相比，PVC 更可能合并并发症。当室性期前收缩伴有房室传导阻滞、心室功能不全或扩张时，PVC 可能是长 QT 间期综合征、心肌炎及抗 Ro/SSA 介导的或感染性心肌病等更严重的心脏疾病的预兆（图

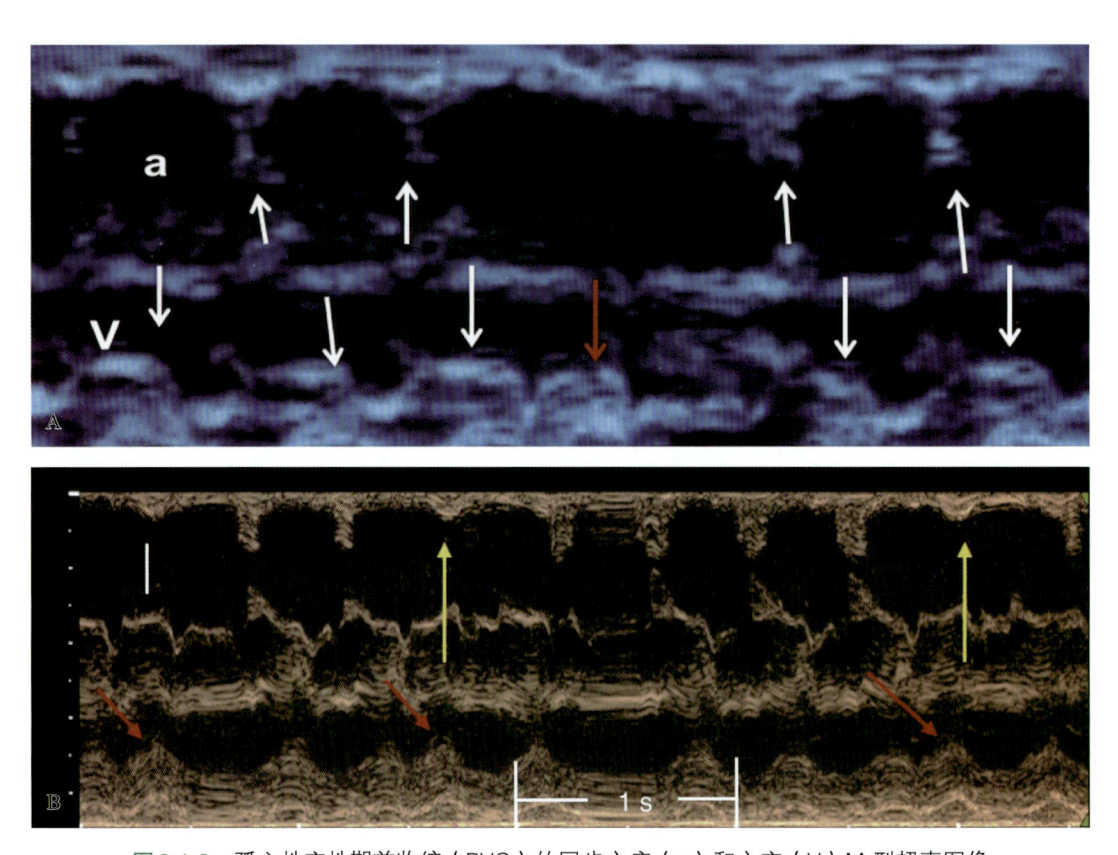

图 3.1.9 孤立性室性期前收缩（PVC）的同步心房（a）和心室（V）M 型超声图像

A.PVC（底部，红色箭头），无逆行传导至心房（顶部，a）。B.PVC（底部，红色箭头）伴逆行传导至心房（顶部）。注意 PVC 后的心房收缩与其他心房搏动在大小和形态上不同

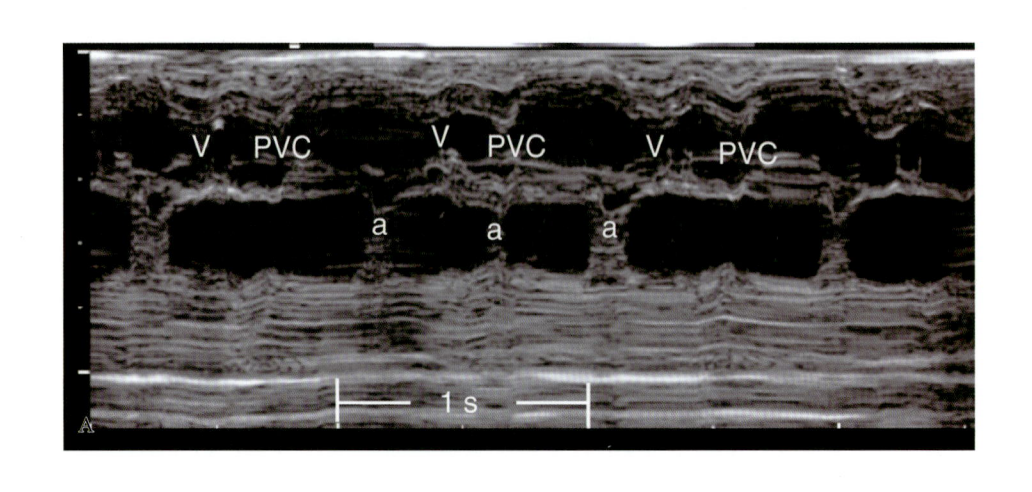

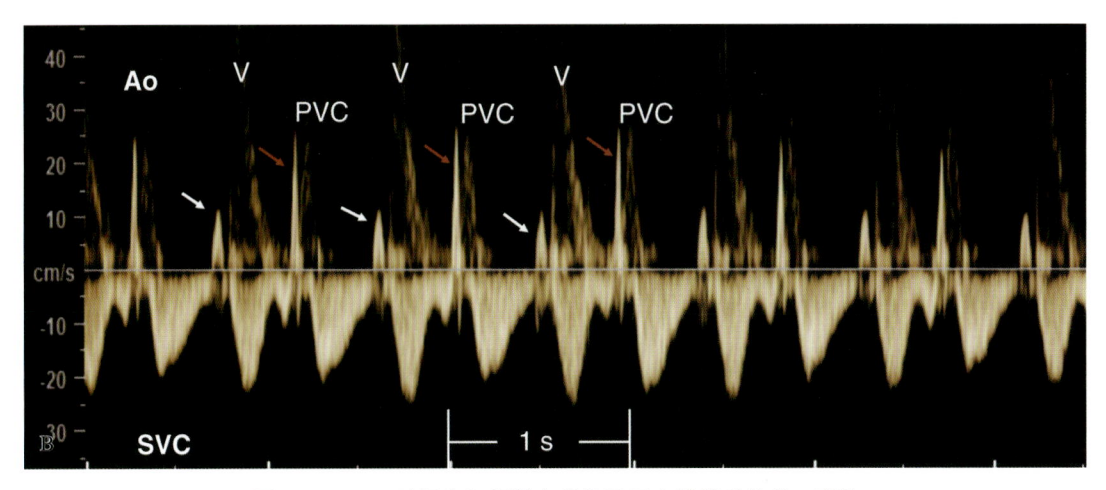

图3.1.10　M型超声和频谱多普勒显示室性期前收缩二联律

A.M型超声显示正常心室搏动（V）和室性期前收缩（PVCs）（图片顶部）。注意心房率规则（a）。B.上腔静脉（SVC）（基线下方，心房收缩除外）和主动脉（Ao）（基线上方）的同步频谱多普勒。心房率规则（箭头）。心房收缩和PVC几乎同时发生（PVC和红色箭头），但期前收缩发生在心室而非心房

3.1.11）。先天性室壁瘤和憩室虽然罕见，但可与PVC同时存在，包括二联律和三联律（图3.1.12）。建议每周对有PVC的胎儿进行心率监测。然而，如果胎儿其他评估结果正常，则无须治疗，预后也良好。

小结

胎儿异位搏动，包括房性期前收缩（PAC）和室性期前收缩（PVC），在妊娠中发生率高达3%，是转诊进

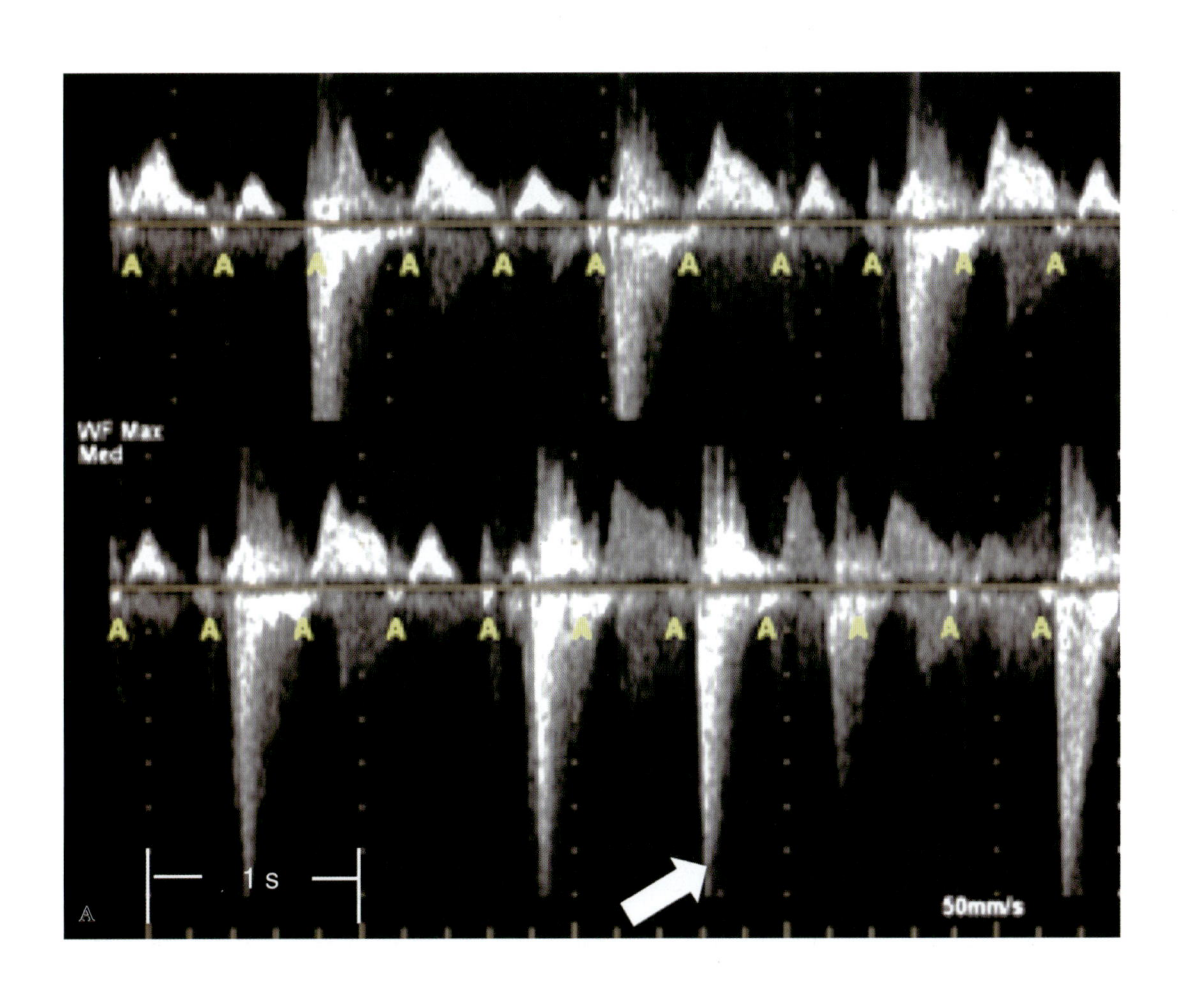

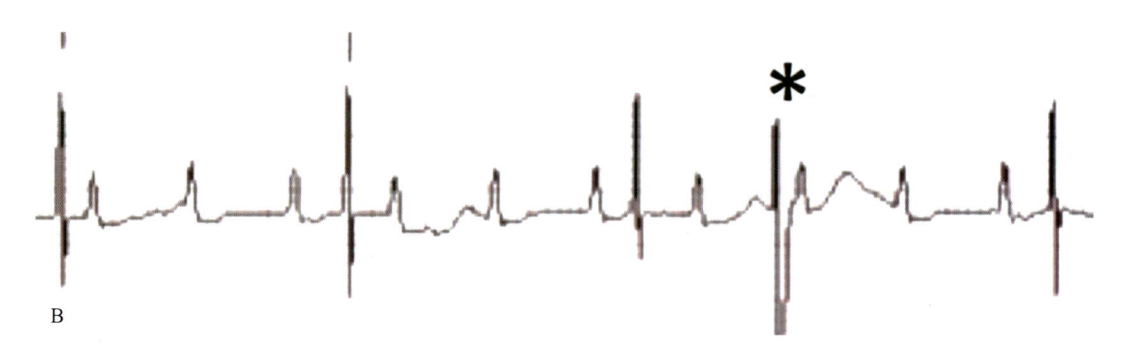

图 3.1.11 抗 Ro/SSA 抗体介导的心肌病和三度房室（AV）传导阻滞胎儿的频谱多普勒和出生后心律描记图

A. 上腔静脉-主动脉多普勒显示房室分离时存在规律的心室逸搏频率。出现一个室性异位搏动（白色箭头）。两幅多普勒图像中的心房率均为135次/分且规则，心室率为42次/分。随后心律恶化为室性心动过速，胎儿在32周时紧急早产，进行除颤，并通过临时起搏器得以稳定，直至置入永久起搏器。她最终在置入永久起搏系统后存活了下来。B. 三度房室传导阻滞时的单个室性期前收缩（*）。A. 心房收缩

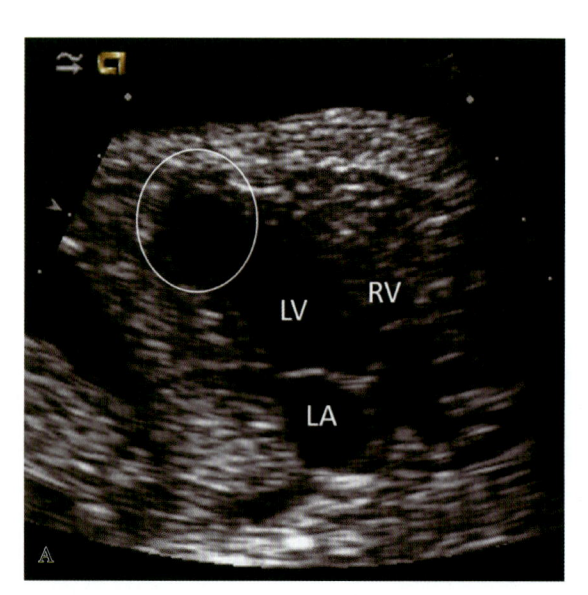

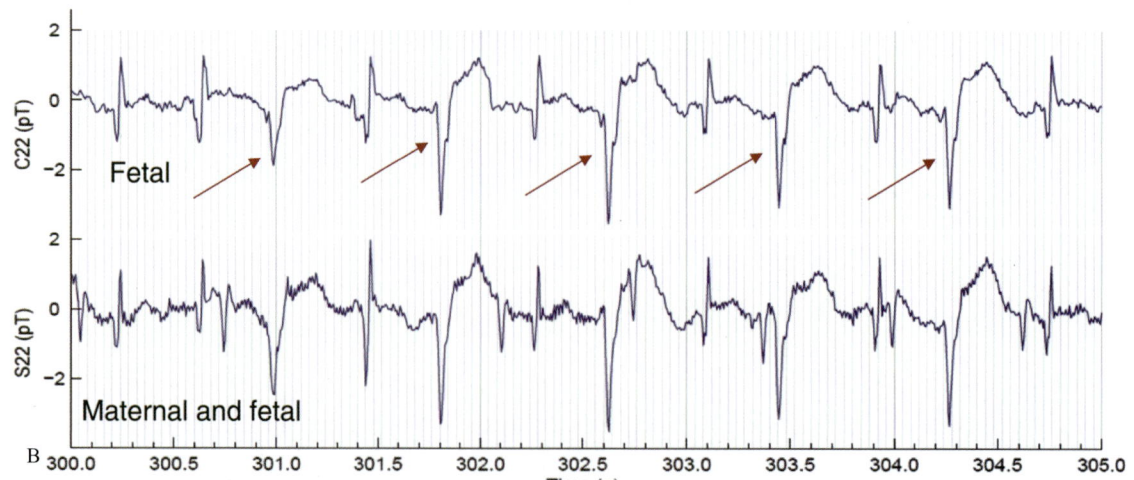

图 3.1.12 一名32周胎儿的二维图像和胎儿心磁图（fMCG），该胎儿患有左心室小室壁瘤且心律失常

A. 左心室心尖部小室壁瘤（圆圈）（LA. 左心房；LV. 左心室；RV. 右心室）。B. fMCG（图像顶部：胎儿心律；图像底部：胎儿和母体心律）显示单形性室性期前收缩（红色箭头）

行胎儿超声心动图检查的常见原因。PAC在妊娠晚期更为常见。PAC比PVC至少常见10倍。房性二联律、三联律或PAC伴未下传与胎儿SVT发作相关性可能更高。建议对PAC和PVC进行胎儿心脏评估，以评价潜在的心律失常并排除合并先天性心脏病，但很少需要治疗。如果异位起搏发生在妊娠18～24周，也应考虑进行胎儿超声心动图检查，因为通过听诊无法区分不需要治疗的异位心律与二度Ⅰ型或间歇性二度Ⅱ型房室传导阻滞（治疗可能防止进展为三度房室传导阻滞）。在房室传导阻滞、心室功能不全或扩张的情况下，PVC可能是心肌病、长QT间期综合征或心肌炎的标志。

对于简单的房性异位起搏，可以通过每周心脏听诊来确保胎儿未发展为SVT（表3.1.1）。应让父母放心，胎儿没有"心脏问题"，即使异位心律持续存在，也几乎都能在新生儿期缓解。

表3.1.1 胎儿异位起搏：大致频率、相关性及随访和管理建议

	频率	相关性	建议
房性期前收缩	占妊娠的1%～3%，更常见于妊娠晚期	通常为良性 卵圆孔膨出瘤、先天性心脏病和横纹肌瘤 约0.5%与SVT相关，与BAB相关性更高	● 对胎儿心脏的解剖、功能和节律进行评估 ● 如果频发PAC，每周由产科医师/母胎医学医师检查FHR，直到心律失常缓解为止 ● 如果出现心动过速，及时转诊至胎儿心脏病专家 ● 避免使用强心剂，如果持续存在，产后行心电图检查
室性期前收缩	相对少见，真实发病率未知	长QT间期综合征（包括自发突变） 出现房室传导阻滞、心室功能障碍或扩张时，应考虑心肌炎、感染性或免疫介导的心肌病 罕见先天性室壁瘤或憩室	● 胎儿超声心动图检查解剖、功能和节律 ● 考虑使用胎儿心磁图检查来评估长QT间期 ● 每周由产科/母胎医学医师检查FHR，直至问题解决 ● 如果出现心动过速，及时转诊至胎儿心脏病专家 ● 避免使用强心剂 ● 产后行心电图检查
阻滞性房性二联律	发病率未知	通常为良性 并发室上性心动过速的风险增加 可能被误诊为胎儿心动过缓 必须与2∶1房室传导阻滞和文氏现象相鉴别	● 胎儿超声心动图评估解剖、功能和节律 ● 每周由产科/母胎医学医师检查FHR，直至问题解决 ● 如果出现心动过速，及时转诊进行胎儿超声心动图检查 ● 避免使用强心剂 ● 如果持续存在，产后行心电图检查

注：BAB.房性期前收缩二联律伴未下传；FHR.胎儿心率；PAC.房性期前收缩

第 2 章

室上性心动过速

Stacy Ann Stratemann Killen · Frank A. Fish

引言

室上性心动过速（supraventricular tachyarrhythmias，SVT）是指胎心率≥180次/分，持续性和（或）阵发性发作。SVT可局限于心房，如房性心动过速（atrial ectopic tachycardia，AET）或心房扑动（atrial flutter，AF）。另外，SVT可能是由房室（atrioventricular，AV）结和旁路引起的心房和心室间的折返性节律产生的，如房室折返性心动过速（atrioventricular reentrant tachycardia，AVRT）和持续性交界性折返性心动过速（permanent junctional reciprocating tachycardia，PJRT）。本章将描述胎儿SVT的机制、表现和评估，胎儿SVT占妊娠的0.5%，并与胎儿发病率和死亡率相关。

评估心动过速

胎儿心动过速的超声心动图评估应使用M超（通过心房和心室）和频谱多普勒（左心室流入道和流出道，上腔静脉和升主动脉/头臂静脉和主动脉横弓，肺动脉和肺静脉），以明确心房和心室率、心房和心室收缩的关系，以及心动过速的起始和终止。通过M超判断心房和心室收缩或通过频谱多普勒的静脉和心房血流信号判断心房（A）和心室（V）收缩，类似于心电图（ECG）中的P波和R波。

胎儿的方位、活动及超声图像的分辨力会对胎儿心律评估有一定影响。当传统的M超不能同时评估心房和心室运动时，彩色M超可使主动脉流出道的多普勒信号覆盖在M超心房信号上，同时显示机械信号和血流信号（图3.2.1）。这一技术能够帮助理解心动过速期间心房和心室的关系。

超声心动图还可以评估心动过速对血流动力学的影响。脐静脉切迹、胎儿水肿和房室瓣关闭不全都是胎儿受损的标志。即使在恢复窦性心律后，多普勒频谱也可能需要数天才能恢复正常（图3.2.2）。

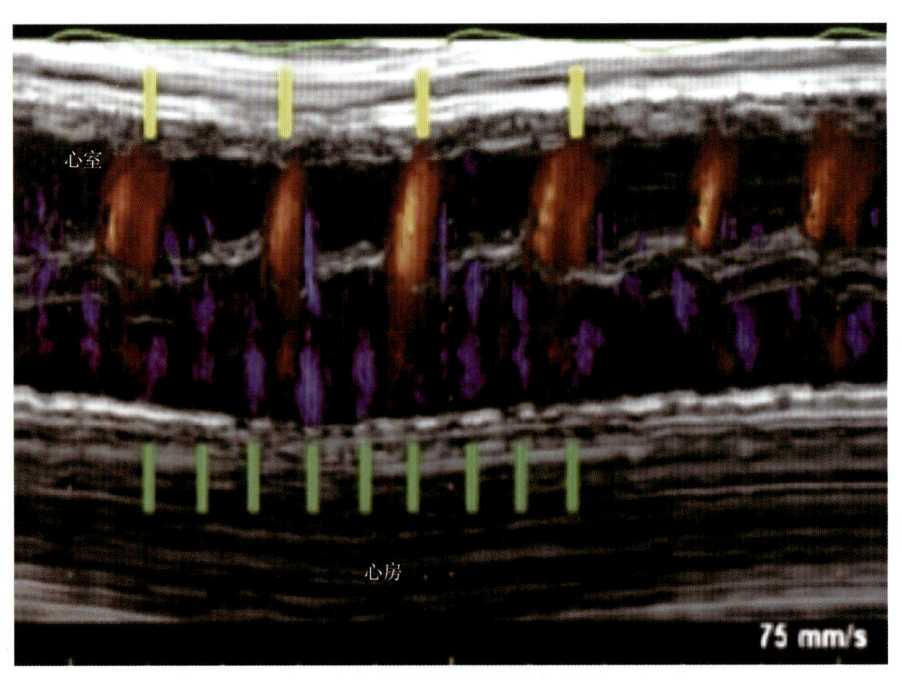

图3.2.1 心房扑动时彩色M超

心房收缩（底部，绿色箭头）的频率是心室收缩（顶部，黄色箭头）的2倍。转载自 Detterich JA，Pruetz J，Sklansky MS. Color M-mode sonography for evaluation of fetal arrhythmias. J Ultrasound Med.2012；31（10）：1681-1688.

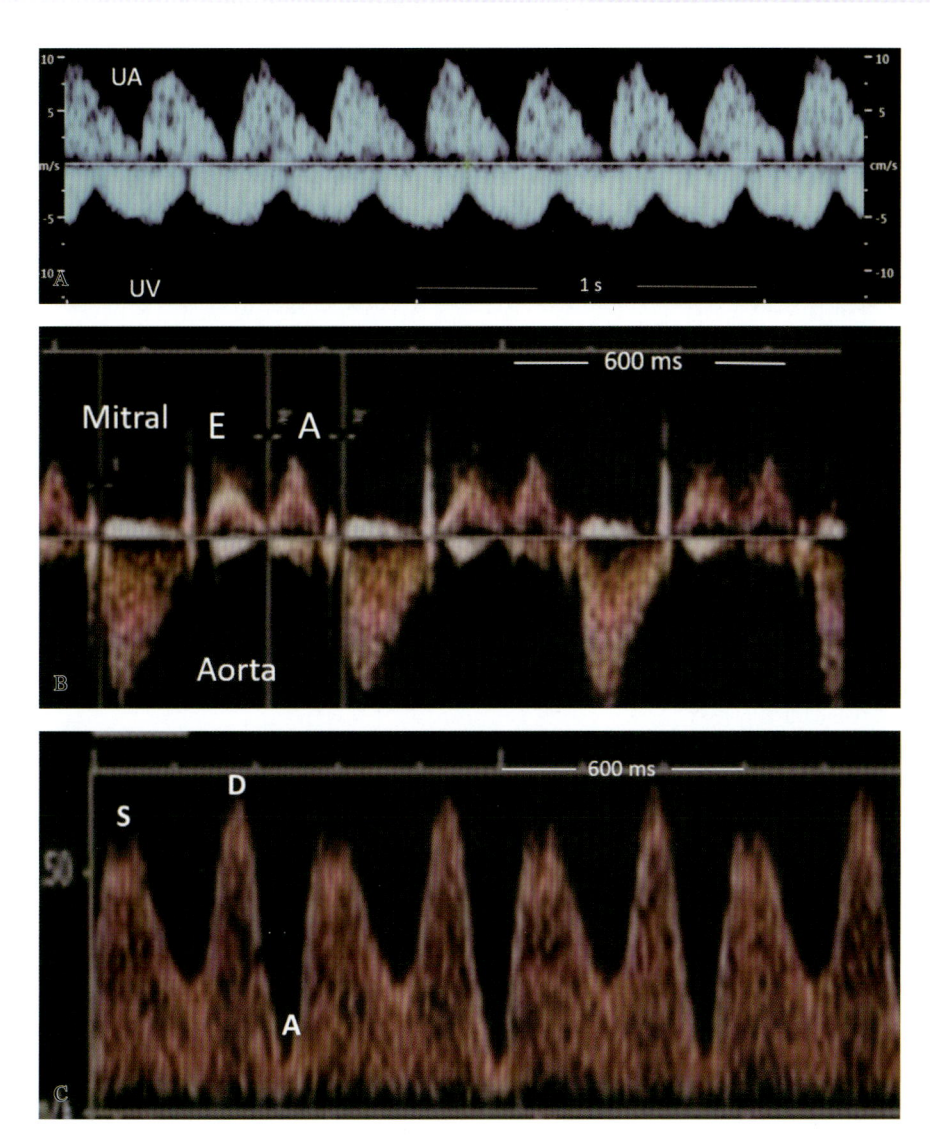

图 3.2.2 室上性心动过速（SVT）期间及之后立即进行的频谱多普勒检查结果

A. 严重水肿胎儿SVT时的脐动脉（UA，顶部）和脐静脉（UV）。注意静脉切迹和动脉舒张末期血流的减少。B. 近期从心房扑动转复为窦性心律的胎儿的二尖瓣流入道血流频谱（基线上方）/主动脉流出道血流频谱（基线下方）。二尖瓣A波的速度（通常应高于E波的速度）降低，可能是由于长时间心房扑动后心房疲劳所致。窦性心律数周后A波速度增加。该胎儿的AV间期延长（约180ms），这是抗心律失常治疗的继发性效应。C. 同一胎儿的静脉导管。A波非常接近基线。这一结果在心动过速转复后数天内得到改善。Mitral. 二尖瓣；Aorta. 主动脉

其他评估胎儿心动过速的技术包括胎儿心磁图（fetal magnetocarddiography，fMCG）和胎儿心电图，分别在第2部分第3章和第6部分第1章中有描述。

心动过速发生机制

SVT约占胎儿心律失常的10%。5%～10%的SVT与先天性心脏病有关。SVT发病率与胎龄和发生心动过速的时间比有关。有趣的是，胎儿AVRT的心动周期比新生儿的周期长（心率更慢）。AVRT（60%～70%）和AF（30%）是最常见的SVT类型。

本章将重点介绍产生SVT的4种主要机制（表3.2.1）。

表 3.2.1 胎儿室上性心动过速的病因

室上性心动过速	● 旁路传导
	房室折返性心动过速/顺向折返性心动过速
	持续性交界性折返性心动过速
	房室结折返性心动过速
	● 心房病灶
	房性心动过速
	心房扑动

1. 房室折返性心动过速（atrioventricular reentrant tachycardia，AVRT）是一种短室-房（ventriculoatrial，VA）型心动过速，涉及房室结的顺向传导和房室旁路的逆向传导。

2.持续性交界性折返性心动过速（permanent junctional reciprocating tachycardia，PJRT）是一种长VA型心动过速，是AVRT的一种类型，通过隐匿性、逆向的慢房室旁路传导。

3.房性心动过速（atrial ectopic tachycardia，AET）是另一种长VA型心动过速，其原因是心房组织自律性增强，而非传导信号折返。

4.心房扑动（atrial flutter，AF）是由心房内折返激动，与不同程度的房室传导阻滞有关。

具体是哪种机制可以通过胎儿心率以及心房和心室相应的时间关系来识别的（表3.2.2）。

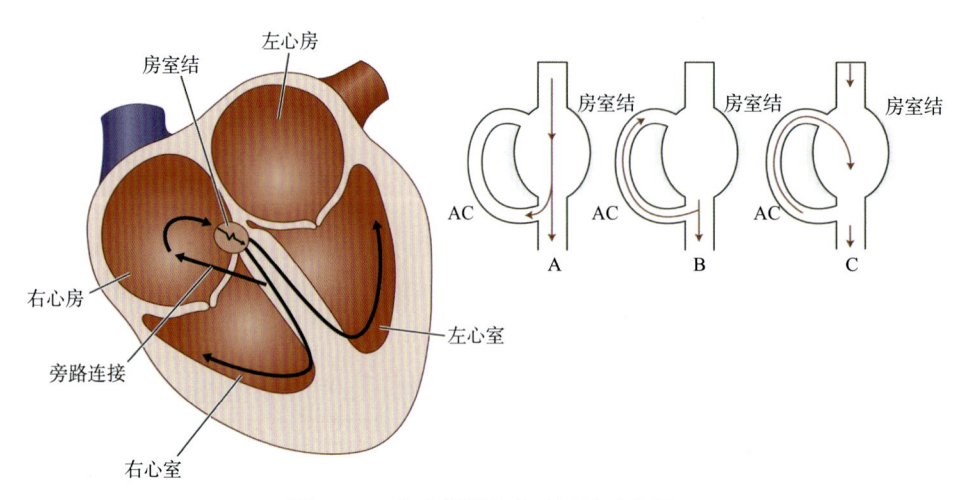

房室折返性心动过速

房室折返性心动过速（AVRT）（图3.2.3，图3.2.4）是胎儿SVT最常见的类型，可表现为突然发作（阵发性）和突然终止的心动过速。AVRT是一种折返性或往复性（这两个术语可以互换使用）心动过速，涉及心房、心室、房室结和旁路传导。AVRT中心房和心室收缩比例固定为1:1，心率210～320次/分。通常，心率变异性很小。发病通常在妊娠18～32周。AVRT典型形式为通过正常传导通路进行心室激活和通过房室旁路进行心房再激活。旁路形成一个折返环，折返的顺行-逆行传导使传导通路相延续。特征性表现是VA间期比AV间期短（"短VA"心动过速）。VA间期小于心动周期的一半，VA/AV比值＜1。心动过速的心率与房室结和旁路的相对传导特性有关。房室折返性心动过速是由触发事件诱发的，通常是房性期前收缩（premature atrial contraction，PAC），表现为突然发作，可能有反复的自限性发作或持续性心动过速。如果房室结或旁路不能传导单个冲动，折返就终止，这就是减缓房室结传导的抗心律失常药物能成功终止折返性室上性心动过速的

表3.2.2 胎儿室上性心动过速的特点

SVT类型	孕周	特征心率	AV关系	发作/终止
短VA 房室折返性心动过速/顺向折返性心动过速 房室结折返性心动过速 （更快和更晚）	＞18周	＞180次/分 （200～320次/分）	1:1 VA间期＜VV间期的一半 VA/AV比值＜1	突然发作/终止 房室结阻滞，终止于非下传性心房搏动
长VA 房性心动过速 持续性交界性折返性心动过速 （更慢和更早）	＞12周	170～220次/分	1:1但可能可变（房性心动过速） VA间期＞VV间期一半 VA/AV比值＞1	渐进性发作和 终止于不传导的下传性心室搏动（房性心动过速）
心房扑动（可变为AV传导）	＞28周	心房率300～550次/分；心室率180～240次/分	不同程度的房室传导阻滞（主要是2:1或3:1）；心室率固定/不变	

注：AV.心房-心室；SVT.室上性心动过速；VA.心室-心房；VV.心室-心室

图3.2.3 房室折返性心动过速示意图

A.沿房室结（AVN）的顺行传导。B.旁路（AC）的逆行传导。C.快速传导环路由AC向AVN再向下传导维持。改编自Jones RM.Patient Assessment in Pharmacy Practice.3rd ed.Philadelphia，PA：Wolters Kluwer；2015 and Gant L，Lebowitz D，Rosario J，Vera A.Step-Up to USMLE Step 2 CK.5th ed.Philadelphia，PA：Wolters Kluwer；2019.

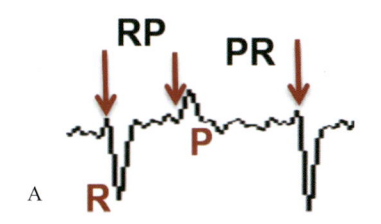

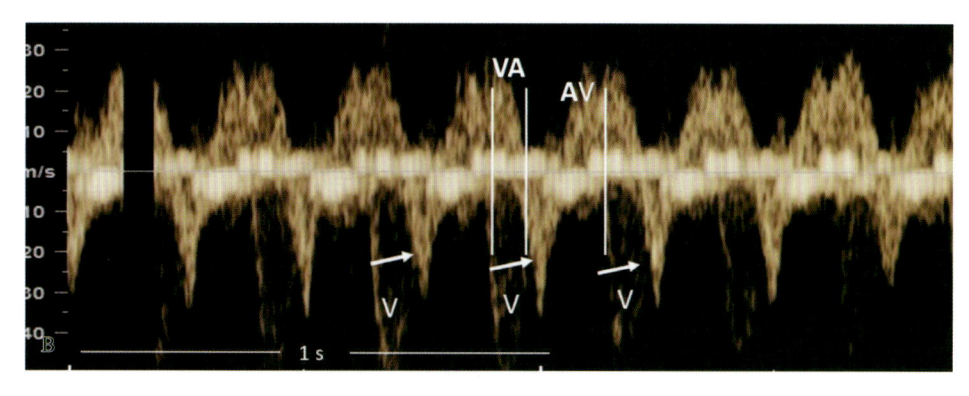

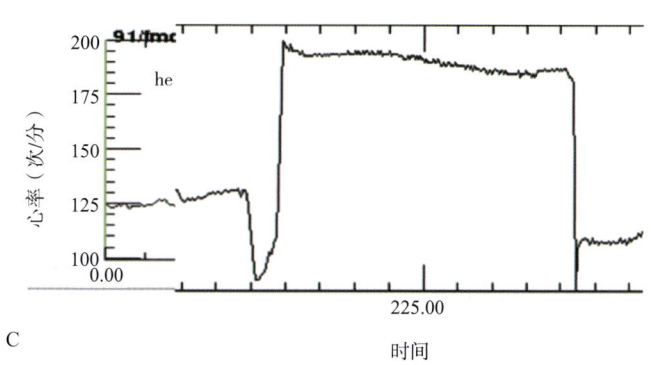

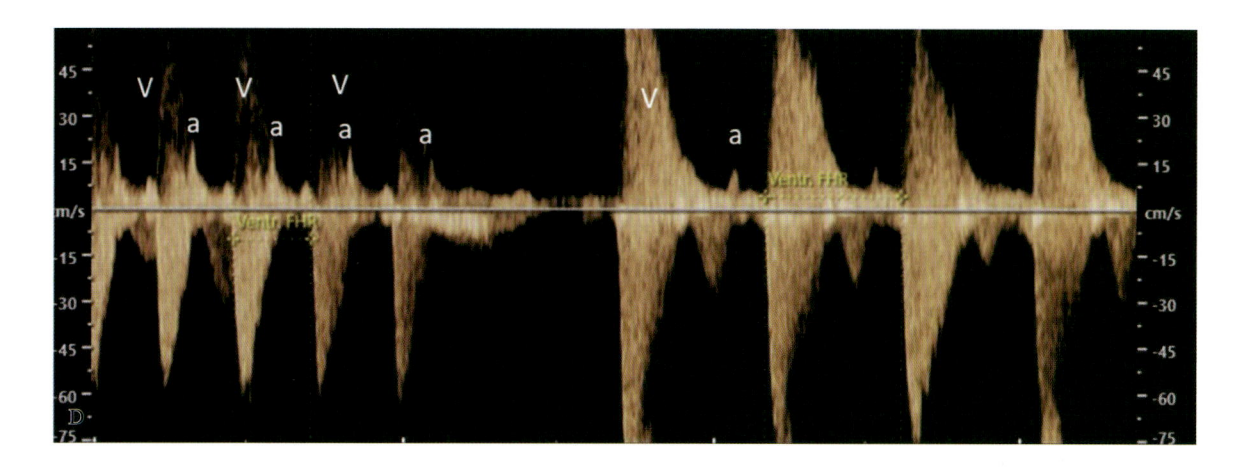

第2章 室上性心动过速

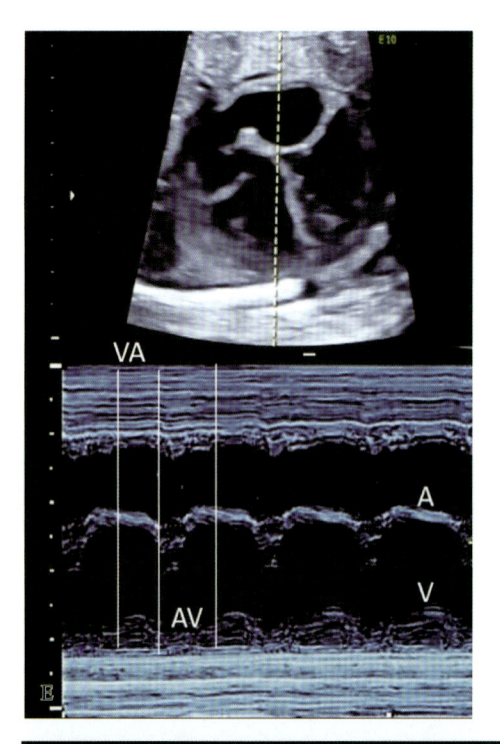

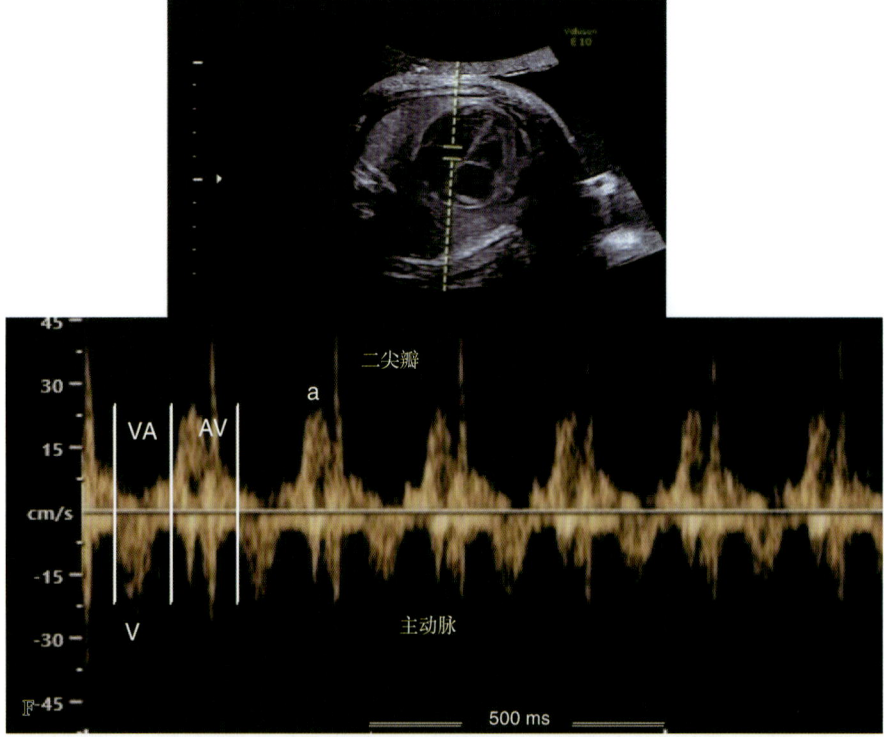

图3.2.4 短RP（室房间期，VA）心动过速节律描记和多普勒图像

A.心电图上的（电学）RP间期对应频谱多普勒上（机械）VA间期（B）。B.上腔静脉/主动脉（SVC/Ao）频谱多普勒。心房事件由SVC反向血流（箭头，基线下方）表示，心室事件由主动脉流出道血流（V，基线上方）表示。注意VA间期比AV间期短。C.折返性心动过速机制的特征。心动过速突然发作，突然终止。D.SVC/Ao频谱多普勒显示AVRT终止后窦性心律恢复。最后一次搏动为未下传的心房搏动（a），表明心动过速在房室（AV）结处受阻。这一发现排除了自律性房性心动过速（房性异位心动过速）的可能性。E.短VA间期心动过速的M型超声心动图，显示了VA和AV间期。F.用二尖瓣流入道/主动脉流出道血流计算短VA间期心动过速的VA间期和AV间期。AV.房室间期；A.心房收缩

原因。

心房扑动

心房扑动（AF）（图3.2.5，图3.2.6）是第二常见的SVT类型，通常在妊娠28周后出现。在胎儿中，AF被认为是由心房内折返引起的。约70%的AF也有旁路传导。AVRT和AF交替发生的机制尚不清楚，但在没有潜在的心脏疾病情况下，它被认为是由于心动过速时心房易损性增加、心房过早去极化导致的。这就解释了为什么在某些情况下，阻断房室结的药物可以防止AF的复发。

房扑发作通常由房性期前收缩触发和终止。由于房室结内不同程度的传导阻滞（主要是2:1房室传导阻滞），心房率通常在300～500次/分，而心室率较低，为150～250次/分。房扑还可能与心肌炎、先天性心脏病（20%～30%）和免疫介导的心脏传导阻滞/心肌炎相关。

持续性交界性折返性心动过速

持续性交界性折返性心动过速（permanent junctional reciprocating tachycardia，PJRT）（图3.2.7）是一种更罕见的折返性SVT类型，它通过旁路发生，具有缓慢的逆行传导特性。PJRT是一种长VA心动过速之一，其VA间期超过心动周期长度的一半，且VA/AV比值＞1（图3.2.8）。PJRT不同于其他长VA心动过速，例如心房异位性心动过速（AET）（图3.2.9），因为后者具有自发性而非折返性机制。PJRT的心动过速相对较慢（170～220次/分），容易引起折返现象的持续和心动过速的复发。因为房室结参与折返环路，所以PJRT以心房搏动开始并以心房搏动结束（图3.2.8E）。长VA SVT可能在妊娠早期即12周时发生。由于长VA心动过速的心率较慢，且在心室舒张期存在心房收缩，所以不太可能引起水肿。尽管如此，由于它们通常是持续性的，因

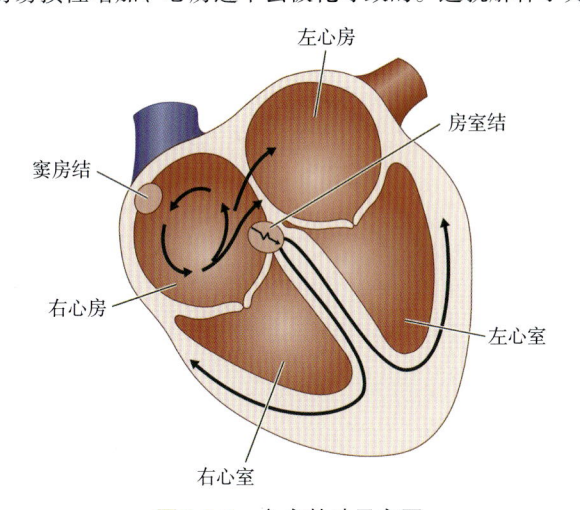

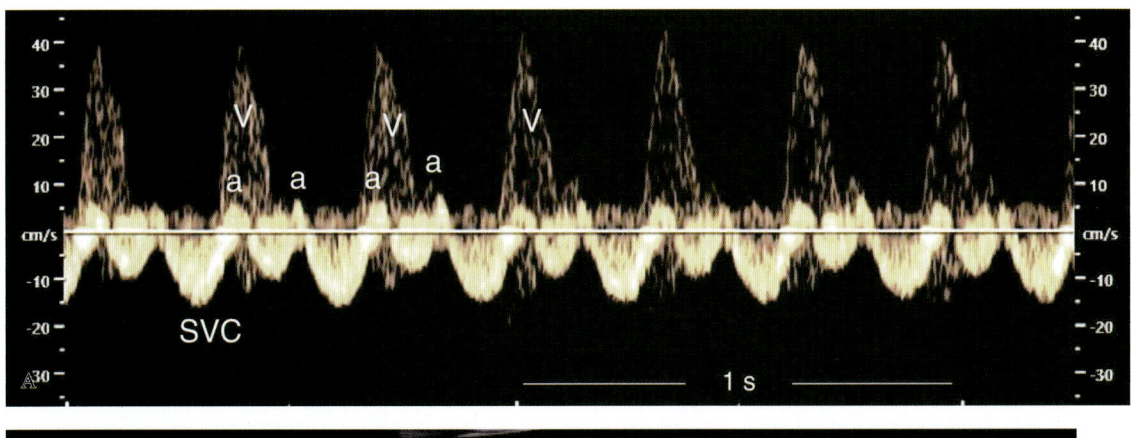

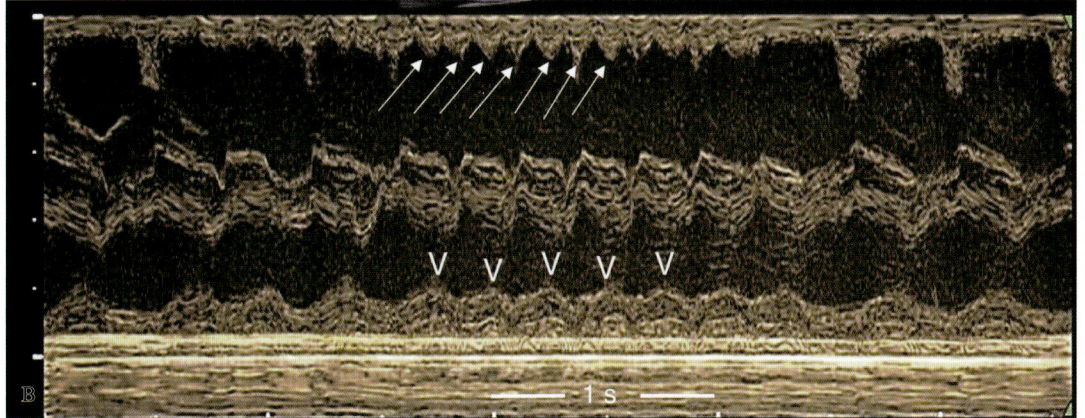

图3.2.5　心房扑动示意图
右心房的循环箭头表示心房内的折返。改编自 Jones RM.Patient Assessment in Pharmacy Practice.3rd ed.Philadelphia，PA：Wolters Kluwer；2015.

图 3.2.6 心房扑动

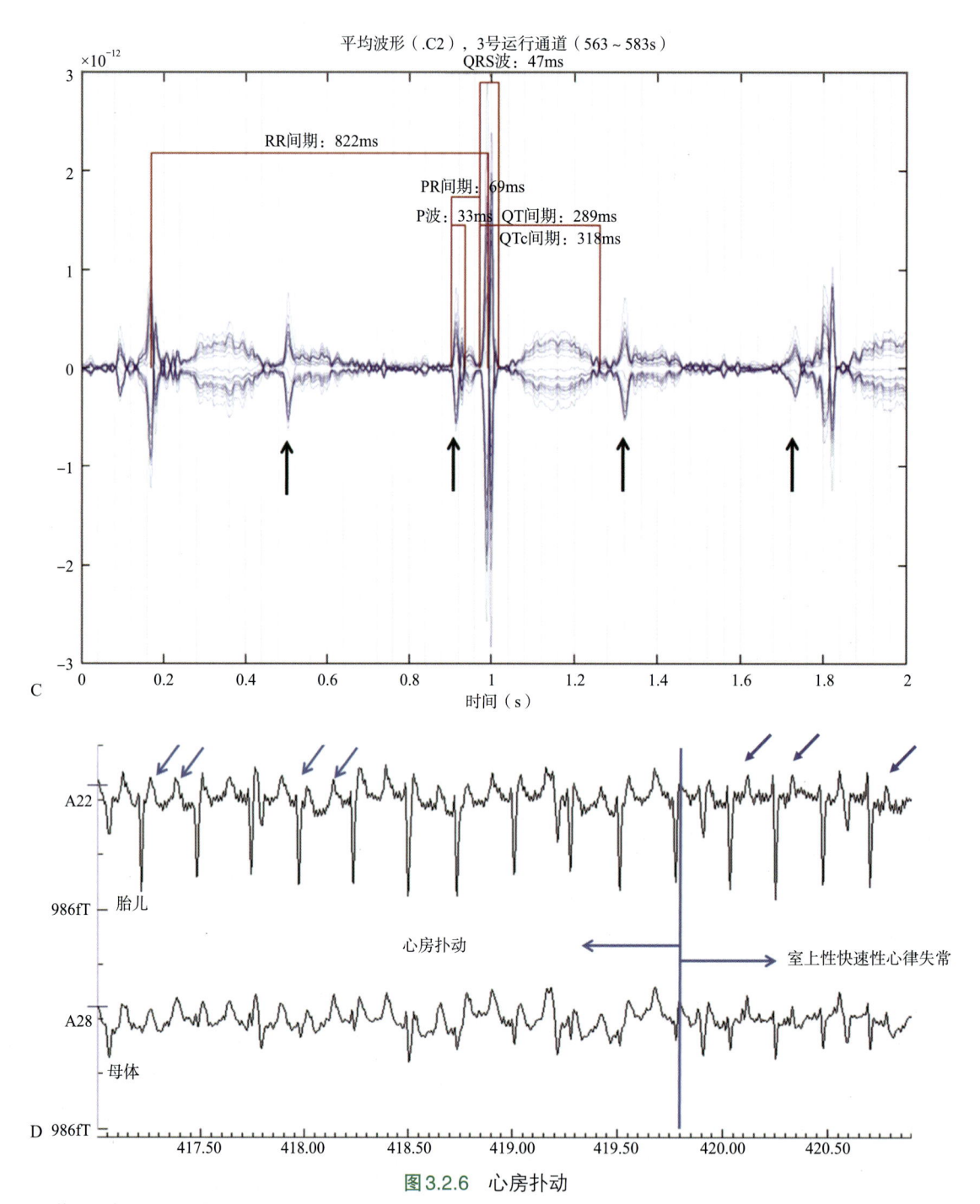

A.2∶1传导的房扑中上腔静脉/主动脉（superior venae cava/Aorta，SVC/Ao）频谱多普勒。心房收缩（a）用基线上方的上腔静脉反向血流表示，心室收缩（V）由主动脉流出道血流表示，也位于基线上方。B.胎儿阵发性房扑的心房、心室M超。心房快速收缩，是心室率（V）的2倍左右。C.心房扑动的胎儿信号平均心磁图。D.对同时伴有心房扑动和房室折返性心动过速的胎儿进行连续节律追踪。在图B～D中，箭头显示心房收缩（或fMCG上的P波）

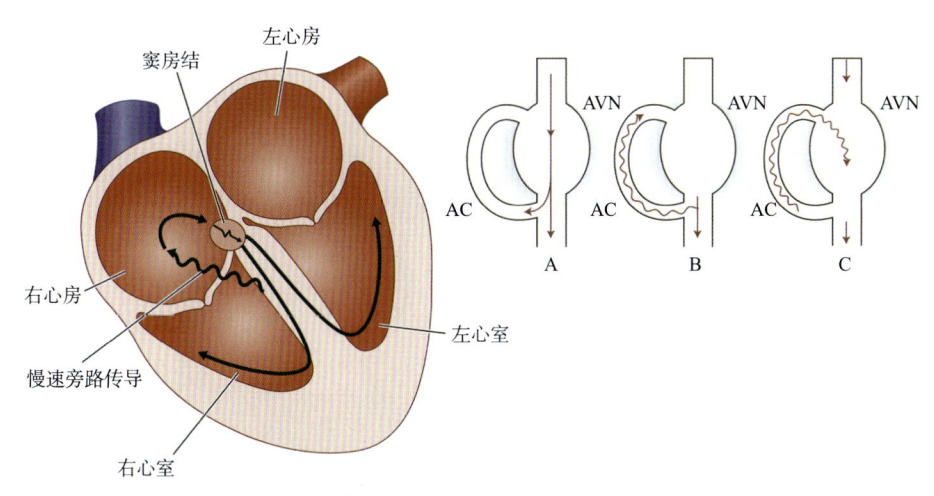

图 3.2.7 持续性交界性折返性心动过速示意图

A.经房室结（AVN）顺行向下传导；B.经旁路（AC）逆向传导；C.由从 AC 向 AVN 下传和经 AV 回传所维持的快速传导环路。AVN.房室结；AC.旁路。改编自 Jones RM.Patient Assessment in Pharmacy Practice.3rd ed.Philadelphia，PA：Wolters Kluwer；2015 及 Gant L，Lebowitz D，Rosario J，Vera A.Step-Up to USMLE Step 2 CK.5th ed.Philadelphia，PA：Wolters Kluwer；2019.

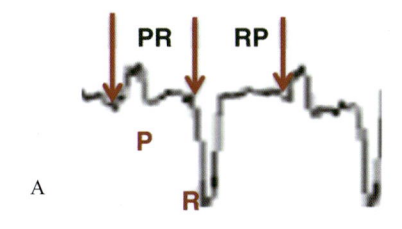

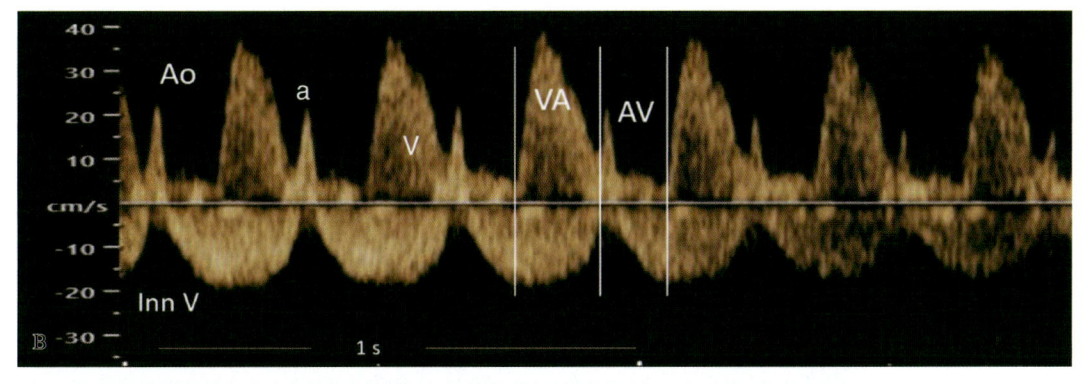

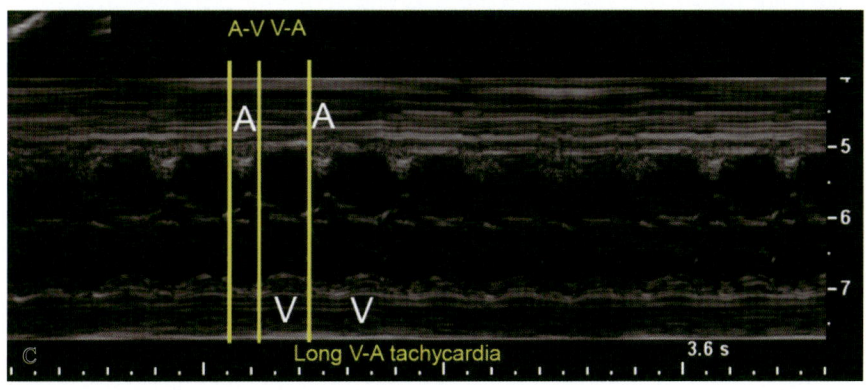

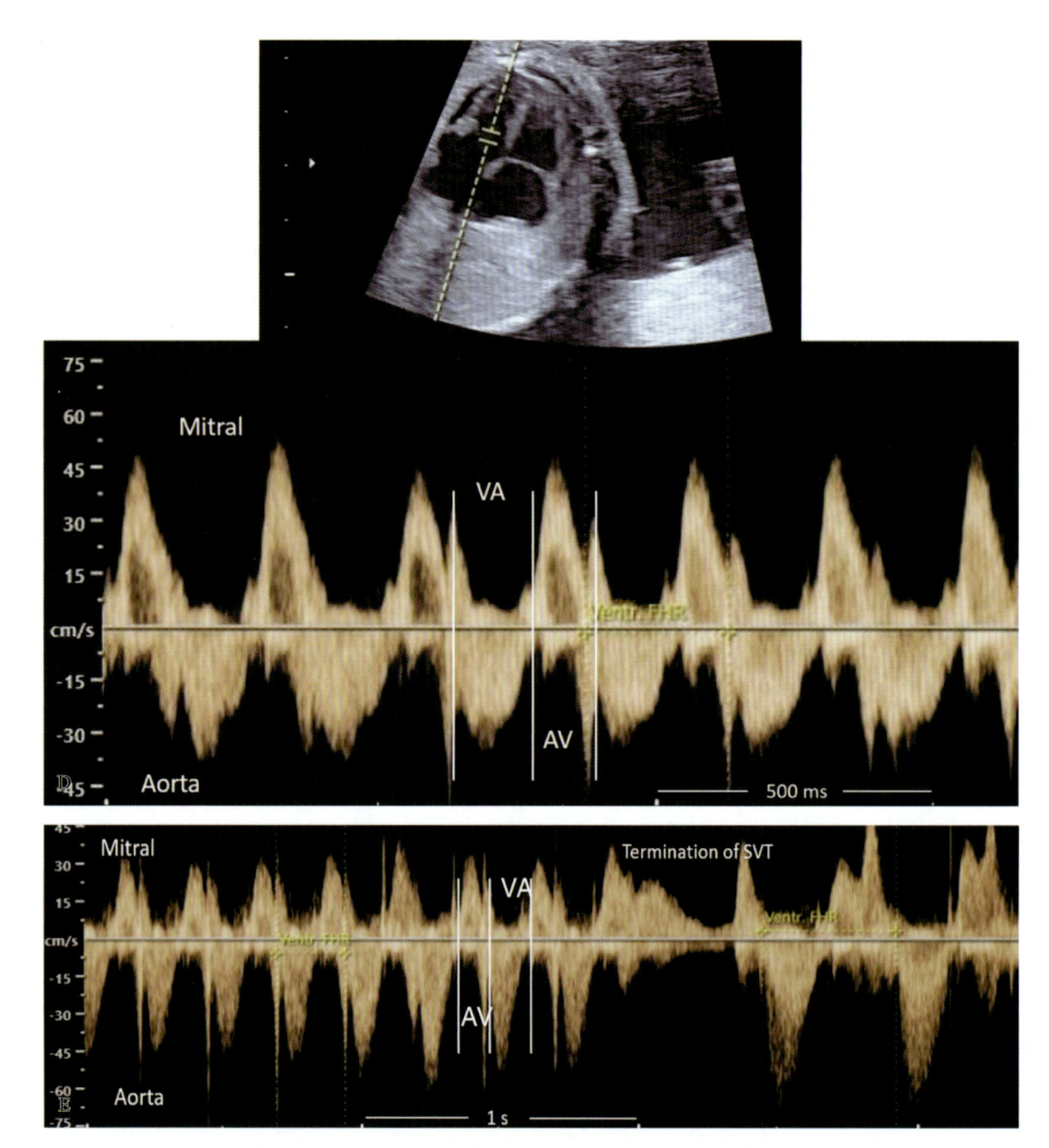

图3.2.8　长VA心动过速的心电图和超声心动图表现

A.心电图上的RP间期对应于多普勒VA间期。B.头臂静脉/主动脉（Ao）频谱多普勒。心房事件由头臂静脉中的逆向血流表示（A，基线上方），心室事件由主动脉流出表示（V，基线上方）。请注意，VA间期＞AV间期。C.长VA心动过速的M型超声心动图，显示了VA间期和AV间期。D.长VA心动过速的典型胎儿心率描记图。E.心动过速（左侧前7个搏动）以一个心房收缩终止，随后恢复窦性心律。这是房室结参与的心动过速的典型表现。PR.PR间期；RP.RP间期；P.P波；R.R波；Ao.主动脉；Inn V.头臂静脉；VA.室房间期；AV.房室间期；Long V-A tachycardia.长VA心动过速；Mitral.二尖瓣；Aorta.主动脉；Termination of SVT.SVT终止

此容易导致心室功能下降。

房性心动过速

房性心动过速（atrial ectopic tachycardia，AET）（图3.2.9，图3.2.10）通常源于非窦房结心房起搏点，心率超过了窦房结的节律。心房率可能有所变化，但在短时间内往往呈现出持续、单调的节律特点。这种SVT可能表现出多变的房室传导，这取决于心房率和房室结的传导特性。心室率通常介于170～220次/分，并在心动过速的起始和终止时逐渐加快和减慢。由于房室结不参与心动过速的环路，AET通常以一个心室收缩结束（图3.2.8E，图3.2.10B）。

区分AET和PJRT可能具有挑战性，Gozar及其同事介绍了在进行超声检查时轻度增加腹压来引发迷走神经反应的方法。在AET中，这种操作导致心率逐渐下降或

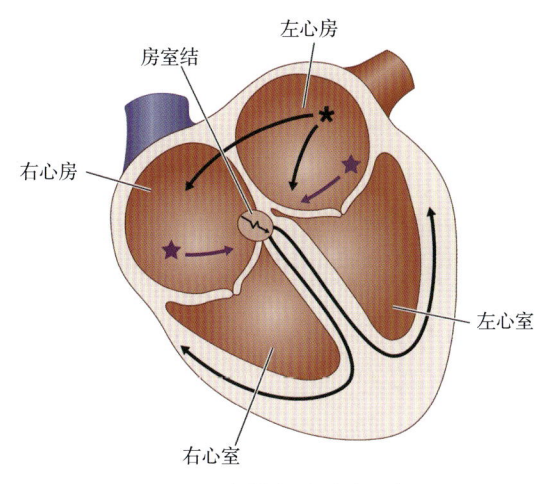

图 3.2.9 房性心动过速示意图

图中星号标记了左心房和右心房中异位的心房起搏点，这些起搏点引发心动过速的起始点。

改编自 Jones RM.Patient Assessment in Pharmacy Practice.3rd ed.Philadelphia，PA: Wolters Kluwer；2015.

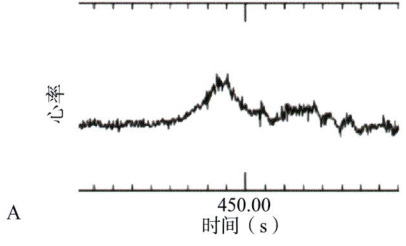

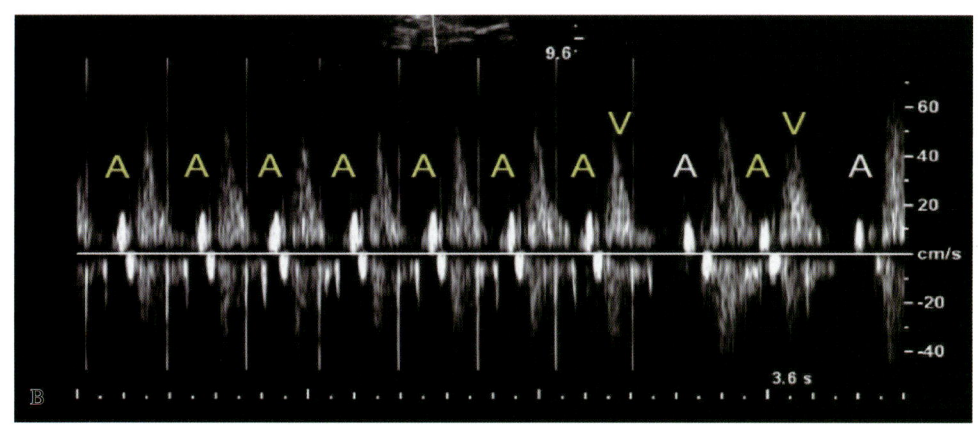

图 3.2.10 房性心动过速（AET）特征表现

A.自发性心动过速开始和终止时的胎心率描记图。与折返机制不同，这种心动过速的起始和终止较为缓慢。这种机制是AET（一种长VA）的典型特征。B.AET的典型终止表现。心动过速的最后一次搏动是心室搏动（V），因此，这种心动过速在环路中不需要房室结参与，与房室折返性心动过速的环路不同。A.心房搏动

心房收缩受阻。而在PJRT的胎儿中，则不会出现这种情况。图3.2.11描述了胎儿SVT的诊断思路。

心动过速的预后

成功将胎儿SVT（详见第4部分第1章）转复为窦性心律，保胎至足月经阴道分娩，这应是当前的治疗目标。然而，要强调的是，即使在宫内控制成功，SVT也可能在出生后复发。似乎很少有产前预测指标能够预测SVT的产后复发情况。Moodley等的一项研究表明，约2/3的SVT胎儿出现出生后心动过速，通常在出生后48h内发生。44%的产前转复为窦性心律的胎儿在出生后表现出SVT。Hinkle等发现在他们的队列中，SVT的产后复发率为61%，出生后室上性心动过速发生率与胎儿期诊断室上性心动过速的孕周较晚（中位EGA 30周 vs 27.5周，$P=0.006$）之间存在显著相关性。Strasburger等报道，50%的SVT胎儿在出生后不需要抗心律失常治疗；令人鼓舞的是，到1岁时，更多患儿不再需要药物治疗。SVT复发的易感性降低似乎部分与AV旁路电生

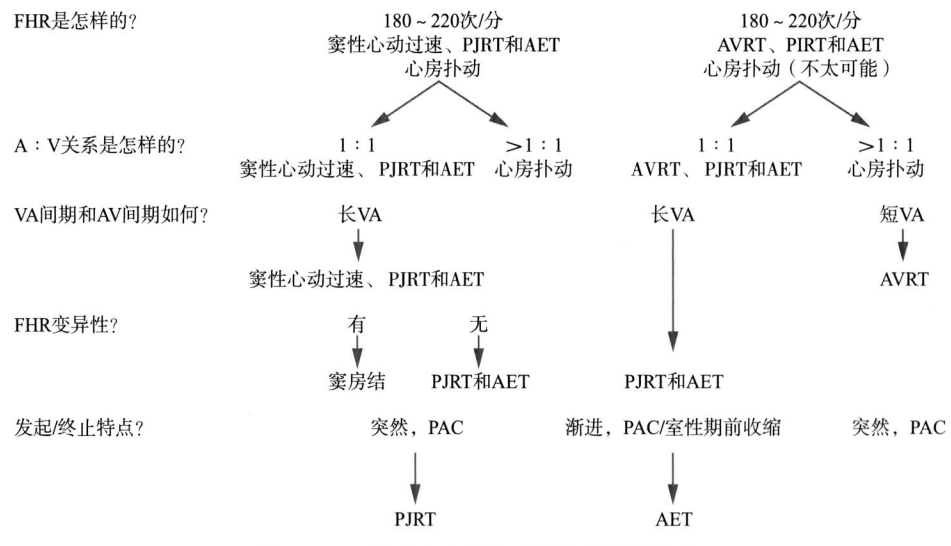

图3.2.11 胎儿室上性心动过速的诊断思路

PJRT.持续性交界性折返性心动过速；AET.房性心动过速；AVRT.房室折返性心动过速；PAC.房性期前收缩；VA.室房间期；AV.房室间期；A.心房搏动；V.心室搏动；FHR.胎心率

理特性的发育变化有关。

出生后，心房扑动发生的可能性低于折返性SVT；一旦建立窦性心律，在没有先天性心脏病的情况下，房扑动的复发并不常见。然而，一些出生后出现AVRT的儿童在宫内时曾出现过AF。只有一小部分（约10%）心动过速的胎儿在产后被发现患有Wolff-Parkinson-White综合征（WPW综合征）/预激综合征。在宫内接受SVT治疗的胎儿分娩后，根据心电图和远程/动态心电图监测重新评估心动过速的机制非常重要。因SVT导致充血性心力衰竭（congestive heart failure，CHF）的胎儿通常是由于多次SVT发作，且发作时的心动周期相对较长（心率较慢）所致，而新生儿在出生后出现CHF则通常是由于持续的心动过速发作时心动周期相对较短（心率较快）所致。如果患儿以窦性心律出生，这可能对是否需要治疗及选择何种治疗方式有重要影响。需要考虑的因素包括是否存在预激现象、肠内治疗的可行性及是否能够直接监测新生儿药物不良反应或药物过量反应。最后，如果出生时存在窦性心律，应持续进行心脏监测以观察心律失常的复发情况，监测时间应足够长，以便排除经胎盘传递的抗心律失常药物的影响（通常为3～4d）。可以教给父母评估婴儿心率并识别心动过速复发的方法。动态心电图监测有助于评估听诊未察觉到的短暂SVT发作。出生后通过食管调搏进行评估可以帮助明确诊断，也可以识别出胎儿期或出生后患有心房扑动的婴儿，这些婴儿也可能存在AVRT的风险。

小结

尽管胎儿室上性心动过速（supraventricular tachyarrhythmias，SVT）可能导致宫内胎儿死亡和围生期发病，但在当前，由于心律失常的准确检测、正确及时的诊断及治疗方法的广泛应用，预后正在得到改善。即使是水肿胎儿，在采用第4部分第1章描述的经胎盘抗心律失常疗法后，当前也有超过80%的成功率。

第3章

室性心动过速

Sally-Ann Barker Clur · Lisa K. Hornberger · Arja Suzanne Vink · Nico A. Blom

引言

室性心动过速（ventricular tachycardia，VT）是一种罕见疾病，仅占胎儿心律失常的1%～8%，且仅占胎儿心动过速的1%～2%。当连续出现3个或更多心室异位（ventricular ectopic，VE）激动，且心室率增加到170～300次/分的范围时，即可诊断为VT。VT发生时，可能出现房室（AV）分离，导致心房率低于心室率，但也可能因心室向心房逆向传导而出现VA关联，从而导致心室率和心房率相等（图3.3.1）。

胎儿VT较为罕见，但出于多种原因，早期诊断及干预治疗VT至关重要。首先，如果VT持续存在，可能会导致宫内心功能不全、非免疫性胎儿水肿和胎儿死亡。其次，将VT误诊为室上性心动过速（supraventricular tachycardia，SVT）可能导致药物使用不当，进而使心律失常加重、心功能恶化，甚至导致胎儿死亡。另一方面，适当的治疗可以恢复窦性心律、缓解胎儿水肿，并延长妊娠至足月。最后，VT的预后、病因和结局与SVT不同。

病因与机制

目前我们对胎儿VT的大部分了解来源于产前病例报道和小型病例系列研究，或根据新生儿数据推测得出。VT的发病机制包括心室复极时间延长、异常兴奋灶或折返环路。根据12导联心电图特征，VT大致可分为单形性VT和多形性VT两类（图3.3.2）。长QT间期综合征（the signature rhythm of long QT syndrome，LQTS）的典型心律形式是一种多形性VT，称为尖端扭转型室

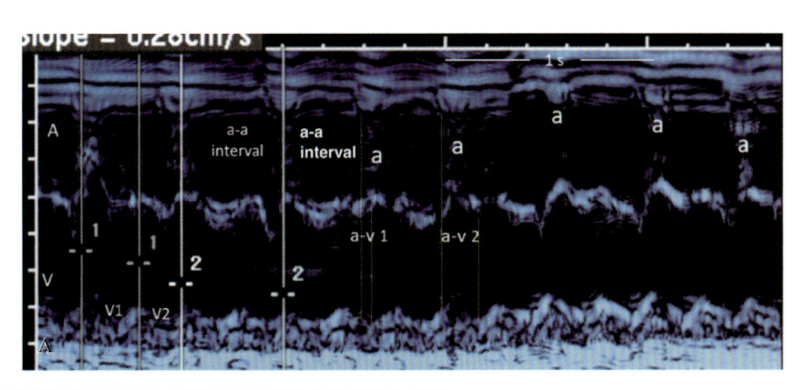

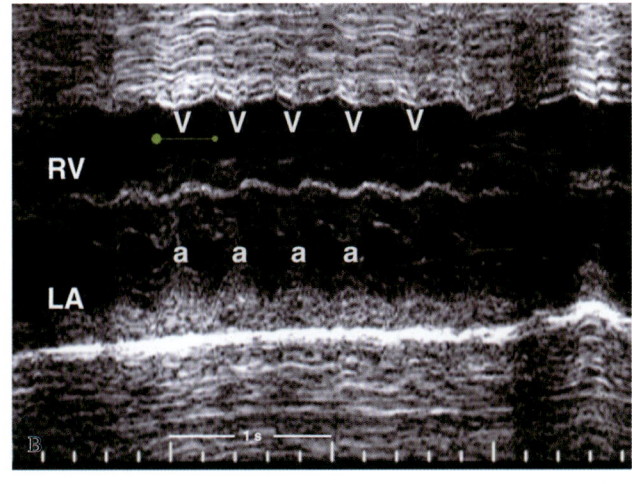

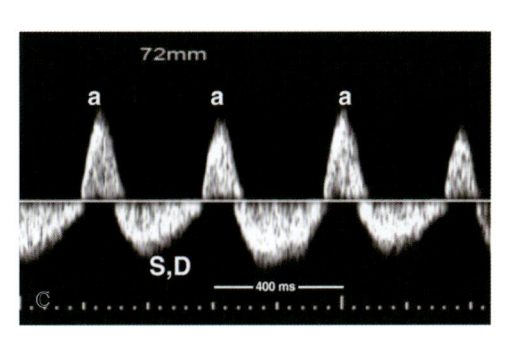

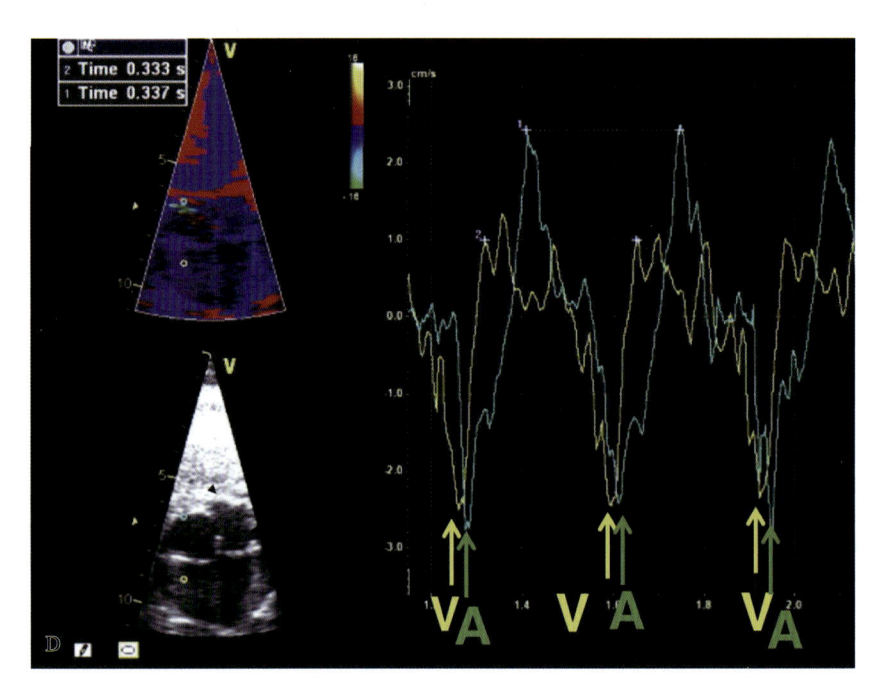

图 3.3.1　胎儿室性心动过速（VT）描记图，突出显示 VT 期间的心房-心室（A-V）关系

A. 一名 32 周 VT 胎儿的 M 型超声心动图，心率为 260～280 次/分。同时显示心房（a，上方）和心室（V，下方）的 M 型超声心动图。心室率约为 260 次/分，心房率约为 120 次/分。有时 VV（V$_1$、V$_2$）和 aa 间期与 av（av$_1$、av$_2$，黄线）间期一样不规则。这种变化是 VT 伴有 VA 分离的典型表现。B～D：37 周 VT 胎儿的 M 型超声心动图，心率为 170～180 次/分。B.M 型超声心动图显示 1∶1 的 AV 关系。此时，无法区分 VT 和室上性心动过速。C.在此心率下，下腔静脉多普勒图显示出深大且持续的反向 A 波（基线上方）。这是由于逆行 VA 传导导致心房收缩发生在心室收缩末期，使得心房在房室瓣关闭时收缩。这些发现提示 VT 的诊断。D.组织多普勒成像显示逆行 VA 传导。interval. 间期

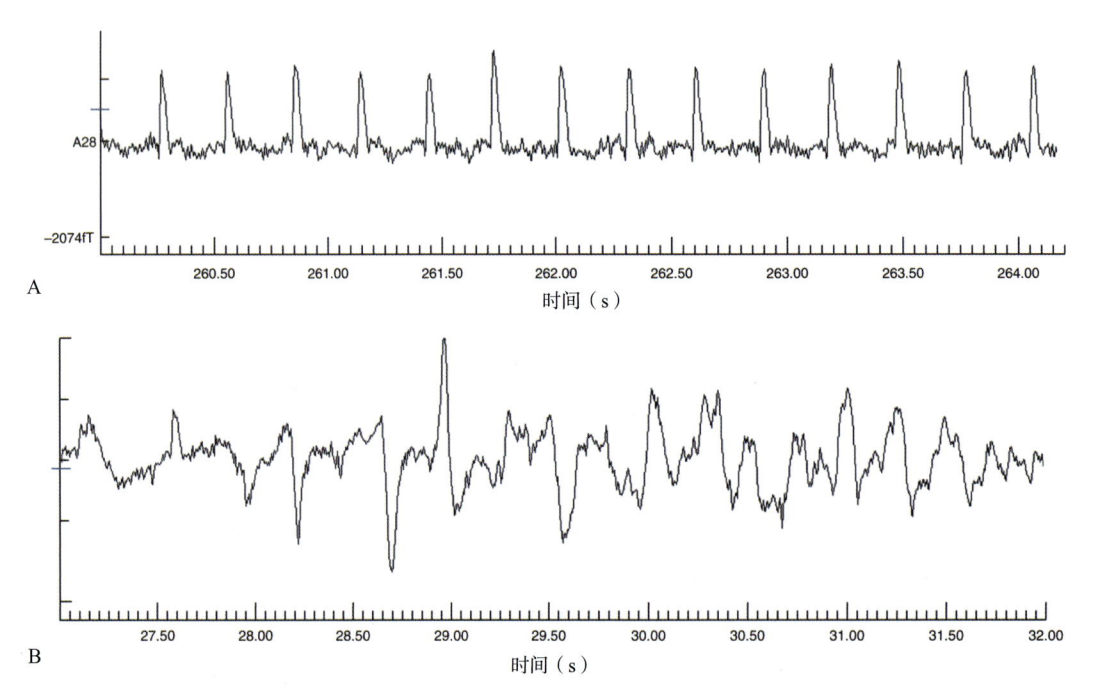

图 3.3.2　胎儿室性心动过速（VT）心磁图心律描记图

A.一名 25 周胎儿，发生单形性 VT，心率约为 212 次/分。宽 QRS 波（QRS 间期延长）是 VT 的典型表现，但也可见于逆行性室上性心动过速。B.一名 32 周胎儿，发生尖端扭转型室性心动过速，这是一种多形性 VT，表现为"围绕等电位线扭转"

性心动过速（torsades de pointes，TdP）。VT可能发生在无结构性心脏病或功能性心脏病的情况下。VT也可能与心肌疾病（包括心肌炎、心肌病和动脉瘤）、心脏内肿瘤（如纤维瘤和横纹肌瘤）、心肌缺血或除LQTS外的其他遗传性离子通道病有关，详见第1部分第3章和第3部分第6章。VT还可能是特发性的。

胎儿VT的诊断

除了通过胎儿超声心动图排除明显的原发性结构或功能性心脏畸形外，胎儿室性心动过速评估的第一步还应包括询问家族史，以提示是否存在遗传性心律失常或心肌疾病，包括宫内或新生儿期意外死亡。采集父母的12导联心电图可能有助于诊断。此外，还应考虑母体感染，特别是病毒感染，以及对母体自身抗体（抗SSA/Ro和抗SSB/La）进行额外检测，以评估是否存在心肌炎，后者包括自身免疫介导的胎儿心肌疾病。

胎儿室性心动过速的诊断依赖于M型超声心动图、组织多普勒和频谱多普勒的独有特征。这些特征包括：①变化的AV和VA间期；②AV分离，心房率低于心室率；③心室收缩不同步；④在慢速室性心动过速（<200次/分）的情况下，间歇性逆行VA传导。下面将对这些特征进行描述。由于房室分离，AV和VA间期会发生变化，这些变化可以通过M型超声心动图和频谱多普勒观察到（图3.3.1A）。这些变化的间期与SVT的非常规则的AV和VA间期不同。在VT中，心房率可能低于心室率，如图3.3.3所示，一名胎儿同时出现室性二联律和VT。如图3.3.4所示，从体静脉的脉冲多普勒描记图中也可以推断出房室分离，且VT胎儿的反向A波无明显规律。

心室收缩不同步是指一个心室会先于另一个心室收缩，而不是几乎同时收缩（窦性心律时）。可以通过同时对主动脉峡部（aortic isthmus，AoI）和动脉导管（arterial duct，AD）进行频谱多普勒检测来发现心室收缩不同步（图3.3.5）。如果右心室先于左心室开始收缩，AD波形将先于AoI波形出现。此外，AoI中也可能出现搏动和短暂的反向血流（图3.3.5A）。另一方面，如果左心室首先开始收缩，则AoI波形将先于AD波形出现（图3.3.5B）。

"慢速"VT（≤约200次/分）的一个独特特征是会出现逆行V-A传导。在逆行V-A传导期间，心房率和心室率相同，且静脉导管内的血流反向明显且规律（图3.3.1B～D）。这一发现使得区分具有逆行VA传导的VT与SVT变得困难，但通常SVT的心率更快。

总之，VT通常会伴有房室分离。当VT的心率"较

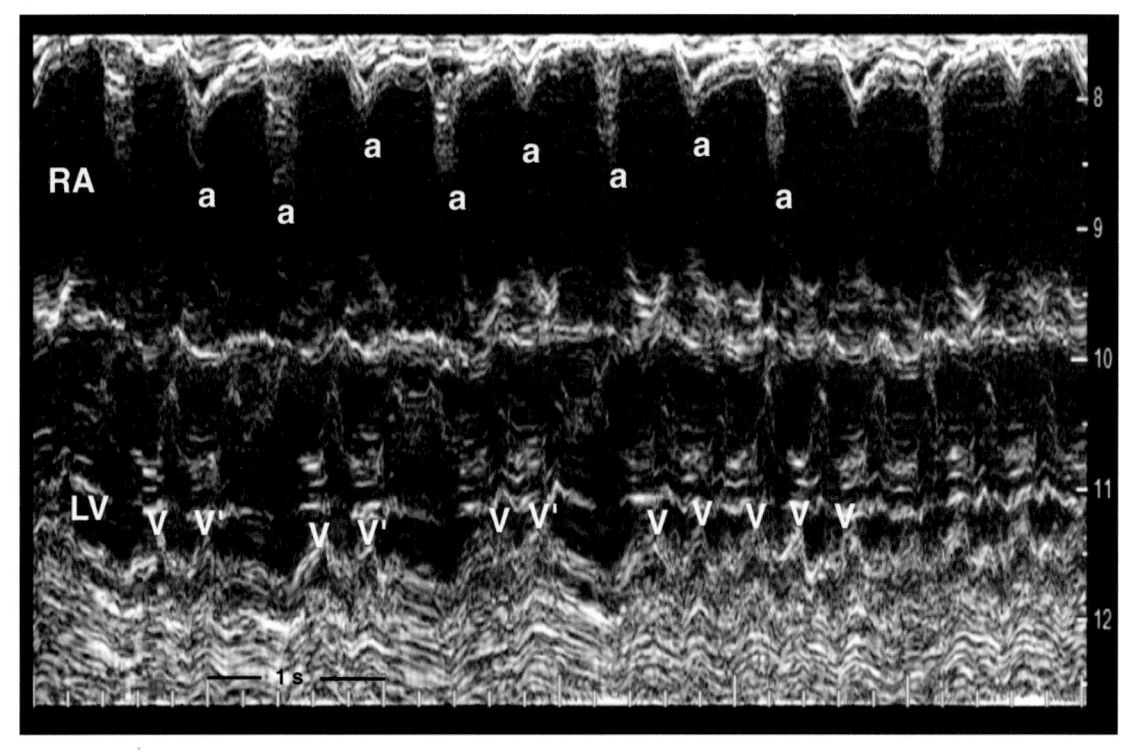

图3.3.3 32周胎儿，患有特发性室性心动过速

通过M型超声心动图发现，心房（a）率恒定在140～150次/分。最初出现室性二联律（V'），随后出现室性心动过速，心室率>200次/分，并伴有房室分离。V.心室收缩

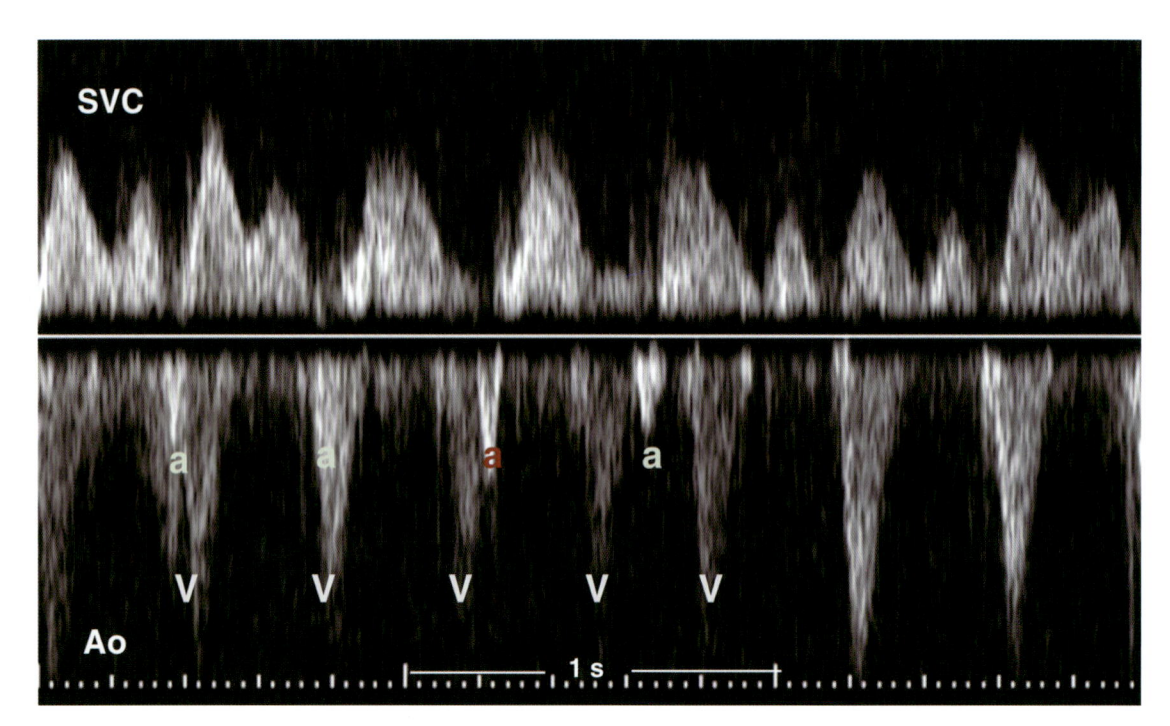

图3.3.4 慢速室性心动过速（180～200次/分）胎儿的频谱多普勒描记图

描记图来自上腔静脉（SVC，上方）和主动脉（V，下方）。SVC中的反向血流表示心房收缩，位于基线以下（a）。心室率略快于心房率，房室关系不断变化，且心房收缩处于心室收缩期时可见明显的A波反向（红色"a"），表明存在房室分离

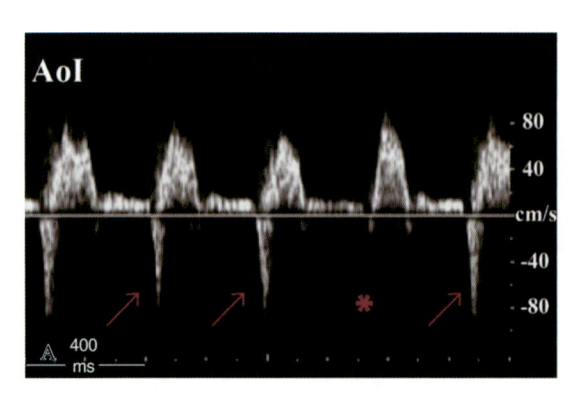

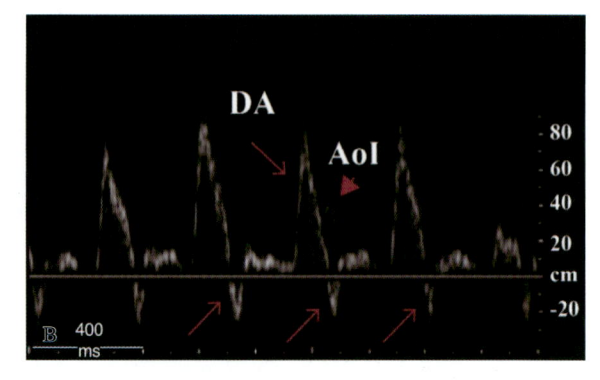

图3.3.5 室性快速性心律胎儿，心室不同步

A.主动脉峡部（AoI）的流速曲线。深大反向波（箭头）先于正向收缩波形出现，表明右心室较早收缩，导致收缩波更宽（180ms）。在第四个心动周期中"*"表示融合搏动时的血流动力学效应，也就是右心室和左心室收缩同步，并且收缩早期反向波消失。B.动脉导管（DA）的流速曲线显示深大收缩末期反向波（下方箭头）；在第三个心动周期的背景中记录到主动脉峡部（箭头）收缩晚期的正向多普勒波形，这是左心室延迟去极化导致动脉导管反向波延迟的结果。改编自 Fouron JC，McNeal-Davidson A，Abadir S，et al.Prenatal diagnosis and prognosis of accelerated idioventricular rhythm.Ultrasound Obstet Gynecol.2017；50（5）：624-631.

慢"时，逆行VA传导可能导致心房率和心室率相等。由于多形性VT通常比单形性VT心率更快，因此通常会出现房室分离。超声心动图可根据多形性VT的表现区分多形性和单形性VT，包括：①与功能性二度房室传导阻滞伴2:1传导同时发生；②心室率不规则且峰值收缩期流速逐渐减小（图3.3.6）。单形性VT的心室率和峰值收缩期流速保持一致且规律（图3.3.7A），而不规则心动过速的发作伴有峰值流速变化（图3.3.7B），则提示多形性VT。

VT的后遗症是心脏功能障碍，这些功能障碍也可以通过超声心动图进行评估。具体来说包括二尖瓣和三尖瓣关闭不全、心脏增大、心室收缩功能减低或应变异常、心包或胸腔积液、腹水、皮肤和胎盘水肿等，均表明长期室性心动过速导致的严重心脏功能障碍。

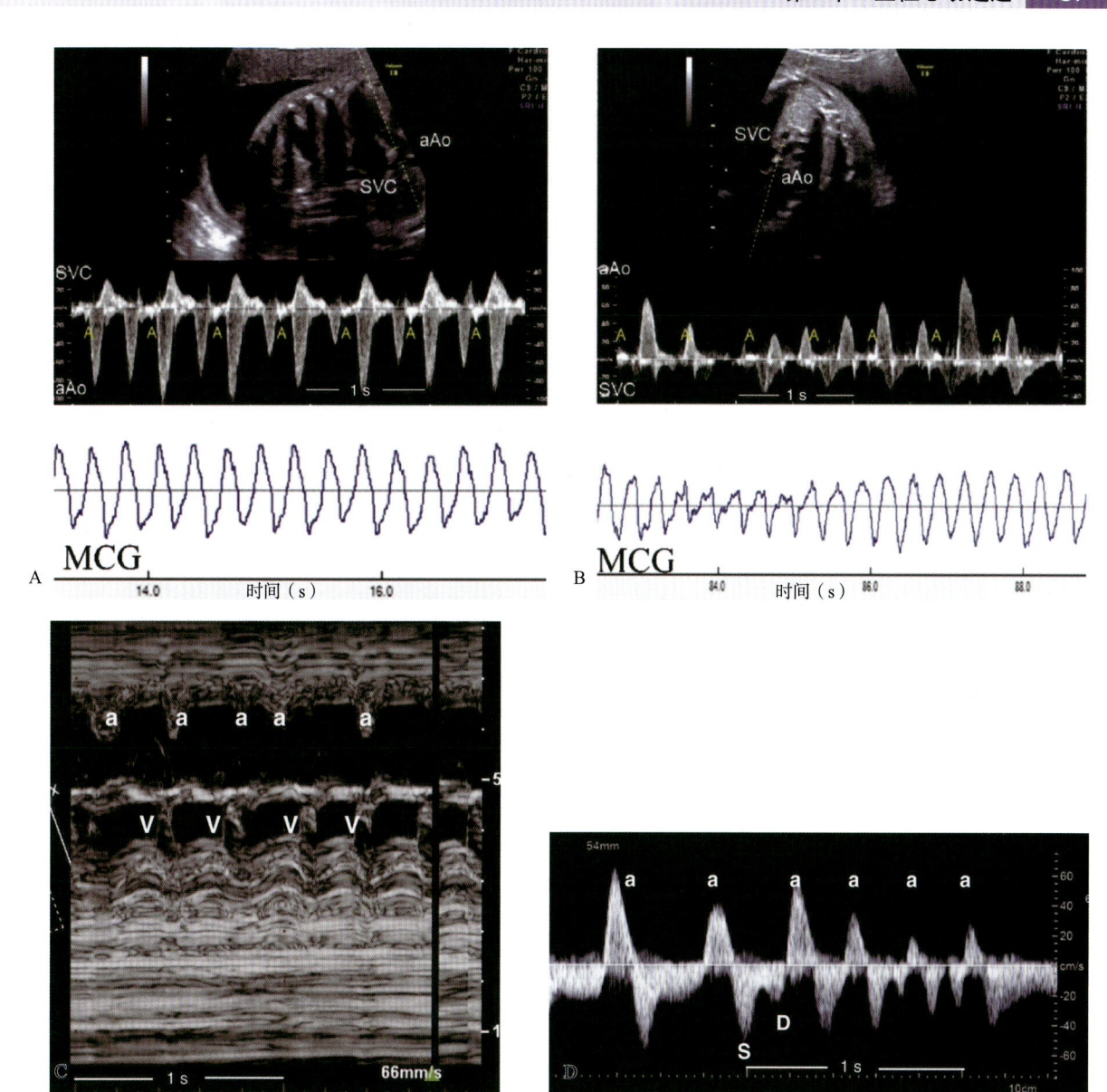

图 3.3.6　28周的胎儿，其室性心动过速与LQT2型相关，以下是其多普勒和心磁图（MCG）描记图

A.单形性室性心动过速（VT），表现为相对均匀的射血波，心室率为220次/分。房室（A-V）分离，心房率为130次/分。B.尖端扭转型室性心动过速，表现为不规则的升主动脉（aAo）多普勒频谱，射血波不等且幅度极低。心室率为190～220次/分。房室分离，心房率为130次/分。SVC.上腔静脉。C.另一例多形性VT，表现为不规则的心室收缩（v）。还需注意较慢且不规则的心房收缩。D.肝静脉频谱多普勒显示不规则aa间期和心房收缩期间变化的反向血流。D.舒张期；S.收缩期。A和B图改编自Miyoshi T，Sakaguchi H，Shiraishi I，Yoshimatsu J，Ikeda T.Potential utility of pulsed-wave Doppler for prenatal diagnosis of fetal ventricular tachycardia secondary to long QT syndrome.Ultrasound Obstet Gynecol.2018；51（5）：697-699.

特定临床环境中的VT诊断

长QT间期综合征

文献中报道的因长QT间期综合征（LQTS）导致的胎儿VT病例中，大多数属于LQT2型或特定的LQT3型变异（*R1623Q*）。在这些病例中，出现症状的胎儿往往是家族中的先证者，因此并不会因为家族病史而引起关注。除了VT外，当胎儿心率低于相应孕龄的第3百分位数时，尤其当伴有左心室等容舒张时间（left ventricular isovolumetric relaxation time，LVIRT）延长时（图3.3.8），应高度怀疑胎儿LQTS，因为这些发现可能是胎儿LQTS的首个征象。如果对胎儿LQTS的怀疑度较高，父母的12导联心电图可能有所帮助，但如果父母的QTc间期未延长，胎儿仍有可能是出现新发的致病性变异。

LQTS中出现的VT可能是单形性或多形性（图3.3.6，图3.3.9）。经过心率校正后的QT间期延长（QTc）且伴有心动过缓时，由于心室不应期不均匀，发生室性心律失常的倾向会增加。LQTS中出现的功能性房室传导阻滞可以是二度Ⅰ型或Ⅱ型房室传导阻滞（图3.3.7B，图3.3.9C）。一般来说，TdP期间的心排血量可能与主动脉射血波的幅度有关。在TdP发作期间，脐动脉速度变化多样（图3.3.7C，图3.3.9B）。毫无疑问，如果未治疗，这些胎儿可能会迅速发展为胎儿水肿。有关LQTS的更深入的讨论见第3部分第7章。

胎儿心肌病

胎儿心肌病（包括由母体抗Ro/SSA抗体引起的继发性心肌病）也可能出现房室传导阻滞和VT。部分由抗Ro/SSA介导的心肌病病例可能表现为QT间期延长，理论上这增加了发生TdP的易感性。区分长QT间期综合征和抗Ro/SSA抗体介导的房室传导阻滞很重要，因为如果存在抗Ro/SSA抗体，抗炎药物（如地塞米松和

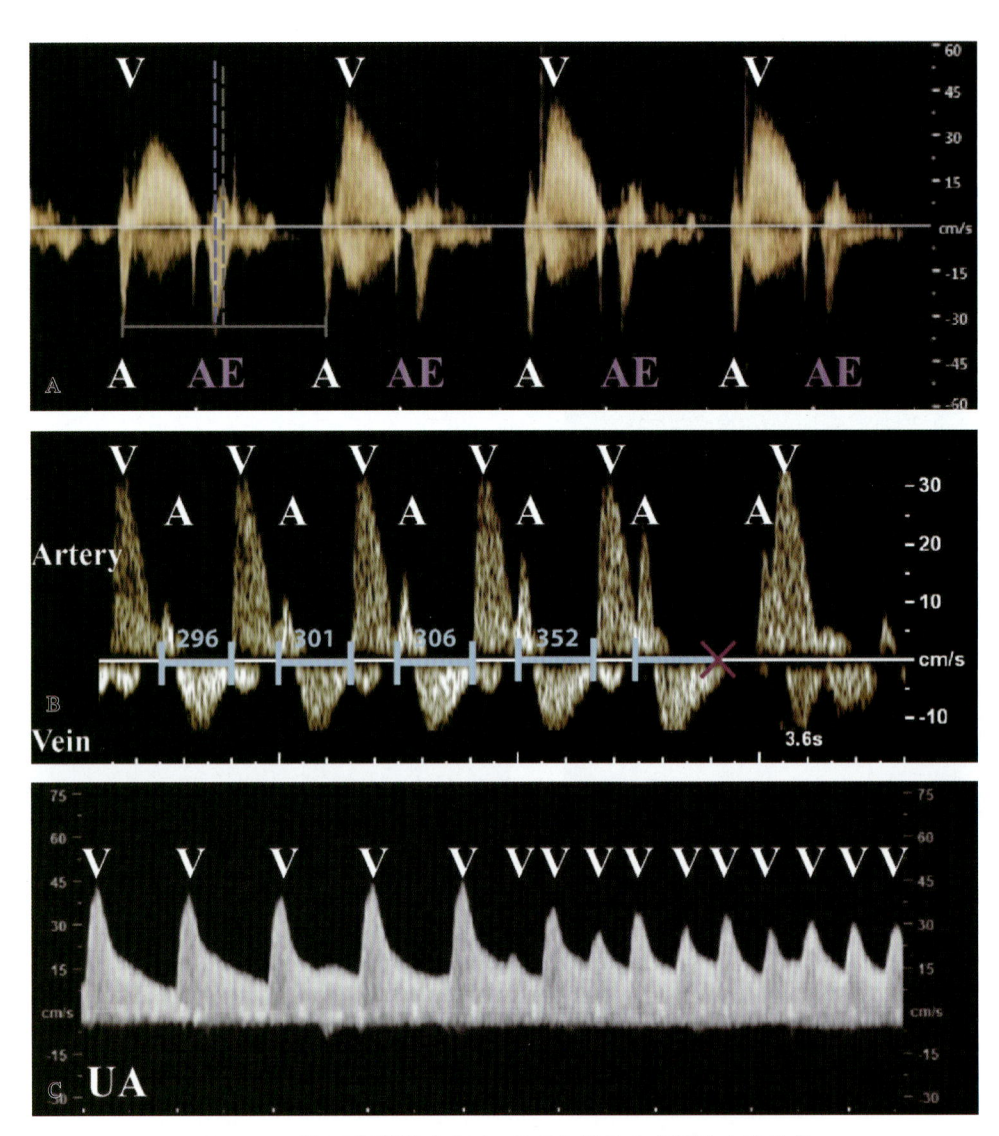

图3.3.7 长QT间期综合征（LQTS）胎儿中出现的心律失常

A.LQT1型胎儿中的心房异位搏动（AE）呈二联律伴未下传。请注意，这很容易被误解为2∶1房室传导阻滞，因为AE收缩（蓝色虚线）恰好在窦性心律（灰色虚线）之前发生。B.LQT2型胎儿和二度Ⅰ型房室传导阻滞的动脉和静脉同时进行多普勒扫描。心房率为120次/分。心房和心室活动的间期逐渐延长，直到出现未传导的心房活动。这被称为文氏阻滞。LQTS中常见的房室传导阻滞类型是功能性二度房室传导阻滞伴2∶1传导。C.窦性心律（前5次心跳）和室性心动过速（VT）期间的脐动脉（UA）多普勒频谱。请注意，VT期间幅度降低。V.心室收缩；A.心房收缩；Artery.动脉；Vein.静脉

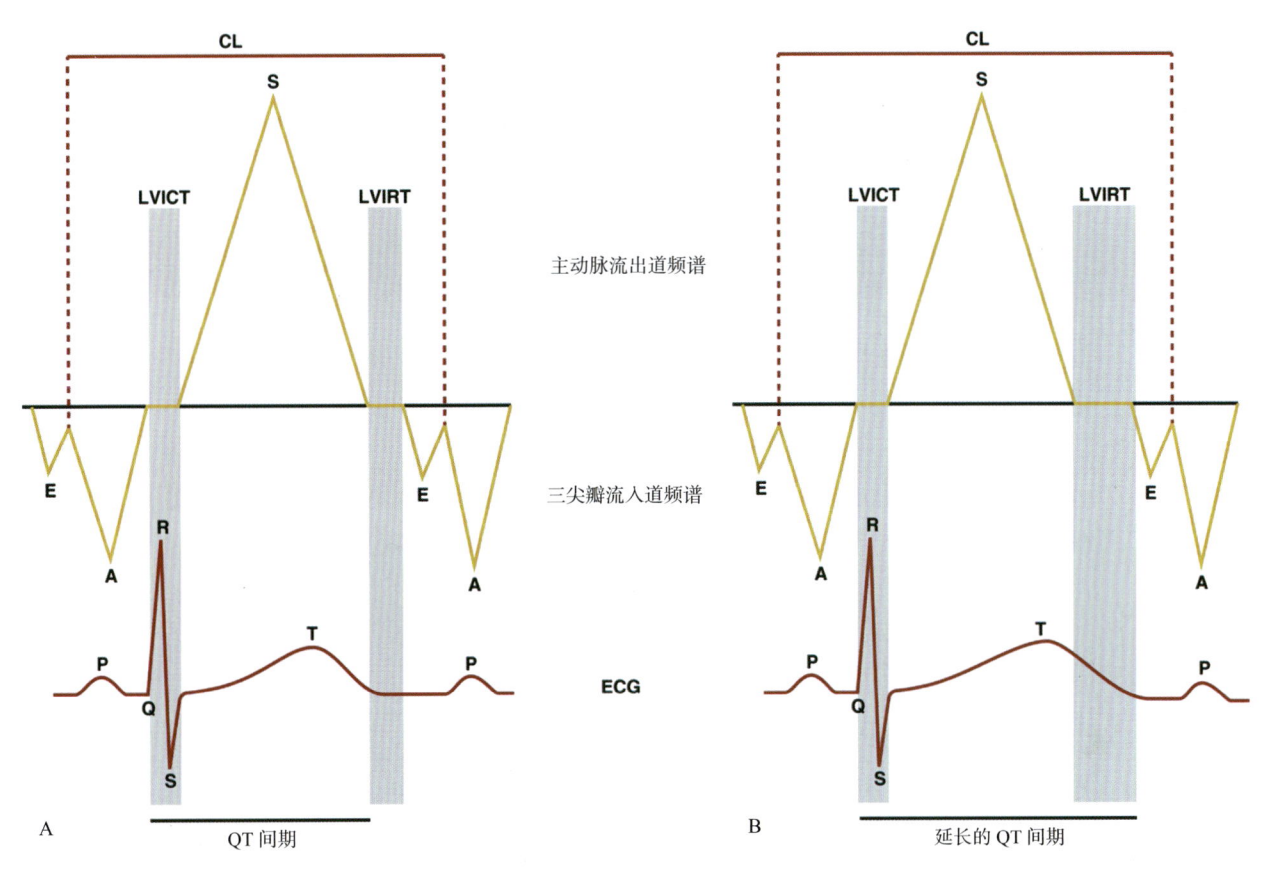

图3.3.8 示意图显示了左心室等容收缩期（LVICT）和等容舒张期（LVIRT）时间与同时测量的二尖瓣流入道和主动脉流出道多普勒的时间长度以及与心电图之间的关系

A.正常胎儿；B.长QT间期综合征胎儿。CL.心动周期长度；S.射血期。改编自Clur SB, Vink AS, Etheridge SP, et al.Left ventricular isovolumetric relaxation time is prolonged in fetal long-QT syndrome.Circ Arrhythm Electrophysiol.2018；11（4）：e005797.

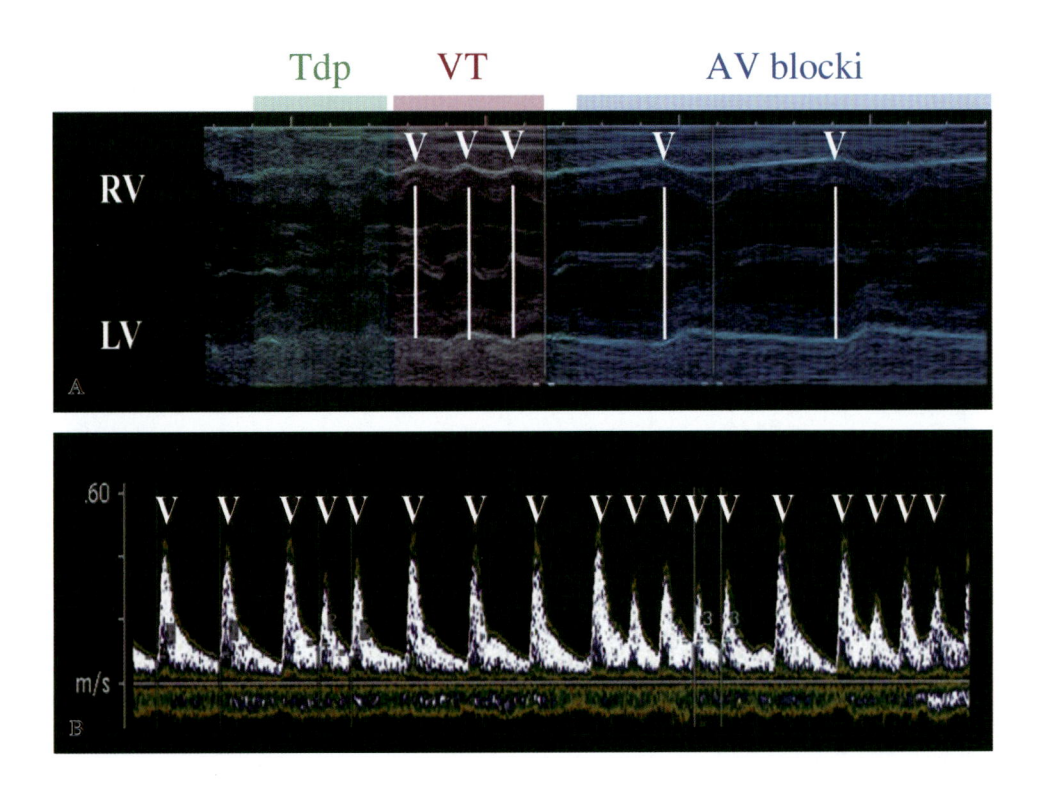

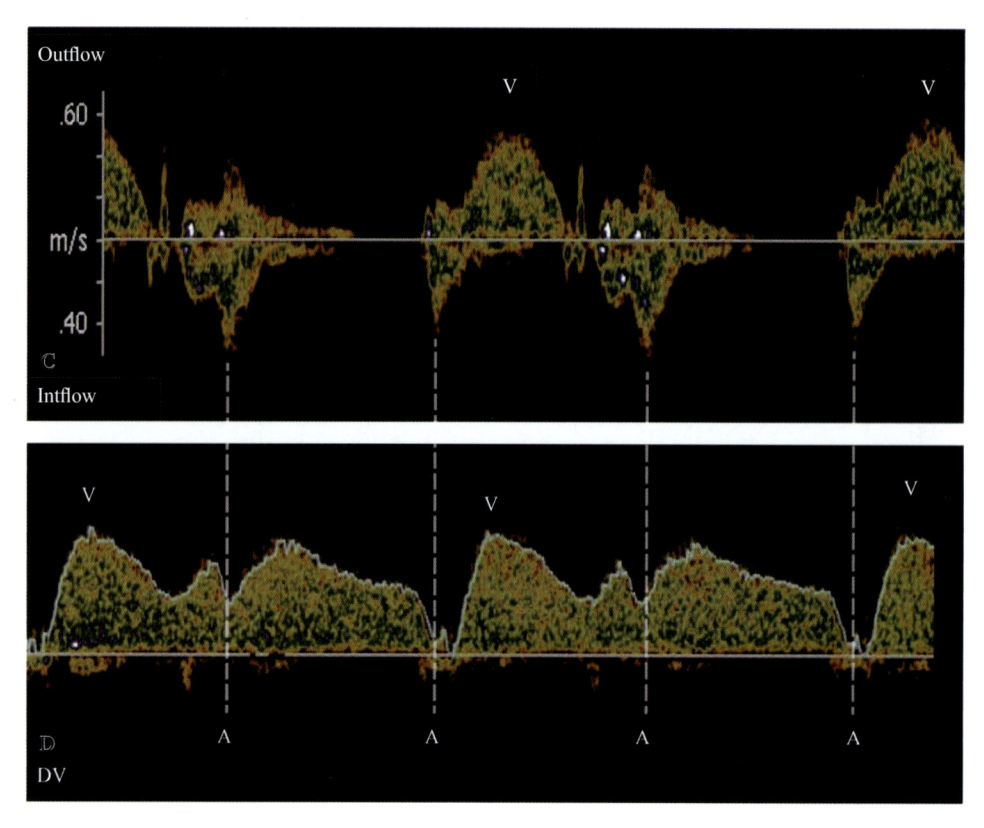

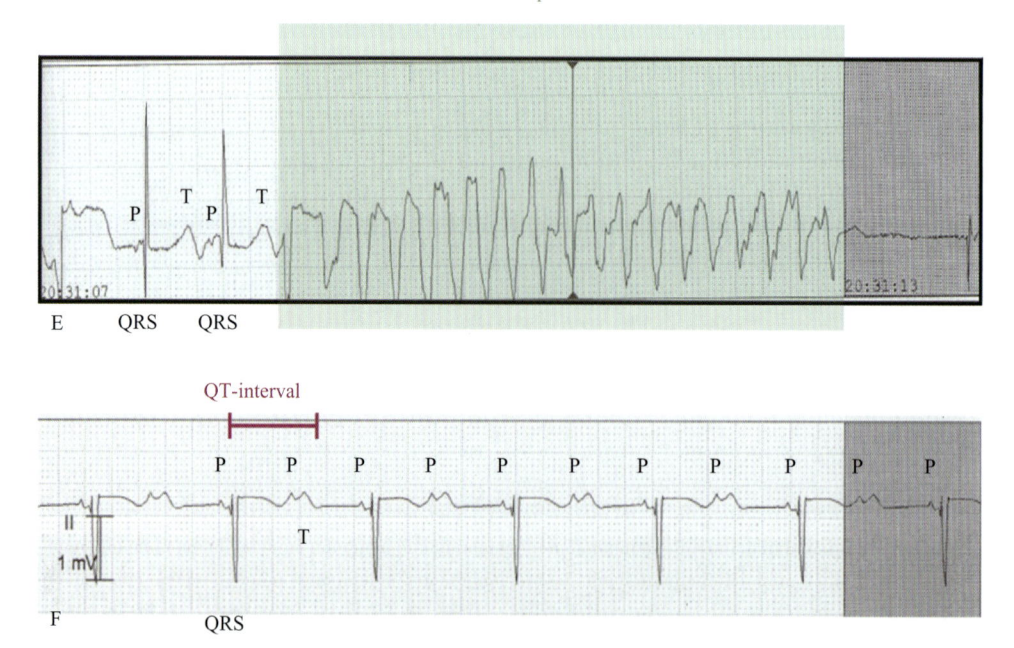

图 3.3.9 长 QT 间期综合征中的胎儿和新生儿特征性心律

A.通过右心室（RV）和左心室（LV）的 M 型超声心动图显示短暂的尖端扭转型室性心动过速（TdP）发作，随后是 4 次更为规律的室性心动过速（VT），心室率为 260 次/分。紧接着出现 2∶1 房室传导阻滞，心室率为 60 次/分。B.脐动脉多普勒扫查显示多形性 VT 发作。注意动脉搏动的速度变化。C.二尖瓣流入道（基线以下）和主动脉流出道（基线以上）的多普勒频谱。心房收缩用虚线表示。心律为功能性二度房室传导阻滞伴 2∶1 传导。D.与 C 图心律失常相对应的静脉导管（DV）多普勒频谱。注意第二次心房收缩几乎与心室收缩开始同时发生。E.出生后监护仪记录的 TdP。F.出生后监护仪显示因 QT 间期延长导致的功能性 2∶1 房室传导阻滞。QT-interval.QT 间期；Outflow.流出道；Inflow.流入道；V.心室收缩；A.心房收缩

静脉免疫球蛋白）可能有助于治疗。心动过缓时，完全性房室传导阻滞提示抗Ro/SSA抗体疾病，而功能性2∶1房室传导阻滞（由于QT间期极长）或房性期前收缩二联律未下传则提示长QT间期综合征。

胎儿VT的预后

与结构或功能性心肌疾病相关的胎儿室性心动过速预后不佳。在无心脏病和长QT间期综合征的情况下，特发性胎儿室性心动过速的临床结局是良性的，可在妊娠晚期或出生后几个月内自发缓解。那些仅有间歇性、短暂的室性心动过速发作的胎儿可能不需要产前治疗，而持续性室性心动过速可能导致心血管功能受损，需要进行宫内经胎盘治疗。

加速性心室节律的诊断

加速性心室节律（accelerated ventricular rhythm，AVR）是一种具有部分室性心动过速心电图特征的心律失常，即房室分离和心室率大于心房率，但心室率仅比窦性心律时的心房率稍快（15%～25%）。这导致心房和心室几乎同时收缩。AVR的真正发病率尚不清楚。Fouron等在27 912例胎儿中发现了3例。在报道的少数胎儿病例中，有1/3存在心包积液或水肿的证据，表明在胎儿期可能比产后更难耐受AVR，因为AVR在产后通常是自限性和良性的。由于AVR期间几乎同时发生的心房和心室收缩会升高胎儿中心静脉压，增加心力衰竭的风险，因此有学者提出AVR可能是胎儿水肿中一个被低估和未被认识的原因。

小结

胎儿室性心动过速较为罕见。使用超声心动图进行正确诊断具有挑战性，但可同时记录心室和心房活动的技术，如同时获取上腔静脉（superior vena cava，SVC）和升主动脉（aorta，aAo）频谱，可以实现诊断。水肿的发生取决于心动过速的持续时间和心率。多形性VT可通过升主动脉或脐动脉多普勒中的收缩期速度改变来识别。当观察到短暂的（多形性）VT发作时，尤其是伴有2∶1房室传导阻滞或窦性心动过缓时，应怀疑胎儿LQTS。在AVR中，虽然也存在VT的基本表现，即房室分离，但心室率通常较慢，并且经常出现1∶1V-A关联和几乎同时的心室和心房活动。这导致静脉导管频谱中出现A波高尖，胎儿中心静脉压增高，这样即使在心室率不快的情况下也易导致水肿。

鉴于有报道称胎儿VT可自发性缓解，对于无心力衰竭迹象的间歇性VT，可采取保守的治疗方法。第4部分第4章将讨论药物治疗，应根据VT的类型和假定原因进行个性化治疗。室性心动过速胎儿如何分娩将在第5部分第3章讨论。

致谢

除了作者之外，以下人员为本章提供了图像：瑞典乌普萨拉大学的Annika Rydberg博士；德国波恩大学的Ulrike Herberg博士；美国纳什维尔范德比尔特大学的Stacy Killen博士；以及美国威斯康星州麦迪逊市威斯康星大学麦迪逊分校的RT Wakai博士。

第 4 章

房室传导阻滞和结构性心脏畸形

Fayeza Alrais · Anita J. Moon-Grady

引言

尽管胎儿心动过缓的产科定义是妊娠期间任何时间的胎心率（fetal heart rate，FHR）<110次/分，但最近的研究认为，以胎心率<孕龄第3百分位数定义胎儿心动过缓可能具有更高的敏感性和特异性。心动过缓可表现为窦性心动过缓伴1:1房室传导、房室传导阻滞或房性期前收缩二联律未下传（见第3部分第1章）。心动过缓还可能与先天性（结构性）心脏异常［先天性心脏病（congenital heart disease，CHD）］同时发生。在这些情况下，窦房（sinoatrial，SA）结或房室（atrioventricular，AV）结通常会移位、重复、甚至缺失。对于胎儿心脏病学医师而言，区分抗Ro/SSA介导的房室传导阻滞（见第3部分第5章）和CHD相关的房室传导阻滞十分重要，因为两者在产前及产后结局存在显著性差异（图3.4.1）。

约30%的三度（或完全性）房室传导阻滞新生儿合并CHD。胎儿房室传导阻滞的发生率远超过30%，这表明许多胎儿在宫内死亡。因此，三度房室传导阻滞合并CHD的胎儿预后极差。在几个较大的系列研究中发现，低于15%的胎儿可以存活至新生儿期结束（表3.4.1）。水肿和心室率<50～55次/分的胎儿，预后最差。如果胎儿是活产，即使安装了心脏起搏器，婴儿也可能在新生儿期死亡。

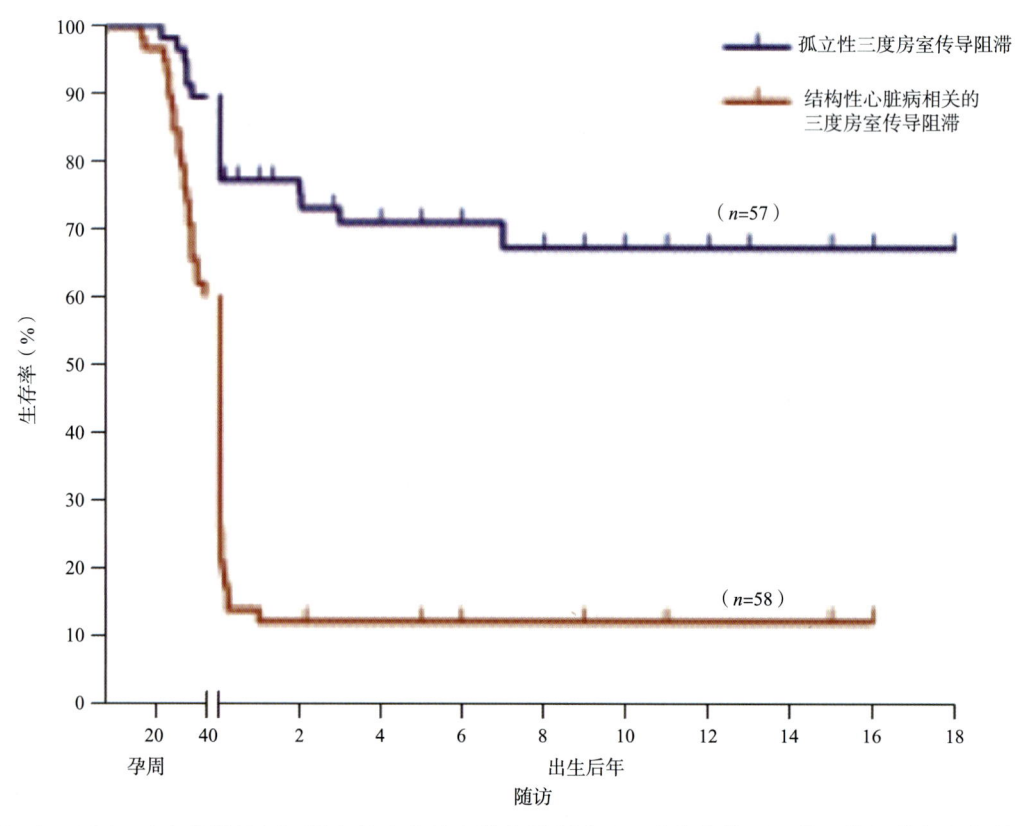

图3.4.1 Kaplan-Meier生存曲线显示了孤立性完全性心脏传导阻滞（三度房室传导阻滞，紫色线）和与结构性（先天性）心脏病相关的完全性心脏阻滞（SHD，橙色线）在出生前和出生后的存活情况

转载自 Lopes LM, Tavares GM, Damiano AP, et al. Perinatal outcome of fetal atrioventricular block: one-hundred-sixteen cases from a single institution. Circulation. 2008; 118 (12): 1268-1275.

表3.4.1 胎儿房室传导阻滞（AV block）与左心房异构或先天性矫正型大动脉转位的临床表现与预后

参考文献（年份）	房室传导阻滞＋CHD	左心房异构（水肿）	胎儿/新生儿死亡率	先天性矫正型大动脉转位（水肿）	胎儿/新生儿死亡率
Machado（1988）	21	21（10）	86%	0	-
Gembruch（1989）	18	5（5）	77%	4（0）	0%
Schmidt（1991）	24	17（14）	100%	7（0）	43%
Jaeggi（2005）	24	18（8）	94%	3（0）	100%
Berg（2005）	32	31	97%	1（0）	0%
Lim（2005）	13	52（无记录）	85%	0	-
Lopes（2008）	48	40（无记录）	88%	8（0）	25%
Escobar-Diaz（2014）	8	8（4）	-	0	50%
Vigneswaran（2019）	4	0	-	4（0）	0%
Sharland（2005）	2	0	-	2（0）	50%
Paladini（2006）	3	0	-	3（0）	0%
Wan（2009）	1	0	-	1（0）	0%
Miyoshi（2015）	26	22（11）	41%	4	0%

房室传导阻滞合并先天性心脏病的病理生理学

为什么胎儿存在先天性心脏病时，心动过缓和房室传导阻滞对胎儿存活率有如此深远的影响？胎儿心排血量主要通过心率增加，但异常的传导系统无法做到这一点。无法增加心率会导致心排血量下降、心脏充盈受损和静脉淤血，这种情况再并发先天性心脏病时尤其难以耐受。心肌供氧不足在临床上会导致胎儿心肌舒张功能障碍、心肌病，最终可能导致胎儿非免疫性水肿；所有这些因素单独或共同作用对预后产生负面影响，并增加受影响胎儿的围生期死亡率风险。

先天性心脏畸形合并心动过缓和房室传导阻滞

在发表的大多数研究中，大多数患有窦性心动过缓或三度房室传导阻滞的胎儿中或者存在内脏异位综合征（胸腹腔内器官在身体左右侧异常排列）（图3.4.2 A、B），或者存在房室连接不一致［也称为先天性矫正型大动脉转位（congenitally corrected transposition of the great arteries，cc-TGA）］（图3.4.2 C）。

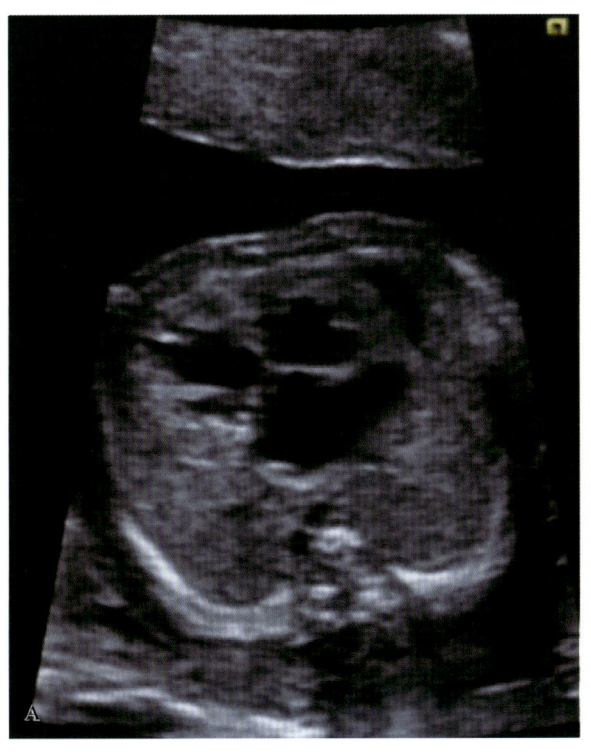

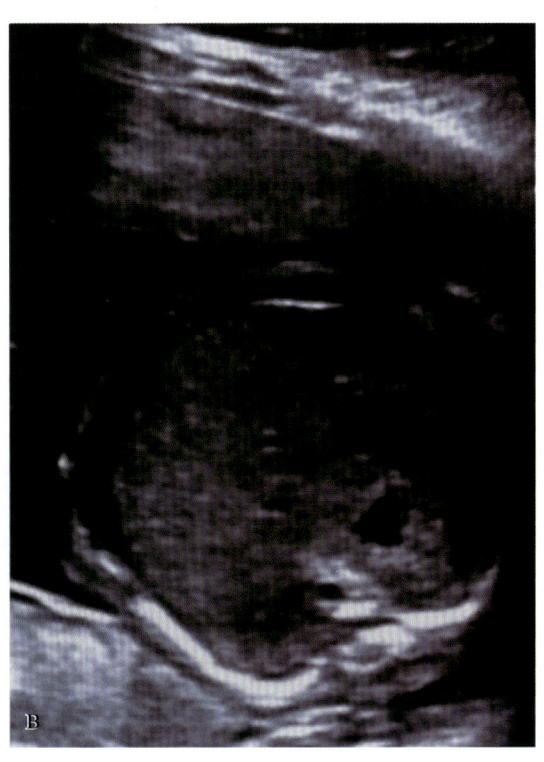

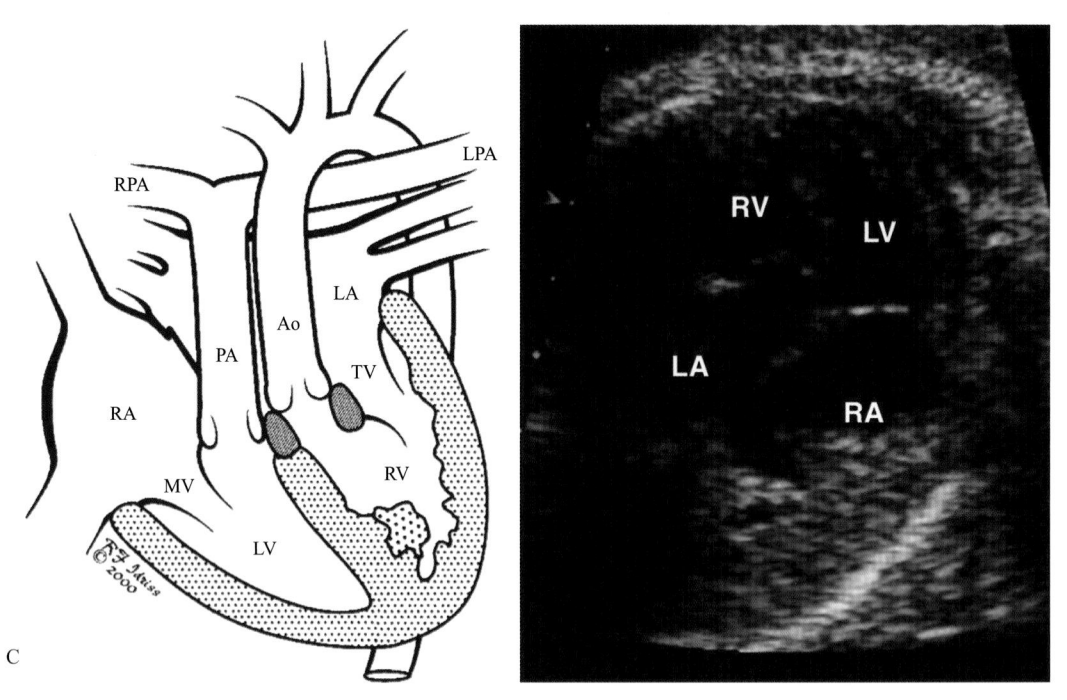

图 3.4.2 先天性心脏畸形伴房室传导阻滞

A.胎儿胸部轴位切面。心尖向左，但即使在这个静态帧中，也只能看到一个房室瓣。存在少量心包积液（PE）。脊柱左侧是主动脉和奇静脉，表明下腔静脉离断。B.图A的偏足侧图像，胃泡位于右侧。可见腹水。C.先天性矫正型大动脉转位（cc-TGA）。cc-TGA的示意图和四腔心切面展示了房室连接不一致和心室-大动脉连接不一致。LA.左心房；RA.右心房；LV.左心室；RV.右心室；PA.肺动脉；Ao.主动脉；RPA.右肺动脉；LPA.左肺动脉；MV.二尖瓣；TV.三尖瓣 C图引自Maizels M，Cuneo BF，Sabbagha RE，eds.Fetal Anomalies：Ultrasound Diagnosis and Postnatal Management.New York，NY：Wiley-Liss；2002.

在内脏异位综合征的情况下，异常内脏发育常引起心房异构，导致或者是双侧右心房［即右心房异构（right atrial isomerism，RAI）］，或者是双侧左心房［即左心房异构（left atrial isomerism，LAI）］。RAI胎儿常因双侧右心房形态而具有双SA结，这会导致异位心房节律，其心率比正常慢（图3.4.3）。另一方面，LAI胎儿具有双侧左心房形态，而常缺乏正常的窦房结。这种情况下，心动过缓可能导致左心房的非窦性心房起搏，或患有房室传导阻滞（图3.4.4）。LAI胎儿中房室传导阻滞的确切病理改变是房室结和传导轴间的不连续性。这种不连续性位于房室结的远端，与抗Ro/SSA抗体介导的房室传导阻滞中的房室传导不连续的模式不同，后

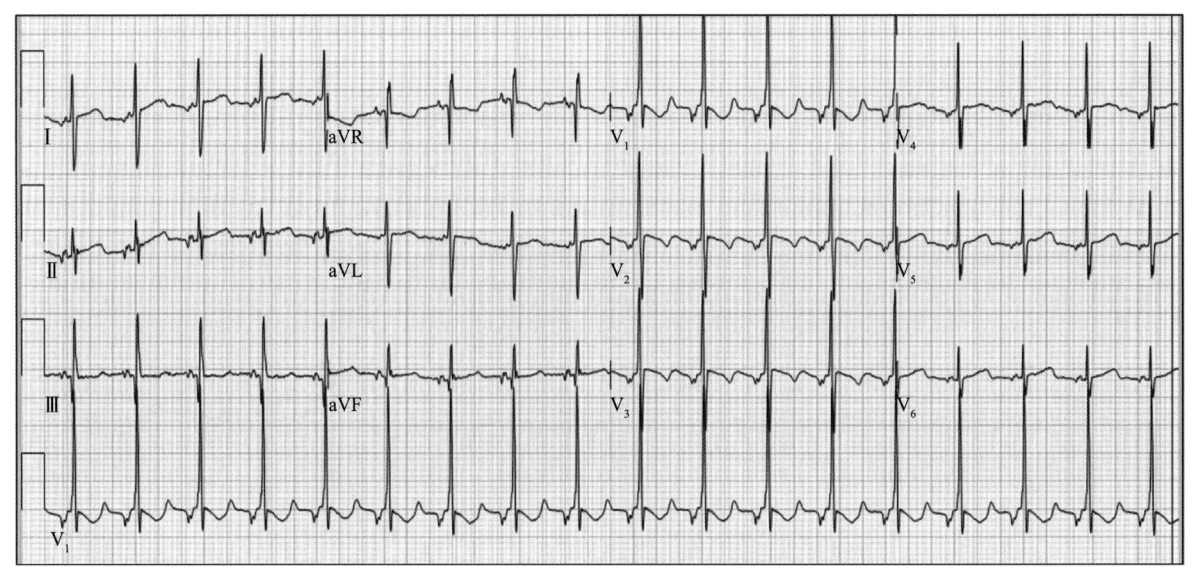

图3.4.3 右心房异构（RAI）婴儿的12导联心电图

P波是双向的，并且在Ⅰ导联中主要为负向，这表明心脏的起搏点起源于右心房下部

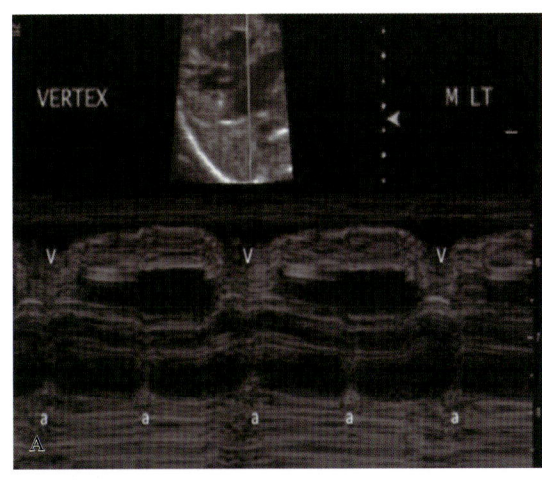

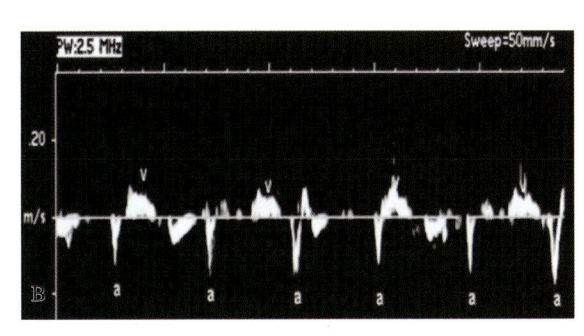

图 3.4.4 先天性心脏病（CHD）和三度房室传导阻滞

A.一个患有房室传导阻滞和心房率缓慢（95次/分）的胎儿同步显示心室（v）和心房（a）活动的M型超声心动图；B.该胎儿的二尖瓣组织多普勒成像。VERTEX.头位

者主要是疏松结缔组织替代窦房结和房室结所致。

LAI的其他特征包括肺静脉回流至同侧心房，下腔静脉离断合并奇静脉延续至右侧或左侧上腔静脉，双侧上腔静脉和海绵状心肌（心室致密化不全）（图3.4.5，图3.4.6）。在LAI中，传导系统疾病可能在13周前出现，并可能呈进行性发展（图3.4.7，图3.4.8）。在cc-TGA的胎儿中，心室反位常会导致房室传导束的破坏和房室传导阻滞，通常出现在妊娠晚期。在一些系列研究中，已报道LAI具有家族性，增加了潜在遗传致病变异的可能性，而cc-TGA的家族性变异尚未有报道。

先天性心脏病伴AV传导阻滞和心动过缓的预后

心房异构

LAI合并AV传导阻滞的预后远差于窦性心律合并LAI的预后（图3.4.9）。因此，当存在心房异构和房室传导阻滞或窦性心动过缓的胎儿在达到可能存活的胎龄后，应加强监测，特别是对新发的心脏功能障碍和（或）水肿的监测观察。当存在上述情况时，将改变治疗方案的选择和咨询。

三项大型研究评估了患有内脏异位综合征胎儿的结局。第一项1995—2011年的单中心研究，报道了91例患有LAI的胎儿，其中22例存在房室传导阻滞或窦性心动过缓，其中15例存活至出生。预测死亡的因素包括水肿和心室功能障碍。值得注意的是，窦性心动过缓的胎儿与房室传导阻滞的胎儿具有相同的死亡风险（占死亡病例的50%）。第二项研究是回顾性研究，报道了1980—2017年177例LAI胎儿，其中40%（n＝70）患有房室传导阻滞。近50%的LAI和房室传导阻滞妊娠终止，其余患有LAI、流出道梗阻和房室传导阻滞的胎儿

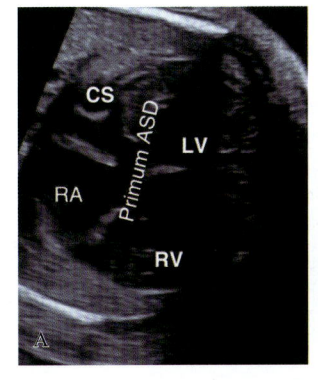

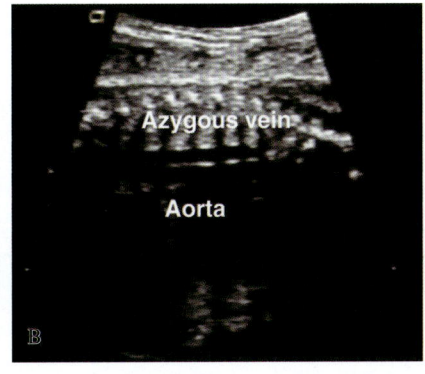

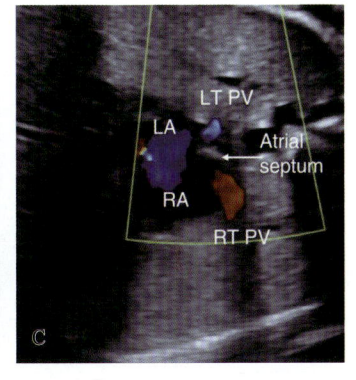

图 3.4.5 左心房异构（LAI）的超声心动图特征

A.四腔心切面显示扩张的冠状静脉窦（接受左上腔静脉回流，图中未显示），以及房室间隔缺损的一个大的原发性房间隔缺损。B.矢状切面显示主动脉后方的奇静脉。此处提示下腔静脉离断并与右或左上腔静脉连接，见于约90%的LAI胎儿。C.肺静脉同侧心房回流：右肺静脉（红色）引流至右侧心房，左肺静脉引流至左侧心房。CS.冠状静脉窦；LA.左心房；LT PV.左肺静脉；LV.左心室；RA.右心房；RT PV.右肺静脉；RV.右心室；Primum ASD.原发性房间隔缺损；Aorta.主动脉；Azygous vein.奇静脉；Atrial septum.房间隔

96 胎儿心律失常的诊断与治疗

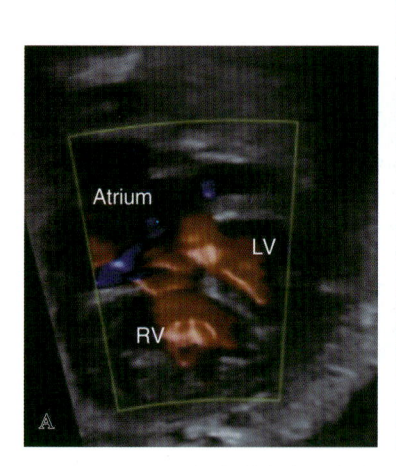

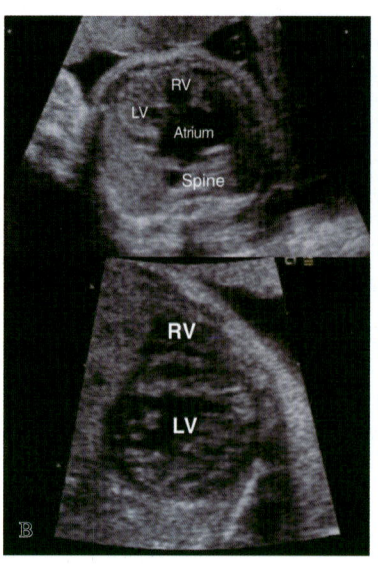

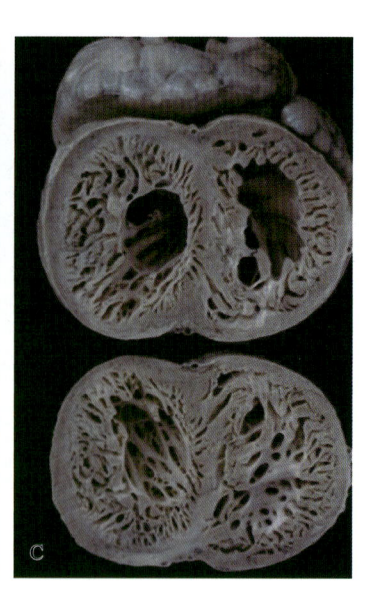

图3.4.6　心室致密化不全心肌病（又称"海绵状心肌"）可见左心房异构（LAI）和房室传导阻滞

A和B.胎儿超声心动图；C.病理标本显示左、右心室心肌呈海绵状。LV.左心室；RV.右心室，Atrium.心房，Spine.脊椎。C图来自国际儿科和先天性心脏病命名协会（ISNPCHD）(http：//ipccc-awg.net)，由Diane E.Spicer BS，PA（ASCP）（佛罗里达先天性心脏病研究所CHIF）提供

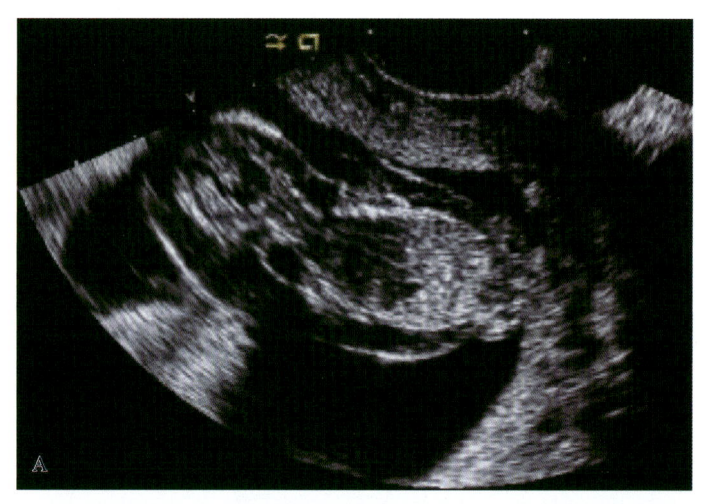

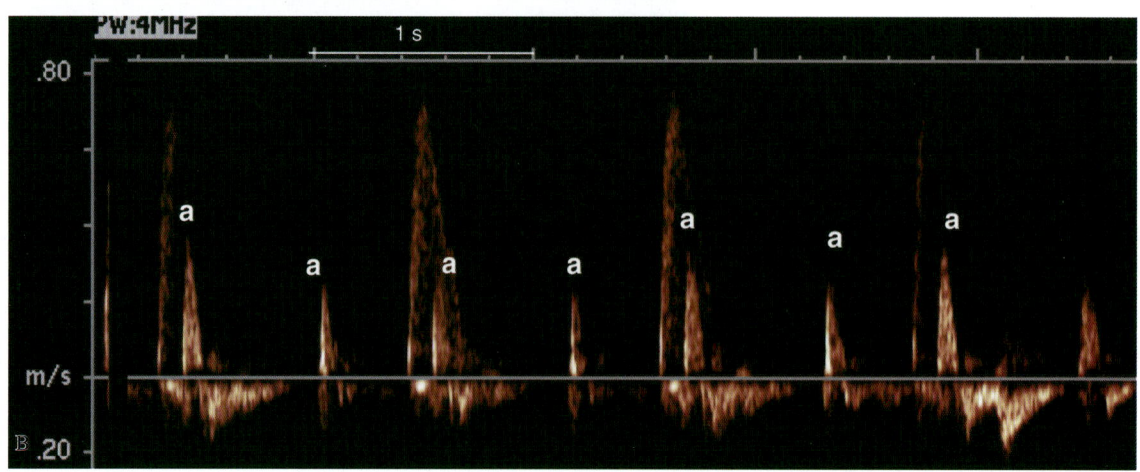

图3.4.7　13周胎儿心动过缓的经阴道超声检查

A.观察到孤立性左位心和心室致密化不全（未显示），胎儿出现严重水肿；B.胎儿的心律为三度房室传导阻滞，心室率为53次/分。
a.心房收缩

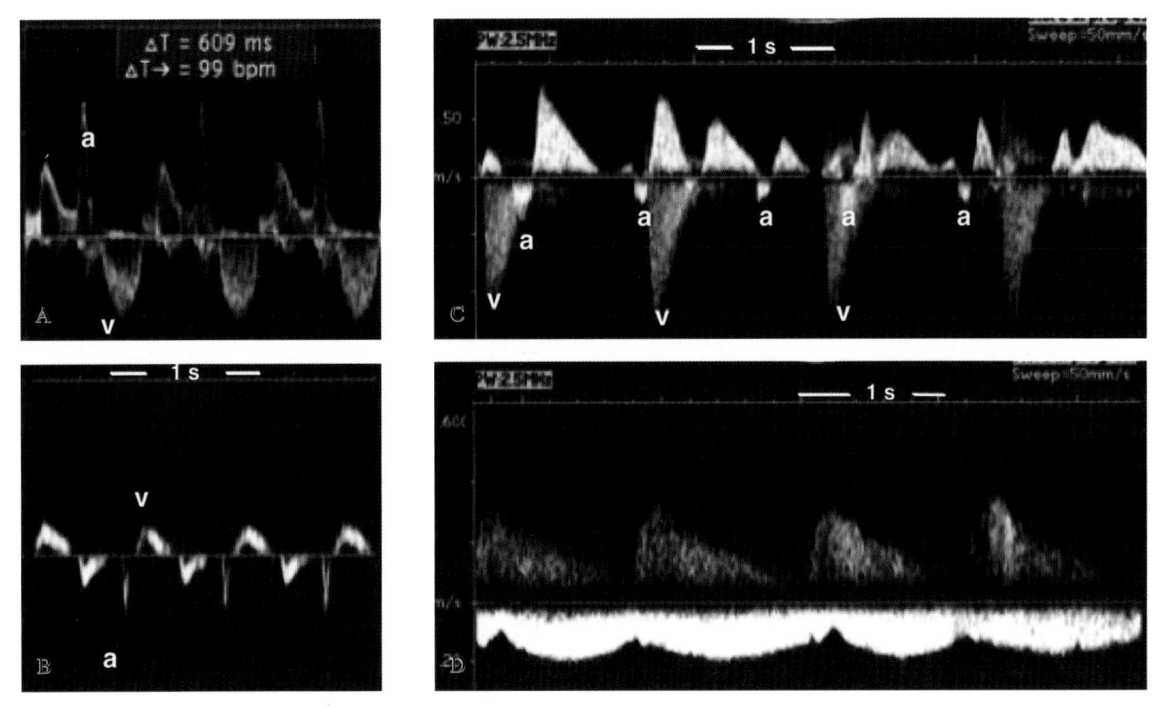

图3.4.8 左心房异构（LAI）中房室传导阻滞的演变

二尖瓣（基线上方）、主动脉瓣的脉冲多普勒频谱（A）和外侧三尖瓣环的组织多普勒（B），显示19周时心动过缓，1∶1房室传导（FHR 99次/分）。在29周时，进展为三度房室传导阻滞，上腔静脉（SVC）-主动脉切面（C）和脐血管多普勒图像（D）显示心房心动过缓（90次/分）和心室逸搏心律（50次/分）。请注意，在C和D图中，心房收缩（a）和心室收缩（v）之间没有关联。FHR.胎心率

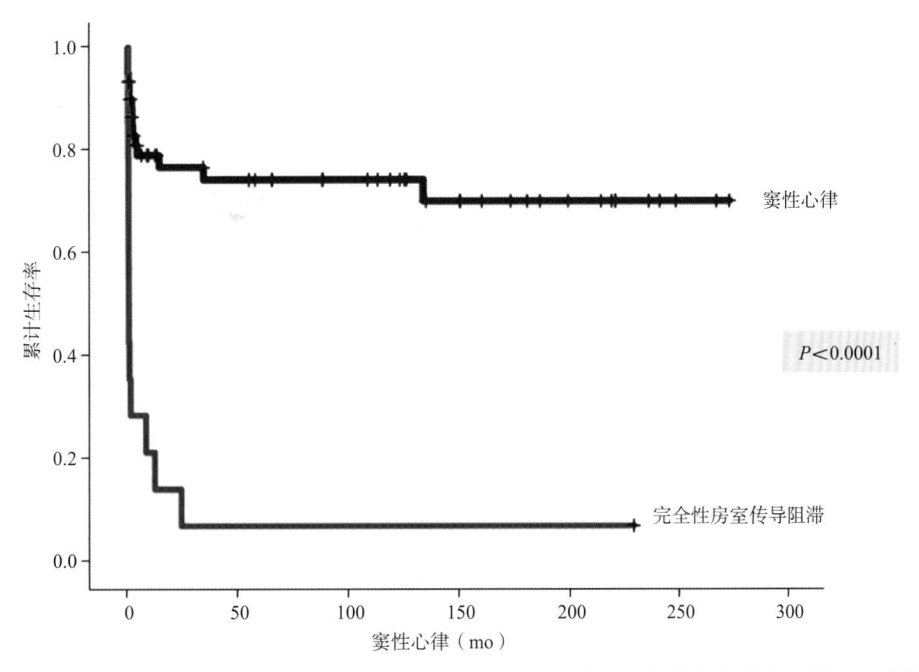

图3.4.9 70名窦性心律并左心房异构（LAI）的婴儿（黑线），以及患有LAI合并完全性房室传导阻滞的婴儿（灰色线）的Kaplan-Meier生存曲线

引自Vigneswaran TV，Jones CB，Zidere V，et al.Effect of prenatal laterality disturbance and its accompanying anomalies on survival.Am J Cardiol.2018；122（4）：663-671.

无一存活。第三项研究报道了40名房室传导阻滞胎儿，在出生后3个月大时，无一存活。

一部分LAI胎儿的独有特征是海绵状或非致密化心肌（图3.4.6）。在妊娠期或者新生儿期，同时存在心肌致密化不全、先天性心脏病和房室传导阻滞几乎都是致命的。

先天性矫正型大动脉转位

尽管在已报告的胎儿CHD的病例中cc-TGA所占比例不足2%，但cc-TGA在伴有房室传导阻滞的先天性心脏病中排在第二位。在任何出现间歇性或持续性三度房室传导阻滞的病例均应考虑cc-TGA，对于有cc-TGA且传导系统看似正常的胎儿，应持续监测以观察房室传导阻滞的发展（图3.4.10）。cc-TGA患者通常窦房结的位置正常，因此不易发生窦性心动过缓。然而，由于房室交界处的形成异常，传导系统也会发生异常，这使他们终身都有发生房室传导阻滞的风险。cc-TGA的预后通常比心房异构的预后要好得多。但是，房室传导阻滞是cc-TGA患者的一个死亡风险因素，如果合并其他畸形，如三尖瓣Ebstein畸形，则死亡率会进一步升高（图3.4.11）。

三项回顾性研究描述了80例产前cc-TGA（表3.4.1）。在这些病例中，只有7例发生了房室传导阻滞：其中3例发生在妊娠晚期，4例发生在新生儿期。这7例都接受了起搏器置入术。1例患儿在婴儿期死亡，另有2例是宫内死亡。

与房室传导阻滞相关的其他类型先天性心脏病

与房室传导阻滞相关的其他类型先天性心脏病较为罕见且散在，没有特定的规律。在一项大型回顾性系列研究中，超过90%的AV传导阻滞病例与LAI或cc-TGA相关。

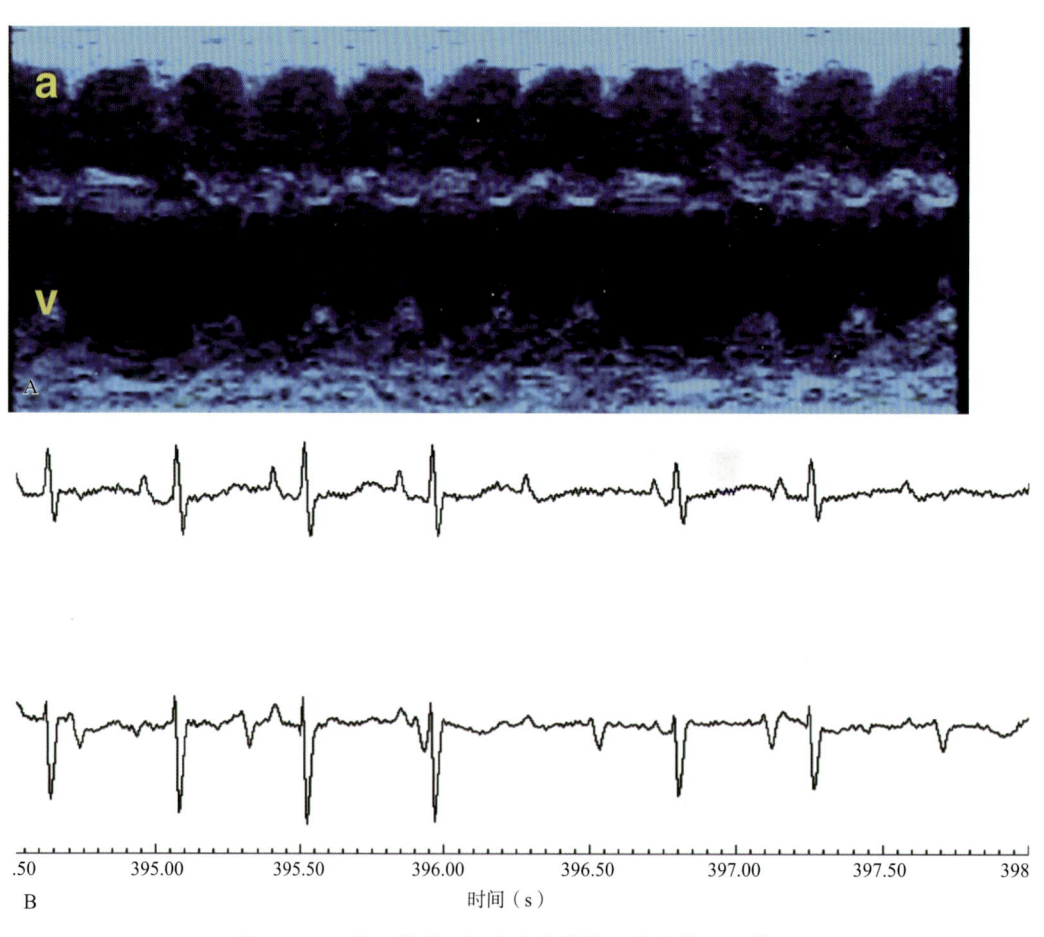

图3.4.10 先天性矫正性大动脉转位，房室传导阻滞

A.一名34周cc-TGA胎儿的心房（a）和心室（v）活动同步显示的M型超声心动图。该胎儿自妊娠早期开始监测，伴有间歇性房室传导阻滞，表现为心房收缩后心室无活动。B.同一胎儿的胎儿心磁图显示间歇性二度Ⅱ型房室传导阻滞

第4章　房室传导阻滞和结构性心脏畸形　99

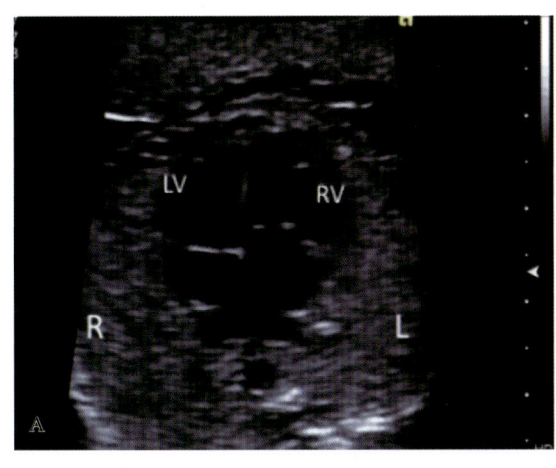

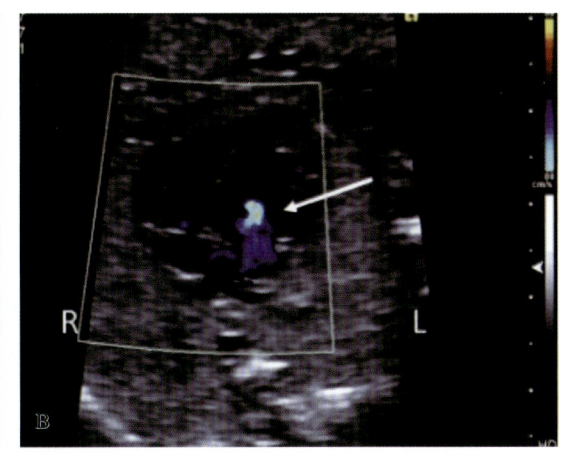

图3.4.11　A.先天性矫正性大动脉转位伴有三尖瓣左后瓣下移畸形。由于房室瓣总是跟随其心室，右心室位于左后方，接受来自左心房的血液。B.彩色多普勒显示轻度三尖瓣关闭不全（箭头所示）
LV.左心室；RV.右心室；R.右侧；L.左侧

胎儿的诊断和评估

早期诊断

到目前为止，大多数报道的病例显示，在常规的妊娠中期胎儿畸形筛查时，诊断为先天性心脏病和房室传导阻滞的平均孕周约是20周。由于房室传导阻滞和先天性心脏病的主要病因在于心脏胚胎发育的缺陷，因此房室传导阻滞的心动过缓可以在进行颈项透明层筛查时检测到。然而，在所报告的合并有房室传导阻滞的CHD病例中，只有不到10%的病例是在15周以内被诊断的。在妊娠早期进行评估的指征包括持续的心动过缓（图3.4.7）、10～12周时颈项透明层增加，或曾有房室传导阻滞胎儿的孕产史。

整体评估

如果胎儿超声心动图显示心室节律规则，并且房室传导比例为1:1，那么胎儿被认为是窦性心律。但是，如果心房率低于约110次/分，心房起搏点可能是非窦性的或异位的，这表明可能存在窦房结的移位、重复或缺失。此时，应测量并记录VA间期，因为在妊娠期间房室传导疾病的进展很常见，而且一度房室传导阻滞可能是更高级别房室传导阻滞的前兆。

除了评估胎儿心动过缓的机制、心脏解剖结构和胎儿整体健康状况外，还应评估心脏失代偿的证据和其他可能使临床结局更恶化的相关情况。对于患有二度或三度房室传导阻滞的胎儿而言，传统评估血流动力学"健康状况"的方法较为困难，因为间歇性心房收缩处于房室瓣关闭期可能会在静脉导管中产生反向A波，而这种表现在窦性心律中，则意味着心室顺应性降低。此外，不应将房室传导阻滞胎儿的脐静脉湍流误解为与胎儿濒死有关的异常搏动（图3.4.12）。胎儿心脏肥大、FHR < 50次/分以及胎儿水肿预示着不良结果。如果胎儿存在

水肿，应评估产妇的健康状况，包括血压升高或肝酶升高，这可能预示着"镜像"综合征的发生。

内脏异位综合征的家族性特点已经引起了人们的注意，并且在确定其遗传基础方面取得了显著进展。因此，有内脏异位家族史的孕妇，应在今后的妊娠中进行胎儿超声心动图筛查。遗传方式可能是常染色体显性遗传、常染色体隐性遗传或X染色体遗传。有趣的是，遗传模式更常见的是在同一代内的兄弟姐妹（即横向再发）之间传递，而不是从一代传到下一代（即垂直再发，如从父母传给子女）。

分娩

生物物理评分可能有助于评估分娩时机。对于所有具有结构性心脏疾病和心动过缓的胎儿，避免不必要的医源性早产是提高存活率的关键；出生后计划给予适当的正性肌力药物和正性变时药物支持可以稳定患儿病情。心功能正常且无水肿的胎儿可以在接近预产期时进行分娩。然而，关于分娩方式的最终决定应由产科医师做出。无论分娩方式和时机如何，都应在能够迅速实施心室起搏或提供心脏移植的三级医疗中心进行分娩。

宫内和产后治疗

对于先天性心脏病合并心动过缓或房室传导阻滞的胎儿，目前尚无有效的宫内治疗方法。对LAI胎儿使用经胎盘β拟交感神经药可使心室率增加12～16次/分，但并不会增加存活率，因为所有接受治疗的胎儿均在新生儿期内死亡。一般而言，cc-TGA合并房室传导阻滞的胎儿心室率通常足够，而且大多数胎儿能在新生儿期存活。不幸的是，即使生后起搏器安装成功，由于CHD和舒张功能障碍，LAI的1年存活率最高只有20%。因此，在LAI伴有心肌致密化不全时，心脏移植可能是最佳的选择。

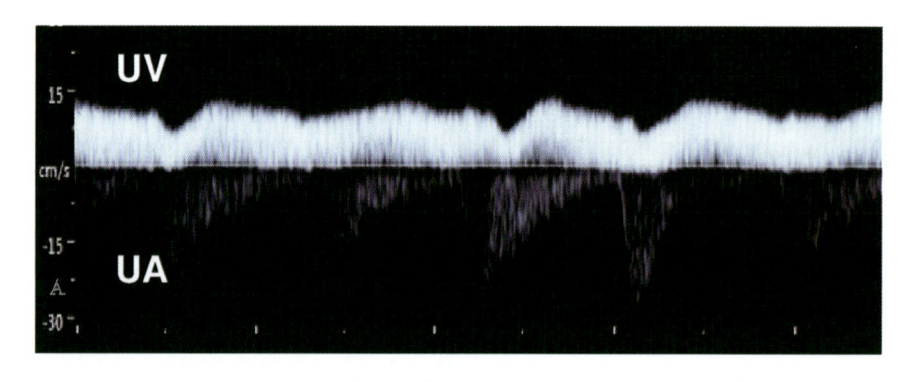

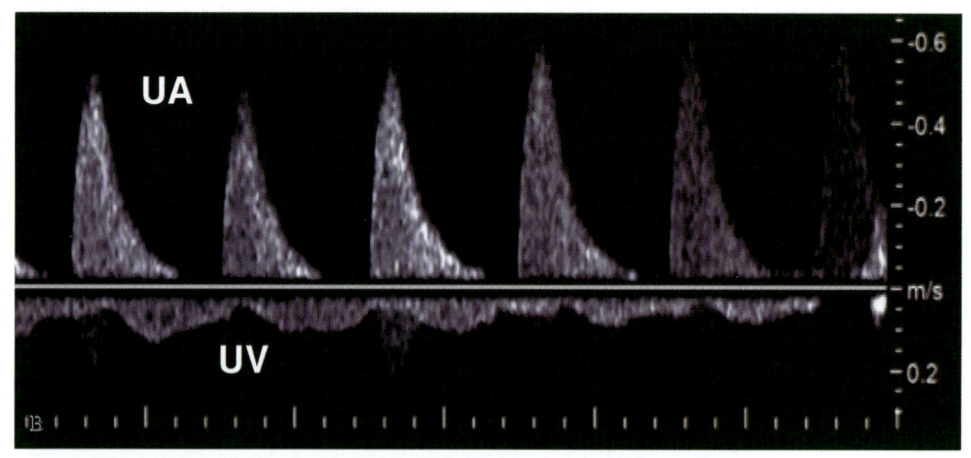

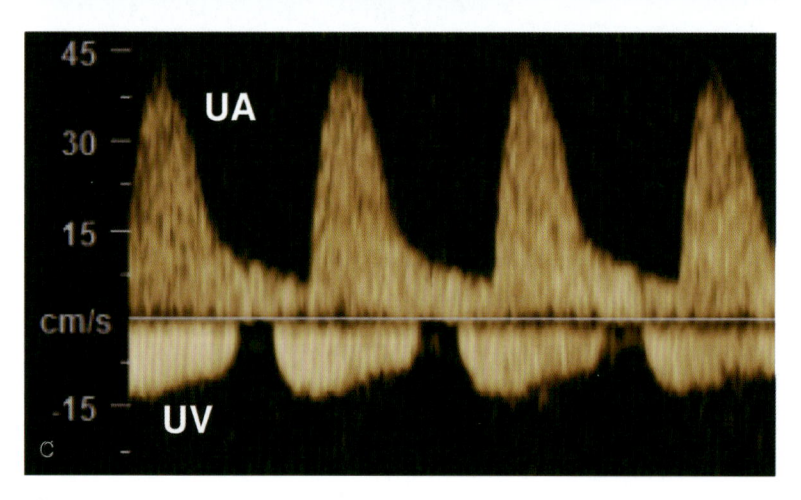

100 胎儿心律失常的诊断与治疗

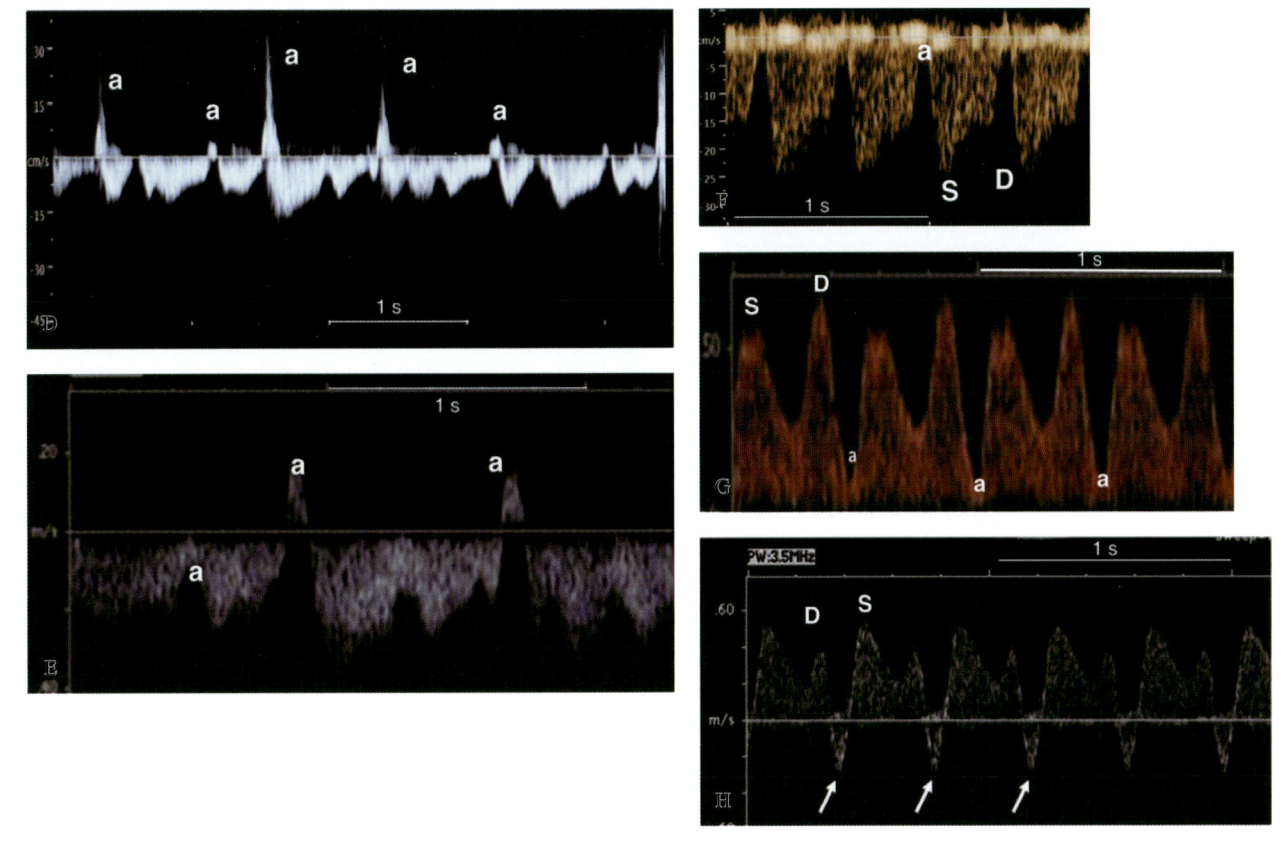

图3.4.12 房室传导阻滞胎儿与正常节律但合并严重心脏功能障碍胎儿的脐静脉（UV）和静脉导管（DV）多普勒频谱图像

A.该21周三度房室传导阻滞的胎儿偶尔出现UV搏动，时间不到1周，但其主观上功能正常，无房室瓣功能不全。B.孕周更大的胎儿中UV出现持续性搏动，但未达基线水平。C.在严重受损的胎儿中，可见UV"切迹"。D、E.在房室传导阻滞中，当心房收缩处于房室瓣关闭期时，DV中出现间断性A波反向（基线上方），又称"大炮波"（cannon波）。F、G. A波未反向，而是到达基线水平。H.在心脏功能不全的胎儿中，每次心房收缩，A波均反向（箭头）。a.心房收缩；D.舒张期；S.收缩期。UA.脐动脉

小结

三度房室传导阻滞合并CHD的胎儿的预后取决于相关的畸形，但在几乎所有情况下，新生儿的预后均不良。对于心率缓慢的水肿胎儿，使用了拟交感神经药物进行治疗，其短期疗效不一，长期效果也不佳。在由抗Ro抗体介导的三度房室传导阻滞的胎儿中，现已经可以进行产前起搏的实验性治疗，这可能成为未来CHD伴三度房室传导阻滞胎儿的最佳过渡性疗法（见第6部分第3章）。鉴于CHD伴三度房室传导阻滞的高风险和预后不良，妊娠期任何时间发现胎儿持续心动过缓都应立即进行全面的超声心动图评估。

第 5 章

免疫介导型房室传导阻滞

Helena M. Gardiner · Bettina F. Cuneo

引言

119年前，完全性房室传导阻滞（atrioventricular block，AVB）首次被称为房室传导障碍综合征。1928年有报道，患有Mikulicz病（即干燥综合征）母亲的两个女儿出现了心率缓慢的现象。RD Alyward博士在该报道中对受影响的女儿们的描述可谓经典之作，而Janet Aiken医师在4年后提出了非常有先见性的可能病因的假说。

第一个孩子是一个女孩，出生后不久脉搏约为40次/分，婴儿期体弱多病，缺乏活力，偶尔发绀。尽管如此，她依然存活下来，并成长为健康安静的女孩，第四个孩子也是一个女孩，在该病例中，我们注意到其胎儿期心率缓慢，出生后偶尔发绀；3个月大时，在一次发作中出现脉搏不规则并最终离世。

在宫内，毒性物质进入血液产生的影响是短暂的，除非这些物质可能直接干扰传导系统的发育。在先天性心脏传导阻滞中，一定在产前曾存在对其分支以上的传导系统的直接干扰。直到1957年，母亲抗Ro/SSA抗体与胎儿房室传导阻滞的相关性才有报道。患儿被诊断为先天性急性红斑狼疮，出生时心率仅为45次/分，出生后25min死亡。尸检显示广泛的心内膜弹力纤维增生症（endocardial fibroelastosis, EFE），无可识别的房室结或希氏束。1988年，盖伊医院的林赛·艾伦和同事首次发表了16例胎儿房室传导阻滞的系列研究，其母亲抗Ro/SSA均阳性。其中12例为活产，伴有胎儿水肿者均死亡。

自从首次报道母亲抗Ro/SSA介导的胎儿和新生儿房室传导阻滞以来，人们已经认识到炎症和纤维化不仅在房室结发生，也可在传导系统的其他部分发生。抗Ro/SSA抗体介导的传导系统疾病表现为房室传导阻滞、窦性心动过缓、交界性异位心动过速和室性心动过速等多种心律失常，可独立于、早于或与房室结疾病同时发生。

本章主要讨论与母亲抗Ro/SSA抗体相关的胎儿房室传导阻滞的诊断和表现。第4部分第3章将讨论胎儿房室传导阻滞的治疗，第5部分第2章将讨论抗Ro抗体阳性妊娠的监测。

房室传导阻滞的定义

房室传导阻滞是一种进展性房室结（atrioventricular node，AVN）疾病，最终导致心房和心室之间正常电传导缺失。根据第2部分第2章所述（图3.5.1），在无心电图的情况下，可以通过同时检查静脉和动脉血流或测量二尖瓣流入道和主动脉流出道来评估房室传导功能。当心房脉冲延迟，但仍然呈1:1室传导时，为一度房室传导阻滞。部分但非全部心房搏动传导到心室时为二度

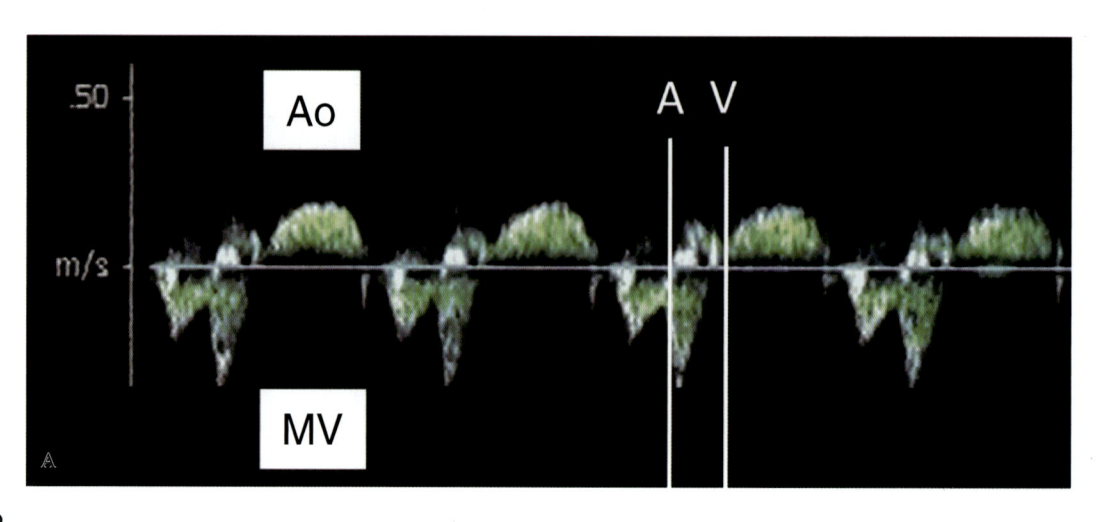

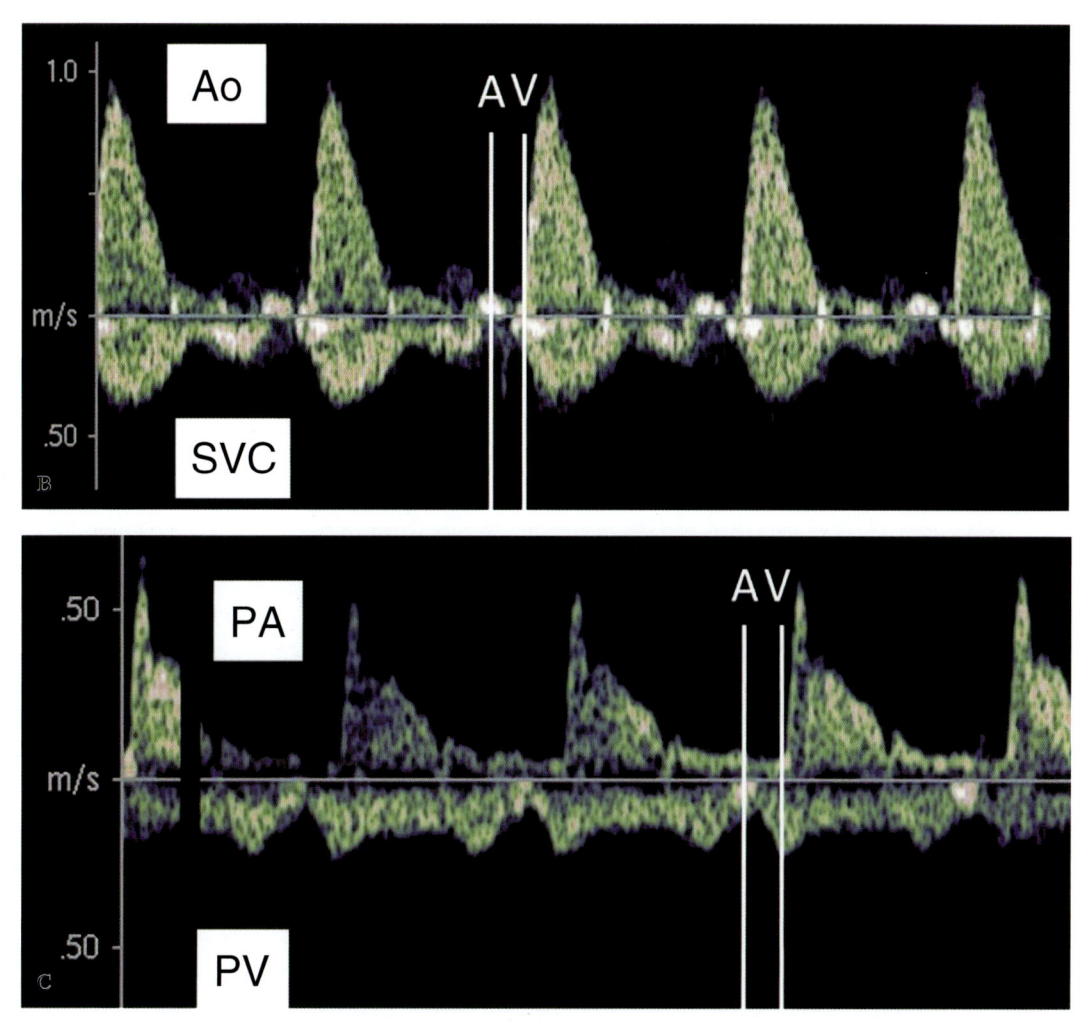

图3.5.1 A～C.使用单取样门记录的心房和动脉多普勒波形,可以从多个部位测量房室(AV)时间间隔,包括二尖瓣(MV)流入道和主动脉瓣(AV)流出道、主动脉(Ao)和上腔静脉(SVC),以及肺动脉(PA)分支和肺静脉(PV)

房室传导阻滞;三度房室传导阻滞时房室完全分离,心房与心室收缩之间没有关联(图3.5.2～图3.5.5)。

在报道的胎儿房室传导阻滞病例中,心脏结构正常者不到50%。房室传导阻滞是由母体抗Ro/SSA抗体引起结构正常的房室结发生炎症和纤维化所致。本章其余部分将讨论抗Ro/SSA介导的房室传导阻滞。前几章已经探讨了其他原因引起的胎儿房室传导阻滞。一小部分孕妇其胎儿有二度或三度房室传导阻滞且心脏连接正常,孕妇抗体呈阴性。在这种情况下,疾病可能是由病毒性心肌炎(如细小病毒)、长QT间期综合征或遗传性进行性心脏传导障碍等引起。

抗Ro/SSA抗体的流行病学

1%～2%的女性可检测到抗Ro/SSA抗体,其中许多人没有结缔组织病的症状。从妊娠12周左右母亲抗Ro/SSA抗体穿过胎盘引发炎症(通常沉积在胎儿房室结及心肌),并可能导致纤维化。大多数房室传导阻滞胎儿在妊娠18～25周时被发现。患有甲状腺疾病的女性的胎儿发生房室传导阻滞的风险更高,春季出生的婴儿或非白种人女性的婴儿也是如此。据报道,产前房室传导阻滞仅在2%～3%的有Ro/SSA抗体的孕妇中发生,但在其随后的妊娠中这种风险会增加至15%～20%,并且三度房室传导阻滞的复发在女性胎儿中更为常见。

抗Ro/SSA抗体介导的心脏疾病类型

与母体抗Ro/SSA抗体相关的胎儿心脏疾病类型包括更广义的胎儿和新生儿炎症,其中包括典型皮疹(图3.5.6)。心脏部分通常被称为心脏性新生儿红斑狼疮(cardiac Neonatal Lupus Erythematosus, cardiac-NLE),尽管这并非真正意义上的红斑狼疮。窦房结和房室结均

A. 正常节律

A	A	A	A
V	V	V	V

B.一度房室传导阻滞

A	A	A	A
V	V	V	V

C.二度Ⅰ型房室传导阻滞

A	A	A	A'	A	A
V	V	V		V	V

D.二度Ⅱ型房室传导阻滞

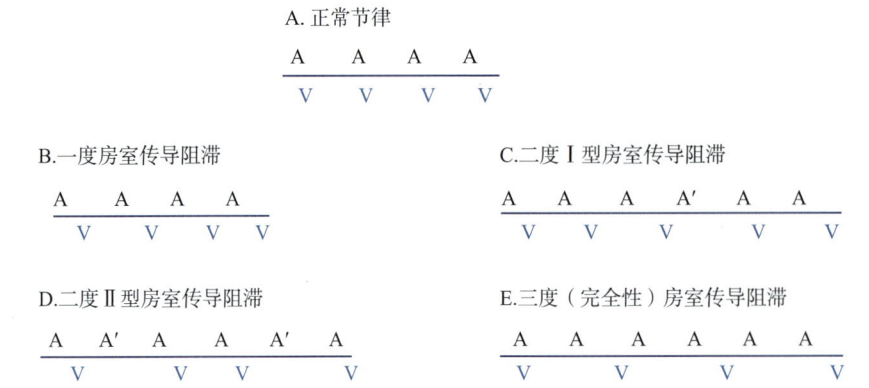

A	A'	A	A	A'	A
V		V	V		V

E.三度（完全性）房室传导阻滞

A	A	A	A	A	A
V	V	V	V	V	V

图 3.5.2 与抗 Ro/SSA 抗体介导的心脏病相关的不同程度胎儿房室（AV）传导阻滞示意图

蓝色V，传导的心室搏动。A.传导的心房搏动；A'.未下传的心房搏动。A.正常窦性心律，1∶1传导。B.一度房室传导阻滞。AV间期延长，但每个搏动均下传。C.二度Ⅰ型房室传导阻滞。AV间期延长直至心室搏动脱落。D.二度Ⅱ型房室传导阻滞。心室搏动脱落前无渐进性延长的AV间期。E.三度房室传导阻滞：心房和心室收缩无关联

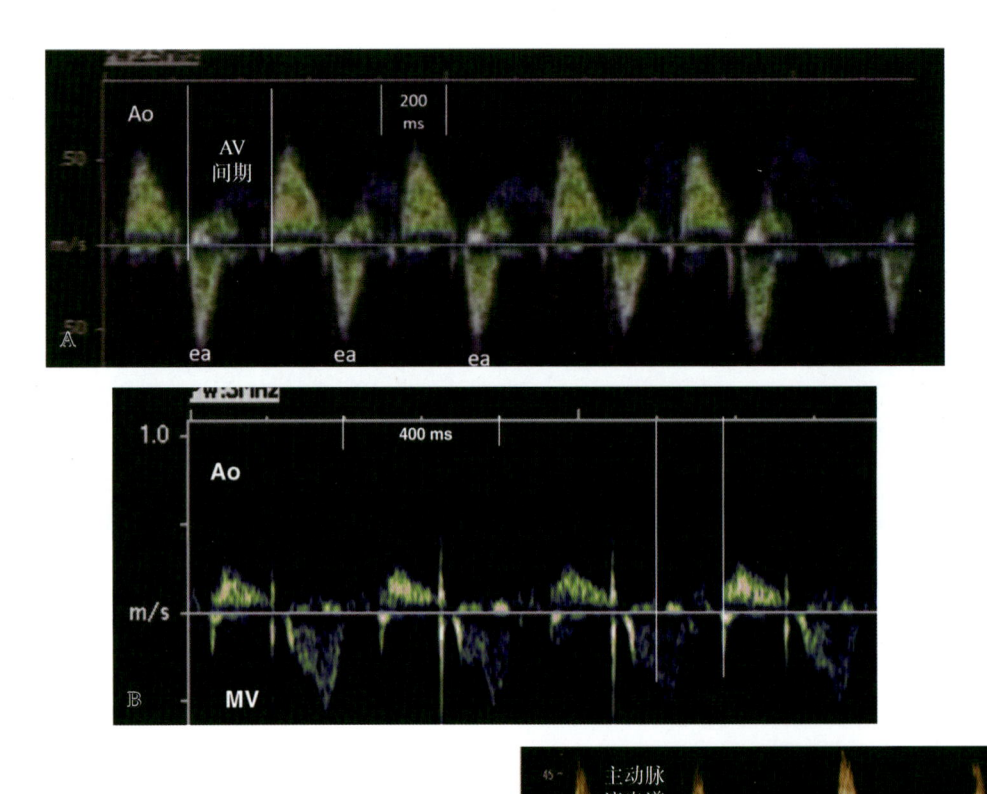

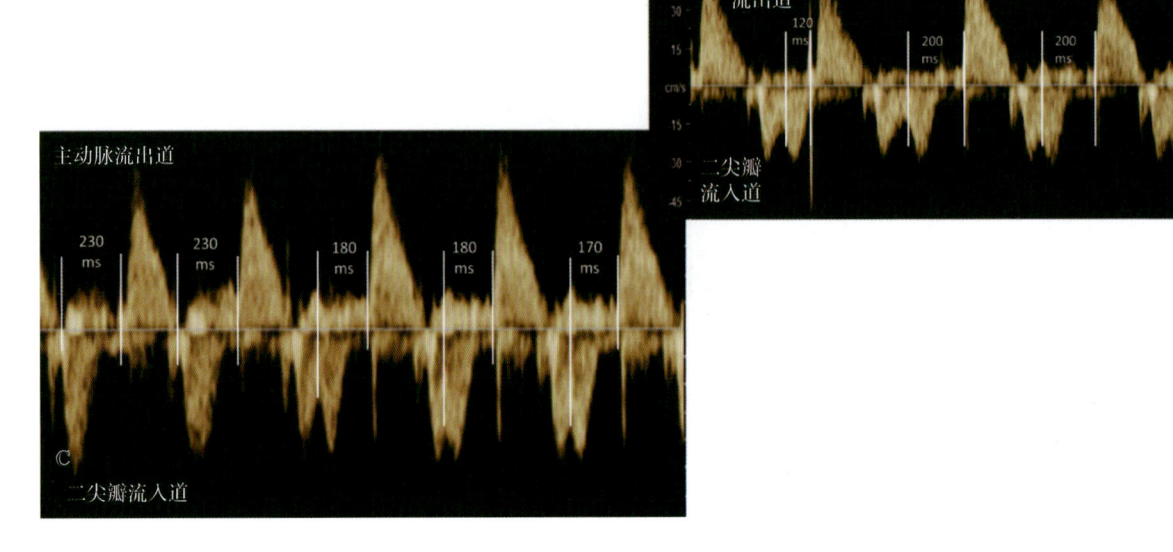

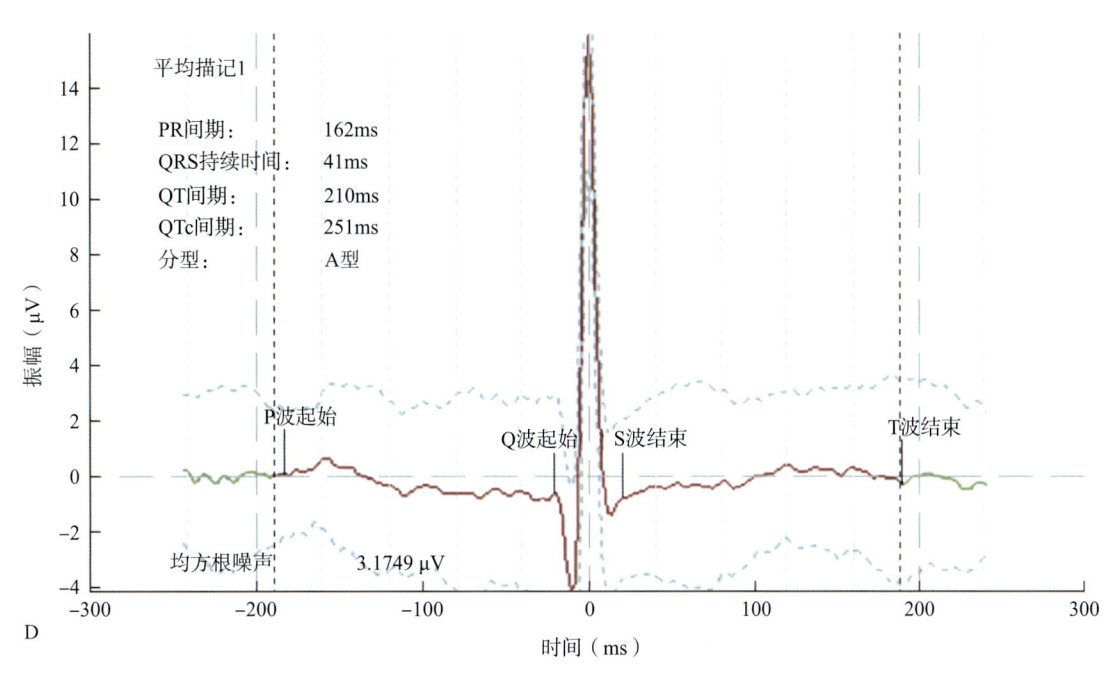

第5章 免疫介导型房室传导阻滞 105

```
平均描记1
PR间期:      162ms
QRS持续时间:  41ms
QT间期:      210ms
QTc间期:     251ms
分型:        A型
```

均方根噪声 3.1749 μV

D

图3.5.3 一度房室传导阻滞。两个胎儿的二尖瓣流入道（基线下方）和主动脉瓣流出道（基线上方）的频谱多普勒
A. 二尖瓣E波和A波融合（ea），AV间期＞200 ms。该胎儿还有偶发的二度Ⅱ型房室传导阻滞（未显示）。B. AV间期延长至180 ms左右，但仍有明显的二尖瓣E波和A波。C. 频谱多普勒显示胎儿一度房室传导阻滞时AV间期变化。D. 信号平均后的胎儿心电图描记显示PR间期延长，与一度房室传导阻滞一致。Ao. 主动脉；ea. 二尖瓣E波和A波融合；MV. 二尖瓣

可受累，前者可能导致窦性心动过缓（图3.5.7）、心房扑动或心房停顿。更常见的情况是，母亲的抗Ro/SSA抗体引起中孕前期胎儿弥漫性心肌炎，以房室瓣反流及较罕见的腱索断裂为特征。超声心动图可以观察到提示心内膜弹力纤维增生症的心肌纤维化，伴或不伴有房室传导阻滞的征象（图3.5.8）。

抗Ro/SSA抗体介导的心脏疾病的典型特征是房室传导阻滞。在最常见的三度房室传导阻滞中，炎症主要发生在房室结；因此，心房率通常保持正常范围内且规律，而心室率独立产生且相对较慢，小于或等于70次/分。临床上，发病时的孕周可能有助于鉴别胎儿心动过缓的潜在原因：如抗Ro/SSA抗体介导的三度房室传导阻滞通常在妊娠18～25周出现。相反，房性期前收缩二联律伴未下传通常出现较晚，并在临产或出生后自行消退（见第1部分第3章）。长QT间期综合征通常在妊娠晚期表现为二度而非三度房室传导阻滞（见第3部分第7章）。然而，就诊孕周和发病时的孕周常不一致，需加以注意。但无论病因如何，最后一次记录到正

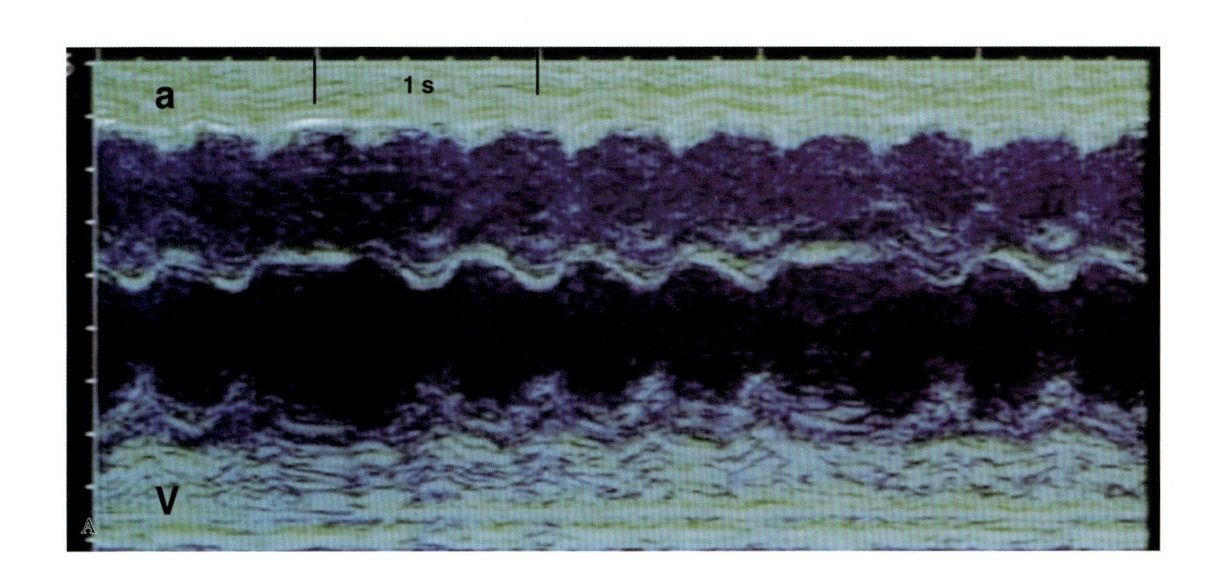

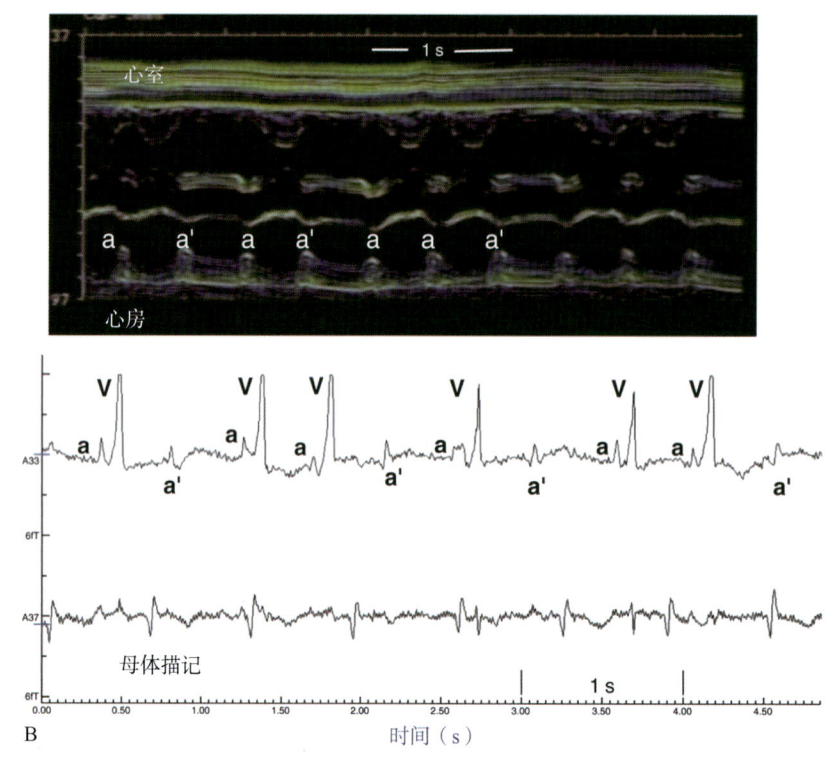

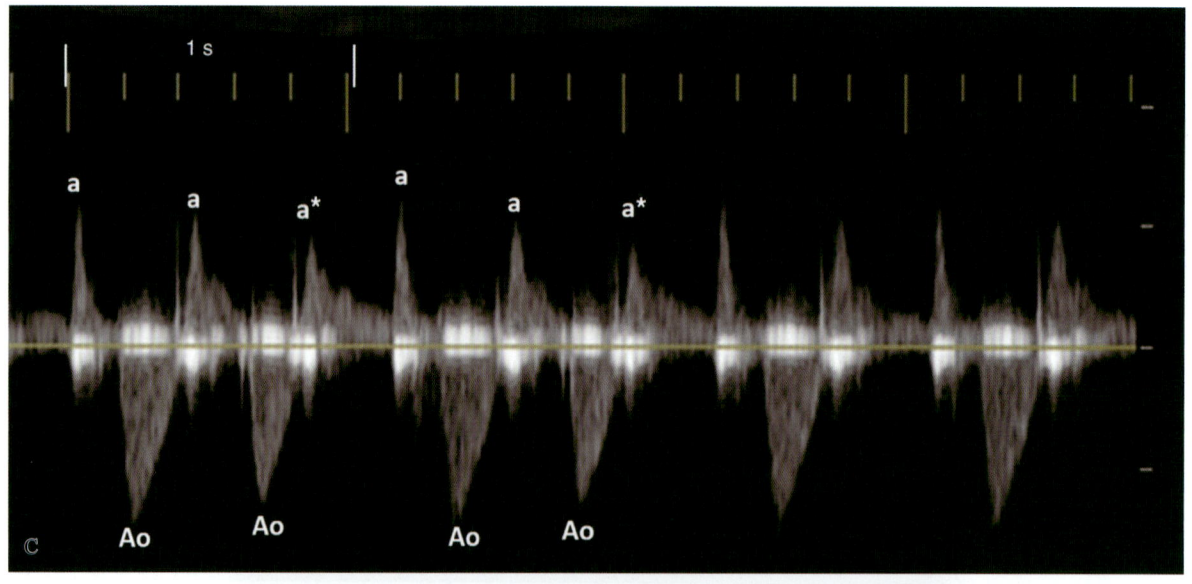

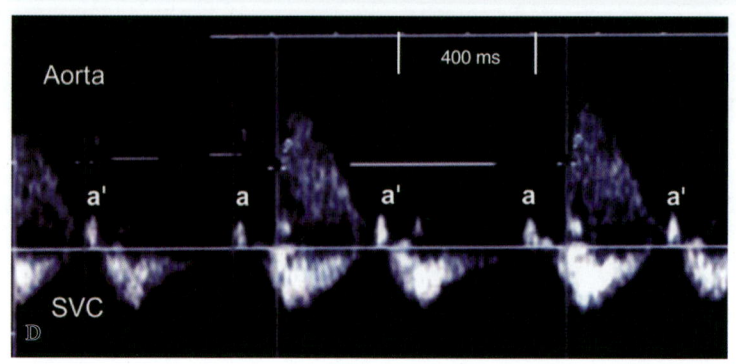

106 胎儿心律失常的诊断与治疗

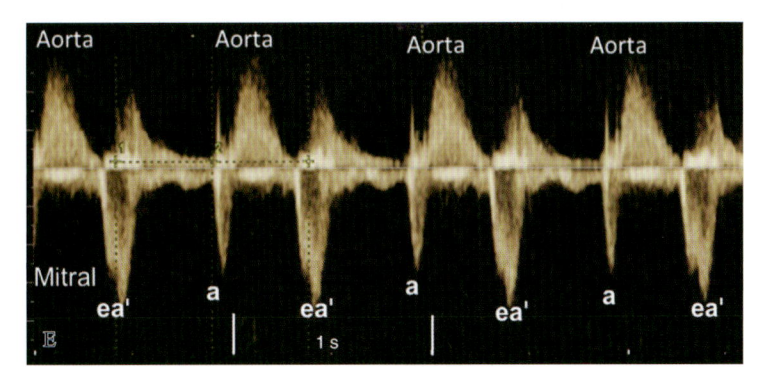

图 3.5.4 二度房室传导阻滞

A.同时通过心房（a）和心室（V）的M型超声显示规律的房性节律。偶尔未见心室收缩波。虽然这是二度房室传导阻滞，但无法判断是Ⅰ型还是Ⅱ型。B.阵发性二度Ⅱ型房室传导阻滞胎儿的M型超声和胎儿心磁图（fMCG）。a.下传的心房收缩；a′.未下传的心房收缩。注意偶尔会有连续的两个心房搏动下传。图像下方fMCG曲线为母亲的节律曲线，图像上方曲线为胎儿的节律曲线。C.胎儿一、二度房室传导阻滞二尖瓣流入道（基线上方）和主动脉流出道（基线下方）的频谱多普勒。第一和第二个搏动间的aAo间期延长，第三个心房搏动（*）未下传。D.上腔静脉（SVC）和主动脉（Ao）的频谱多普勒。上腔静脉的反向血流与心房收缩相对应。E.二尖瓣流入道（e、a波融合）和主动脉流出道的频谱多普勒。注意，每个下传的心室搏动，aAo间期（av间期）是相等的。Mitral.二尖瓣；Aorta：主动脉；SVC：上腔静脉。B图引自Cuneo BF，Strasburger JF，Wakai RT，Ovadia M.Conduction System Disease in Fetuses Evaluated for Irregular Cardiac Rhythm.Fetal Diagn Ther.2006；21：307-313.

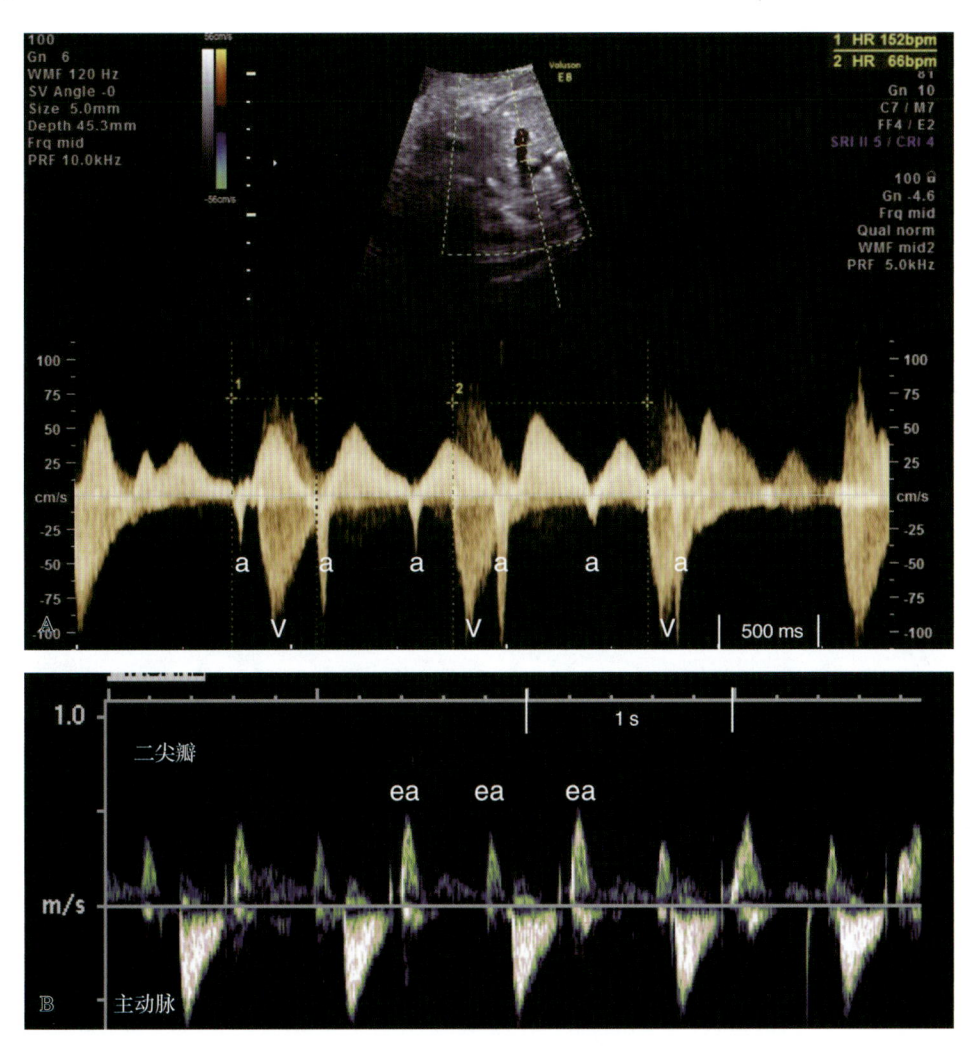

图 3.5.5 完全性房室传导阻滞

A.上腔静脉（基线上方）和主动脉血流（基线下方）频谱多普勒。心房收缩（a）（基线下方）与心室收缩（V）无关。心房率为152次/分，心室率为66次/分。B.二尖瓣流入道和主动脉流出道多普勒显示融合的ea峰。仔细评估AV间期显示其不一致，因此存在三度房室传导阻滞。ea. e、a波融合

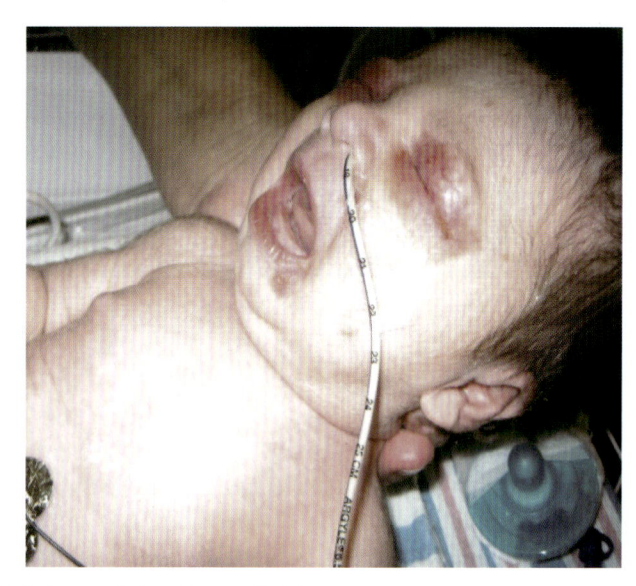

图3.5.6 新生儿狼疮性皮疹。一度房室传导阻滞的新生儿，眼和口周围典型的红斑性皮疹，2～3个月消退

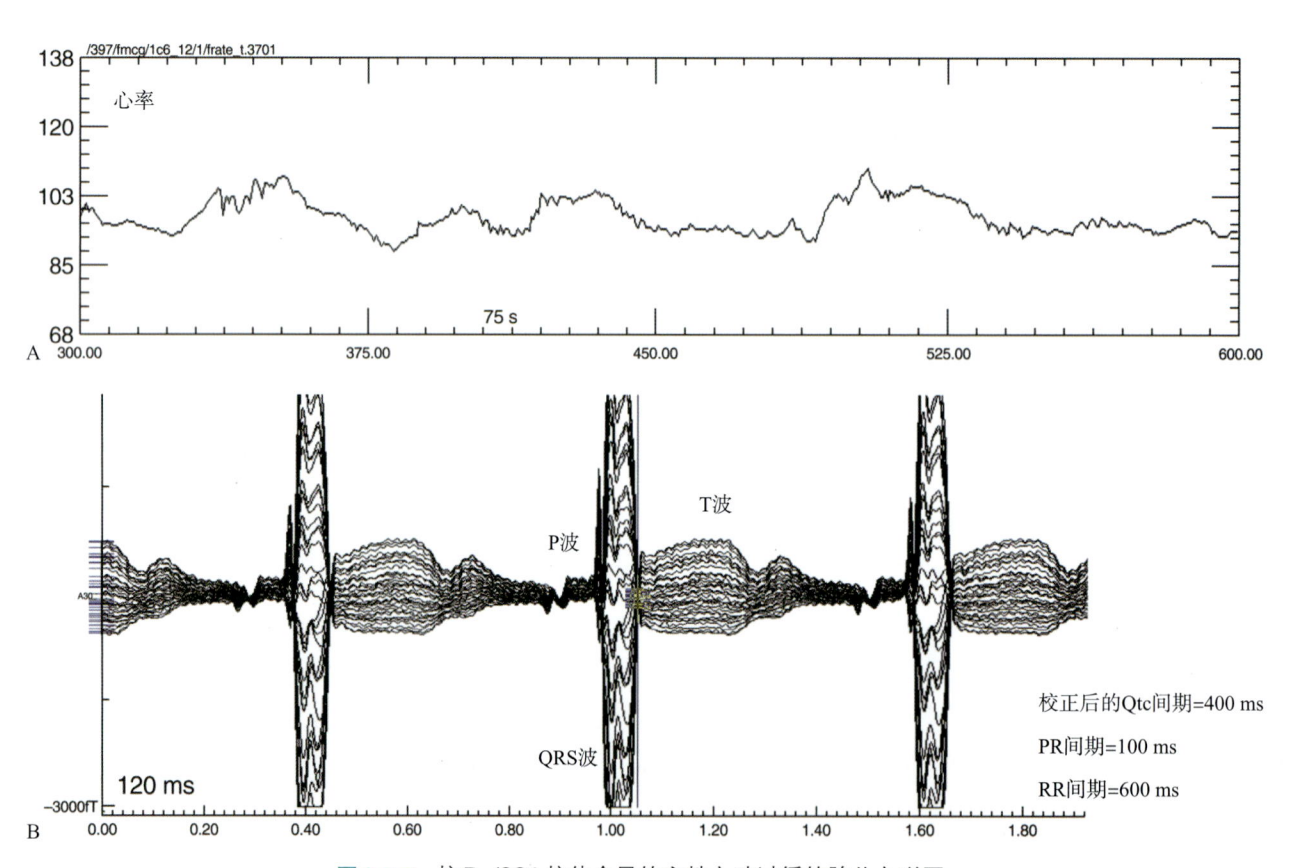

图3.5.7 抗Ro/SSA抗体介导的窦性心动过缓的胎儿心磁图
A.胎心率随时间在90～105次/分变化。心率变异性在正常范围内。B.同一胎儿的信号平均蝶形图显示PR间期和QTc间期均正常（分别为100ms和400ms）。心率约为100次/分

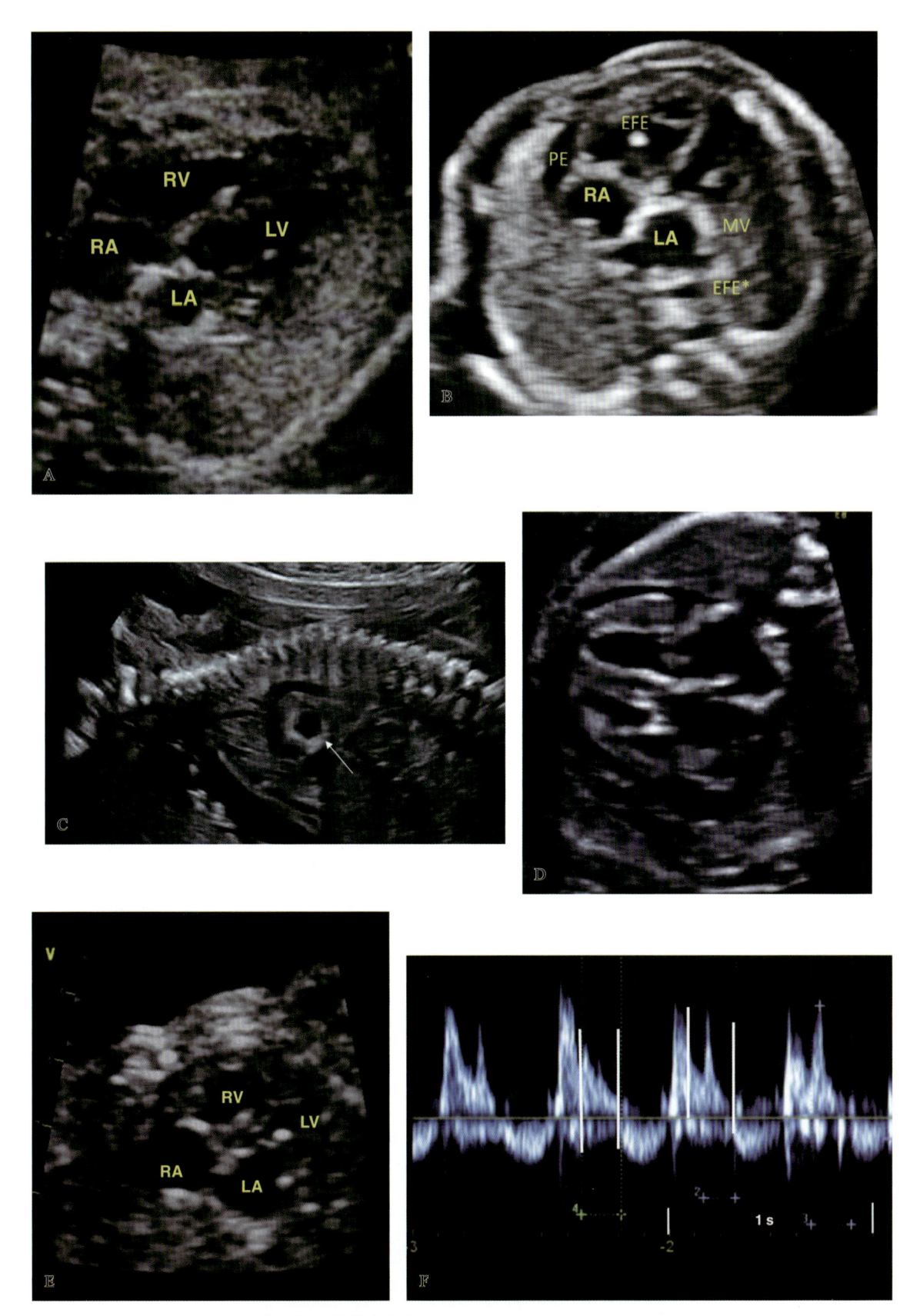

第5章 免疫介导型房室传导阻滞 109

图3.5.8 心内膜弹力纤维增生症（endocardial fibroelastosis，EFE）的二维图像

A.四腔心切面显示间隔EFE，尤其是房间隔的左心房面。B.四腔心切面可见更广泛的EFE，包括两侧心房壁和房室瓣。在三尖瓣腱索上也有一个强光点。C.EFE局限于左心房，在主动脉弓的矢状切面可清楚显示（箭头）。D.室间隔、右房室瓣和左心房壁的斑片状EFE。周围有明显的心包积液。E.另一种与一度房室传导阻滞相关的EFE表现。F.AV间期为165 ms。RV.右心室；RA.右心房；LV.左心室；LA.左心房；PE.心包积液；MV.二尖瓣

常心率时的胎龄是评估胎儿房室传导阻滞的一项重要信息。

三度房室传导阻滞的发展被认为是进行性的,从一度到二度再到三度。因此,筛查工作的重点是对抗Ro/SSA抗体阳性妊娠进行超声评估,以检测AV间期延长(一度房室传导阻滞)或心肌炎症征象。假说认为一度房室传导阻滞的治疗可以防止进展为更严重的房室传导阻滞。第5部分第2章将详细讨论抗Ro/SSA抗体阳性妊娠的监测。

以往研究表明,患有心脏性新生儿红斑狼疮的胎儿和婴儿存活率较低,死亡率通常在30%左右。相比之下,大型单中心研究和全国性研究报告显示,在无扩张型心肌病(dilated cardiomyopathy,DCM)情况下,10年生存率超过80%。如果婴儿出生时有一度或二度房室传导阻滞,出生后可能会进展。一般而言,在3个月前三度房室传导阻滞的婴儿至少70%需要起搏治疗,并且产前超声可以检测到胎儿心功能不全和心肌损伤。据报道,在较大的多中心或人群登记系统中,7%~23%的大龄儿童患有DCM,并与不良结局相关。

抗Ro/SSA抗体介导的疾病最严重的后果是扩张型心肌病(DCM)(图3.5.9)。在长期的国家或多中心研究中,DCM的发生率为7%~18.8%,并且与不良结局相关。法国最近的一份国家报告,在新生儿期诊断为DCM患者10年生存率为23.1%,在迟发性出现DCM患者中为53.9%,而未出现DCM的患者则达到了98.6%。

DCM的致病因素尚未阐明。最早报道之一是16例DCM患儿,患儿在宫内和心脏起搏前(通常在2周时择期进行)的心功能均正常。12例患儿在2岁前发生充血性心力衰竭,75%预后不良(死亡或心脏移植),其他4例痊愈。心肌活检显示11例心肌肥大,11例间质纤维化,2例心肌细胞变性。鉴于与DCM相关的不良结局,已提出产前使用类固醇来降低DCM的发病率,以期改善预后。然而仍存在分歧意见,部分原因是缺乏支持性证据。一项研究报告指出,在妊娠接受氟化类固醇治疗的队列中,儿童DCM的患病率较未接受治疗的历史对

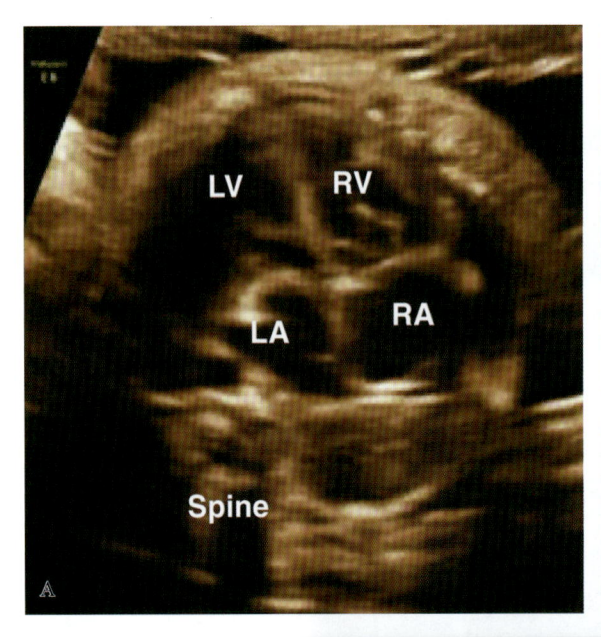

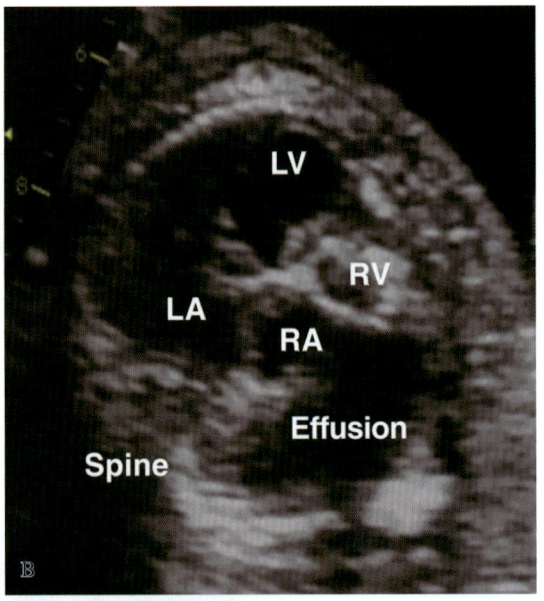

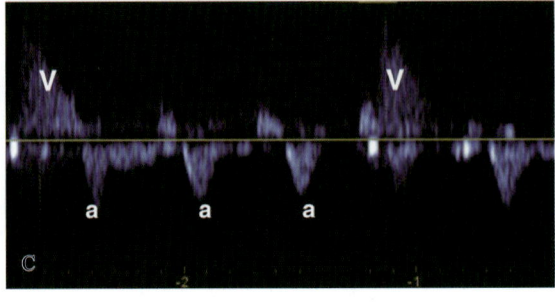

图3.5.9 扩张型心肌病

A.心脏增大且收缩不良,伴有斑片状心内膜弹力纤维增生症(endocardial fibroelastosis,EFE)。该婴儿在32周时娩出,心率为35次/分,无法复苏。B.妊娠28周时胎儿右心室重度EFE和大量心包积液,心室率为40次/分(C)。几天后胎儿在宫内死亡。LA.左心房;LV.左心室;RA.右心房;RV.右心室;Spine.脊柱;Effusion.积液;V.心室收缩;a.心房收缩

照组降低。然而，对照组中病变较治疗组更严重。此外，由于大多数三度房室传导阻滞患儿从婴幼儿期开始进行起搏治疗，起搏相关心肌病也是解释DCM的一个合理因素，特别是当使用历史对照时，因为他们可能使用的是不太先进的起搏系统。法国一项对187名新生儿进行的全国性队列研究中，作者描述了与DCM相关的因素，并提出新生儿DCM和迟发性DCM是两种不同的疾病。出生后1周内就诊的婴儿有胎儿期的症状，包括宫内DCM、水肿、EFE和心包积液。然而，较晚就诊的患者（中位时间为15.2个月，范围为3.6个月～22.8年）往往是非欧洲裔，存在宫内二尖瓣反流并接受起搏器置入。值得注意的是，氟化类固醇对迟发性DCM无保护作用[$P=0.27$; $HR=1.65$(95% CI: 0.63～4.25)]，且已知与新生儿DCM相关的危险因素不能预测迟发性扩张型心肌病。最近一项来自瑞典的研究报告指出，抗体介导下存在三度房室传导阻滞患者罹患DCM、心肌和脑梗死及一系列自身免疫病的风险增加。

发病机制

患有心脏性新生儿红斑狼疮的胎儿心脏结构正常，心房组织与心室传导轴不相延续。在携带抗Ro/SSA抗体的妊娠中，只有2%受到房室传导阻滞的影响，这一认识促使研究人员识别出胎儿患病风险较高的女性亚组。抗体滴度是很重要的因素：>100U/ml时与胎儿发生疾病的风险相关性达到85%。此外，一些研究者认为靶向Ro抗原52-kd成分的抗体是三度房室传导阻滞的致病因素，并且与心肌病有关。后一种机制被认为涉及抗Ro52抗体与心肌细胞表面蛋白交叉反应，从而诱导细胞内钙稳态失调。钙是心肌细胞收缩的主要调节因子之一，在没有传导系统疾病情况下也可能影响心肌收缩力。该抗体还可能于心内膜心肌内诱发弥漫性免疫反应，导致伴或不伴有三度房室传导阻滞的EFE及高风险的晚期心力衰竭和死亡。

房室传导阻滞的产前检测

多普勒和M型超声心动图检查技术

频谱多普勒和M型超声心动图检查评估心房和心室收缩及AV间期之前已进行过讨论（见第1部分第1章和第2部分第1章）。

机械传导时间即房室间期比同时测量的电传导间期长18～20ms（将胎儿心磁图的PR间期与二尖瓣流入道和主动脉流出道的房室间期进行比较）（图3.5.1）。在测量和解读方面存在以下不足：机械AV间期测量包含几个时间间期，包括心房内传导时间、通过房室结的传导时间和等容收缩时间（代表心肌收缩和心室射血之间的时间）。另一方面，心功能不全可导致等容收缩时间延长，从而延长AV间期，但不一定表示存在一度房室传导阻滞。这可能可以解释下面这类患儿产前产后诊断的不一致：在因母体抗Ro/SSA抗体而接受监测的孕妇中，胎儿AV间期延长的发生率相对较高，而出生后ECG报告的PR间期正常。

胎儿心磁图

更复杂的记录胎儿心脏电传导信号的方法已在研究，包括胎儿心磁图（fMCG）和胎儿心电图（fECG）。其中，fMCG作为一种无创方法，能够成功记录孕18周至足月胎儿心脏磁场，并具有较高的诊断准确性（见第2部分第3章）。fMCG可以提供有价值的新信息，如三度房室传导阻滞并非总是从一度到二度再到三度逐渐进展，并且在出现三度房室传导阻滞之前可能存在各种不同类型的电活动，如心室异位、交界性异位心动过速和室性心动过速。

胎儿心电图

与fMCG相比，fECG技术具有潜在的优势，包括成本低和便携性。然而，信号采集并不简单，临床研究报道了信号采集失败的情况，可能是由于胎儿皮脂发育以及与母亲肌肉活动/胎动等相关信号丢失所致。不同系统之间存在差异，报道称使用更多电极和复杂信号分离技术的系统已具有高质量的信号分离效果，从而在多胎妊娠中能够识别出不同心率描记。更先进的系统还可以分离较低频率的"P"波和"T"波，并生成完整fECG信号及其时间间隔，记录数小时内的节律轨迹（除平均信号外），并识别胎儿心律失常。关于fECG将在第6部分第1章进行更详细讨论。

三度房室传导阻滞的病理生理学

抗Ro/SSA抗体阳性孕妇的动态多普勒胎心率（FHR）监测、fMCG和fECG显示，三度房室传导阻滞进展迅速，有时甚至在数小时内发生。此外，复杂的电模式，如室性异位心动过速和缓慢性交界性异位心动过速，可在出现三度房室传导阻滞之前或同时发现（图3.5.10）。除了这些复杂且不断变化的模式外，三度房室传导阻滞的FHR模式还可分为反应型和非反应型。如果心室率>56次/分，并且病因是自身免疫性，则更有可能是反应型，而更低的心率和结构性先天性心脏病与非反应型相关。β受体类似物的药物应用可能使FHR增加约5次/分，但不能恢复反应性。

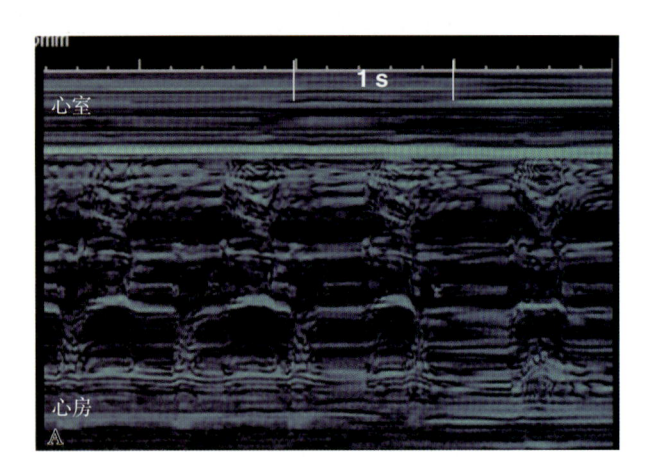

心室

心房

A

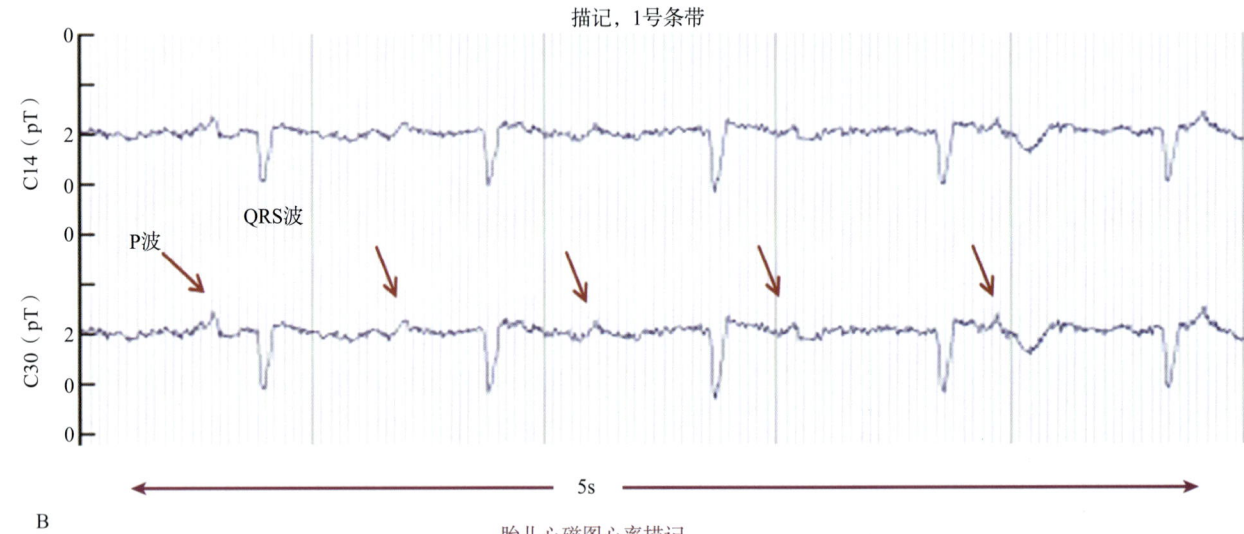

描记，1号条带

P波　　QRS波

5s

B　　胎儿心磁图心率描记

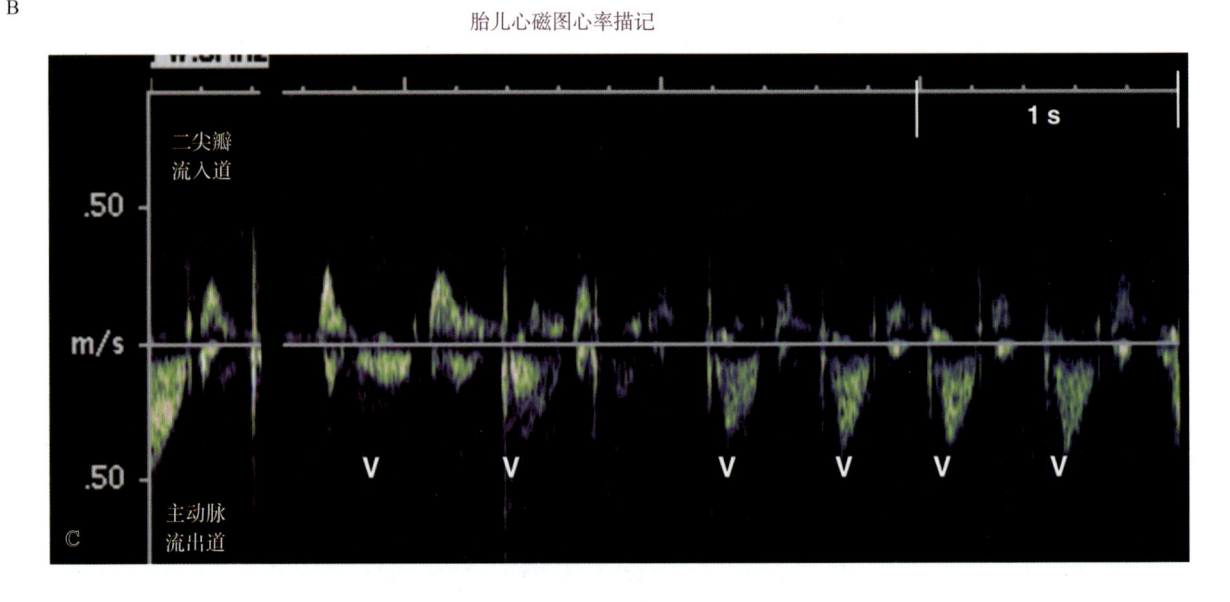

二尖瓣
流入道

主动脉
流出道

C

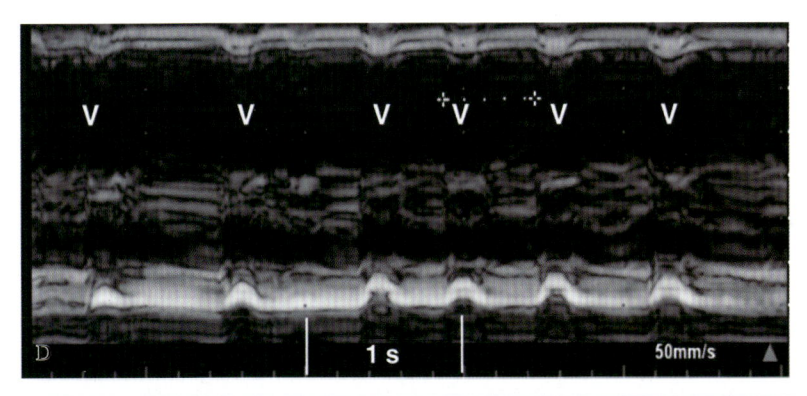

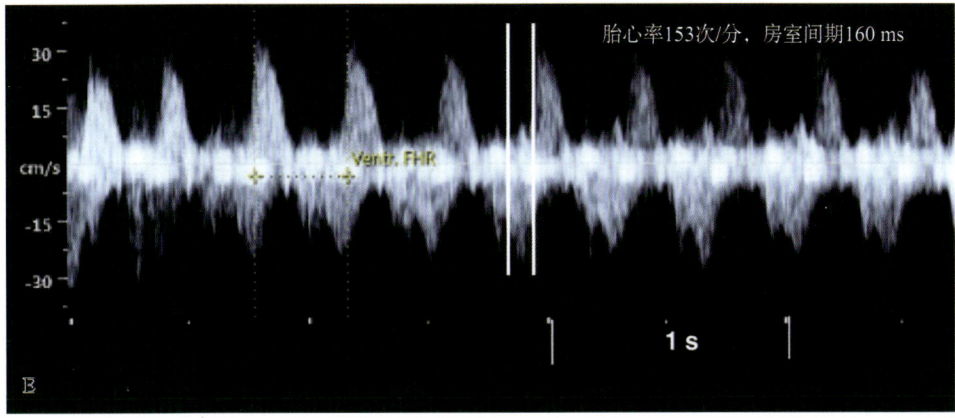

妊娠20周胎心率220次/分时的交界性异位心动过速

图3.5.10 抗Ro/SSA抗体介导的交界性异位心动过速（JET）和房室传导阻滞

A.M型超声心动图显示心房和心室率相等，约为65次/分。B.胎儿心磁图证实心律为交界性心动过缓和完全性房室传导阻滞。C、D.在M型超声心动图（C）和频谱多普勒（D）上，心室率（V）为65次/分，被一段交界性异位心动过速（JET）终止，心率为150次/分。主动脉流出道频谱位于基线下方，二尖瓣流入道频谱位于基线上方。V.心室。E和F.另一个胎儿在妊娠19周时出现一度房室传导阻滞，胎心率正常（E）。出现一段长RP间期的心动过速，心率为220次/分，并不认为是JET。2d后检查发现该胎儿存在三度房室传导阻滞。在当时或随后的检查中均未观察到JET

小结

抗Ro/SSA抗体介导的房室传导阻滞通常在妊娠18～25周出现，可发生于已患有风湿性疾病（如干燥综合征）的女性，也可能为抗Ro/SSA抗体阳性的无症状母亲的首发征象。抗Ro/SSA抗体介导的心脏病变包括心功能不全、心内膜弹力纤维增生症和房室瓣关闭不全，但其特征表现为一度、二度或三度房室传导阻滞。母亲抗Ro/SSA抗体阳性的胎儿发生房室传导阻滞风险为1%～2%，且可能与母亲的抗体水平相关；此外，如果该母亲之前的孩子患有心脏疾病或新生儿红斑狼疮，则胎儿发生房室传导阻滞的风险增加至10%～18%。下一章将讨论抗Ro抗体阳性妊娠的监测与胎儿房室传导阻滞的管理。

第6章

心脏离子通道病

Hitoshi Horigome

引言

心脏离子通道病是一组遗传性疾病，通过改变心肌细胞的离子通道电流，使心脏结构基本正常的易感胎儿发生心律失常。这些离子通道病的遗传变异影响通道启闭功能，导致跨心肌细胞膜的电流变化，引起危及生命的心律失常。

最常见的（约1/2000）心脏离子通道病是先天性长QT间期综合征（long QT syndrome，LQTS）。其他胎儿心脏离子通道病的病例报道较少见，包括短QT间期综合征和先天性病态窦房结综合征（sick sinus syndrome，SSS）。还有一些其他类的通道疾病，包括Brugada综合征和儿茶酚胺敏感性多形性室性心动过速（catecholaminergic polymorphic ventricular tachycardia，CPVT），在胎儿期尚未被报道。本章将描述目前已知的关于心脏离子通道病的临床表现和诊断知识。关于离子通道病的基因检测的讨论见第1部分第3章。

胎儿长QT间期综合征的表现

胎儿期长QT间期综合征（LQTS）最常见的表现是窦性心动过缓。由于很少有LQTS阳性的胎儿符合心动过缓的产科标准（妊娠期内任何时间≤110次/分），因此，这种心动过缓经常没有发现或低估。在一项大样本研究中，只有17%基因确诊的LQTS胎儿符合产科标准，而70%的胎心率（fetal heart rate，FHR）＜胎龄的第3百分位数（图3.6.1）。心动过缓的程度似乎因致病性变异的不同而变化。例如：纯合子*KCNQ1*变异的胎儿，其胎心率低于杂合子*KCNQ1*变异的胎儿。除窦性心动过缓外，

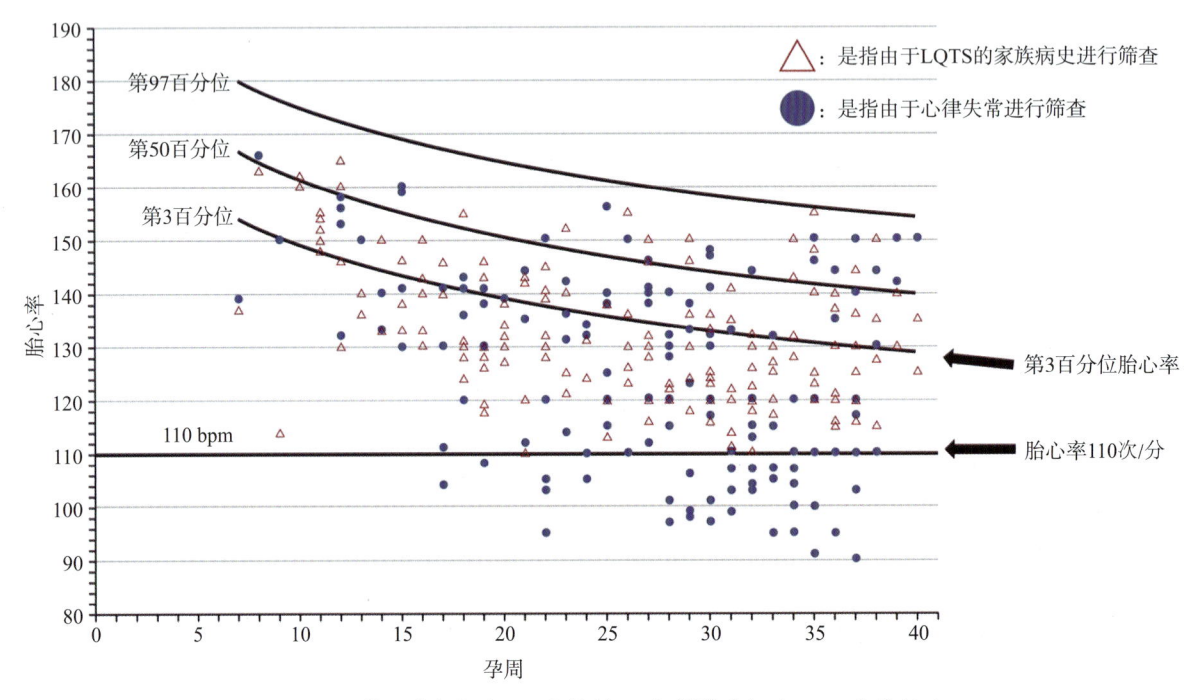

图3.6.1 基于胎心率（FHR）的长QT间期综合征（LQTS）的筛查

如果用FHR 110次/分为标准筛查LQTS，只有19%的LQTS病例在截断值以下。然而，如果采用第3百分位数，则有66%的LQTS病例将被发现。△.LQTS的家族病史；·.心律失常。转载自 Mitchell JL, Cuneo BF, Etheridge SP, Horigome H, Weng HY, Benson DW.Fetal heart rate predictors of long QT syndrome.Circulation.2012；126：2688-2695.

LQTS的特征性尖端扭转型室性心动过速（TdP）常伴有二度房室传导阻滞（图3.6.2），两者很容易被识别为异常。但是，尖端扭转型室性心动过速和（或）二度房室传导阻滞在报道的胎儿长QT间期综合征病例中发生率＜25%。

有3种类型的胎儿有患LQTS的风险。第一种类型是家族携带有已知致病性LQTS变异（"遗传性LQTS"）。一般来说，遗传性LQTS的胎儿表现很轻，心律失常的可能较小。例外的是，一些家族性KCNH2变异的胎儿、具有纯合子或复合杂合子变异的胎儿、患有Jervell和Lange-Nielsen综合征（KCNQ1或KCNE1的纯合子变异）的胎儿，母体SCN5A R1623Q基因为嵌合体的胎儿。复发性死产是家族性LQTS的另一种表现；与一般人群相比，家族性LQTS的死产率高出10倍，但并非所有的死产都有携带家族变异或有尖端扭转型室性心动过速病史。在家族性LQTS中，有一些基因型-表型-特征性表现。例如，胎心缓慢在LQT1（KCNQ1）和LQT2（KCNH2）的胎儿中比在LQT3（SCN5A）的胎儿中更为明显。

第二种类型是，有LQTS风险的胎儿是那些出现意料之外尖端扭转型心动过速，伴有或不伴有二度房室传导阻滞的胎儿（图3.6.3），这些胎儿多有新发变异，最早在妊娠19周时就能被发现。在这些具有高心律失常可能性的早发性LQTS病例中，两种最常见的基因型是一些孔隙区KCNH2变异和SCN5A R1623Q或L409P变异。其他罕见但严重的早发性LQTS包括Timothy综合征（CACNA1C变异）和钙调蛋白疾病（CALM1或CALM2变异）。在约30%的严重和早期发病的病例中，致病变异尚未识别或未确定。

第三种类型是有死产史或有不明原因的新生儿或婴儿死亡史的孕妇。约12%的婴儿期猝死的患儿携带LQTS变异。例如，通过分子解剖，Crotti等在8.8%的胎儿死亡病例中发现了与LQTS相关的基因变异。LQTS变异在死产中的作用尚未确定，但产科医师、围生期保健服务者和心脏病学专家应该了解这些早发的危及生命的LQTS类型，在面对不明原因的死产时应考虑分子解剖。

胎儿LQTS表现的文献总结（表3.6.1）

在英语期刊中检索宫内诊断LQTS的病例报告或系

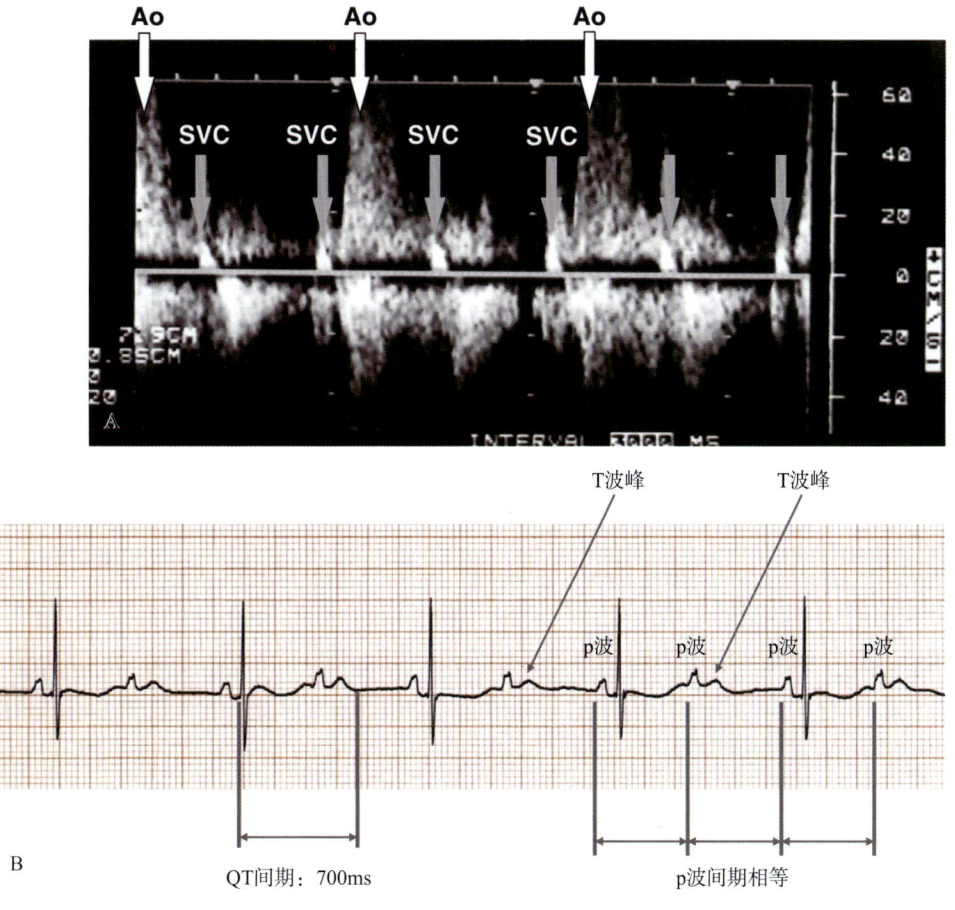

图3.6.2　LQTS胎儿的二度房室传导阻滞

A.胎儿主动脉血流脉冲多普勒波形，由于心室不应期极度延长，显示为固定的AA（pp）间期，交替的房室（AV）传导（2∶1 AV传导阻滞）。心房率为106次/分，心室率为53次/分。SVC，心房收缩引起上腔静脉的反向血流，Ao，心室收缩引起射入主动脉内血流。B.与A图为同一患儿出生后的心电图。结果显示，由于极长的QT间期（700 ms），有一半的p波位于无房室传导的T波上。PP（0.62 s）间期和VV（1.25 s）间期均是规律的

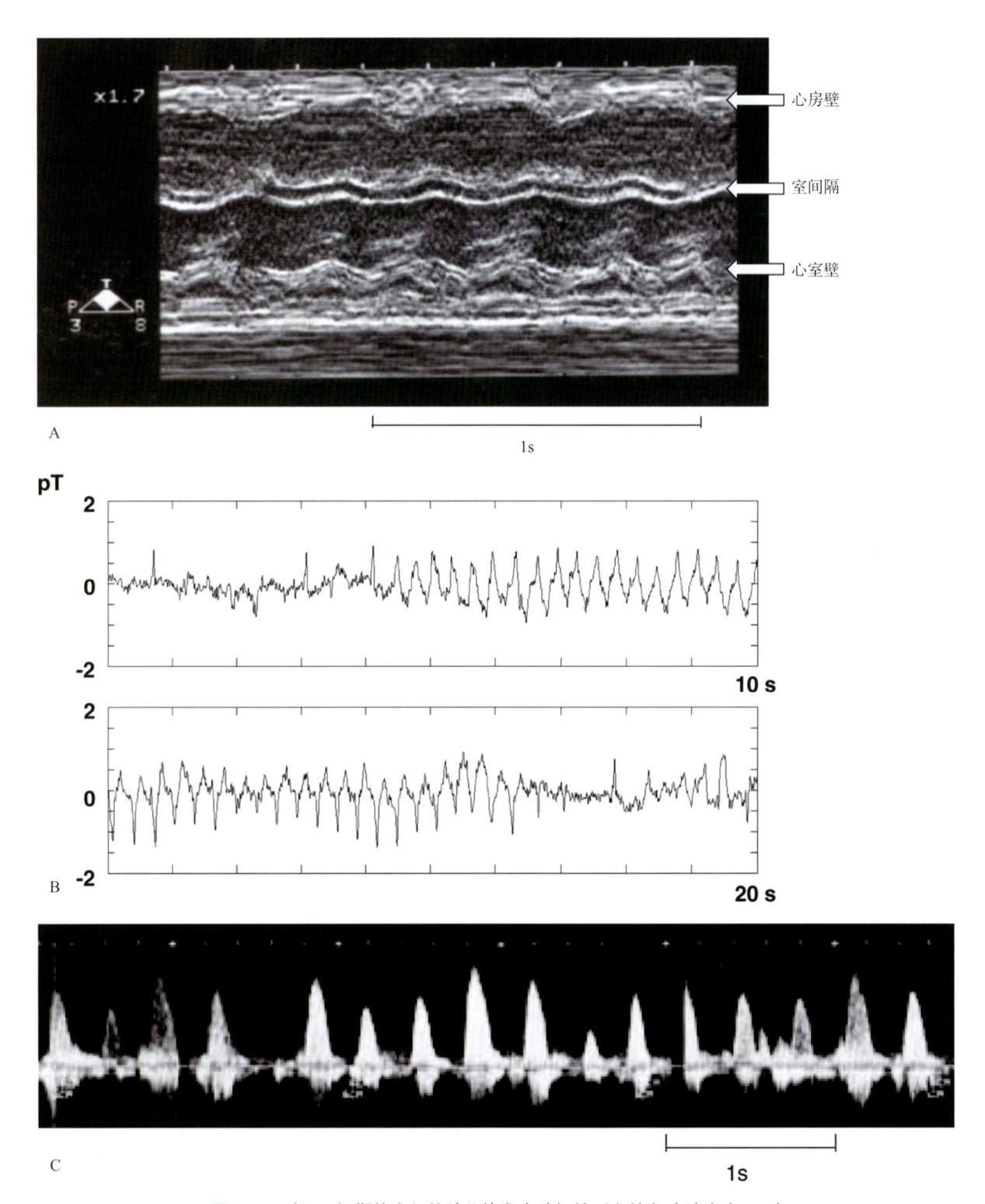

图3.6.3 长QT间期综合征的胎儿伴发尖端扭转型室性心动过速（TdP）

A.M型胎儿超声心动图。心房壁运动慢于心室壁，两者无任何相关性，提示室性心动过速。心室壁运动不规则，频率210次/分。B.胎儿心磁图记录到典型TdP波形，显示多形性室性心动过速（VT），节律和QRS波形态不规则。C.胎儿主动脉血流的脉冲多普勒波形，显示不规则的间期和振幅，提示多形性室性心动过速（TdP）

表 3.6.1 胎儿 LQTS 的文献综述

序号	作者（年份）	LQTS 的来源	死胎病史	孕周（周）	节律	分娩孕周（周）	基因变异
1	Vigliani（1995.）	母亲	无资料	38	心动过缓	阴道分娩（40）	无资料
2	Donofrio（1999）		无资料	32	心动过缓		无资料
3	Hamada（1999）	母亲	无	37	心动过缓	阴道分娩（38）	KCNQ1 A341V
4	Cuneo（2003）	新发	无	30	室性心动过速，2∶1房室传导阻滞，窦性心动过缓（110次/分）	剖宫产（34）	SCN5A R1623Q
5	Johnson（2003）	母亲	无资料	38	室性心动过速，窦性心动过缓（120次/分）	38	KCNH2 R725Q
6	Miller（2004）	母体嵌合体	窦性心动过缓×2	28	室性心动过速[2]，窦性心动过缓，2∶1房室传导阻滞	紧急剖宫产（32）	SCN5A R1623Q
7	Chang（2004）	新发	无资料	无资料	心动过速-心动过缓	38	SCN5A V1763M
8	Lupoglazoff（2004）	母亲	无资料	约30	2∶1房室传导阻滞	无资料	KCNH2 T613M
9		母亲	无资料	约30	室性心动过速，2∶1房室传导阻滞	无资料	KCNH2 D501N
10		母亲+父亲	无资料	约30	室性心动过速，2∶1房室传导阻滞	无资料	多发
11		新发	无资料	约30	室性心动过速，2∶1房室传导阻滞	无资料	KCNH2 G628S
12		新发	无资料	约30	室性心动过速，2∶1房室传导阻滞	无资料	KCNH2 Y93C
13		母亲	无资料	约30	窦性心动过缓	无资料	KCNQ1 R231C
14		母亲	无资料	约30	窦性心动过缓	无资料	KCNQ1 G325R
15		母亲	无资料	约30	窦性心动过缓	无资料	KCNQ1 R231C
16		母亲	无资料	约30	窦性心动过缓	无资料	KCNQ1 R231C
17		母亲	无资料	约30	窦性心动过缓	无资料	KCNQ1 G1258 insA
18	Schultz-Bahr（2004）	新发	初产妇	无资料	心动过速-心动过缓	剖宫产（35）	SCN5A P1332L
19	Schneider（2005）	母亲	无资料	32	窦性心动过缓	阴道分娩（38）	KCNQ1 CTG to CCG
20	Ten Harkel（2005）	新发	无资料	29	不规则性心律	剖宫产（33）	SCN5A R1623Q
21	Tomek（2008）	父亲	初产妇	22	二度房室传导阻滞，窦性心动过缓		SCN5A
				26	室性心动过速	剖宫产（31）	无资料

续表

序号	作者（年份）	LQTS的来源	死胎病史	孕周（周）	节律	分娩孕周（周）	基因变异
22	Bhuiyan（2008）	母+父有血缘关系	流产×2 窦性心动过缓×2 LQTS变异体纯合子	22	2:1房室传导阻滞		
				29	室性期前收缩，室性心动过速	剖宫产（32）	纯合子 KCNH2 Q1070X
23	Wang（2008）	少见新发		32	心律失常	紧急剖宫产（32）	
		少见新发		34	室性心动过速	无资料	SCN5A G1631D
24	Simpson（2009）	新发的	无	30	室性心动过速[1,2,3]	无资料（32）	KCNH2 T613M
25	Horigome（2010）	阳性家族史	无资料	无资料	窦性心动过缓	无资料	KCNQ1 Thr587Met
26		新发的	无资料	无资料	窦性心动过缓	无资料	KCNQ1 Ala341Val
27		新发的	无资料	无资料	室性心动过速，2:1房室传导阻滞	无资料	KCNH2 Gly628Ser
28		新发的	无资料	无资料	室性心动过速	无资料	KCNH2 Del（7）（q32qter）
29		阳性家族史	无资料	无资料	无资料	无资料	KCNH2 Ser243+112x
30		新发的	无资料	无资料	室性心动过速，2:1房室传导阻滞	无资料	KCNH2 GM628Ala
31		新发的	无资料	无资料	室性心动过速，2:1房室传导阻滞	无资料	KCNH2 Thr613met
32		新发的	无资料	28	2:1房室传导阻滞	无资料	SCN5A Ala1186Thr
33		新发的	无资料	无资料	室性心动过速，2:1房室传导阻滞	无资料	SCN5A Asn1774Asp
34	Murphy（2011）	新发的	无	19	室性心动过速[1,2,3]	死胎（25）	SCN5A L409B
35	Donofrio（2012）	新发的	无	19	不规则性心律		
				26	2:1房室传导阻滞		
				30	室性心动过速[1,2]，2:1房室传导阻滞	紧急剖宫产（30）	SCN5A R1623Q
36	Chabaneix（2012）	无资料（无家族史）		36	室性期前收缩，室性心动过速，窦性心动过缓（120次/分）		
				37	室性心动过速[1]，2:1房室传导阻滞	无资料（37）	KCHN2 Gly628Ser
37	Kormarlu（2012）	父亲	初产妇		心动过速[1,2,3]	紧急剖宫产	KCNH2 无资料

续表

序号	作者（年份）	LQTS的来源	死胎病史	孕周（周）	节律	分娩孕周（周）	基因变异
38	Theeuws（2013）	新发	无	32	室性心动过速[1,2,3]	紧急剖宫产（32）	检测了常见的变异，但呈阴性
39	Crotti（2013）	新发	无	21	窦性心动过缓（110次/分）		
				27	窦性心动过缓（90次/分）	剖宫产（37）	CALM2 D96V
40	Cuneo（2013）	新发	无	28	室性心动过速，2:1房室传导阻滞	剖宫产（33）	KCNH2 G628S
41		母亲，新发变异	窦性心动过缓	34	室性心动过速，2:1房室传导阻滞	非自然阴道分娩（38）	KCNH2 Thr613Lys Lys897Thr
42		新发	无资料	30	室性心动过速，2:1房室传导阻滞	剖宫产（35）	SCN5A R1623Q
43		新发双胎	无资料	30	室性心动过速[1,3]，2:1房室传导阻滞	紧急剖宫产（31）	SCN5A R1623Q
44	Flock（2014）	母亲	初产妇	29	窦性心动过缓	剖宫产（39）	KCNQ1 G350V
45		新发	无	27	室性心动过速[1,2,3]，窦性心动过缓，2:1房室传导阻滞	紧急剖宫产（27）	KCNH2 G682S
46		母亲	初产妇	27	窦性心动过缓 2:1房室传导阻滞	剖宫产（38）	KCNH2 T613M
47	Priest（2014）	父亲	无	无资料	心动过缓	剖宫产（38）	KCNH2 T613M
48	Reed（2015）	新发	无		心动过缓	阴道分娩（38）	CALM3 D130G
49	Chaix（2016）	新发		30	窦性心动过缓（109次/分）		
				36	2:1房室传导阻滞		
				37	窦性心动过缓（85次/分）	剖宫产（37）	CALM3
50	Magnusson（2017）	母亲	流产×1 窦性心动过缓×1	无资料	无资料	阴道分娩	SCN5A C1231G>A
51	51.Blais（2017）	新发	无	26	室性心动过速 2:1房室传导阻滞	剖宫产（37）	SCN5A R1623Q
	Miyake（2017）	新发	流产×1	28	2:1房室传导阻滞		
				30	室性心动过速[3] 窦性心动过缓	剖宫产（35）	KCNH2 S624R
53		父亲	无资料	24	室性心动过速，窦性心动过缓		
				26	室性心动过速[3] 窦性心动过缓	剖宫产（37）	KCNH2 T613M
54	Tuveng（2018）	母亲，新发变异	胎儿丢失×1	无资料	窦性心动过缓	无资料	KCNH2 R62Q
55	Crimmins（2018）	新发	无	27	室性心动过速，2:1房室传导阻滞	剖宫产（30）	KCNH2 G628S

注：1.心功能障碍；2.双心室肥厚；3.水肿

列研究，共有55例，其中LQT1型10例，LQT2型23例，LQT3型15例，钙调蛋白疾病3例，3例未知病因，1例有多种致病变异。对基因型-表型相关性的研究表明，所有LQT1型胎儿仅出现窦性心动过缓，而在LQT2型和LQT3型胎儿中，2∶1 AV传导阻滞和TdP的发生率分别达到约60%和80%。LQT2型和LQT3型的婴儿在妊娠27～38周（中位数35周）分娩，约75%的妊娠通过剖宫产分娩，其中1/3为紧急剖宫产。

LQTS家族史或心源性猝死是LQT1型诊断的常见线索，但在LQT2型（36%）和LQT3型（13%）中罕见，这意味着基于家族史对这些LQTS基因型进行产前筛查，识别并不完全。此外，临床经验显示，一些更严重的胎儿LQTS病例中家族史是阴性的，但发生了新发变异。值得注意的是，对于已鉴定的基因型，LQT2型变异的位置几乎只位于KCNH2基因的孔隙区域。这些在孔隙区域的变异也被认为与晚年危及生命的临床病程有关。其中，T613M（6例）和G628S（5例）应被认为是常见变异。另一方面，LQT3型变异位点分布在整个SCN5A基因中，其中R1623Q是最常见的错义变异（7/15例）。虽然R1623Q变异多被报道为新发病例，但其中10%～20%可能是由生殖嵌合遗传的，这在1例病例中得到了证实。另外，值得注意的是，SCN5A-E1784K变异预后相当良好，也是儿童/成年期最普遍的SCN5A变异，在胎儿中未见报道。

胎儿LQTS诊断

由于无法直接记录心电图（ECG），且胎儿心磁图有其局限性，产前诊断LQTS具有挑战性。因此，诊断依赖于第1部分第3章所述的阳性家族史，或在不考虑家族史的情况下，基于对胎儿心率和节律的怀疑而做出判断。

多普勒超声诊断

多普勒超声诊断LQTS依赖于对其节律的识别。窦性心动过缓可能是轻微的，因为它常不符合心动过缓的产科标准；然而，发现等容舒张时间延长应警惕LQTS。LQTS节律可通过M型超声和多普勒同时获取上腔静脉和主动脉的频谱来评估。在胎儿LQTS中，二度房室传导阻滞常被误认为房性期前收缩二联律未下传，但是在二度房室传导阻滞中aa′间期和a′a间期是有规律的。最后，即使心室率可能相似，TdP也不应被误认为是室上性心动过速。在TdP，由于存在房室分离，心房率较慢。在TdP胎儿中，主动脉血流呈间歇性、不规则模式或"强弱"模式（图3.6.3）。通过同步MCG记录，这些多普勒模式已被证明可以反映TdP。关于TdP诊断的更多细节详见第3部分第3章。

心磁图诊断

QTc间期的测量可确定胎儿LQTS的诊断，QTc间期>490 ms的阈值，可以正确诊断LQTS，QTc间期>620 ms可以预测TdP的进展。间歇性2∶1房室传导阻滞的出现也是TdP进展的一个危险因素。如记录到反复的、非持续性室性心动过速（VT），诊断TdP的可能性很高，应考虑经胎盘药物治疗。

LQTS胎儿宫内管理（图3.6.4）

如果可能，对怀疑父母有LQTS、婴儿猝死或死产家族史或LQTS节律的胎儿的管理，第一步是胎儿心磁图（fMCG）检查。如上所述，fMCG对LQTS的敏感性和特异性均较高。然而，无论fMCG是否可用于确诊，胎儿的管理仍然是基于节律的表型。值得注意的是，由于家族性LQTS的死产风险增加，在所有疑似或确诊的LQTS病例中，应更加频繁和详细地进行产科监测。

虽然窦性心动过缓是LQTS的一个重要标志，但胎儿常无症状和体征，所以只需要进行基线超声心动图及产科监测。建议在28周后进行密切随访，因为此时通常是TdP首次出现的时候。

出现二度房室传导阻滞，预示着TdP即将发作，或与TdP同时发生。一般不必治疗，但应加强对TdP的监测。如果有fMCG，应重复监测，因为若TdP间歇性发作，并不一定能被超声心动图检测出来。

VT（TdP）对胎儿来说是一种严重且危及生命的心律失常，应积极治疗，以避免早产、进展为水肿或宫内死亡。LQTS的胎儿治疗将在第4部分第3章中进行讨论。

如怀疑胎儿患有LQTS或有LQTS家族史，则应优化母体的25-羟基维生素D和镁水平。许多孕妇镁水平都<2ng/dl。病例报道显示，母亲严重缺乏维生素D的正常胎儿，其QT间期延长。在母亲接受维生素D治疗后，QT间期恢复正常（J.Strasburger，MD，个人通信）

胎儿其他心脏离子通道病的表现和诊断

如前所述，除LQTS外，其他离子通道病胎儿期表现的数据很少或缺乏。有文献报道，一例患有短QT间期综合征（KCNQ1基因变异致功能增强）的胎儿在宫内出现心房颤动。先天性窦综合征（SSS）也被报道与SCN5A或HCN4变异所致的胎儿/新生儿窦性心动过缓相关，且窦房结功能出现障碍。SSS还与心肌致密化不全相关，后者与传导系统中HCN4表达变化同时发生。在未来，胎儿心动过缓的病因可能还会扩展到儿茶酚胺敏感性多形性室性心动过速（CPVT），因为近来发现心

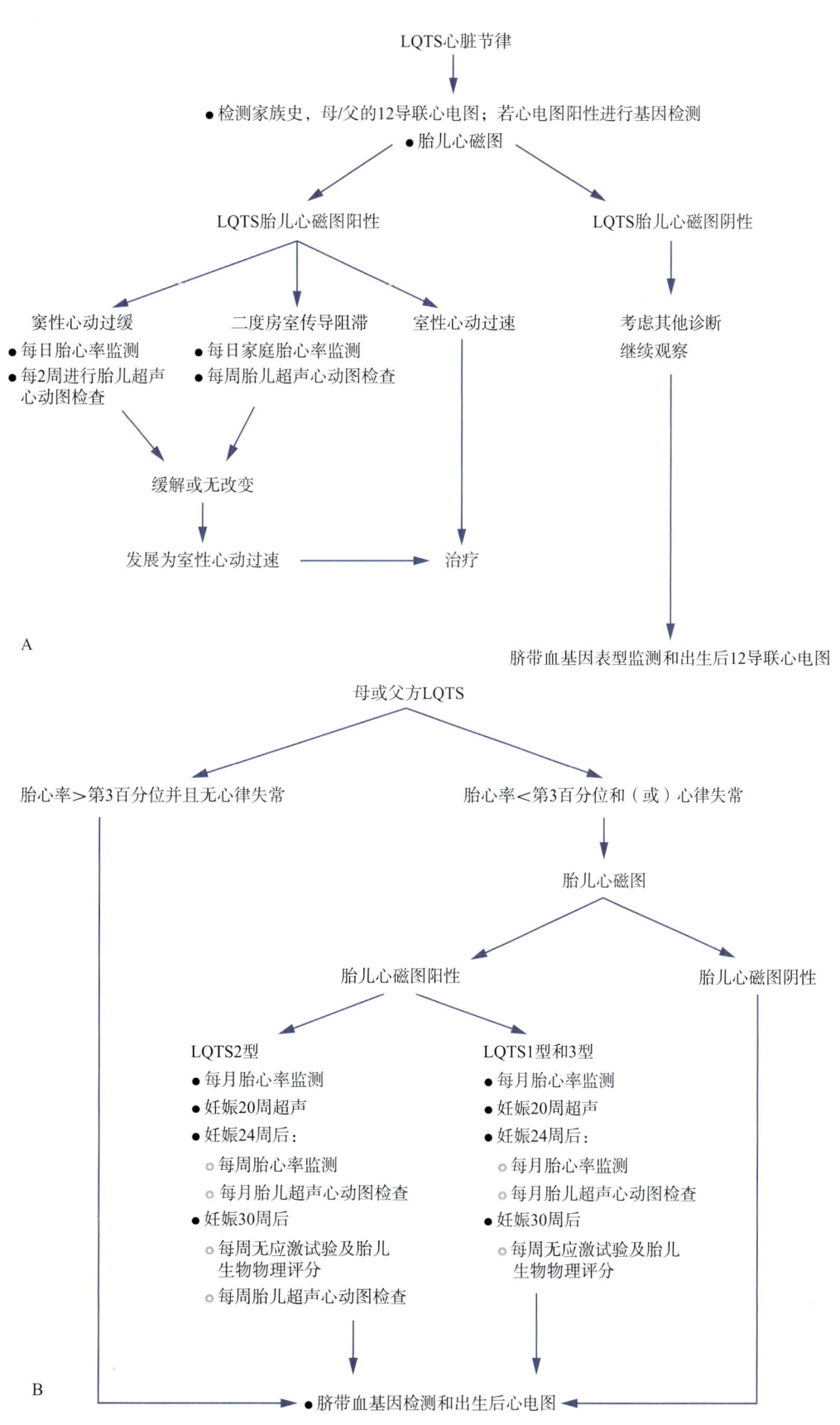

图3.6.4 疑似胎儿长QT间期综合征（LQTS）的决策流程图
A.无LQTS家族史的胎儿；B.有LQTS家族病史的胎儿

动过缓是10岁以下儿童CPVT的一个标志。虽然CPVT尚未在胎儿中被发现，但在一个猝死的婴儿中发现了CPVT。

小结

胎儿心脏离子通道病数量在增多，需要仔细诊断和积极管理。虽然并非每个胎儿都有宫内死亡的风险，但在LQTS和CPVT中，对危及生命的心律失常的一级预防还是高度成功有效的。临床经验表明，这些心脏离子通道病越早被发现，免于不良心脏事件的保护作用就越好。产科医疗服务人员将高度怀疑心脏离子通道病的胎儿转诊到胎儿心律失常中心，以及将fECG和fMCG从科学研究推向临床应用，将会提高对有时表现很轻微但风险却很高的一类心律失常的检测。

第 4 部分

胎儿心律失常的治疗

第1章　室上性心动过速的治疗
第2章　室性心动过速的治疗
第3章　免疫介导型房室传导阻滞的治疗

第 1 章

室上性心动过速的治疗

Stacy Ann Stratemann Killen · Frank A. Fish

引言

胎儿心律失常的治疗目标是经阴道分娩出足月、无水肿、窦性心律的胎儿。患有室上性心动过速（supraventricular tachyarrhythmias，SVT）的胎儿面临着早产和剖宫产的风险，这可能会导致胎儿和母亲发生相关疾病甚至死亡。目前，宫内SVT治疗的成功已非个例，尽管如此，胎儿SVT的管理仍面临多种挑战。第一，医护人员需要照顾两个（双胞胎则需要照顾3个）患者，而其中只有一个患者可以直接监测其"健康状况"和抗心律失常药物的副作用。第二，成功的管理取决于由产科医师、护士和胎儿心脏病专家组成的团队，然而他们对妊娠管理的看法（分娩与治疗）可能不同。第三，将室上性心动过速的胎儿转为窦性心律可能需要治疗很多天，并且需要多种药物和不同的给药途径。因此，临床上可以通过了解心动过速的机制、抗心律失常药物的药理作用以及促进家属和护理团队之间的有效沟通，从而取得良好的治疗效果。

本章将介绍胎儿SVT的管理（包括治疗）。其中，胎儿SVT包括心房扑动、房室折返性心动过速（atrioventricular reentrant tachycardia，AVRT）、持续性交界折返性心动过速（permanent junctional reciprocating tachycardia，PJRT）和房性心动过速（定义见第3部分第2章）。胎儿心动过速的一般应对方法已经在第1部分第1章中介绍。

治疗胎儿室上性心动过速的时机

治疗胎儿室上性心动过速的时机取决于多个因素，包括心动过速的持续时间、胎儿血流动力学和健康状况，以及胎龄。如果心动过速持续出现，即不间断心动过速时长≥12h，或心动过速在超声心动图监测时间（通常为30min）中出现时长≥50%，则建议进行治疗。间断性心动过速是指在超声心动图监测时间内出现的心动过速时长＜50%，或在24h胎儿监护时间内出现的心动过速＜12h。如果对心动过速的持续时间不确定，孕妇可以接受持续数小时或整夜的电子胎心率监测。但需要注意的是在心动过速时，电子胎心率监测仪通常会将真实心率减半。因此，无变异的130次/分的监测胎心率可能代表260次/分的真实胎心率（有关胎儿监测的更多讨论，请参阅第2部分第1章）。当胎儿处于间断性心动过速而无水肿或其他血流动力学受损迹象时，可能不需要治疗，但密切监测胎儿情况至关重要，母亲通过使用手持式多普勒装置进行家庭监测，可成功检测心动过速复发情况。

无论心动过速的心率或持续时间如何，任何有证据表明存在血流动力学损害（心脏肥大合并心功能不全、轻度以上房室瓣功能不全或水肿）的胎儿都应接受治疗。因为在这些情况下，胎儿死亡率可达30%～50%。研究数据表明40%的SVT胎儿，尤其是AVRT胎儿，在发病时存在水肿。

心血管整体评分是一个10分制评分系统，该评分系统根据静脉导管、脐静脉和脐动脉的多普勒血流模式、房室瓣功能、水肿和心室缩短率来评估心脏受损程度，但这一评分在持续SVT时并不准确。这是因为仅基于心率本身，静脉导管中的血流肯定表现异常（往返血流）。

治疗决策也受到出现SVT时的胎龄的影响。如果出现胎儿心律失常，许多产科医师会进行剖宫产，因为除非心律正常，否则无法通过胎儿心率变异性和是否减速来评估胎儿的健康状况。在父母、产科医师和胎儿心脏病专家的同意下，使用药物治疗转复心律在妊娠37周后取得成功，可以实现此后不久自然经阴道分娩的目标。同时可以为成功转复心律设定一个时间期限，例如"如果胎儿在治疗后3d、5d或7d内心律仍未转复，则将其娩出"。另一方面，如果>37周的胎儿出现严重水肿且生物物理评分不达标，那么在手术室进行剖宫产并在ECMO处于待机状态下进行心动过速转复是最佳选择。

表4.1.1列出了目前基于心动过速持续时间、相关胎儿损害和不同胎龄的胎儿SVT治疗方法。在选择是否启动胎儿抗心律失常治疗、治疗类型或早产并剖宫产时，除考虑这些参数外，心动过速的机制和持续时间、生物物理评分及孕产妇耐受治疗的风险因素也是重要的参考因素。

表4.1.1 目前治疗胎儿SVT的办法

心动过速的持续时间	治疗策略
无水肿的间断性SVT	·动态监测或每周两次胎儿心率听诊和频繁的胎儿超声检查
持续性SVT伴/不伴水肿或间断性SVT伴血流动力学损害	·妊娠<37周 → 药物治疗 ·妊娠>37周 → 分娩或药物治疗

抗心律失常治疗的药理作用

大多数类型的胎儿SVT都对治疗有良好反应，存活率在80%～100%，但重要的是，母亲和胎儿都会受到治疗的影响。目前的药物治疗一般都是超说明书用药，一般通过母体循环（"经胎盘途径"）或直接进入胎儿体内（脐带内注射或肌内注射）来治疗胎儿SVT。用于治疗胎儿SVT的主要抗心律失常药物包括地高辛、索他洛尔和氟卡尼。胺碘酮因为其副作用较大，通常用于难治性心动过速伴水肿的胎儿。抗心律失常药物的标准剂量和副作用见表4.1.2。

地高辛：可抑制Na^+/K^+-ATP酶，从而延长房室结的不应期并减慢窦房结的传导速度。在没有水肿的情况下，地高辛通常吸收良好，并在使用负荷剂量后3～5d达到稳态。胎儿体内的地高辛水平比母体低20%～40%。由于氟卡尼和胺碘酮会增加地高辛的血药浓度，因此与这两种药物联用时应减少地高辛的剂量。一般来说，地高辛对母体和胎儿是安全的，但通常会有以下副作用，包括母体恶心、呕吐、厌食和极度疲劳。其他可能的副作用包括视物模糊、头痛、头晕和夜间出现文氏现象（二度Ⅰ型房室传导阻滞）。地高辛的治疗作用症状必须与中毒症状区分开来，前者包括PR间期延长、窦性心动过缓和ST-T段改变。地高辛中毒症状包括有症状的心动过缓或房室传导阻滞、室性心动过速或室颤、低血压、精神状态改变、虚弱、腹痛和视力改变。在健康女性中尚未发生与地高辛相关的严重不良事件，但地高辛在患有肥厚型心肌病、房室传导阻滞和预激综合征的孕妇中禁用。最近的一项研究表明，母亲口服经胎盘的地高辛与静脉注射地高辛一样，都能使血清中地高辛浓度达到治疗水平。

索托洛尔：是一种K^+通道阻滞剂和β-肾上腺素受体阻滞剂，具有延长动作电位持续时间和心脏组织不应期、减慢房室结传导和降低心率的综合作用。即使在水肿的情况下，它也能很好地通过胎盘途径使用。口服后2～4h，胎儿血药浓度与母体相似。长期用药后，胎儿血药浓度甚至会高于母体。索他洛尔常见的母体副作用包括恶心、头晕、乏力、低血压、抑郁、失眠、哮喘恶化、心动过缓、QTc间期延长和一度房室传导阻滞/PR间期延长。获得性长QT间期综合征伴有尖端扭转型室性心动过速是索他洛尔用药的最大风险。因此，如果使用索他洛尔治疗，必须进行连续的心电监测或远程心电监测，暂停使用其他延长QT间期的药物，最大限度地提高维生素D、钾和镁的水平及将QTc间期持续时间保持在500ms以下。在长期治疗的情况下，可考虑使用胎儿心磁图（fMCG）来评估胎儿的QTc间期。

氟卡尼：可抑制Na^+通道，并具有微弱的β-肾上腺素受体阻滞剂特性，因此可延长所有心脏组织的传导和不应期，包括旁路，房室结受到的影响较少。这种药物通常在3d内达到治疗浓度。氟卡尼常见的母体副作

表4.1.2 胎儿室上性心动过速的药物治疗

药物	经胎盘剂量标准	常见副作用	心电图表现
地高辛	负荷剂量：每8小时375～500μg×3次或每12小时500μg×4次 维持剂量：每12小时250～500μg（目标药物浓度为1.5～2.5 ng/ml） 肌内注射地高辛=88μg/kg，估测胎儿体重	恶心、呕吐、疲劳、视物模糊、窦性心动过缓	一度和二度房室传导阻滞，包括夜间文氏现象（二度Ⅰ型房室传导阻滞）
氟卡尼	每天300mg（每8小时100mg或每12小时150mg），目标药物浓度为0.2～1μg/ml。如果同时使用地高辛和氟卡尼，则地高辛剂量减少50%	头痛、头晕、视力障碍	QRS波增宽（心室内传导延迟/束支阻滞）、QTc间期延长、一度房室传导阻滞
索他洛尔	每日240～480mg（每12小时或每8小时120～160mg，每12小时或每8小时一次）；160 mg，每12小时1次（水肿时的起始剂量）	恶心、头晕、疲劳、低血压、心动过缓	QRS波增宽（QTc间期延长、一度房室传导阻滞
胺碘酮	负荷剂量：每6～8小时600 mg（1800～2400mg/d）×2～5d 维持剂量：200～600 mg/d，目标药物浓度0.7～2.8μg/ml。如果地高辛和氟卡尼与胺碘酮合用，必须减少地高辛（减少50%）和氟卡尼的剂量（腹腔内使用胺碘酮）	恶心、血小板减少、光敏反应、皮疹、母体/胎儿甲状腺功能障碍、肝功能障碍、视力障碍、步态/协调/运动障碍、周围神经病变/感觉异常	QRS波增宽（心室内传导延迟），QTc间期延长；宽P波，QTc间期0.48s，心动过缓，一度房室传导阻滞

改编自Donofrio MT，Moon-Grady AJ，Hornberger LK，et al.Diagnosis and treatment of fetal cardiac disease: a scientific statement from the American Heart Association.Circulation.2014；129（21）：2183-2242.

用包括头痛、头晕、视觉障碍/视物模糊、恶心、便秘、QRS增宽（室内传导延迟或束支传导阻滞）、QTc间期延长和一度房室传导阻滞/PR间期延长。保持母体血清浓度＜1μg/ml并避免QRS波过度延长（与基线相比变化＞50%或＞100ms），可将氟卡尼的致心律失常的风险降至最低。其次患有冠状动脉疾病、室性心律失常、Brugada综合征和充血性心力衰竭的母亲不应使用氟卡尼治疗。

胺碘酮：可抑制K^+通道、Na^+通道、Ca^{2+}通道和β肾上腺素受体，从而延长心脏组织的不应期，并减慢整个心房和心室心肌的传导。因为胺碘酮及其活性代谢产物不能完全穿过胎盘，因此治疗胎儿心动过速需要大剂量。这种药物属于妊娠D类疗法药物，因为它与已知的胎儿风险有关。胺碘酮常见的母体副作用包括恶心、血小板减少、光敏感性、皮疹、甲状腺功能障碍、肝功能障碍、视力障碍、步态/协调/运动障碍、周围神经病变/感觉异常、心室内传导延迟或束支传导阻滞、QTc间期延长（极少数情况下出现尖端扭转型室性心动过速）和心动过缓。肺毒性和肝毒性是罕见的严重并发症，通常与长期用药有关。由于胺碘酮体内消除缓慢（通过皮肤和胃肠道上皮细胞脱落），停用胺碘酮后药物作用可能持续数周。

维拉帕米、普鲁卡因胺和奎尼丁：已不再被推荐用于治疗胎儿心动过速，也没有重要数据表明普萘洛尔（β肾上腺素受体阻滞剂）可以在目前推荐的母体剂量下达到控制心律的目的。

当前治疗方法的效果

正确及时地识别胎儿心动过速的类型和评估胎儿的健康状况，对于决定药物治疗和给药方式非常重要。胎儿出现胎动和呼吸消失，伴有或不伴有胎心音差，均表明胎儿病情严重，需要尽快转为窦性心律。在这种情况下，应考虑同时进行直接和经胎盘治疗。另外，如果胎儿有胎动和呼吸并且胎心音正常，即使是胎儿水肿，也可以开始经胎盘治疗（通常使用两种药物）。同时母亲应住院监测，并应频繁进行改良的生物物理特征检测和持续的电子胎心率监测。

水肿胎儿的治疗通常需要经胎盘联合治疗或直接胎儿治疗加经胎盘治疗。地高辛在胎儿水肿时经胎盘途径治疗效果不佳，而氟卡尼和索他洛尔可有效穿过胎盘。在胎儿水肿的情况下，地高辛和索他洛尔合用被认为对治疗心房扑动更有效，而地高辛和氟卡尼被认为是AVRT的最佳经胎盘治疗组合。发生胎儿水肿的风险因素包括持续性/不间断型SVT、心动过速机制为AVRT、心动过速在妊娠32周前出现以及合并结构性心脏病。在一些研究中，较快的心室率被认为是胎儿血流动力学受损的危险因素，但并非所有研究都显示如此。如前所述，所有心率＞190次/分的胎儿的静脉导管血流都会异常，因此不用于评估胎儿血流动力学受损的严重程度。

在一项回顾性多中心研究中，比较了地高辛、氟卡尼和索他洛尔的非随机治疗效果，发现心动过速发生机制、心动过速持续时间和是否伴有水肿/胎儿血流动力学损害显著影响了胎儿的治疗反应。目前，地高辛或氟卡尼被许多机构视为AVRT的一线疗法，而索他洛尔或地高辛被认为是心房扑动的最佳一线治疗药物。对于心房扑动，不推荐使用氟卡尼作为单药治疗，因为它可以减慢心房率，而不会使房室结传导相应延迟，从而导致心室反应增加，包括快速的1∶1传导。异位性房性心动过速通常使用氟卡尼或地高辛效果最佳，而PJRT通常使用氟卡尼或索他洛尔效果最佳。回顾性研究显示，用于治疗胎儿SVT的所有抗心律失常药物的成功率都不尽相同。在无水肿患者中，口服地高辛单药治疗宫内SVT转为窦性心律的成功率为50%～100%，而在水肿患者中则小于40%。氟卡尼在无水肿患者中的转复率为58%～100%，在有水肿患者中的转复率为43%～86%，而索他洛尔单药治疗在无水肿患者中的转复率为40%～100%，在有水肿患者中的转复率为50%～67%。

最近两项评估经胎盘疗法的荟萃分析发现，在将胎儿AVRT转为窦性心律方面，氟卡尼比地高辛更有效，尤其是在胎儿水肿的情况下。Strizek等报道了水肿胎儿和非水肿胎儿使用氟卡尼治疗AVRT转为窦性心律的中位时间为3d（范围为1～7d），明显短于使用地高辛治疗转为窦性心律的时间。

胺碘酮是另一种重要的药物选择，但由于其副作用较大，通常只用于伴有水肿的难治性心动过速。它对房室折返性心动过速、室性心动过速和交界异位性心动过速的转归有效，但对心房扑动的疗效要差得多。建议在水肿缓解后停止胺碘酮治疗，以尽量减少对母体和胎儿的副作用。由于存在新生儿甲状腺功能减退的风险，建议母亲和婴儿在出生时、2周时都进行甲状腺功能检测，然后在出生后的3个月每月进行1次检测。

胎儿直接治疗通常用于那些因生物物理评分较差或因严重水肿对单纯经胎盘治疗疗效不佳且需要更快转为窦性心律的胎儿。不同的抗心律失常药物可通过特定的途径使用。例如，脐内注射氟卡尼、腺苷、地高辛和胺碘酮等药物都有报道，其中一些药物会导致胎儿因心脏停搏、严重心动过缓或脐带意外而死亡。由于存在心动过速复发和脐带意外的风险大于收益，因此不建议在治疗胎儿心动过速时使用脐带内注射腺苷。报道中有一个胎儿出现了肠纤维化和狭窄（B.Cuneo，通信）。一种有效的胎儿直接治疗方法是地高辛，使用88μg/kg的估计胎儿体重（基于头围）剂量或孕龄体重第50百分位数的剂量，注射到胎儿的大腿或臀部。如果第一次注射不成功，可在36h内每12小时重复注射1次。为了维持胎儿血清中地高辛的水平，必须同时进行经胎盘治疗。

目前正在进行一项前瞻性多中心研究［胎儿心房扑动和室上性心动过速（FAST）治疗试验］以评估这些药物的安全性和有效性。该研究包括三项随机临床子研究，分别比较了对无水肿的房扑（RCT A）、无水肿的室上性心动过速（RCT B）和有水肿的室上性心动过速（RCT C）的一线治疗。此外，还有一份前瞻性非随机研究参与者的登记表，希望这些研究的结果能明确胎儿室上性心动过速的最佳治疗方案。

产妇和胎儿监护

开始治疗期间

心动过速胎儿的处理方法如图4.1.1.所示，在开始胎儿治疗前，建议对母体进行评估，包括心电图，和（或）超声心动图、血清电解质（包括钙和镁）、全血细胞计数、TSH/游离T_4、25-羟基维生素D水平、肾功能和肝功能。由于交界性异位心动过速（见第3部分第3章）和胎儿心房扑动与免疫介导的心脏炎症性疾病有关，建议对其进行SS-A抗体评估。纠正孕产妇潜在的电解质异常（钙、钾和镁）以及治疗维生素D缺乏可降低母体发生心律失常的风险，还可促进胎儿窦性心律的药物转复和维持。

对胎儿和母体不良事件（包括导致心律失常）的严密监测非常重要，尤其是在抗心律失常治疗的初始阶段。许多方案都包括至少48～72h（5～6次治疗）的住院监测。有些机构会对孕产妇进行远程监测，有些机构则在每次用药前进行每日心电图检查。只有在需要使用大剂量地高辛和氟卡尼来转复SVT或维持窦性心律，或如果心电图不能反映临床表现时，地高辛和氟卡尼的药物水平检测才在SVT治疗上有帮助。例如，母亲在接受地高辛治疗后出现严重的恶心和呕吐，但心电图却没有表现出相应的地高辛的效应。但遗憾的是，氟卡尼药物浓度的检测结果通常在数天内无法获得，因此对急性期的管理决策没有帮助。

监测胎儿的抗心律失常的药效更加困难。fMCG和某些胎儿心电图可准确检测ST-T段变化及PR、QRS和QT间期，但这些技术并不普遍。超声心动图有助于监测房室间期，一般比fMCG测得的PR间期长10～30 ms。

转为窦性心律后

一旦实现了心动过速的转复或心率控制，通常会继续经胎盘治疗直至分娩。然而，为维持窦性心律，可能不需要使用与转复时相同的剂量甚至相同的抗心律失常药物。一旦水肿缓解或SVT已被控制2～3周，此

第1章 室上性心动过速的治疗

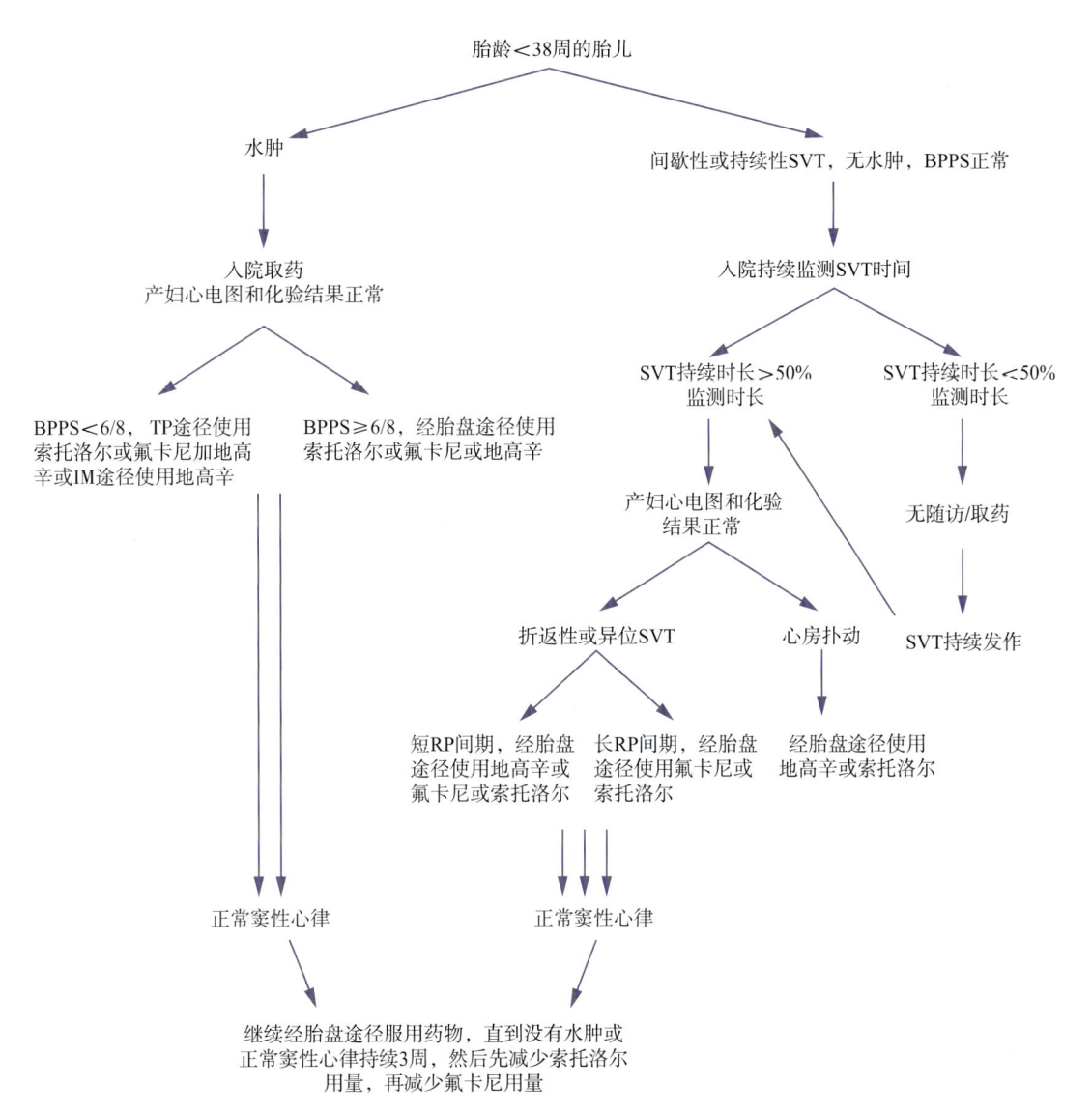

```
                          胎龄＜38周的胎儿
                         /              \
                      水肿         间歇性或持续性SVT，无水肿，BPPS正常
                       ↓                      ↓
                   入院取药              入院持续监测SVT时间
              产妇心电图和化验结果正常              ↓
                   /      \          SVT持续时长>50%    SVT持续时长<50%
                  /        \           监测时长           监测时长
         BPPS<6/8，     BPPS≥6/8，          ↓                ↓
       TP途径使用索托    经胎盘途径使用    产妇心电图和化验      无随访/取药
       洛尔或氟卡尼     索托洛尔或氟卡    结果正常             ↓
       加地高辛或IM     尼或地高辛          /      \         SVT持续发作
       途径使用地高辛                  折返性或异位SVT  心房扑动
                                    /         \
                              短RP间期，    长RP间期，   经胎盘途径使用
                              经胎盘途径    经胎盘途径    地高辛或索托洛尔
                              使用地高辛    使用氟卡尼
                              或氟卡尼      或索托洛尔
                              或索托洛尔
                   ↓                ↓    ↓    ↓           ↓
              正常窦性心律        正常窦性心律
                   ↓                ↓
              继续经胎盘途径服用药物，直到没有水肿或
              正常窦性心律持续3周，然后先减少索托洛尔
              用量，再减少氟卡尼用量
```

图4.1.1　胎龄＜37周的胎儿出现心动过速时的处理方法
BPPS. 生物物理评分（修改后不包括心率）；SVT. 室上性心动过速；TP. 经胎盘

时的方法是用最低剂量的药物维持窦性心律，这种药物致心律失常的风险最小。具体做法是缓慢降低药物剂量，直到SVT复发，或直到剂量低到足以大幅度降低致心律失常的风险，或者直到停药。在这个过程中，密切监测是必不可少的，可以通过经常去产科进行胎儿心率听诊和（或）超声检查，或者由母亲进行动态胎儿心率监测，并不时进行超声或超声心动图检查。如果母亲怀疑SVT复发，可向主管医师发送语音短信。由于在急性SVT治疗期间已对母亲进行了相关药物较高剂量的监测，因此可在门诊逐渐增加药物的总剂量或频率。另一种方法是停用最有可能导致心律失常的抗心律失常药物。

SVT转复后监测母亲和胎儿的另一个重要原因是，对于水肿胎儿，转复后的多尿可导致高达40%的胎儿会出现快速、进行性的羊水过多和早产。

与SVT治疗相关的不良事件

最近，Miyoshi及其同事代表日本胎儿心律失常小组进行了一项前瞻性多中心研究，评估了基于方案的胎儿SVT治疗，结果发现78%的母亲（39/50）出现了不良反应，仅有1例严重不良反应（二度Ⅱ型房室传导阻滞），在停止治疗后缓解。恶心和呕吐是母亲最常见的副作用。胎儿不良反应发生率为24%（12/49），其中4例需要停止治疗。有2例胎儿在地高辛和索他洛尔联合治疗期间死亡。

尽管对胎儿和母体进行了严密的监测，但几乎所有已发表的胎儿SVT治疗系列中都有胎儿死亡的报道，即使是非水肿胎儿。这些死亡病例有在药物剂量增加时发生的，也有在使用稳定剂量控制数周后发生的。这引起了人们对各种抗心律失常药物可能导致新的心律失常或加重现有心律失常的担忧。由于索他洛尔和氟卡尼在羊水中的浓度比在母体血清中的浓度高出许多倍，因此在没有母体毒性证据的情况下也可能发生胎儿毒性（通过胎儿吞咽羊水）。同时应尽可能减少抗心律失常药物的维持剂量，只给一种药物而不是两种，尽可能用地高辛替代索他洛尔或氟卡尼，并使母体维生素D或镁维持在正常低值。

小结

虽然胎儿心动过速合并水肿的死亡率高达30%，但通过目前经胎盘抗心律失常治疗方法，即使是水肿胎儿也有超过80%的成功存活机会。胎儿心动过速治疗的目标是转为窦性心律或降低心率，以增加心排血量，从而降低水肿风险并促进水肿缓解。治疗主要是经胎盘（母体口服或静脉注射），而直接胎儿治疗（脐带穿刺、肌内注射或腹腔注射）通常只用于严重水肿胎儿的难治性心动过速，或生物物理评分异常且急需转复的胎儿。

多项研究报告了地高辛、氟卡尼和索他洛尔作为单药治疗无水肿的室上性心动过速以及作为联合疗法治疗伴有水肿的室上性心动过速的安全性和有效性，这些研究支持宫内治疗，以尽可能避免早产和剖宫产。目前的数据表明，地高辛和氟卡尼是治疗AVRT的一线药物，氟卡尼或索他洛尔是治疗长RP间期心动过速（如房性心动过速）的一线药物，索他洛尔是治疗心房扑动的一线药物。

无论选择哪种抗心律失常疗法，经胎盘用药的效果都不会立竿见影，因此可能需要对一线疗法进行调整，以实现心动过速转复或心率控制。此外，监测胎儿和母体的不良事件（包括致心律失常）仍然至关重要。对于治疗胎儿SVT并发症的医疗团队来说，耐心和警惕是成功治疗的关键。

第 2 章

室性心动过速的治疗

Sally-Ann Barker Clur · Arja Suzanne Vink · Nico A. Blom · Hitoshi Horigome

引言

在确诊室性心动过速（ventricular tachycardia，VT）后，非常重要的是确定是否为尖端扭转型室性心动过速（torsades de pointes，TdP），长QT间期综合征（long QT syndrome，LQTS）的多形性室性心动过速，或者是与LQTS无关的室性心动过速。这是因为许多治疗室性心动过速的抗心律失常药物会延长QT间期，并可能加剧TdP，导致胎儿死亡。室性心动过速的治疗策略与病因、胎龄、心脏功能、是否存在胎儿水肿、室性心动过速的持续时间和频率及心室率等多种因素有关。

一般而言，无论病因如何，诊断胎儿室性心动过速需要住院进行持续的胎心率监测，并进行至少每日1次的生物物理评分测试和胎儿超声心动图检查。由于胎儿室性心动过速的罕见性，关于它的最佳治疗方法仍缺少共识。恢复窦性心律往往很困难，药物疗效参差不齐，并且通常需要使用多种抗心律失常药物。治疗的目标应先保证胎儿稳定，并具有足够的心排血量以促进其成熟，同时尽可能恢复胎儿的窦性心律，减轻水肿，在足月时实现正常的阴道分娩。

治疗室性心动过速的抗心律失常药物概述

抗心律失常的药物根据其作用机制分为5类（图

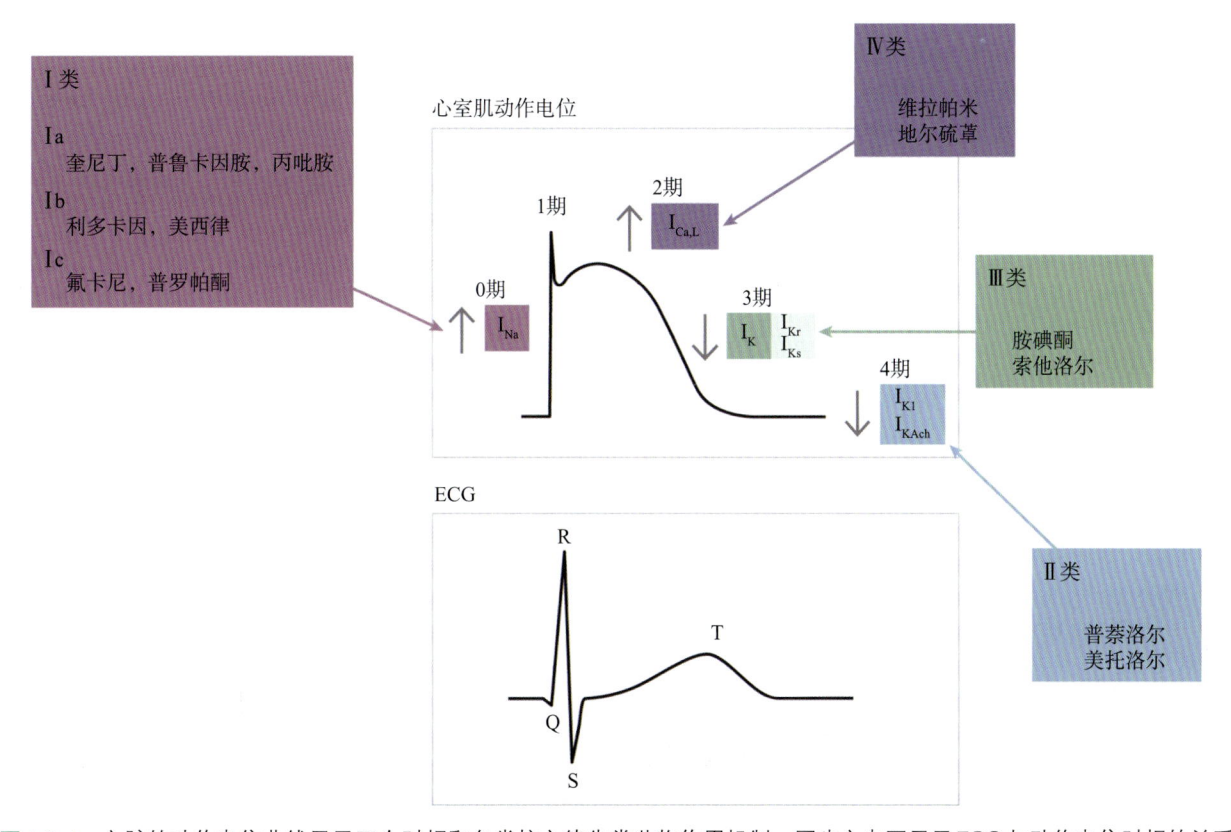

图4.2.1 心脏的动作电位曲线显示四个时相和各类抗心律失常药物作用机制。同步心电图显示ECG与动作电位时相的关系
I_{Na}.钠离子通道；$I_{Ca,L}$.L型-钙离子通道；I_{Kr}.快速激活延迟整流钾通道；I_{Ks}.缓慢激活延迟整流钾通道；I_{K1}.内向整流钾通道；I_{KAch}.乙酰胆碱依赖性钾通道

4.2.1）。Ⅰ类药物是钠离子通道阻断剂。该类药物降低心肌动作电位幅度和最大除极速度，减慢希氏-浦肯野系统和心肌细胞的传导速度。根据对钠通道的阻滞起效速度、动作电位时程（action potential duration，APD）和有效不应期（effective recovery period，ERP）的影响，将其分为Ⅰa、Ⅰb和Ⅰc三类。Ⅰa类药物阻滞钠通道的起效速度适中，并且具有阻断钾离子通道的作用。代表药物包括奎尼丁、普鲁卡因胺和丙吡胺。Ⅰb类药物可以快速阻滞钠通道，包括利多卡因和美西律。Ⅰc类药物作用缓慢，包括氟卡尼和普罗帕酮。Ⅱ类药物是抗交感神经系统药物，主要是β受体阻滞剂，如普萘洛尔和美托洛尔。普萘洛尔也显示出一些Ⅰ类药物的作用。Ⅲ类药物是钾离子通道阻滞剂，影响钾离子外流，延长动作电位时程。代表药物包括胺碘酮和索他洛尔。索他洛尔同时具有Ⅱ类药物作用，而胺碘酮也具有Ⅰ、Ⅱ和Ⅳ类药物的作用。Ⅳ类药物是钙通道阻滞剂，影响房室结。代表药物有维拉帕米和地尔硫䓬。其中，维拉帕米在治疗胎儿室性心动过速中的应用没有记载，而且当用于治疗室上性心律失常的婴儿时会引起猝死。Ⅴ类药物通过其他机制或未知机制治疗室性心动过速，代表药物有地高辛和镁剂。

室性心动过速的一般治疗

所有Ⅰ类药物都有负性肌力作用，在心力衰竭期间应避免使用。奎尼丁和普鲁卡因胺已用于间歇性胎儿室性心动过速，但没有积极作用。氟卡尼对伴轻度心包积液且与LQTS无关的单形性室性心动过速有作用（SAB Clur，个人通信）。

据记载，伴胎儿血流动力学受损的持续性胎儿室性心律失常产时成功治疗的第一个报告是在1975年。当时采取了经胎盘静脉注射普萘洛尔（5mg×2）的方法。在出生后，记录到了短暂的室性心动过速。后续研究显示，普萘洛尔对特发性室性心动过速和加速性心室自主节律有积极作用。然而，普萘洛尔的潜在问题是胎盘通过率仅为25%～35%。

有1个报告描述了使用索他洛尔治疗胎儿室性心动过速的情况。对5例诊断为LQTS的胎儿，单独使用索他洛尔或联合使用地高辛或普萘洛尔治疗后，并没有改善室性心动过速甚至使水肿恶化。这并不意外，因为索他洛尔会延长QTc间期，所以在LQTS患者中是禁用索他洛尔的。

地高辛被禁止用于治疗室性心动过速。据报道，使用地高辛治疗的2例LQTS患者出现了不良影响。在治疗一个2∶1房室传导阻滞、室性心动过速患者时，地高辛治疗加重了水肿，并导致在妊娠28周时紧急进行了剖宫产。在另一个伴有未分型的LQTS的室性心动过速和水肿的病例中，地高辛治疗并未改善病情，并在妊娠36周进行了剖宫产。

从1999年开始出现经胎盘使用胺碘酮治疗胎儿室性心动过速的相关报道。在没有LQTS的情况下，胺碘酮的治疗效果良好，可以减轻水肿并恢复窦性心律。然而，在随后被诊断为LQTS的病例中，使用胺碘酮会导致水肿加重。胺碘酮的半衰期非常长（6周），在一些病例中，产后胎儿和母亲的促甲状腺激素会出现短暂升高，提示甲状腺功能受到抑制。

尖端扭转型室性心动过速的产前治疗

尽管对于LQTS合并TdP的胎儿，最理想的产前治疗方法尚未确定，但文献中已报道过16例类似病例，通过母体给予各种抗心律失常药物进行治疗（表4.2.1）。表4.2.1中的数据强调了区分胎儿TdP和其他室性心动过速的重要性。使用胺碘酮和（或）索他洛尔治疗TdP的胎儿会加重心动过速（病例2），导致紧急剖宫产（病例3和病例11）或死产（病例4）。表4.2.1还表明产前心律可以预测产后心律。也就是说，如果胎儿出现TdP，新生儿科应该做好治疗TdP的准备。但是，如果在宫内仅出现二度房室传导阻滞，出生后仍可能发生TdP，如病例5。

一线治疗方法静脉注射硫酸镁（Ⅴ类抗心律失常药物），能有效终止或减少TdP发作。当硫酸镁注射剂量等同于抑制子宫收缩时的剂量时，能快速起效，而且大多数产科医师熟悉硫酸镁在母体先兆子痫治疗中的应法。镁剂的作用机制仅部分已知，它是一种钠-钾泵的辅助因子。其作用效果与地高辛相反，通过刺激钠的流出和钾的流入，导致细胞内钙离子的减少。它已完全或部分成功地用于胎儿LQTS中室性心动过速和TdP的治疗，可单独使用，也可与利多卡因、普萘洛尔或美西律等药物联用。普萘洛尔通过降低跨室壁复极离散度和抑制TdP的发生而成为治疗TdP的有效辅助药物。然而，由于普萘洛尔的胎盘透过率极低（25%～30%），因此需要使用较高剂量。请参阅表4.2.2了解治疗TdP时推荐使用的抗心律失常药物的剂量。

对特定突变和表型的了解有助于制订产前治疗方案；然而，大多数TdP的胎儿都是新发致病变异（表4.2.1）：在15例LQTS合并TdP的病例中，只有4例的变异是家族性的。但如果变异是已知的，例如由*SCN5A*基因的功能增强变异引起的LQTS的最佳选择可能是钠通道阻滞剂，如利多卡因和美西律（Ⅰb类）。LQT2型

表4.2.1 长QT间期综合征胎儿TdP的宫内治疗

病例	作者（年份）	确诊孕周（周）	宫内节律	水肿	宫内治疗	结局	基因变异
1	Hamada（1999）	37	窦性心动过缓	无	β肾上腺素能阻滞剂[a]	存活	KCNQ1--A341V
2	Cuneo（2003）[a]	30	2:1房室传导阻滞，窦性心动过缓，尖端扭转型室性心动过速	有	胺碘酮，镁剂，利多卡因	存活	SCN5A--R1623Q
3	Miller（2004）	28	2:1房室传导阻滞，窦性心动过缓，尖端扭转型室性心动过速	有	β肾上腺素能阻滞剂，胺碘酮	存活	SCN5A--R1623Q
4	Bhuiyan（2008）	22	2:1房室传导阻滞，室性期前收缩，窦性心动过缓，尖端扭转型室性心动过速	有	氟卡尼，索他洛尔，胺碘酮	死产	KCNH2--Q1070X纯合子
5		22	2:1房室传导阻滞，窦性心动过缓	有	地塞米松	存活	Homoz KCNH2--Q1070X纯合子
6	Horigome（2008）[a]	28	2:1房室传导阻滞，窦性心动过缓，尖端扭转型室性心动过速	无	利多卡因，β肾上腺素能阻滞剂，美西律，镁剂	存活	KCNH2--G628S
7	Simpson（2009）[a]	30	尖端扭转室性心动过速	有	氟卡尼，β肾上腺素能阻滞剂，镁剂	神经病变，死亡	KCNH2--T613M
8	Cuneo（2013）	28[a]	2:1房室传导阻滞，尖端扭转型室性心动过速	无	β肾上腺素能阻滞剂，利多卡因，美西律，镁剂	存活	KCNH2--G628S
9		34	2:1房室传导阻滞，尖端扭转型室性心动过速	未知	β肾上腺素能阻滞剂，镁剂	存活	KCNH2--T613K,K897T
10		30[a]	2:1房室传导阻滞，尖端扭转型室性心动过速	未知	β肾上腺素能阻滞剂，美西律，镁剂	心搏骤停	SCN5A--R1623Q
11		30[a]	2:1房室传导阻滞，尖端扭转型室速	未知	索他洛尔	心搏骤停	SCN5A--R1623Q
12	Miyake（2017）[a]	28	2:1房室传导阻滞，窦性心动过缓，尖端扭转型室性心动过速	有	镁剂，美西律	存活	KCNH2--S624R
13		24	2:1房室传导阻滞，窦性心动过缓，尖端扭转型室性心动过速	有	β肾上腺素能阻滞剂，镁剂	存活	KCNH2--T613M
14	Blais（2017）[a]	26	2:1房室传导阻滞，窦性心动过缓，尖端扭转型室性心动过速	有	镁剂，β肾上腺素能阻滞剂，美西律	存活	SCN5A--R1623Q
15	Crimmins（2017）[a]	27	2:1房室传导阻滞，尖端扭转型室性心动过速	有	镁剂，利多卡因	存活	KCNH2--G628S
16	Miyoshi（2018）[a]	28	2:1房室传导阻滞，尖端扭转型室性心动过速	有	镁剂	存活	KCNH2--S624A

注：[a]. 新发致病变异

表 4.2.2　治疗胎儿室性心动过速的抗心律失常药物

药物	剂量	室性心动过速 无长QT间期综合征	室性心动过速 可疑长QT间期综合征
硫酸镁	负荷量 2～6 g 静脉注射；维持量 1～2 g/h；血药浓度＜3 mmol/L	良好	良好
利多卡因	负荷量 1～5 mg/kg 静脉注射，肌内注射 1～4 mg/min；血药浓度 1.5～5 μg/ml	良好	良好
普萘洛尔	10～320 mg/d，每6小时一次，口服	良好	良好
美西律	600～900 mg/d，每8小时一次，口服		
氟卡尼	100～300 mg/d，每8小时一次或每12小时一次，口服	良好	未使用
索他洛尔	160～480 mg/d，每8小时一次或每12小时一次，口服	良好	未使用
胺碘酮	负荷量 1200～1800 mg/d，48h 内每6小时一次；维持量 200～600 口服，每日	良好	未使用

患者的钾通道功能丧失，使用钠离子通道阻滞剂将进一步延长其QT间期。但是，不同LQT2型患者对钠离子通道阻滞剂的反应存在差异。例如，利多卡因（Ⅰb类）成功治疗了两例LQT2型患者，他们都携带p.Gly628Ser突变。而在治疗一个伴有2∶1房室传导阻滞、室性心动过速和水肿的LQT2型纯合子的胎儿时，氟卡尼加剧了室性心动过速。基于这些经验以及静脉注射镁剂、利多卡因或美西律及β受体阻滞剂能够成功治疗VT，所以氟卡尼不是治疗TdP的一线和二线药物。

小结

当结构正常的心脏出现室性心动过速伴随二度房室传导阻滞和（或）窦性心动过缓时，应怀疑LQTS合并TdP（图4.2.2）。对于疑似TdP或伴有血流动力学障碍的急症，治疗推荐静脉注射镁剂或联合注射镁剂和利多卡因，可能还需要联合注射美西律和（或）普萘洛尔。鉴于氟卡尼的致心律失常作用和致胎儿猝死的作用，以及未能改善预后，不建议将其作为TdP的治疗药物。由于胺碘酮和索他洛尔会延长QT间期，并与TdP恶化相关，因此在LQTS病例中应避免使用。但如果在胎儿出现室速且不怀疑LQTS，则索他洛尔和胺碘酮可以成功地恢复窦性心律。这种情况下永远都不能使用地高辛。

图4.2.3显示了孤立性VT和VT伴疑似或已知LQTS的治疗策略。

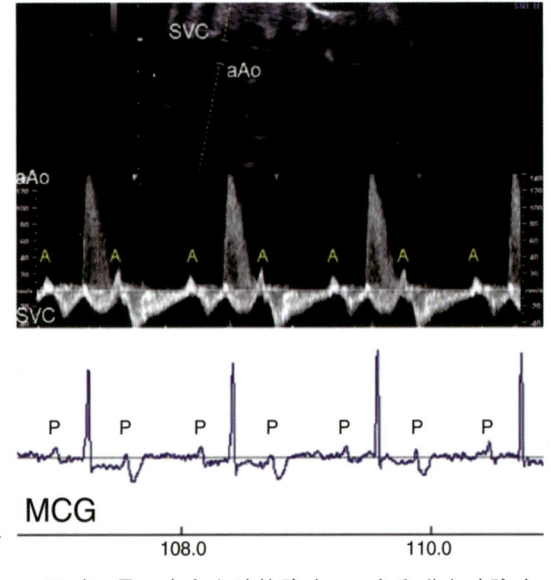

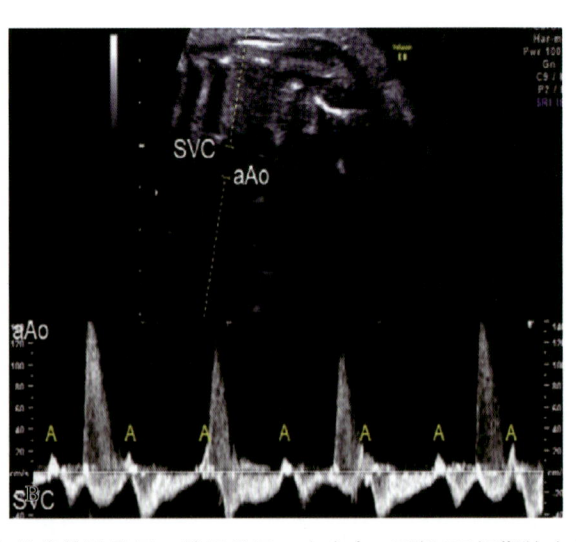

图 4.2.2　同时记录了来自上腔静脉（SVC）和升主动脉（aAo）的多普勒信号，并记录了一个患有2型长QT间期综合征的28周胎儿对应的胎儿心磁图（MCG）

A.出现2∶1房室传导阻滞，心室率为60次/分，心房率为120次/分。B.经过静脉注射硫酸镁后，出现房室分离（心室率为56次/分，心房率为105次/分）。A.心房收缩；P.P波；SVC.上腔静脉；aAo.升主动脉；MCG.心磁图。改编自 Miyoshi T, Sakaguchi H, Shiraishi I, Yoshimatsu J, Ikeda T.Potential utility of pulsed-wave Doppler for prenatal diagnosis of fetal ventricular tachycardia secondary to long QT syndrome.Ultrasound Obstet Gynecol.2018；51（5）：697-699.

第2章 室性心动过速的治疗

急诊处方

室性心动过速伴疑似长QT间期综合征（尖端扭转型室性心动过速）
孕妇进入远程监护病房
维持母体的镁和25-羟维生素D正常水平
每日进行胎儿超声检查和生物物理特征评分

↓

静脉注射
镁剂
负荷量然后维持剂量

↓（三个分支）

- 正常窦性心律 不伴有家族史和长QT间期综合征
- 正常窦性心律 伴有家族史 长QT间期综合征
- 室性心动过速

室性心动过速 → 静脉注射利多卡因 负荷量然后维持剂量

↓
- 正常窦性心律
- 室性心动过速

长期处方

1. 口服镁剂、普萘洛尔或普萘洛尔加美西律（在已知的情况下，基于家族基因变异进行选择）
2. 逐渐减少镁剂和利多卡因的使用

室性心动过速分支：
1. 最大限度地增加静脉注射用药
2. 添加普萘洛尔
3. 若室性心动过速未得到控制，当水肿得到缓解时，应考虑尽早分娩

A

室性心动过速：非长QT间期综合征

↓

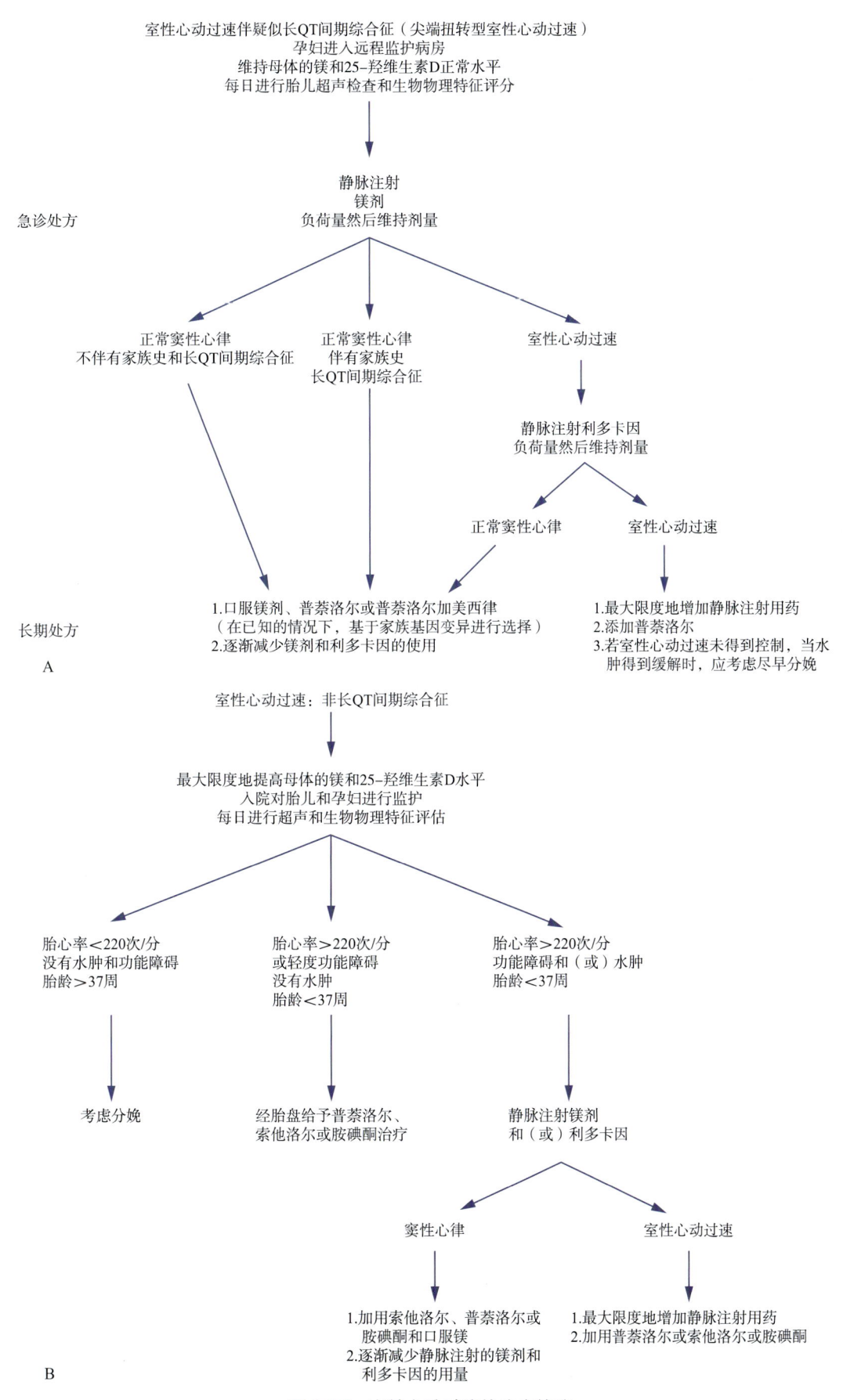

最大限度地提高母体的镁和25-羟维生素D水平
入院对胎儿和孕妇进行监护
每日进行超声和生物物理特征评估

↓（三个分支）

- 胎心率<220次/分 没有水肿和功能障碍 胎龄>37周 → 考虑分娩
- 胎心率>220次/分 或轻度功能障碍 没有水肿 胎龄<37周 → 经胎盘给予普萘洛尔、索他洛尔或胺碘酮治疗
- 胎心率>220次/分 功能障碍和（或）水肿 胎龄<37周 → 静脉注射镁剂和（或）利多卡因

↓
- 窦性心律：
  1. 加用索他洛尔、普萘洛尔或胺碘酮和口服镁
  2. 逐渐减少静脉注射的镁剂和利多卡因的用量
- 室性心动过速：
  1. 最大限度地增加静脉注射用药
  2. 加用普萘洛尔或索他洛尔或胺碘酮

B

图4.2.3 室性心动过速的治疗策略

A.胎儿尖端扭转型室性心动过速和长QT间期综合征；B.胎儿室性心动过速不伴长QT间期综合征

第3章

免疫介导型房室传导阻滞的治疗

Helena M. Gardiner · Bettina F. Cuneo

引言

在携带抗Ro/SSA抗体的母体中，胎儿房室传导阻滞（atrioventricular block，AVB）很罕见；AVB表型和自然病程多种多样，而且关于预后的数据少之又少，多为轶事性的和回顾性的。所以导致实践差异巨大，并且没有基于证据的指南来指导治疗策略，因此，关于治疗是否可以预防AVB，改变一度或二度AVB进展至三度AVB的进程，或降低扩张型心肌病的可能性的问题仍然存在。已知的是，三度AVB是不可逆转的，患有三度AVB的胎儿围生期死亡的风险很高，而幸存者将终身面临心脏起搏的需求。本章将对抗Ro/SSA抗体阳性妊娠的预防以及一度、二度和三度胎儿AVB治疗的已发表数据进行总结。

预防胎儿房室传导阻滞的策略

目前提出了几种预防策略，包括经胎盘使用氟化类固醇、血浆置换和静脉注射免疫球蛋白（14周和18周时1g/kg，12～24周时每周0.4g/kg）。然而，这些疗法未能成功预防AVB。事实上，由于治疗的持续时间较长（从妊娠16周开始），预防性使用类固醇具有严重的副作用，包括宫内生长受限、肾上腺素功能减退和羊水过少。此外，还可能会加重母体的糖尿病。

唯一显示能减少抗Ro/SSA介导的AVB复发的预防性治疗是羟氯喹（hydroxychloroquine，HCQ）。HCQ抑制启动细胞免疫反应的一类跨膜蛋白——toll样受体的激活。通过抑制toll样受体的连接，阻断胎儿心脏组织免疫介导损伤的发病机制，降低传导系统和心肌（扩张型心肌病）疾病的风险。

在回顾性研究中，妊娠11周前开始使用HCQ（200mg，每日2次）并持续整个妊娠期，可将胎儿AVB的复发率从18%降低到9%（图4.3.1）。这些结果在羟氯喹预防先天性心脏传导阻滞这项前瞻性研究中得到证实。在此研究中，既往有子女受影响的63位母亲中有5位（7.9%）出现了胎儿AVB再发。因此，在前瞻性和回顾性研究中，HCQ显著降低了抗Ro/SSA阳性母亲中胎儿再次发生AVB的概率，并且没有证据显示在新生儿中有心脏毒性。目前，只有有限的数据支持HCQ在既往无患病后代的母亲中起作用。

抗Ro/SSA介导的胎儿AVB的治疗策略

基于炎症是母体抗Ro/SSA抗体心脏表现的基础这一假设，现使用两种方法治疗。地塞米松和静脉注射免疫球蛋白治疗效果已在恢复正常节律和改善预后两方面得到评价。关于对传导系统疾病的疗效，支持治疗的人认为地塞米松可以阻止疾病从一度AVB进展到二度AVB或从二度AVB进展到三度AVB，或者可以使疾病从二度AVB恢复到1:1房室传导。治疗改善的结果包括：三度AVB的胎儿减少，扩张型心肌病或心脏功能不全的胎儿减少，以及早产的减少。例如，无论是否伴有传导系统疾病，只要出现心脏功能不全、房室瓣反流、心包积液或水肿的情况，一些临床医师就会使用地塞米松，因为他们认为地塞米松可以预防或改善心肌疾病。

地塞米松

从免疫学的角度来看，消除患病母体的自身抗体和减少全身炎症反应是治疗胎儿AVB的合理方法。地塞米松是一种能够穿过细胞膜的糖皮质激素激动剂，可以治疗胎儿疾病，它仅被胎盘表达的11β-羟基类固醇脱氢酶部分代谢，其余部分以活性形式提供给胎儿。而泼尼松则无法运送给胎儿。地塞米松与特定的细胞质受体具有高亲和力，这些受体可以改变转录和由此产生的蛋白质合成，以抑制炎症部位的白细胞浸润。因此，地塞米松干扰了炎症反应介质的功能。

静脉注射免疫球蛋白（IVIG）

IVIG治疗在孕妇和儿科患者的各种免疫介导和炎症性疾病中都有益处。它已被美国联邦药物管理局批准用于治疗原发性免疫缺陷、特发性血小板减少性紫癜、川崎病、伴有低丙种球蛋白血症的B细胞性慢性淋巴细胞白血病、儿童HIV感染及成人同种异体骨髓移植。IVIG治疗AVB的主要原理最初是基于消除抗Ro抗体：

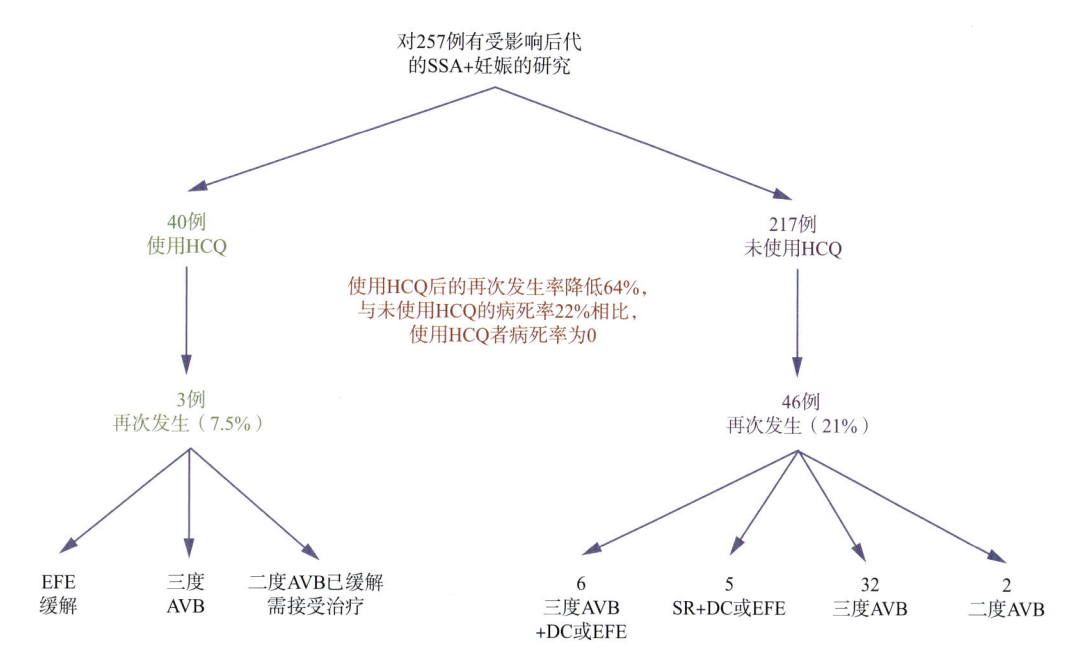

图 4.3.1 关于既往胎儿患有 AVB 的母亲使用羟喹后妊娠期预防 AVB 再次发生的回顾性研究结果

DC. 扩张型心肌病；HCQ. 羟氯喹；AVB. 房室传导阻滞；EFE. 心内膜弹力纤维增生症；SR. 窦性心律。改编自 Izmirly PM, Costedoat-Chalumeau N, Pisoni CN, et al. Maternal use of hydroxychloroquine is associated with a reduced risk of recurrent anti-SSA/Ro-antibody-associated cardiac manifestations of neonatal lupus. Circulation. 2012; 126（1）: 76-82.

"没有抗体，就没有疾病。"然而，是否能有效将抗体水平降低到导致心脏损伤的阈值以下还是非常不确定的。我们知道，以 400mg/kg 的替代剂量使用静脉注射免疫球蛋白并不能防止胎儿 AVB 的复发。然而，在小鼠中，以 1g/kg 的剂量使用时，IVIG 可以通过 IgG-Fc 唾液酸化和增加巨噬细胞上抑制性 FcγRⅡb 受体的表面表达起到免疫调节作用。有关人类的研究数据支持 IVIG 会抑制 IgG 调控的血细胞的吞噬作用（在 AVB 的情况下，预测心肌细胞被独立于 Ig-Fc 唾液酸化的抗 Ro 所调控）。临床研究结果表明，IVIG 改善了心肌病的预后（表 4.3.1），但其在心脏功能正常的 AVB 治疗中作为地塞米松的辅助治疗作用尚未进行评估。

虽然价格昂贵，但静脉注射免疫球蛋白可能是一种有效方法，特别是与地塞米松联合使用用于治疗新发的三度 AVB。然而，孕妇是否需要在妊娠期接受每月的治疗或在产后接受治疗尚不明确，而且缺乏理论依据。我们期待未来前瞻性研究的结果，以便为这些高风险胎儿制订有据可依的治疗计划。

一度房室传导阻滞的治疗

真正的一度 AVB 可能是二尖瓣流入道/主动脉流出道的多普勒 AV 间期≥170ms（见第 3 部分第 6 章）。当前一度 AVB 的定义是假定超声 AV 间期等同于心电图或胎儿心磁图的 PR 间期，而实际上后者较前者短 20~30ms，因此可能会错误诊断正常胎儿为一度 AVB 并导致胎儿接受不必要的治疗。许多未经治疗的"一度 AVB"胎儿（AV 间期 135~150ms）在出生时或出生后的第一年内 PR 间期正常，表明房室间期≥170ms 时，治疗的收益风险比最大。然而，即使使用地塞米松治疗，在某些情况下 AV 间期可以缩短，但一度 AVB 在宫内和出生后仍然存在。

二度房室传导阻滞的治疗（图 4.3.2）

不幸的是，关于二度房室传导阻滞治疗的文献回顾结果往往令人困惑，因为文献中通常未包括使用药物的时机、剂量和频率，或者没有包括胎儿最后一次正常心率和二度 AVB 之间的时间。据个案报道，异常胎儿心律出现后 6~8h 给予治疗可以恢复正常的房室传导（表 4.3.2），最近的荟萃分析显示，二度 AVB 有可能是可逆的。总体而言，无论是否使用地塞米松治疗，24% 的研究对象从二度 AVB 转归为 1∶1 房室传导（表 4.3.3）。

评估二度 AVB 疗效还有其他困难。第一，无法明确二度 AVB 是Ⅰ型还是Ⅱ型，初步数据表明Ⅰ型比Ⅱ型更易转归到 1∶1 的房室传导。第二，心房偶联间期和等容收缩时间的信息不够充足。因此，不能排除一些报道的病例可能是房性期前收缩二联律伴未下传而不是二度 AVB。第三，伴有钩拢现象的三度 AVB 是一种心房搏动和心室搏动趋向同步时的节律。这种心律可能会被误诊为二度 AVB，并在婴儿出生时因为三度 AVB 而被误认为是治疗失败。治疗的时机，特别是二度 AVB，似乎也是治疗成功的重要因素。在超声诊断为二度 AVB 后 2~4h 及听诊心律失常后 4~6h 治疗，可恢复 1∶1

表 4.3.1 使用 IVIG 治疗的胎儿的预后

病例	AVB 的诊断	IVIG，70 g	新生儿心律	预后
1	三度	-	三度	心室起搏，心室感知抑制
2	三度	-	三度	心室起搏，心室感知抑制
3	三度	×1（26周）	三度	无起搏
4	三度	-	三度	出生后死亡
5	三度	-	一度	二度 AV 传导阻滞无起搏
6	三度	-	三度	心室感应和起搏，抑制
7	三度	×2（23和26周）	-	宫内胎儿死亡
8	一度	每2周（23～36周）	正常窦性心律	正常窦性心律
9	无	每2周（26～39周）	正常窦性心律	正常窦性心律
10	二度	-	二度和三度	心室感应和起搏节律
11	三度	-	三度	心室起搏，心室感知抑制
12	三度	-	三度	心室起搏，心室感知抑制
13	三度	-	三度	心室起搏，心室感知抑制
14	三度	×2（25和28周）	三度	出生后死亡
15	三度	×3（20，23和28周）	三度	出生后死亡
16	无	×1（21周）	正常窦性心律	正常窦性心律
17	三度	×2（25和30周）	三度	心室感应和起搏
18	三度	-	三度	心室感应和双心室起搏
19	无	-	一度	一度房室传导阻滞
20	三度	×1（25周）	三度	心室感应和起搏

注：IVIG.静脉注射丙种球蛋白。改编自 Trucco SM，Jaeggi E，Cuneo B，et al.Use of intravenous gamma globulin and corticosteroids in the treatment of maternal autoantibody-mediated cardiomyopathy.J Am Coll Cardiol.2011；57（6）：715-723

表 4.3.2 从发现心律失常到超声确诊的时间及治疗

孕周	超声检测（h）	超声诊断	处方	出生的节律
18.9	≥24	三度房室传导阻滞	Dex + IVIG	三度房室传导阻滞
22.9	≥24	三度房室传导阻滞	Dex + IVIG	三度房室传导阻滞
19.5	≥24	三度房室传导阻滞	Dex + IVIG	三度房室传导阻滞
21	<12	二度房室传导阻滞	Dex + IVIG	1：1房室比例
19	<12	二度房室传导阻滞	Dex + IVIG	1：1房室比例
19[§]	<12	二度房室传导阻滞	Dex	1：1房室比例
19	<24	二度房室传导阻滞	Dex + IVIG	1：1房室比例
18	<18	二度/三度房室传导阻滞	Dex + IVIG	1：1房室比例

注：Dex.地塞米松；IVIG.静脉注射丙种球蛋白
[§] Buyon J.MD，个人通信

表 4.3.3 二度 AVB 的结局

结局	接受治疗的胎儿	未接受治疗的胎儿
进展	17/31（54%）	8/11（73%）
二度AVB到三度AVB		
转归	9/38（24%）	4/19（21%）
二度AVB到一度AVB	6/31（19%）	1/11（9%）
二度AVB到正常窦性心律		
正常节律	4/38（11%）	0/19（0%）

注：AVB.房室传导阻滞。改编自 Ciardulli A，D'Antonio F，Magro-Malosso ER，et al.Maternal steroid therapy for fetuses with second-degree immune-mediated congenital atrioventricular block：a systematic review and meta-analysis.Acta Obstet Gynecol Scand.2018；97（7）：787-794.

房室传导。相比之下，在治疗延迟超过12h的胎儿中，胎儿则进展为三度AVB或是表现出一过性有效，但不论是在宫内还是出生后，都会进展到三度AVB。治疗持续时间对维持1:1房室传导好像也有作用：在1例二度AVB病例中，患者在转为正常节律后停用了类固醇类药物，但二度AVB复发，并在出生时进展为三度AVB。最后，治疗剂量可能会影响治疗效果：在每天给予6mg的剂量（而不是常规的每天4mg）的胎儿中，产后心电图正常，二度AVB确实得到了逆转。

因此，复律疗效确认缺乏证据可能是方法学上存在问题，包括功效太低而无法验证研究假设，地塞米松和（或）IVIG的剂量太低，或者治疗给予太迟以至于无法有效治疗。此方面无疑需要进一步的研究。但基于当前有限数据，当发现二度AVB时，是值得接受治疗的。如果发展到三度AVB，需要与患儿父母讨论继续治疗相关事宜。

三度房室传导阻滞的治疗

一些研究者报道了类固醇治疗后，胎儿由三度AVB转化为二度AVB或转化为窦性心律，但这些报道需要谨慎解读，因为目前共识认为三度AVB是不可逆的。对于通过大剂量治疗是否能改善三度AVB的总体预后，意见并不统一，主要是因为数据是回顾性的，而非随机的。一项研究发现地塞米松不能恢复窦性心律，但能缓解60%（3/5）AVB胎儿的水肿。由于水肿和三度AVB胎儿的预后很差，短期地塞米松疗程可以改善或解决水肿，但不应期望能够改善心律。基于单中心的

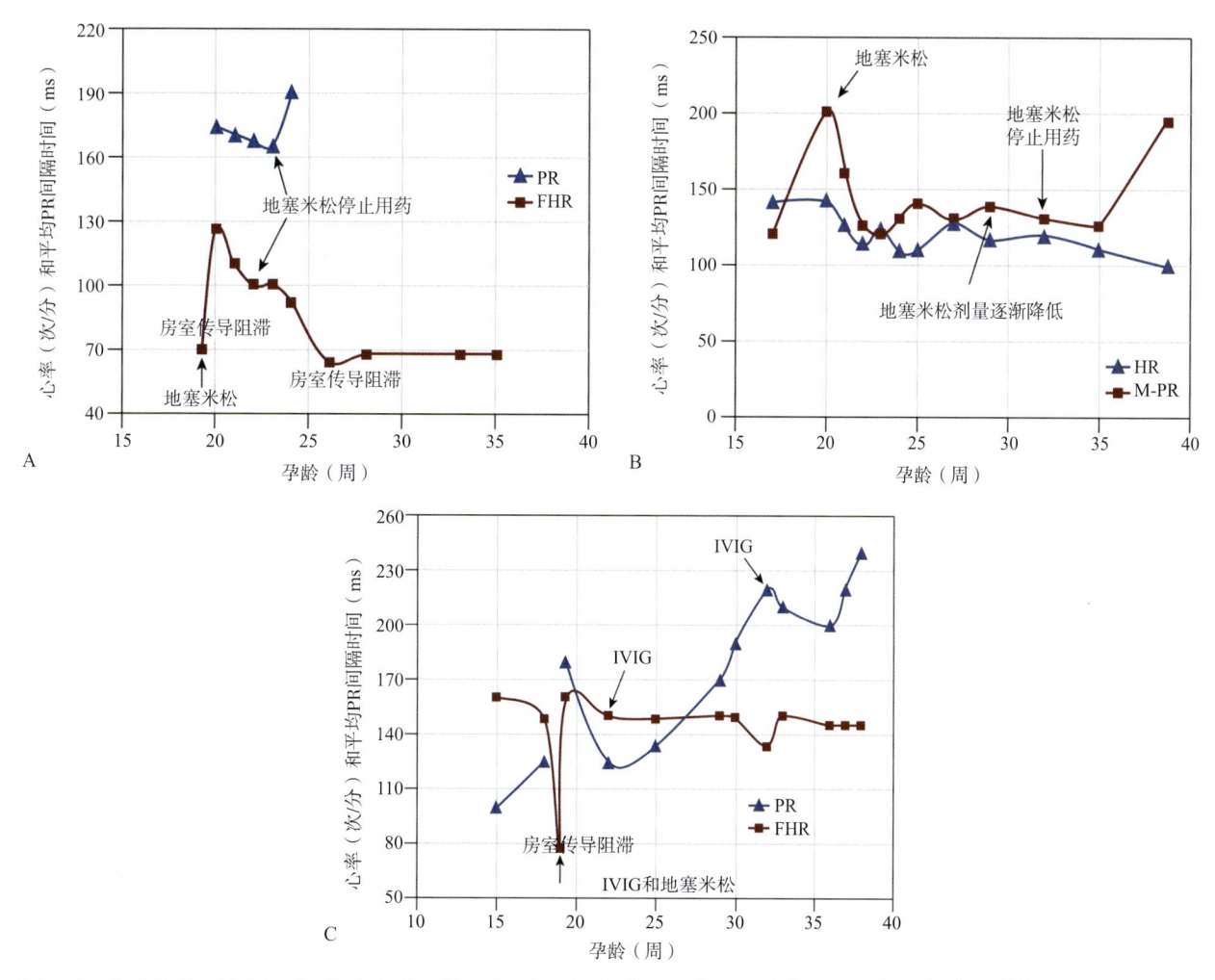

图4.3.2 应用地塞米松治疗（A）或应用地塞米松+IVIG治疗（B、C）对心率（红线）和AV间期（蓝线）的影响

A.患有二度房室传导阻滞的胎儿在妊娠19周时接受地塞米松治疗。心律改善为一度AVB（心率130次/分，房室间期从170 ms降到160 ms）。妊娠24周时停止治疗：下一周房室间期增加到190ms，妊娠26周时胎儿再次处于二度AVB。未给予额外治疗，出生时心律为三度AVB。B.一度房室传导阻滞（房室间期200ms）的20周胎儿，接受地塞米松联合IVIG治疗后，房室间期恢复正常。但尽管持续使用地塞米松，胎心率（FHR）缓慢降至100次/分。妊娠32周地塞米松停药后房室间期增加。出生后心律为窦性心动过缓伴一度房室传导阻滞。C.地塞米松联合IVIG成功治疗一度和二度AVB的19周胎龄胎儿。1:1房室传导恢复，新生儿心电图显示一度AVB。IVIG.静脉注射丙种球蛋白；PR. PR间期；HR.心率。转载自 Cuneo BF, Ambrose SE, Tworetzky W.Detection and successful treatment of emergent anti-SSA-mediated fetal atrioventricular block.Am J Obstet Gynecol.2016；215（4）：527-528.

回顾性研究显示，如果心功能障碍伴三度AVB，相较于地塞米松，IVIG可能是更好的选择。

抗Ro/SSA抗体房室传导阻滞相关的其他节律的治疗

虽然房室传导阻滞是抗Ro/SSA抗体介导的常见的心脏病，但有研究表明，无论是否伴发房室传导阻滞，抗Ro/SSA抗体介导的心脏病还可表现为窦性心动过缓、心房扑动、室性异位和交界性异位心动过速（JET）。在少数报道的病例中，经地塞米松治疗后窦性心动过缓并未改善。另一方面，在一些治疗后的病例中，在合并三度房室传导阻滞的病例中，JET的发生率和持续时间有所下降，但在其他类型的病例中却没有减少。因此，尚不清楚抗Ro/SSA抗体介导的JET的自然病程是否持续存在，或者治疗是否能影响预后。与先天性JET相比，很少有病例报道称抗Ro/SSA抗体介导的JET病例不伴发房室传导阻滞。

治疗的副作用

地塞米松治疗

胎儿大剂量使用地塞米松治疗的安全性受到质疑，并引发其对神经系统发育影响的关注，尤其是在疗效存疑的大背景下。关于其在抗Ro/SSA抗体妊娠中长期使用的研究很少，但有动物研究报告称，给发育中的胎儿大脑使用高剂量类固醇可能与异常大脑成熟和囊性病变有关。最近有小型研究结果表明，接受地塞米松治疗的人类胎儿，妊娠期神经发育良好，但尚未完成大型盲法研究来证实这些数据。胎儿生长受限和羊水过少在使用地塞米松治疗房室传导阻滞的胎儿中似乎更为常见，然而当胎儿的母亲患有结缔组织病，但胎儿本身不受影响也未经治疗，也会有很大部分出现体重偏小的情况：从15%到38%不等。瑞典的一项研究发现：母体患有干燥综合征或系统性红斑狼疮的婴儿生长受限的可能性要比正常婴儿高出4倍。另一项研究是兄弟姐妹间生长发育情况的比较，母体患有风湿病且胎儿有房室传导阻滞（$n=72$）或心律正常时，患有房室传导阻滞的儿童比兄弟姐妹发育小，但仅持续到11岁。无论胎儿房室传导阻滞是什么类型，患有系统性红斑狼疮（SLE）母亲的胎儿生长受限发生率最高（30%）。两项评估地塞米松对71个胎儿副作用的研究发现羊水过少（14%）、产妇高血压（3%）、胰岛素依赖型糖尿病（3%）、失眠或情绪变化（7%）。这些研究中的3名婴儿因严重的羊水过少而分娩。醛固酮增多症是长期使用类固醇的并发症。因此，出生后应跟踪母亲和婴儿的皮质醇水平，并按推荐给予负荷剂量类固醇。在一项研究中，使用地塞米松的治疗方案从"治疗至出生"改为"治疗至妊娠28周"，醛固酮增多症的发生率降至零。

在地塞米松治疗任何类型的房室传导阻滞之前，必须告知家属治疗的风险、潜在的益处和循证数据尚缺乏这一事实。如果经治疗后，仍进展至三度房室传导阻滞，但没有房室结外的病变或水肿，停用地塞米松可能是最佳选择。如果治疗后已恢复1:1房室传导，则应强烈考虑在28周后停用地塞米松。

静脉注射免疫球蛋白

与含氟类固醇不同，静脉注射免疫球蛋白（IVIG）的唯一副作用是暴露于混合的血液制品和可能的母体过敏反应。因此，给药过程必须在监测状态下的几小时内完成。用苯海拉明进行预处理可以降低过敏反应的风险，但几乎不必要。IVIG很昂贵，目前保险很难支付所有治疗费用。

小结

最新大型回顾性研究表明，接受地塞米松治疗和未接受地塞米松治疗的三度房室传导阻滞胎儿的结局没有差异。在进一步研究可能有不同结果之前，应该对患有二度房室传导阻滞或房室间期>170ms的胎儿进行治疗，因为在某些情况下，可以恢复正常的房室传导。治疗类型和治疗时间是基于几个临床系列研究进行推荐的，包括地塞米松和（或）IVIG的治疗。由于只有一些病例可以成功治疗，使得治疗选择很难达到统一，加上房室传导阻滞比较少见，随机对照研究难以进行。此时，必须告知患者家庭每种治疗的风险和益处，并让其知晓有限的临床数据。正如瑞典最近的一项研究所报道的，免疫介导的三度房室传导阻滞的受试者患扩张型心肌病、心肌梗死和脑梗死及一系列自身免疫病的风险增加。因此，制订有效的治疗方案以防止进展为三度房室传导阻滞和心肌病非常重要。

第 5 部分

孕妇或胎儿心律失常中的高危孕妇护理

第1章 遗传性心律失常综合征
第2章 抗Ro/SSA抗体阳性妊娠
第3章 分娩规划

第1章

遗传性心律失常综合征

Danna Spears

引言

遗传性心律失常综合征较为罕见，但其真实患病率难以准确量化，因为基因携带者可能不表现出疾病症状。据报道，长QT间期综合征（LQTS）和Brugada综合征的患病率为1/2000，而儿茶酚胺敏感性多形性室性心动过速（CPVT）的患病率为1/10 000。本章将总结患有上述疾病的孕妇及同样存在室性心律失常风险的遗传性心肌病孕妇的诊疗经验。目前尚无针对这些妊娠情况管理的正式指南，仅基于有限数据提出一些建议。妊娠期间管理这些疾病的一般方法包括识别高危特征、避免诱发心律失常、尽可能预防心律失常及进行适当的新生儿筛查。

总体方针

通过电生理学、遗传学、母胎医学和麻醉学的多学科联合制订个体化的分娩计划，应能改善孕妇及其婴儿的预后。在确定产时的监测方法和分娩方式时，应考虑母体风险因素和以往心脏"事件"（心搏骤停、室性心律失常或晕厥）病史。例如，当母亲有心脏功能不全或心脏事件病史时，应考虑对母亲进行心脏电生理遥测。理想情况下，应在分娩前完成患病母亲的基因检测，以便在分娩时选择脐带血检测后代中的家族变异。母亲应避免所有可能诱发心律失常事件的药物，并继续服用最具保护性的抗心律失常药物，如β受体阻滞剂（下文讨论）。麻醉计划应包括对所有产妇用药的审查，以避免无意中使产妇面临更大的风险。

一般来说，对于患有原发性心律失常且心功能正常的女性，非辅助性阴道分娩并非禁忌。然而，在某些心律失常疾病，不良预后更可能发生在劳累或情绪压力期间，即心率升高时。因为母亲在分娩的主动推压阶段心率会显著增加，约有20%的女性在此时达到其年龄最大预测心率的100%，高危女性可能从硬膜外麻醉和辅助分娩或手术分娩中获益。然而，分娩方式和麻醉对交感神经激活及母体和胎儿儿茶酚胺水平的影响尚未得到深入研究。事实上，已发表的小型研究之间的意见并不一致。表5.1.1总结了针对患有遗传性心律失常孕妇的管理建议。

分娩后，由于产后阶段是某些遗传性心律失常的高危期，应继续给予产妇预防性抗心律失常药物。婴儿应在出院前进行12导联心电图检查，并咨询儿科心脏病专家和遗传学家。经验丰富的临床医师和遗传咨询师可以为家庭筛查（见第1部分第3章）和持续的心脏病学护理（如果婴儿携带家族变异）提供后续建议。

长QT间期综合征（LQTS）

LQTS是一种与体表心电图QT间期延长相关的心肌复极化障碍，通常呈常染色体显性遗传。尖端扭转型室性心动过速（torsades de pointes，TdP）是LQTS中描述的经典的多形性室性心动过速（ventricular tachycardia，VT）的形式，也是导致晕厥和猝死的触发性心律失常。LQTS至少有15种遗传上不同的亚型，但最常见的是由 KCNQ1（LQT1）、KCNH2（LQT2）和SCN5A（LQTS3）中的突变引起的。

妊娠是影响LQTS预后的重要因素。文献中关于妊娠期间心律失常风险的报道存在一定差异，但大部分数据表明，直到分娩后，风险才可能显著增加。在商业基因检测之前，LQTS母亲的晕厥和猝死发生率在妊娠前为3.8%，妊娠期间为9.0%，产后前9个月的发生率显著增加到23.4%。即使在低风险组（即妊娠前无事件发生的母亲）中，产后事件的风险仍显著升高（9%）。值得注意的是，在早期的研究中，仅有少数女性在出现症状时使用了β受体阻滞剂。然而，随后的研究证实，β受体阻滞剂对于预防心脏事件的发生具有显著效果。

在基因组时代，已经很明显地看到，遗传性LQT亚型也是妊娠相关心律失常风险的重要调制因素。例如，产后心脏事件在LQT1型中的发生率低于1%，LQT2型中占16%，而在LQT3型中尚未有报道。

导致产后心脏事件增多的确切因素仍不明确。其中，产后雌激素水平的下降及催产素和催乳素水平的上升可能起到了关键作用。雌激素的降低可能会促进心肌肾上腺素受体的表达，并可能影响调节细胞内钙平衡的机制，从而容易诱发后去极化和心律失常。另外，在携带KCNH2 G628S突变的雌性转基因兔模型中，研究人员发现催乳素和催产素会增加QT间期和动作电位持续时间，并增加室性心律失常的风险。突然增加母体心率的环境因素，如突然的声音刺激或突然的强烈情绪，也可能是重要的心律失常触发因素，尤其是LQT2型的母亲，因为其复极化的显著异常明显无法适应心率的快速增加。

LQTS中的β受体阻滞剂

β肾上腺素受体阻滞剂在预防LQTS中母体心律失常事件方面非常有效，并且是这种情况下心律失常预防的首选疗法。β受体阻滞剂在LQT1型和LQT2型的患者中最为有效，并且大多数专家也建议在LQT3型中使用。有强有力的证据表明，β受体阻滞剂在预防与妊娠相关的心律失常事件方面有效：使用β受体阻滞剂能够将产后主要心脏事件率显著降低，从3.7%降至0.8%。有大量数据支持常用β受体阻滞剂在妊娠期间的安全性。在LQTS中证明有效的β受体阻滞剂包括纳多洛尔、普萘洛尔、美托洛尔和阿替洛尔；然而，阿替洛尔在妊娠期间不应使用，因为它与显著的宫内生长受限（妊娠D级）相关。在LQTS中证明有效的β受体阻滞剂中，纳多洛尔、普萘洛尔和美托洛尔属于妊娠风险C类。有证据表明，美托洛尔，特别是每日2次给药的短效制剂，在具有心律失常事件既往史的人群中，效果不如纳多洛尔或普萘洛尔。总体而言，纳多洛尔被认为是最有效的，并且是首选的β受体阻滞剂，尤其在高危患者，包

表5.1.1 遗传性心律失常孕妇的管理

遗传性心律失常	妊娠期间风险增加	心律失常触发因素	围生期是否监测	剖宫产适应证	胎儿有无表型
LQTS	是，特别是产后风险。LQT2型	导致QT间期延长的药物	使用缩宫素	产科指征	有
CPVT（AD RyR2）（AR CASQ2）	否	心室异位	是	心搏骤停或异常节律病史	无
Brugada综合征（AD SCN5A及其他）	否	发热，布比卡因，利多卡因，异丙酚	否	产科指征	无
致心律失常性右室心肌病	否		是	心力衰竭或不稳定性心律失常	有
梗阻性肥厚型心肌病	否	血管舒张，血压过低	是	产科指征	有

注：AD.常染色体显性；AR.常染色体隐性；CPVT.儿茶酚胺敏感性多形性室性心动过速；LQTS.长QT间期综合征

括LQT2型母亲、QTc间期>500ms的女性和有晕厥或心搏骤停既往史的患者中。在LQTS中，纳多洛尔通常的剂量是每天1～1.5mg/kg。如果纳多洛尔耐受性差或无法使用，可以考虑使用另一种非心脏选择性β受体阻滞剂普萘洛尔。

关于纳多洛尔在妊娠期间使用的数据有限。然而，纳多洛尔半衰期长，并且比普萘洛尔或美托洛尔更多地进入母乳；因此，它可能会在母乳喂养的婴儿体内有一定程度的聚集。尽管美国儿科学会认为纳多洛尔与母乳喂养并不冲突，但对于服用纳多洛尔的母亲哺乳的婴儿应密切观察是否出现β受体阻滞的症状，包括心动过缓和低血压。据估计，新生儿会接收到母亲按体重调整剂量的约5.1%。另一方面，普萘洛尔在哺乳婴儿中积累的风险较低。使用比索洛尔的经验正在增加，特别是在LQT1型中；然而，样本量小且缺乏支持其在妊娠期间安全使用的数据，因此不建议在此类人群中常规使用。

长QT间期综合征的妊娠监测

目前尚无明确的指南来指导LQTS在整个妊娠期间的监测，但重要的原则包括确诊、使用β受体阻滞剂进行心律失常预防治疗，以及认识到胎儿有50%的机会携带家族突变。β受体阻滞剂应降低母体最大心率，剂量需调整以确保妊娠期间静息心率<100次/分。定期进行Holter监测可能有助于了解24～48h心率的变化趋势。虽然症状限制性极限跑步机测试在妊娠期间并不常规进行，但对于高危LQTS母亲，进行改良的跑步机测试可能有助于确保其接受足量的β受体阻滞剂。

长QT间期综合征的分娩计划

分娩计划应个体化。经β受体阻滞剂充分治疗且风险较低（无心律失常事件史）的女性可以安全地进行自然阴道分娩，除非母体或胎儿存在需要辅助分娩或剖宫产的指征。尽管主动用力分娩可能会增加最大心率，但预计对于接受足量β受体阻滞剂治疗的女性，心律反应会减弱。由于事件发生率极低，母体分娩期间的心律监测不是必要的。

对于LQTS患者使用的任何药物治疗都应审查其潜在的QT间期延长风险。缩宫素通常在分娩期间使用，具有潜在的QT间期延长风险，但如有指征，不应排除其使用。使用缩宫素的一个合理方法是优化血清钾和镁水平，并分别在基线时以及缩宫素开始后的1～2h进行心电图检查。如果QTc间期超过500ms或比基线增加60 ms，则应停用该药物。理论上缩宫素也可能使LQTS阳性胎儿易患QT间期延长和室性心律失常，但尚未有报道。关于镇痛药（包括神经轴向阻滞）的决策应根据母体意愿和所估计的产科风险来制订。

孕产妇发生的尖端扭转型室性心动过速（TdP）必须及时诊断和治疗，对于持续的心律失常应采取除颤措施。应审查药物治疗是否包括潜在的使QT间期延长药物，如有应立即停药。同时，应纠正电解质平衡，特别是要注意防治低钾血症和低镁血症。在治疗心动过缓或频繁停搏时，可考虑使用临时起搏器，随后应用β受体阻滞剂，并在必要时加用利多卡因，以便有效控制持续的室性心律失常。

有证据表明，与普通人群相比，家族性LQTS导致胎儿流产和死胎率都会增加。这与胎儿的基因型无关，并且当母亲而非父亲患有LQTS时，胎儿流产和死胎率会更高。任何胎儿死亡都应进行家族变异检测。

脐血基因检测可用于对家族致病性变异进行新生儿筛查。鉴于可能出现的心律失常事件（在出生后的第一年高达4%）和婴儿猝死，建议进行此类检测。由于正常新生儿的QT间期通常延长，因此新生儿12导联心电图筛查不可靠。如果在遗传筛查中检测到未知意义的变异，或者无法提供新生儿基因筛查，则需要进行连续心电图的持续临床筛查。

儿茶酚胺敏感性多形性室性心动过速

儿茶酚胺敏感性多形性室性心动过速（catecholaminergic polymorphic ventricular tachycardia，CPVT）是一种罕见的遗传性心律失常疾病，估计发病率为1/10 000。心肌钙处理基因*RYR2*或*CASQ2*中的杂合致病变异可作为CPVT的诊断依据，这些基因的遗传方式分别为常染色体显性（RYR2）和隐性（CASQ2）遗传。在CPVT中，心律失常通常在没有结构性心脏病或QT间期延长的情况下发生。该病的特点是：随着劳累或情绪应激的增加，会出现室性心律失常，从孤立的室性期前收缩（isolated premature ventricular complexes，PVC）开始，可能发展为双向室性成对搏动和非持续性室性心动过速，进而发展为更复杂的室性心律失常和心室颤动（图5.1.1）。处于较高心律失常风险的女性包括在诊断前有心搏骤停史的女性及儿童时期被诊断出的女性。已在心肌钙处理基因*RYR2*和*CASQ2*中鉴定出遗传变异。

关于妊娠期CPVT的数据很少，且没有明确的针对妊娠期CPVT女性的管理指南。在一项为期8年的研究中，β受体阻滞剂将心律失常事件发生率从58%降至27%，效果显著；在另一项研究中，仅未使用β受体阻滞剂的孕妇发生了心脏事件。纳多洛尔是推荐的β受体阻滞剂，在降低心脏事件和劳力性心律失常风险方面最为显著。尽管使用了β受体阻滞剂，但女性仍出现突发、进展型室性心律失常时，可能会受益于额外的治疗，包括加用氟卡尼、交感神经切除术或选择性植入植

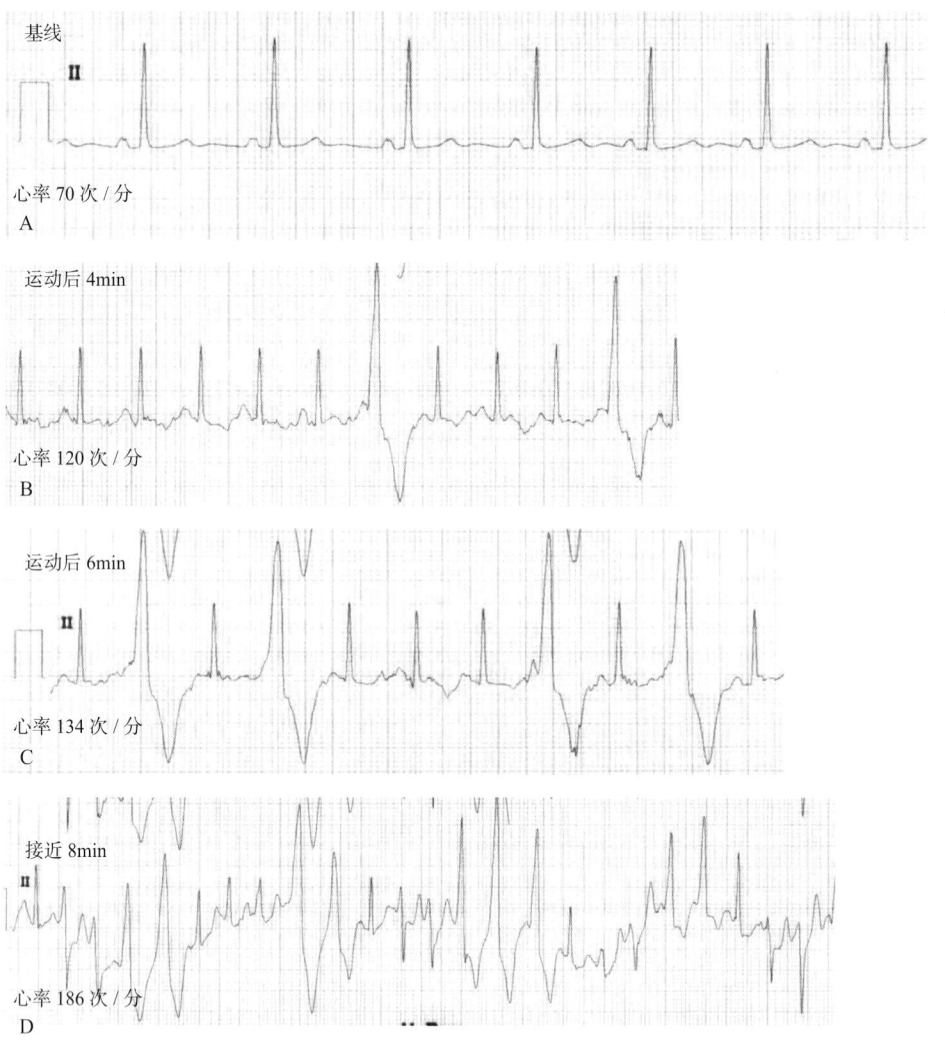

图5.1.1 1例劳累时出现晕厥的青少年的运动应激试验心律图

A.心率和心脏间期正常；B.运动后4min，出现室性期前收缩；C.运动后6min，心律变为室性二联律；D.接近8min时，出现持续的双向室性心动过速，心率为186次/分，患者报告头晕。测试被中止，恢复期间心律恢复正常。她目前接纳多洛尔和氟卡尼治疗，状况良好

入式心律转复除颤器（ICD）。

妊娠期间监测的重点应是确保足够的β受体阻滞剂治疗和监测突发、进展性心律失常及症状（如晕厥或晕厥前兆）。动态心电图监测可用于指导β受体阻滞剂的剂量调整，在高风险女性中，应考虑进行改良的运动负荷试验。CPVT中纳多洛尔的目标剂量高于LQTS，可能高达2 mg/（kg·d）。

分娩计划应包括母体心脏遥测。这是可取的，因为心律失常的发作通常是从孤立的室性期前收缩逐步发展到更复杂和不稳定的室性心律失常。最佳分娩方式由女性先前的心律失常病史和药物治疗的充分性决定。对于心律失常控制不佳或有心搏骤停病史的女性，应考虑手术分娩，因为这可能与最小的肾上腺素刺激相关。β受体阻滞剂在任何时候都不应中断。如果已发现家族致病性变异，新生儿筛查应包括脐带血基因检测和12导联心电图。如果检测到未知意义的变异，或者无法提供新生儿的遗传筛查，则需要进行持续的临床筛查。

Brugada综合征

Brugada综合征是一种至少16个基因中任何一个基因的常染色体显性遗传突变，最常见的是SCN5A基因。Brugada综合征也可能是后天获得的，即非遗传性的。Brugada综合征的标志是心电图检查发现右心前区导联（$V_1 \sim V_3$）中至少有一个导联出现＞2mm的下凹型ST段抬高，这可能是短暂的（图5.1.2）。Brugada综合征可能并发心律失常，这可能导致晕厥或猝死。这类心脏事件通常发生在睡眠中、发热时或接触刺激性药物后，这些药物会干扰心脏去极化的第一阶段。对于有高危特征的女性，如有心搏骤停史或可能由心律失常引起的晕厥史，应考虑植入ICD。

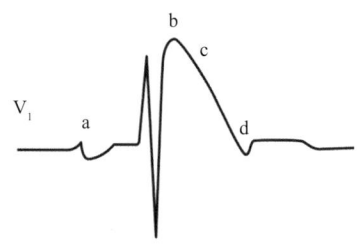

第1章 遗传性心律失常综合征 143

Brugada综合征心电图
a.宽P波伴一定程度的PQ间期延长
b.J点抬高
c.穹隆样ST段抬高
d.T波倒置

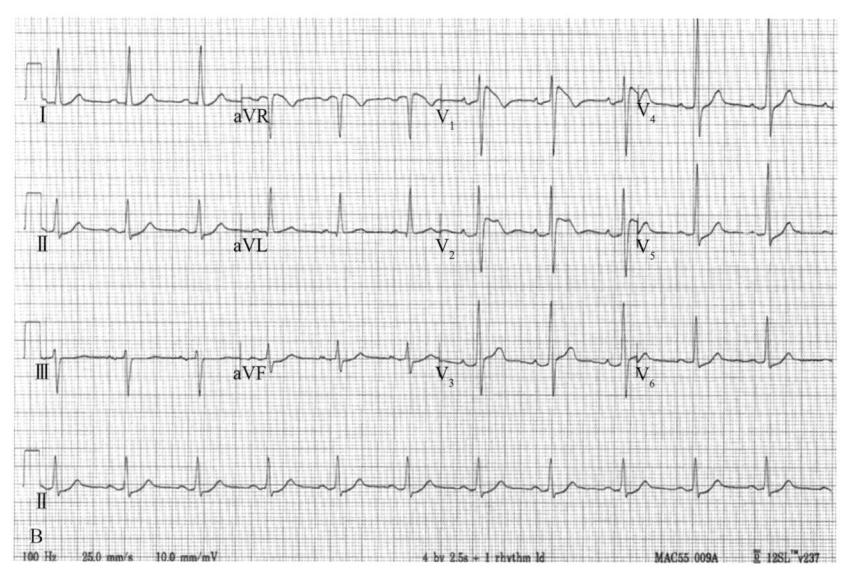

图5.1.2 Brugada综合征心电图
A.Brugada综合征中Ⅱ导联的典型表现；B.Brugada综合征患者的12导联心电图。A图引自Brugada Syndrome.ECGpedia.https：//en.ecgpedia.org/wiki/Brugada_Syndrome.B图转载自Steinberg JS，MittalS.Electrophysiology：The Basics.Philadelphia，PA：Wolters Kluwer；2017.

Brugada综合征的分娩计划需要考虑的因素很少。幸运的是，Brugada综合征女性在妊娠期间的事件发生率似乎并未升高。除此之外，Brugada综合征在妊娠期间的管理相对保守，包括积极控制发热和避免可能诱发心律失常的药物。这些药物的列表可以在www.brugadadrugs.org上找到。这些药物包括许多抗心律失常药物和麻醉药物，如布比卡因、利多卡因和丙泊酚。对于患有Brugada综合征的母亲来说，在无辅助的阴道分娩过程中，并不存在心血管方面的禁忌。

遗憾的是，目前没有公认的特征表明胎儿具有Brugada表型。然而，致病性SCN5A基因变异可以有多种胎儿表现模式，包括窦性心动过缓、异常复极化和心室心律失常导致的水肿或胎儿丢失及较严重的房室传导阻滞。与所有的遗传性心律失常疾病相同，应为患病父母提供基因检测服务，从而在发现致病基因突变时，能够及时对家族成员进行筛查。若无法进行基因检测，则建议实施临床新生儿筛查作为替代方案。

遗传性心肌病与心律失常风险

致心律失常性右室心肌病

致心律失常性右室心肌病（arrhythmogenic right ventricular cardiomyopathy，ARVC）是一种具有心律失常风险的遗传性心肌病。

在ARVC中，已发现5种致病性桥粒基因变异，具有常染色体显性遗传和可变外显率。尽管单个基因变异可能是致病性的，但ARVC患者通常在同一基因中携带超过一个致病性变异（复合杂合性），而只有30%～50%的表型阳性患者不携带任何病理性变异（见第1部分第3章）。在ARVC的背景下，主要母体心脏事件（包括室性心律失常或心力衰竭）在3%～18%的妊娠中被报道。对于已经服用β受体阻滞剂的女性，妊娠期间室性心律失常复发的发生率并未增加。一些女性会在妊娠期间首次出现心律失常，但总体上，首次心律失常或心力衰竭事件的风险在妊娠期间并未显著增加。疾病进展和严重程度与不断增加的体力消耗累积水平相关，但妊娠似乎对ARVC的临床病程没有不利影响。一次或多次妊娠后右心室形态或电参数恶化的情况尚未得到证实。ARVC并发症风险最高的女性是那些在妊娠前存在主要右心室结构异常的女性（图5.1.3）。

ARVC患者的最佳分娩方式取决于心室功能和心律失常稳定性。一般而言，ARVC的剖宫产率与一般人群无显著性差异，但在有症状的心室衰竭、不稳定心律失常或有产科指征的情况下应予以考虑。鉴于这类人群固有的心律失常风险，建议进行围生期的心律监测。有临床研究显示，ARVC在胎儿期就可能出现右心室形态的改变和心律失常（图5.1.4）。尽管早期药物治疗可能有助于稳定室性心律失常，但胎儿期疾病发作似乎预后不良。不能低估儿科随访的重要性。已有许多报告指出，ARVC在幼儿期就可以表现出来。患病母亲的子女中有高达14%的人报道了严重的心脏事件，这证明需要从幼儿期开始进行筛查和密切的心脏监测。

肥厚型心肌病

肥厚型心肌病（hypertrophic cardiomyopathy，HCM）是一种更为常见的遗传性心肌病，常伴有心律失常并发症，以常染色体显性方式遗传（图5.1.5）。对于那些患有家族性心肌病的女性，其妊娠前管理都应得到优化，包括基于病史和症状的风险分层、使用β受体阻滞剂预防心律失常、遗传咨询，以及针对高危母亲（如有心搏骤停家族史或个人史）讨论是否植入ICD。维拉帕米是一种用于HCM的钙通道阻滞剂，应避免在妊娠期间使用，因为它会穿过胎盘并可能影响胎儿的房室传导。

多份研究概述了患HCM孕妇的护理和预后。在最近一项对心肌病孕妇进行随访的研究中，观察到35%的主要母体心脏事件和新生儿事件。高危母亲受益于密切的围生期监测，尤其是如果她们出现心悸或晕厥前兆。对于左心室流出道梗阻超过轻度，或左心室壁最大厚度≥15mm的母亲，推荐使用β受体阻滞剂治疗。对于低风险母亲，计划性（诱导性）阴道分娩是首选分娩方式。由于降低前负荷可能加剧左心室流出道梗阻，应避免使用引起血管扩张和低血压的麻醉剂。

遗传性HCM可在胎儿期检测到（图5.1.6）。患有HCM的胎儿因心力衰竭而面临宫内死亡的风险：在一项研究中，21例中有8例在宫内死亡。遗传性HCM的表型可能与其他家族成员不同，例如，MYH7的致病性变异可能导致扩张型和肥厚型心肌病。由于HCM的特征是常染色体显性遗传模式，因此无论父母哪一方遗传给后代的风险均为50%，如果发现致病性突变，应向患

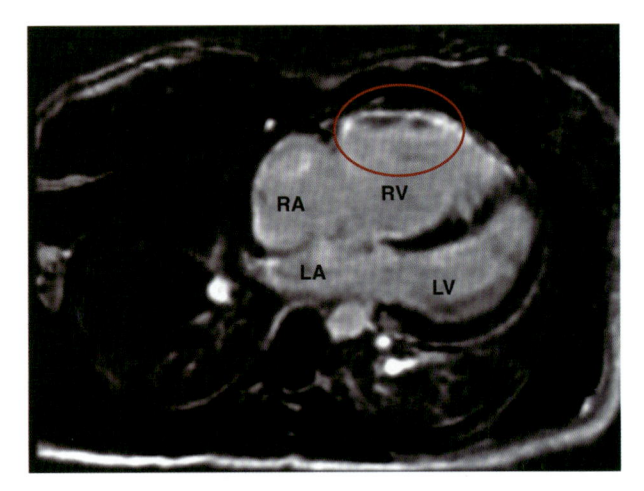

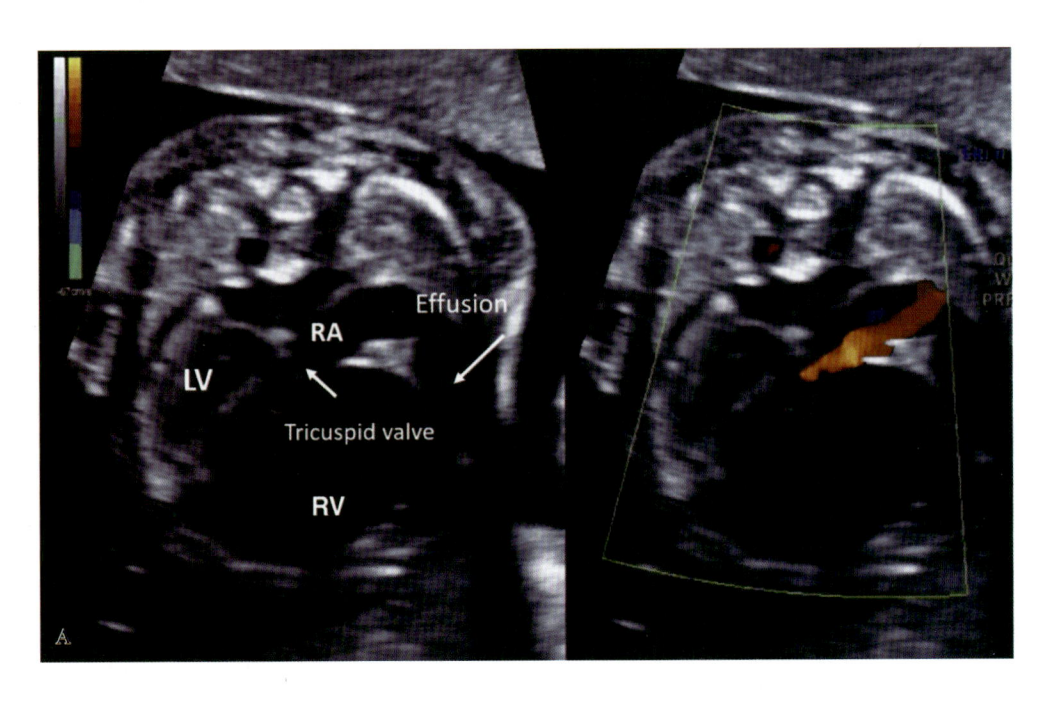

图5.1.3 致心律失常性右室心肌病的磁共振成像

可以清晰地观察到右心室前壁出现的脂肪浸润（如红圈所示）。LA.左心房；LV.左心室；RA.右心房；RV.右心室

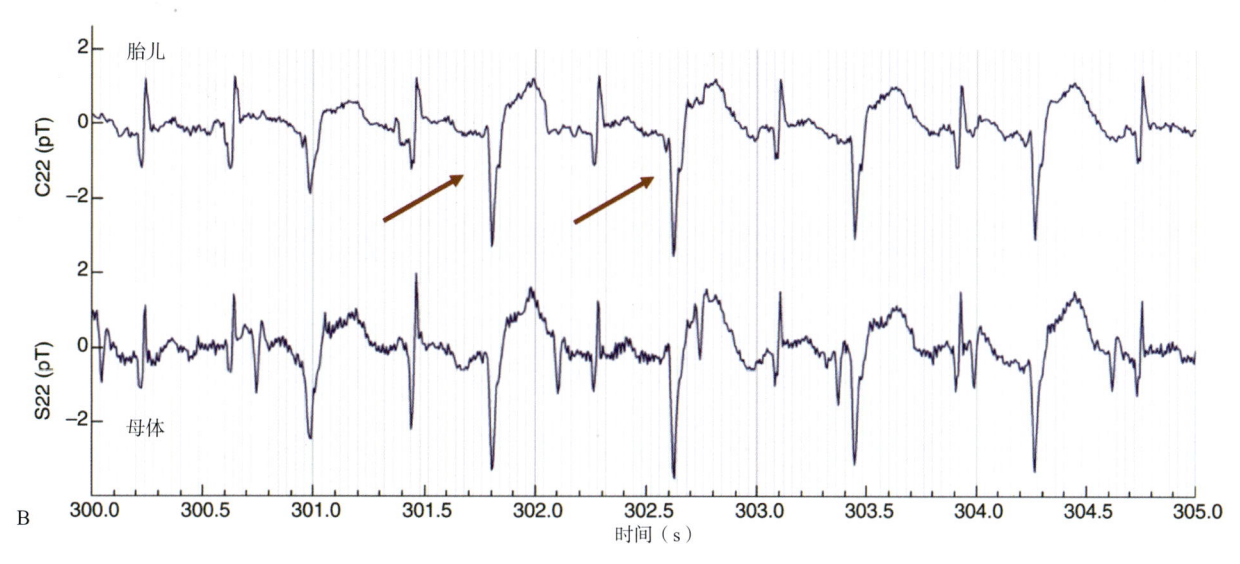

图5.1.4 一名19周的胎儿患有致心律失常性右室心肌病和室性二联律

A.二维超声心动图显示右心室（RV）扩张，压迫左心室（LV）。还存在心包积液。下一帧的彩色多普勒显示三尖瓣关闭不全。B.胎儿室性二联律的心磁图。RA.右心房。Effusion.心包积液；Tricuspid valve.三尖瓣

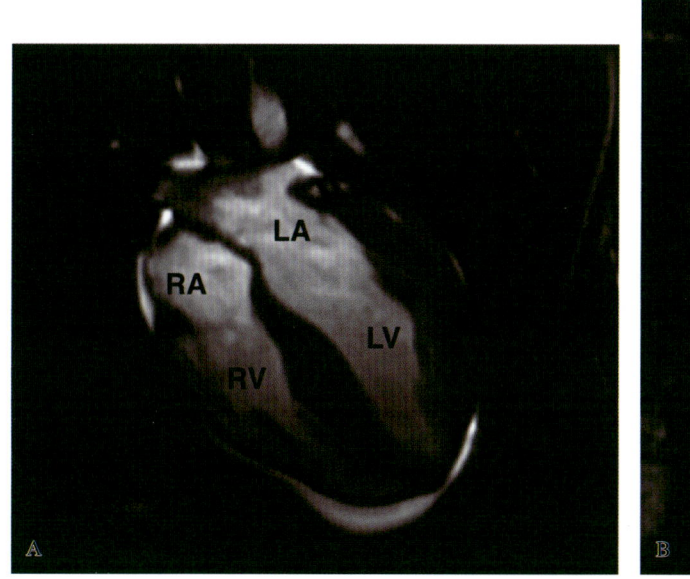

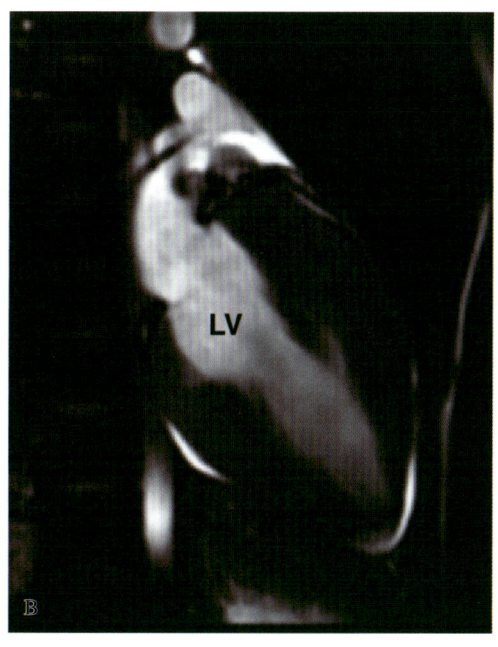

图5.1.5 一名梗阻性肥厚型心肌病患者的磁共振成像

增厚的游离壁和室间隔为深色，血池为浅色。LA.左心房；LV.左心室；RA.右心房；RV.右心室

病的父母提供基因检测，以促进家庭筛查。如果无法进行基因检测，建议进行临床新生儿筛查。所有存在遗传性心律失常综合征风险的婴儿在出院前都应进行12导联心电图检查和儿科心脏病专家咨询。

小结

患有遗传性心律失常综合征母亲的成功妊娠管理始于胎儿出生前。第一，重要的是建立适当的治疗计划初步预防母体心律失常，并在整个妊娠期间和妊娠后继续该治疗。在大多数患病的女性中，治疗是适当剂量的β受体阻滞剂，其中纳多洛尔最为有效。在一些高危女性中，可能需要额外的氟卡尼或ICD治疗。第二，应强烈考虑对母亲进行基因检测，以便在发现致病性突变后，可以通过脐带血分析对婴儿进行测试。第三，组建一个经验丰富的多学科团队，在妊娠、分娩和产后期间照顾母亲，将增加母亲和婴儿良好预后的可能性。产前咨询

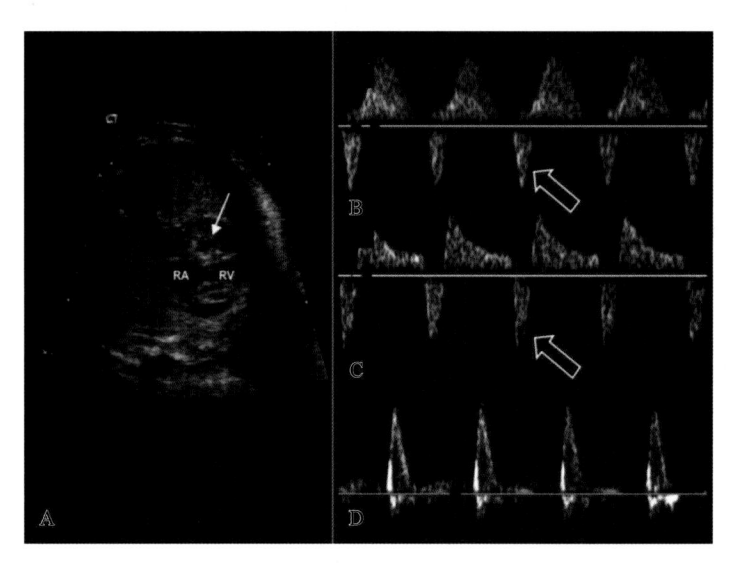

图5.1.6 梗阻性肥厚型心肌病胎儿的超声心动图表现

A.二维图像显示双心室肥厚。左心室腔几乎完全闭塞（箭头）。B~D.频谱多普勒显示舒张功能障碍和心室顺应性降低。静脉导管（B）和肺静脉（C）心房收缩期出现反向血流（箭头），三尖瓣频谱显示右心室单相充盈。RA.右心房；RV.右心室。重印自Hinton RB，Michelfelder EC，Marino BS，Bove KE，Ware SM.A fetus with hypertrophic cardiomyopathy，restrictive，and single-ventricle physiology，and a beta-myosin heavy chain mutation.J Pediatr.2010；157（1）：164-166.

时可以讨论分娩期间监测的需求、分娩方式和麻醉管理及脐带血检测。一旦确定妊娠，应避免心律失常触发因素，并继续预防性心律失常治疗。出生后，对婴儿的管理包括进行12导联心电图和儿科心脏病专家的咨询，以进行持续监测，如果脐带血检测结果显示存在遗传性致病性变异，则可能需要进行治疗。

第2章
抗Ro/SSA抗体阳性妊娠

Helena M. Gardiner · Bettina F. Cuneo

引言

本章重点讨论与抗Ro/SSA抗体相关的胎儿心脏疾病方面的妊娠问题，统称为新生儿狼疮性（neonatal lupus erythematosus，NLE）心脏病。胎儿心脏表现包括房室（AV）传导阻滞和心肌病变。每15 000个活产的新生儿中就有一例胎儿房室传导阻滞。胎儿房室传导阻滞是妊娠中期的一种疾病，在携带抗Ro/SSA抗体的母亲中发生率为2%～3%。尽管抗Ro/SSA抗体存在于包括干燥综合征和系统性红斑狼疮的各种风湿性疾病中，但许多胎儿发生房室传导阻滞的母亲在临床上并无症状。此外，在风湿性疾病中，胎儿房室传导阻滞的风险与母体疾病严重程度无关。

尽管由抗Ro/SSA抗体介导的胎儿房室传导阻滞较为罕见，但其预后很差，因为其围生期死亡率高达17%，超过了所有非心脏先天性畸形的总和。此外，几乎所有幸存者都需要终身心脏起搏治疗，并伴有相关的并发症。此外，扩张型心肌病在房室传导阻滞病例中发生率为7%～19%，该病可能在围生期或儿童期出现，预后极差（见第3部分第5章）。

有假设认为，三度房室传导阻滞是从正常节律逐渐发展到一度、二度房室传导阻滞，并最终导致三度房室传导阻滞（图5.2.1）。一旦发生三度房室传导阻滞，就是不可逆转的，无法恢复正常节律。然而，在一度或二度房室传导阻滞期间进行抗炎治疗，在某些情况下可以恢复正常节律。

这些发现为抗Ro/SSA抗体阳性孕妇的多学科护理奠定了基础。这种护理始于风湿病专家识别携带抗Ro/SSA抗体的母亲，并将她们转诊给产科医师或母胎医学专家进行产前咨询。产前咨询的目标首先是识别具有胎儿心脏NLE高风险的母亲，这可以通过抗Ro/SSA抗体滴度（见下文）或根据先前受影响胎儿或儿童的病史来识别；其次是与孕产妇医学专家或儿科心脏病专家制订一项经济且临床有效的监测计划，确定一个可以有效进行治疗的时机窗口。

无先前受影响的孩子的抗Ro/SSA抗体阳性母亲的护理

有一个孩子受影响后，后面的胎儿抗Ro/SSA抗体介导的疾病风险会增加，但即使前一个孩子未受影响，其后的胎儿这种风险并不会减少。研究表明，对于所有抗Ro/SSA抗体阳性的孕妇，17～26周建议每周或每2周进行一次胎儿超声心动图检查，以便检测一度或二度房室传导阻滞或早期心肌功能障碍（心内膜弹力纤维增

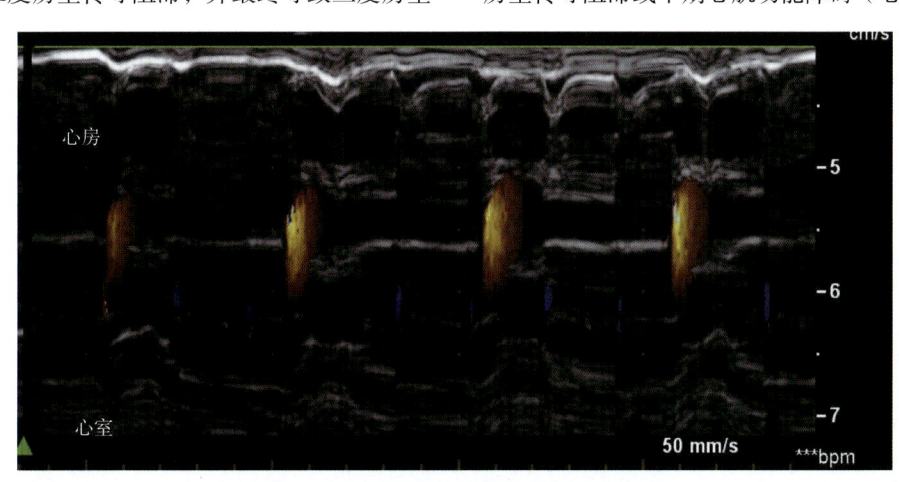

图5.2.1 三度房室传导阻滞的彩色M型超声
心房节律性收缩（蓝色），与心室收缩（橙色）无关

生症或房室瓣关闭不全）。然而，美国超声医学学会最新发布的胎儿超声心动图指南建议仅在抗Ro/SSA抗体阳性的孕妇中"考虑"进行胎儿超声心动图监测，并仅将先前子女存在心脏NLE病史的作为"指征"进行监测。实际上，临床实践存在很大差异。一些产科医师和儿科心脏病专家直到18周之后才开始监测（三度房室传导阻滞可能已经形成），一些会每周或每2周进行超声心动图检查，一些将超声结合家庭或办公室多普勒监测，而另一些则认为监测对预防AV传导阻滞没有帮助，因此什么都不做。

具有先前受影响的孩子的抗Ro/SSA抗体阳性母亲的护理

受到影响的孩子，无论是心脏还是皮肤表现出新生儿狼疮症状，复发的风险高达18%。羟氯喹在减少胎儿房室传导阻滞复发方面显示出巨大潜力，风湿病学家使用羟氯喹来预防系统性红斑狼疮女性在妊娠期间的疾病发作。研究表明，在妊娠10周前接受该药物（每日400mg）的女性，其后代发生三度房室传导阻滞复发的概率降低到原来的1/10，胎儿和儿童死亡的死亡率为0，而未接受治疗的孕妇该比例为22%。最近的一些前瞻性研究支持该结论，即在临床常规使用该药物的人群中，三度房室传导阻滞的患病率较低，组织学报告也表明，在早期使用后未在心肌中发现胎儿心脏毒性，从而证明了其安全性。这些发现令人鼓舞，表明羟氯喹预防可能是迄今为止风险效益比最低的药物。除了使用羟氯喹进行预防性治疗外，在妊娠期间仍需要对房室传导阻滞的发展进行监测，因为在一项前瞻性试验中，复发风险虽有所降低，但并未被消除（J Buyon，个人通信）。

目前对房室传导阻滞监测的局限性

对于经验有限的人来说，获得或解释具有诊断价值的多普勒/M型图像并不总是容易的（图5.2.2，图5.2.3）。此外，房室传导阻滞是一种复杂的心律失常，有时即使通过胎儿心磁图（fMCG）区分二度和三度房室传导阻滞也不容易（图5.2.4）。一些研究回顾性地分析了结果，而没有对其数据质量进行独立评估，对多普勒和M型超声的解释错误降低了这些研究结果的可信度。据报道，每周对暴露于抗Ro52抗体的胎儿进行多普勒超声筛查，约1/3的胎儿房室间期延长，其中许多在胎儿监测期间或分娩后自行缓解。这种情况的一个合理解释是，多普勒测量的房室间期包括等容收缩时间（isovolumic contraction time，ICT）和心房内传导时间。延长的房室间期可能是由于延长的ICT或心房内传导延迟而非房室传导阻滞所致（图5.2.5）。此外，在一些临床情况下，如果二尖瓣的E波和A波融合，可能难以测量准确的房室间期（图5.2.2）。这一观点得到了一项研究的支持，该研究记录了暴露于抗Ro/SSA抗体的胎儿中的多普勒房室时间间隔和胎儿心电图（fECG）PR间期。在这项研究中，部分胎儿的多普勒房室时间间隔延长，但在fECG测量时呈现正常的PR间期，并在新生儿心电图上得到证实。另一项研究显示，同一患者同一天内进行的fMCG的PR间期平均比超声多普勒AV间隔短约20ms。

建议每周进行一次胎儿超声心动图的另一个局限性是，除非偶然发现，否则会因发生得太少而无法检测到房室传导阻滞。事实上，即使在转诊中心，每周或每2周一次的超声监测也无法避免2次就诊之间发生的三度房室传导阻滞无法记录到。所以似乎有必要比每周1次更频繁地评估胎儿心率和心律。一种选择是母亲在门诊监测胎儿心率和节律（fetal heart rate and rhythm，FHR），并通过超声心动图确认异常监测结果。初步结果表明，若产妇依从性良好及在发现后尽早给予氟化类固醇可防止进展为三度房室传导阻滞，而延迟超过24～36h的治疗似乎无效。然而，不规则或缓慢的胎心率并不总是心脏NLE的首要特征，虽然FHR监测是可行的，并且被母亲广泛接受，但它仅在少数病例中改变

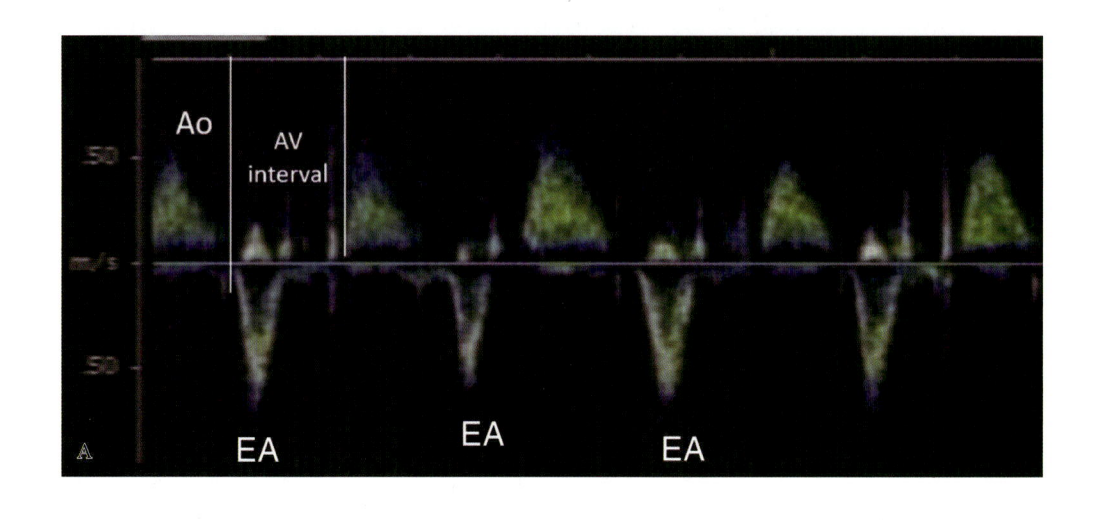

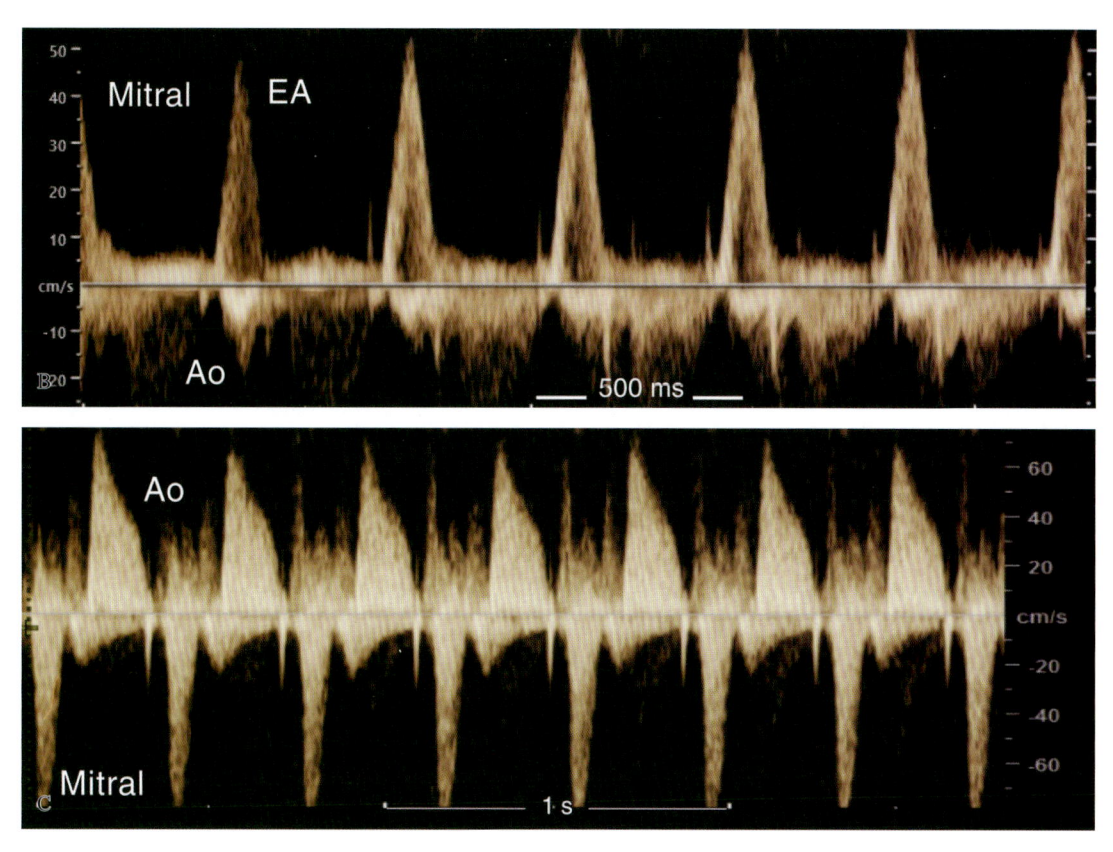

图 5.2.2　二尖瓣流入道血流 E 波和 A 波融合（或单峰）的三个原因

A.一度房室传导阻滞。我们怀疑发生这种情况是因为随着房室间期的延长，二尖瓣 A 波向 E 波移动，直到它们融合。B.胎心率＞160 次/分。当胎儿心率和节律减慢时，充盈变为双相。C.严重的 LV 功能障碍，例如在双胎输血综合征的受体胎儿中，射血时间缩短，导致 E 波和 A 波融合。Ao.主动脉；AV.房室；AV internal.AV 间期；Mitral.二尖瓣；EA.EA 峰

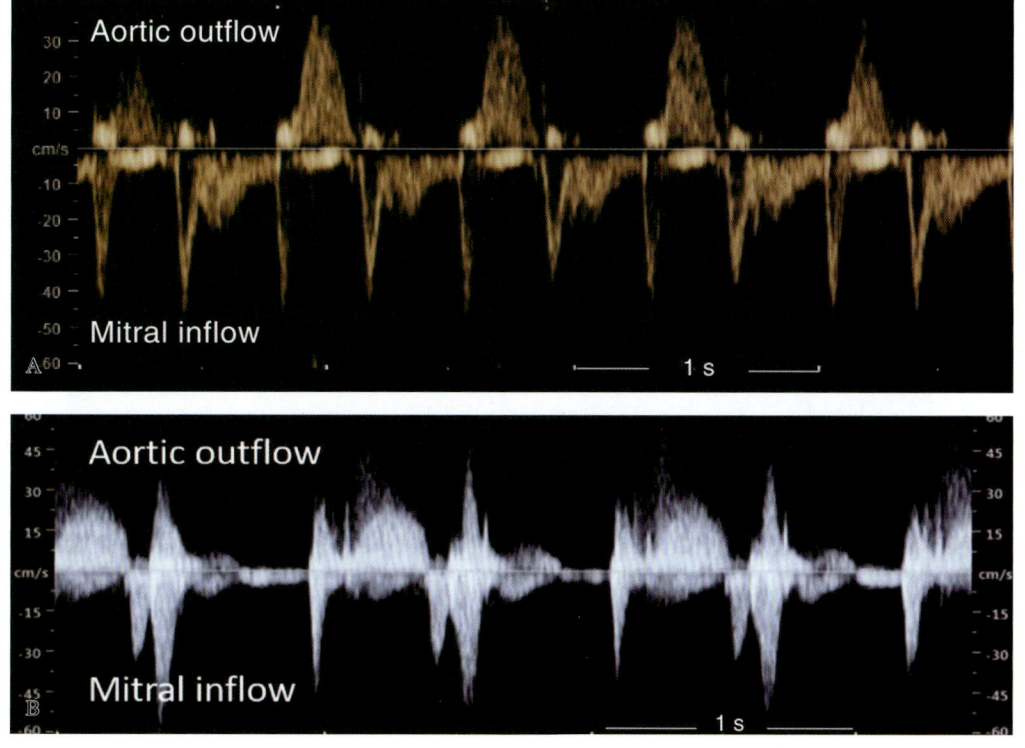

图 5.2.3　心房二联律未下传（A）很容易被误认为是二度Ⅱ型房室传导阻滞（B）

Aortic outflow.主动脉流出道；Mitral inflow.二尖瓣流入道

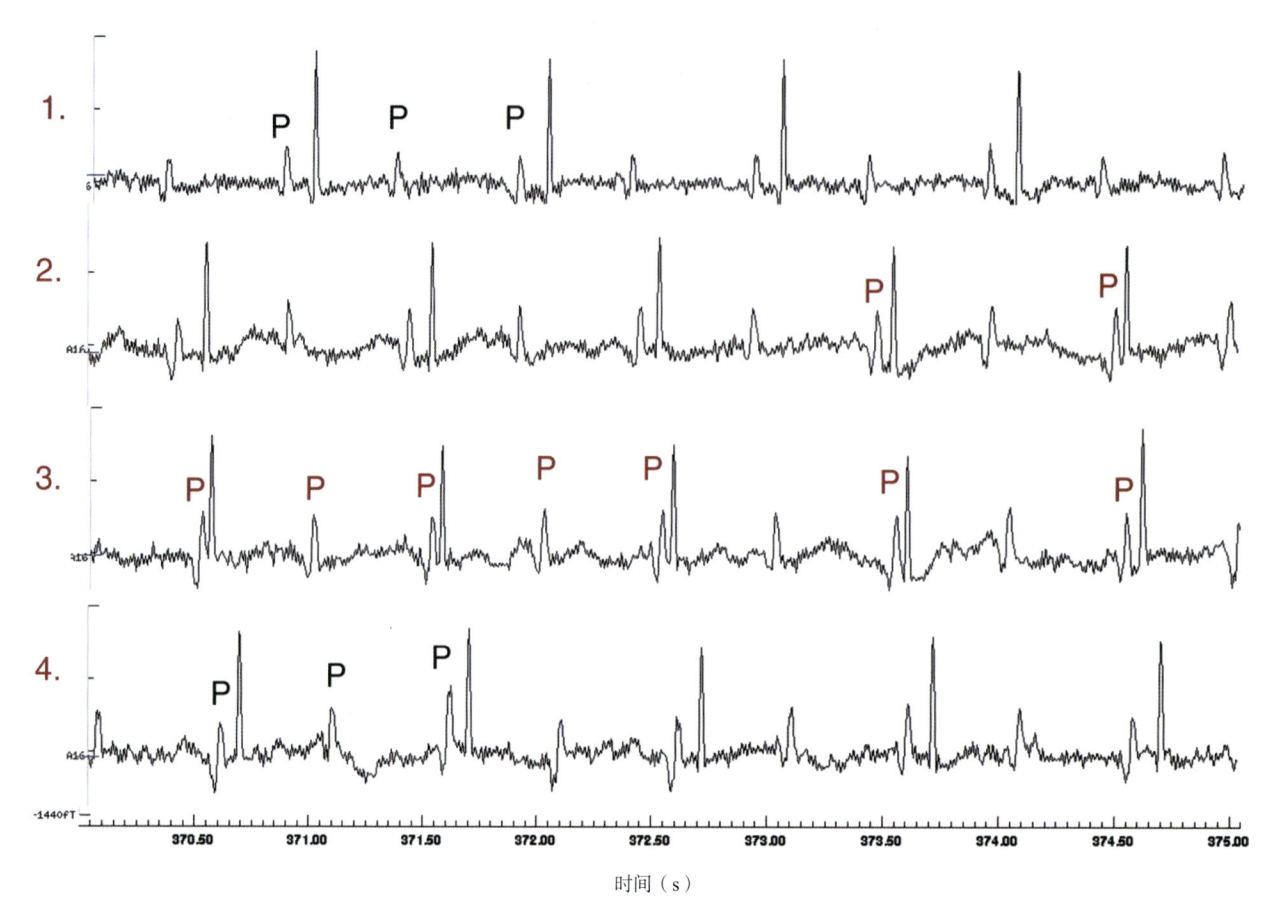

图5.2.4 胎儿心磁图（fMCG）显示具有二度房室传导阻滞（黑色P波）和间歇性三度房室传导阻滞伴有钩拢现象（红色P波）。钩拢现象指心房和心室心律分离有同步的趋势，有时可能被误认为是二度房室传导阻滞

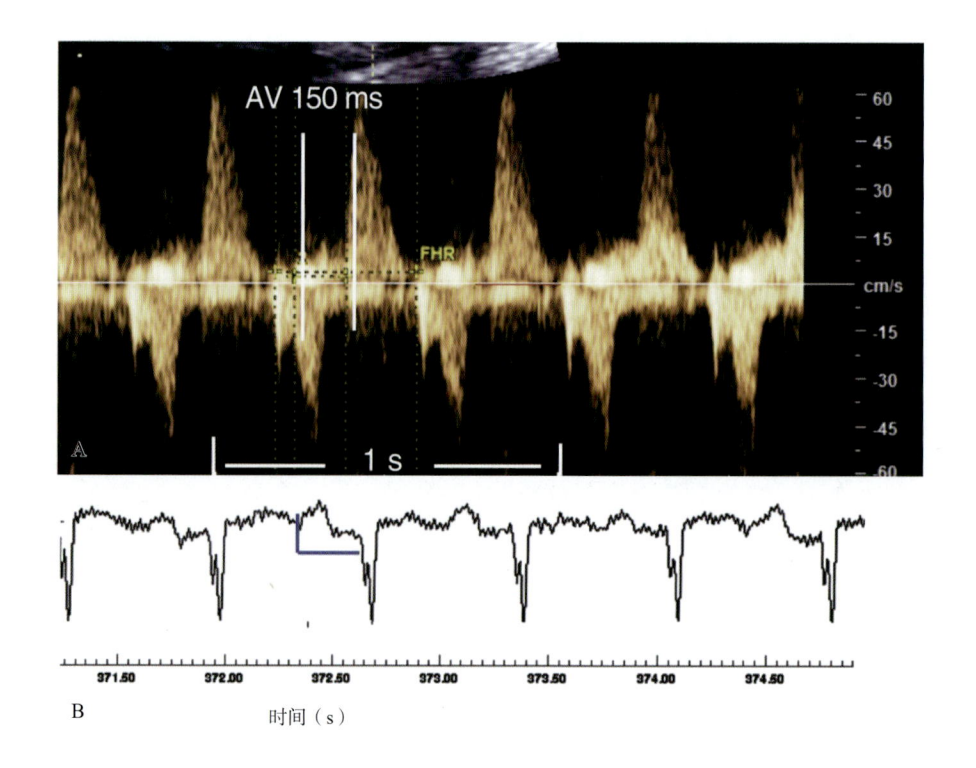

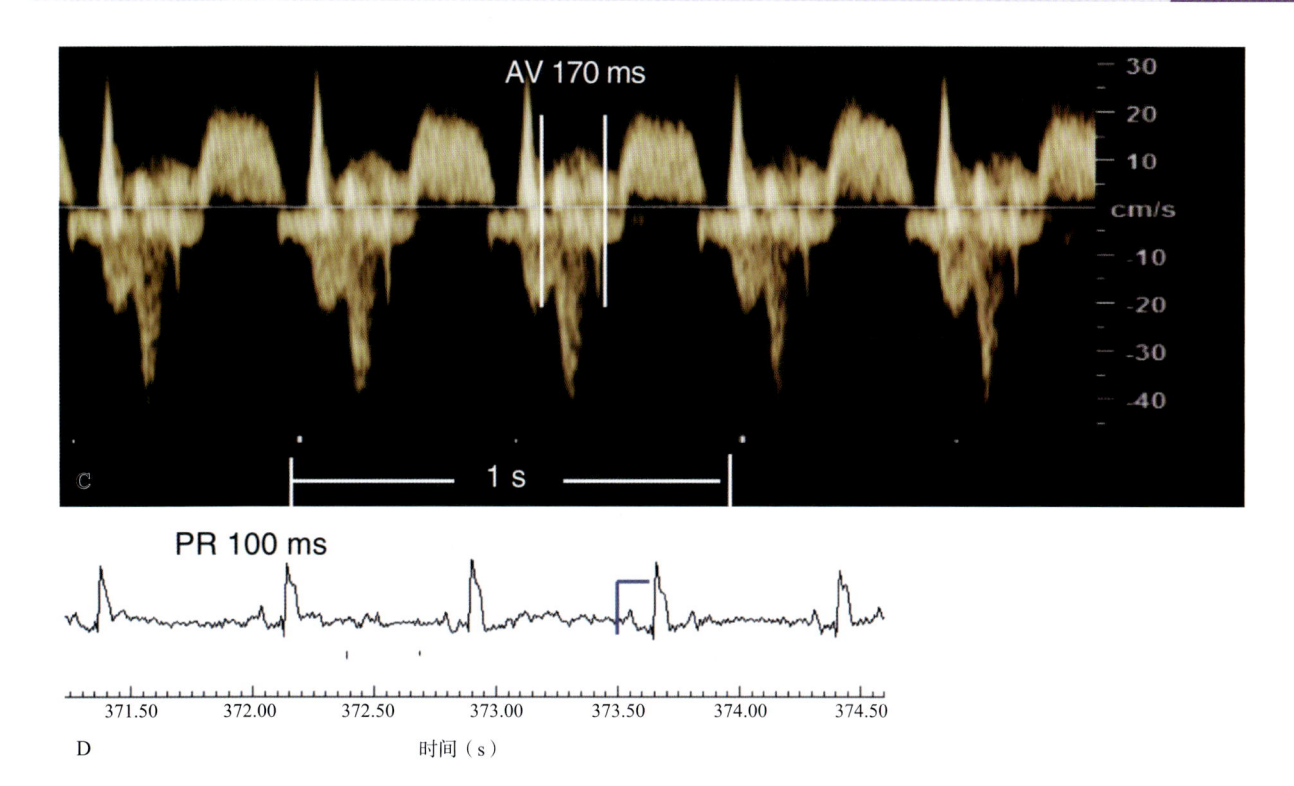

图 5.2.5 两个房室间期延长的胎儿的二尖瓣流入道血流和主动脉流出道血流多普勒图像及其各自的胎儿心磁图（fMCG）
A、B.超声的AV间期为170ms，但心磁图PR间期正常（100ms）。该胎儿有心室功能障碍，超声的AV间期延长是由于等容收缩期延长，而不是传导系统疾病。C、D.延长的超声AV间期（150ms）是由于心房传导延迟所致，如fMCG上的宽P波所见。AV.房室；FHR.胎心率和心律

了预后。

因此，超声心动图在监测抗Ro/SSA抗体阳性妊娠中的作用可能不在于心律失常的检测，而是用于检测心脏NLE中早期房室结外炎症反应，包括房室瓣反流、心肌回声增强和累及心房壁、房室交界和心室的心内膜弹力纤维增生症（图5.2.6，图5.2.7）。事实上，有报道指出，在发生三度房室阻滞之前，早期胎儿超声心动图检测到心内膜弹力纤维增生症和心室功能减低，同时伴有房室间期增加（160~200ms）。家庭多普勒监测无法检测到房室结外（心肌）疾病和一度房室传导阻滞。

无论采用何种方法，根据母体抗Ro/SSA抗体水平进行风险分层都能给监测需求以指导。仅监测抗体滴度≤50U/ml的母亲的方案，没有遗漏任何房室传导阻滞病例，因为所有病例都存在于高滴度（＞50U/ml）组中。使用有限次的超声来检测心肌NLE，使用家庭多普勒经常性监测高滴度母亲中胎儿传导系统疾病，两者联合使

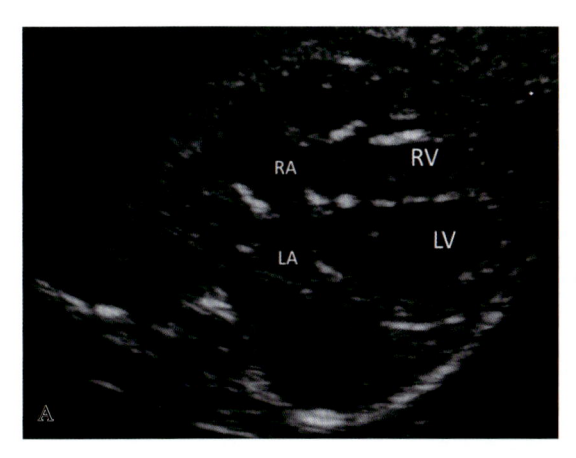

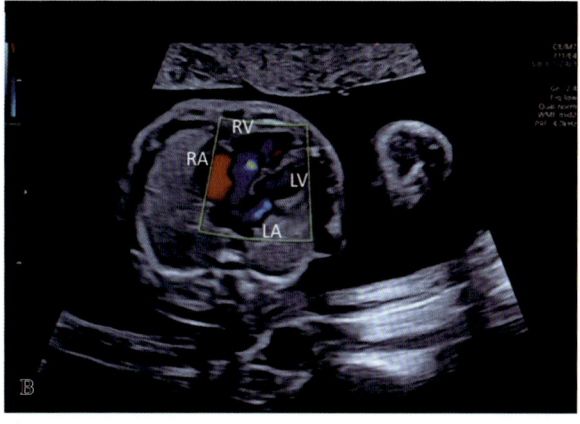

图 5.2.6 NLE 的房室结结外发现
A.四腔心切面显示房间隔、二尖瓣和三尖瓣的腱索及室间隔上出现斑片状心内膜弹力纤维增生症；B.三尖瓣和二尖瓣关闭不全（在右心房和左心房中呈蓝色）。LA.左心房；LV.左心室；RA.右心房；RV.右心室

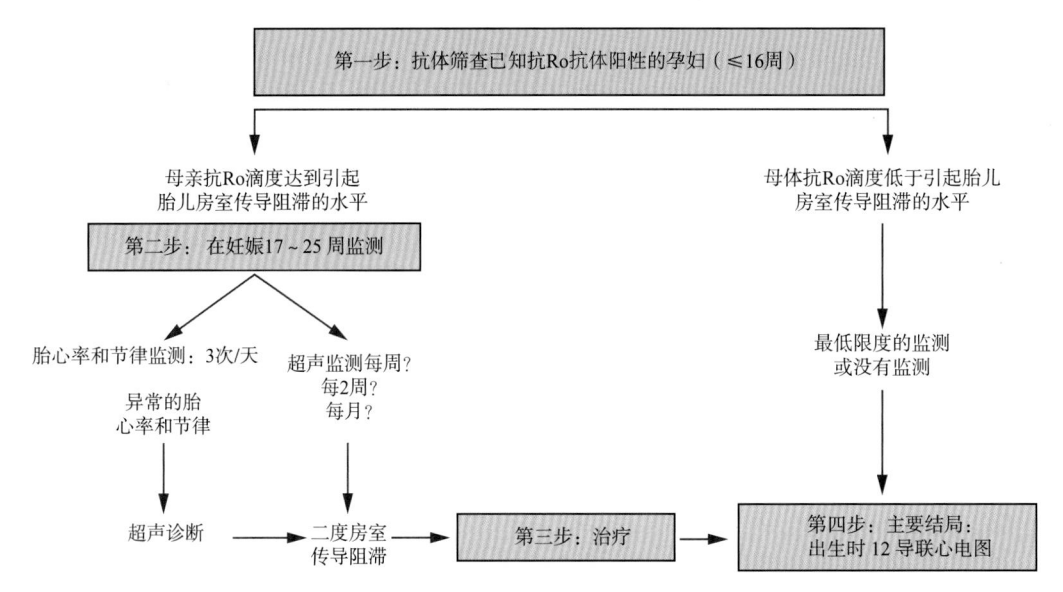

```
                ┌─────────────────────────────────────────┐
                │ 第一步：抗体筛查已知抗Ro抗体阳性的孕妇（≤16周）│
                └─────────────────────────────────────────┘
                   │                              │
                   ▼                              ▼
        母亲抗Ro滴度达到引起              母体抗Ro滴度低于引起胎儿
        胎儿房室传导阻滞的水平              房室传导阻滞的水平
        ┌────────────────────┐
        │ 第二步：在妊娠17~25周监测 │
        └────────────────────┘
           │            │
           ▼            ▼
    胎心率和节律监测：3次/天    超声监测每周？
                              每2周？
     异常的胎                  每月？
     心率和节律
           │            │                        ▼
           ▼            ▼                    最低限度的监测
       超声诊断 → 二度房室 → ┌──────────┐     或没有监测
                 传导阻滞    │第三步：治疗│ →  ┌──────────────┐
                            └──────────┘     │第四步：主要结局：│
                                             │出生时12导联心电图│
                                             └──────────────┘
```

图 5.2.7　使用抗体滴度进行风险分层监测的抗Ro/SSA抗体阳性妊娠管理方案
高滴度母亲的最佳超声心动图检查频率仍有争议

用，有助于确定治疗的最佳时期，以逆转疾病并降低不必要的监测成本（图5.2.5）。尽管需要更多的数据来支持，但早期结果是有希望的，并且可能排除了大量原本要监测的抗Ro/SSA抗体阳性孕妇。在最近的单中心研究中，从18周开始对母亲进行监测，不仅未能预防三度房室传导阻滞，而且有一例病例出现在17周。作者得出结论：对高风险妊娠每周进行监测的费用难以承担，并且效果无法确定。

小结

目前，尚未建立起具有循证依据的胎儿心脏NLE最佳监测方案。将监测限制在高抗体滴度（≥50U/ml）的母亲身上，结合动态多普勒监测和超声确认胎儿心律异常，以及在18~25周的风险期内进行最低频次的超声心动图监测以检测心肌疾病似乎是一种合理的方法，但要想建立指南共识，仍然需要进一步的研究。

第3章

分娩规划

Mary T. Donofrio·Alfred Abuhamad

引言

产前诊断胎儿心律失常从多方面改善了围生期结局（表5.3.1）。第一，对持续性心律失常的治疗可降低预料之中的宫内心力衰竭的风险。第二，心律失常的风险分层可优化医疗照护的多个关键方面，包括分娩时机、分娩方式及地点和产后管理。第三，根据胎儿状况的风险和严重程度，可在产科、新生儿科和心脏病科之间协调产时医疗护理工作，包括儿科电生理学家、心脏重症监护专家和心脏外科医师（图5.3.1）。最后，当胎儿达到可存活的胎龄时，会向团队发送一个多学科会诊"电话树（call tree）"来组织危重患者的分娩，并在分娩即将来临时激活该机制。这种沟通方式可确保所有关键人员到场，并在分娩时彼此协调好进行医疗照护（图5.3.2）。

产时及分娩注意事项

分娩时机

胎儿心律失常管理的主要目标是实现非水肿胎儿在窦性心律下的足月分娩。分娩时机的选择需要在早产风险与继续妊娠风险即持续存在的心力衰竭风险、药物可能产生的副作用以及宫内死亡的可能性之间找到平衡。一般而言，推迟分娩至妊娠满39周是可取的，因为无论是在低风险妊娠还是伴有胎儿心脏异常的复杂妊娠中，这样做新生儿的预后均得到改善。即使晚期未足月胎儿出现心动过速引起心力衰竭，考虑到水肿新生儿的复苏具有挑战性且预后不良，宫内治疗可能仍是最佳的治疗方案。如果接受了治疗但心力衰竭仍在进展，则应考虑分娩。无论妊娠周数如何，紧急分娩的指征包括

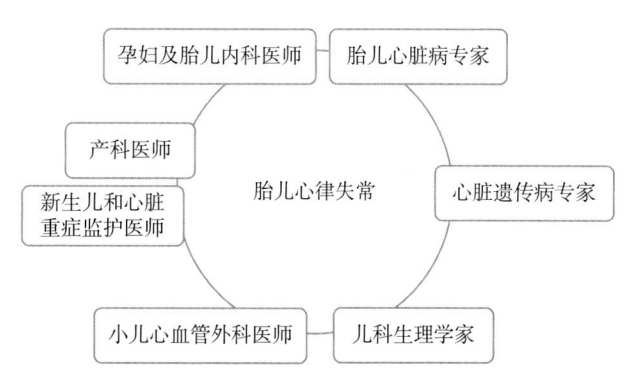

图5.3.1 负责胎儿和新生儿心律失常术前及术后医疗护理的医师团队。除了与母亲和胎儿进行互动外，团队成员之间还必须相互合作与沟通

表5.3.1 胎儿心律失常诊断的益处

节律	处理办法	宫内治疗的好处	分娩时间/地点	产后护理
持续性室上性心律失常不伴有水肿	治疗	减少水肿风险	心脏中心足月分娩	观察±治疗
持续性室上性心律失常合并水肿	治疗±直接治疗	改善水肿	心脏中心足月分娩	观察±治疗
室性心动过速或室性心动过速+二度房室传导阻滞	治疗 产后离子通道病检测	减少水肿的风险或者改善水肿 识别家庭相关成员	心脏中心足月分娩	观察+治疗；设备植入准备
间歇性室上性心律失常	观察	减少不必要的治疗所带来的心律失常风险	当地足月分娩	观察
异位	观察	减少家庭及医疗服务人员的焦虑	当地足月分娩	观察
进展的房室传导阻滞；正常心脏	治疗	可能阻断房室传导阻滞的进展或恢复正常窦性心律	当地足月分娩	±持续治疗
完全型心脏阻滞，正常心脏	治疗	可能预防或改善扩张型心肌病	心脏中心剖宫产	设备置入准备
完全性心脏阻滞，先天性心脏病合并内脏异位	治疗	推迟分娩至足月或接近足月	心脏中心足月分娩	考虑姑息治疗或者设备置入和姑息治疗/修补术

产科工作人员要求母亲住院：通知产科主管护师

产科主管护士呼叫：
1. 产科麻醉医学博士（电话#）
2. NICU主管护士（电话#）
3. CICU主管护士（电话#）

产科工作人员呼叫：
1. NICU医学博士（电话#）
2. CICU医学博士（电话#）
3. 胎儿心脏病医师（电话#）

患者姓名
主管护士
出生日期
过敏
诊断
计划分娩
计划分娩日期
估计胎儿体重

CICU主管护士：
协调CICU小组

CICU医学博士呼叫：
1. 儿科电生理学专家（电话#）——呼叫电生理学团队
2. 儿科心血管外科博士（电话#）——呼叫手术室主管技师
3. CICU同事（电话#）——呼叫超声技师，并将机器带到婴儿稳定室
4. 介入医师（电话#）——呼叫导管组

CICU主管护士：
协调CICU小组

NICU医学博士呼叫：
1. 呼吸治疗
2. 药剂师
3. 儿科麻醉医学博士

图5.3.2 胎儿医疗护理中心"呼叫"或"电话树"示例，包括内部工作人员、产科和儿科麻醉师、新生儿和心脏ICU主治医师。"电话树"的细节因机构而异。NICU. 新生儿重症监护室；CICU. 心脏重症监护室

改良生物物理评分异常（胎儿肌张力、呼吸运动、胎动）（见第2部分第1章）或母亲因HELLP综合征（溶血、肝药酶升高和血小板减少）或子痫前期而健康受到威胁。

评估胎儿健康是确定分娩时机的重要考虑因素。

遗憾的是，由于心律失常，常用的"心血管整体评分"（cardiovascular profile score，CVPS）（表5.3.2）的实用性有限，因为当存在房室（AV）分离、房室传导阻滞或胎心率（FHR）>190次/分（如室上性和室性心动过速所见）时，多普勒血流特征会出现异常。然而，如果存在短暂的正常心律期，CVPS仍可用于评估心血管健康状况（图5.3.3）。

分娩方式

目前尚未有研究报道分娩方式与非窘迫持续性心律失常新生儿预后之间的关系。然而，在持续性心律失常的情况下，很难确保分娩过程中胎儿的健康状况。此外，已经患病的胎儿可能会因子宫收缩期间胎盘血流减少而在分娩过程中进一步恶化。在能提供其他可监测分娩过程中胎儿健康状况的技术之前，持续性心律失常的胎儿首选的分娩方式仍是剖宫产。正因如此，避免手术分娩是促进近足月胎儿非窦性心动过速药物治疗的另一动力。日本进行的一项全国性胎儿心律失常研究中，宫内治疗成功地降低了剖宫产率（30% vs 71%）、早产率（12% vs 42%）和新生儿心律失常发生率（49% vs 78%）。

分娩地点

如果胎儿心律失常需要产后治疗，则应考虑在三级心脏中心或其附近进行分娩，在具备监测、治疗和重症

表5.3.2 心血管整体评分

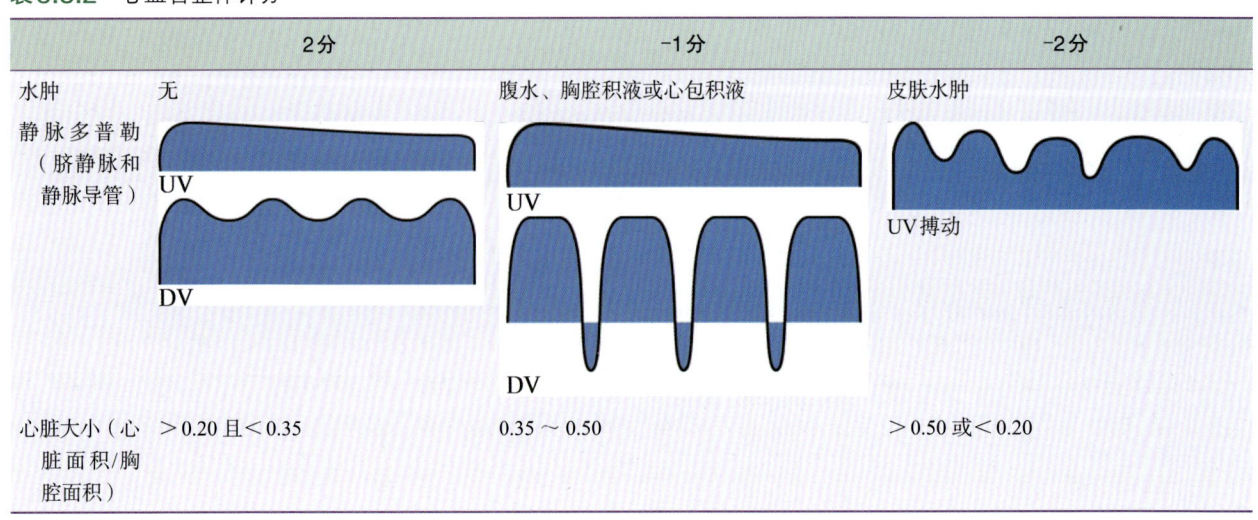

	2分	-1分	-2分
水肿	无	腹水、胸腔积液或心包积液	皮肤水肿
静脉多普勒（脐静脉和静脉导管）	UV / DV	UV / DV	UV搏动
心脏大小（心脏面积/胸腔面积）	>0.20且<0.35	0.35~0.50	>0.50或<0.20

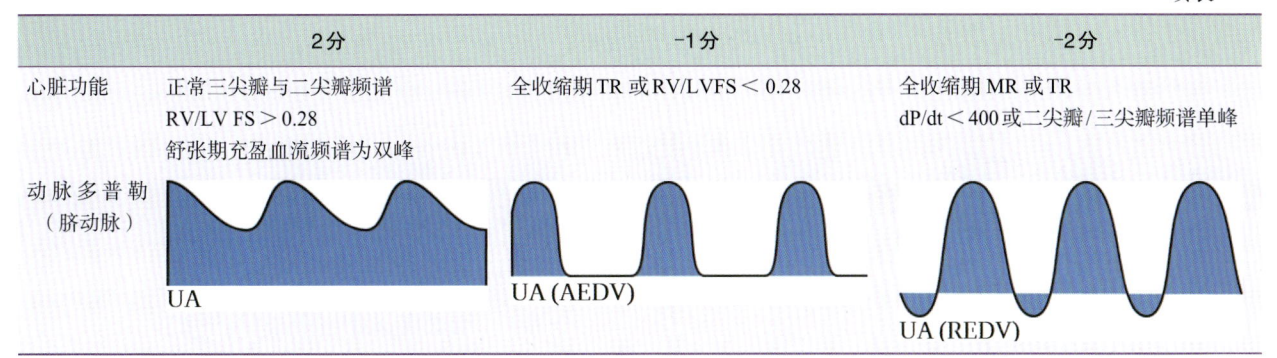

	2分	-1分	-2分
心脏功能	正常三尖瓣与二尖瓣频谱 RV/LV FS > 0.28 舒张期充盈血流频谱为双峰	全收缩期 TR 或 RV/LVFS < 0.28	全收缩期 MR 或 TR dP/dt < 400 或二尖瓣/三尖瓣频谱单峰
动脉多普勒 （脐动脉）	UA	UA (AEDV)	UA (REDV)

注：AEDV.舒张末期血缺失；dP/dt.TR 束的压力随时间的变化；DV.静脉导管；FS.心室短轴缩短率；LV.左心室；MR.二尖瓣反流；REDV.舒张末期反流速度；RV.右心室；TR.三尖瓣反流；UV.脐静脉；UA.脐动脉

如果没有异常征象，CVP 评分为 10 分，以下五项中每一项得 2 分：水肿、静脉多普勒、心脏大小、心功能和动脉多普勒。

改编自 Hofstaetter C, Hansmann M, Eik-Nes SH, Huhta JC, Luther SL. A cardiovascular profile score in the surveillance of fetal hydrops. J Matern Fetal Neonatal Med. 2006; 19 (7): 407-413.

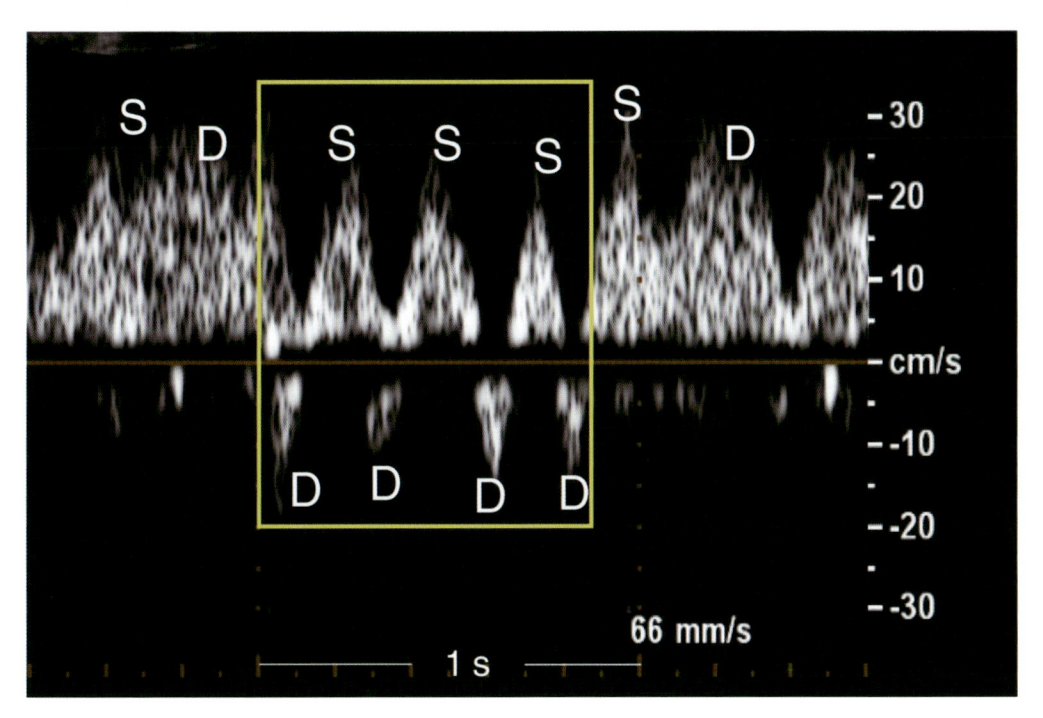

图 5.3.3 一例间歇性室上性心动过速胎儿的静脉导管（DV）脉冲多普勒描记图

在短暂的正常心律期间，DV 血流频谱［包括收缩期（S）和舒张期（D）］均位于基线以上且正常；但请注意，在心动过速期间（黄色框内），出现了全舒张期血流反向

监护心律失常婴儿资源的中心分娩，可改善新生儿的整体状况和预后。已证明，房室传导阻滞和严重室性心动过缓的新生儿在新生儿起搏前进行稳定处理和异丙肾上腺素输注可获益，但即使是房室传导阻滞且心室率 > 70 次/分的新生儿也需要评估和监测。表 5.3.3 列出了分娩地点、分娩时机和分娩室推荐人员的建议。图 5.3.4 是考虑到危重婴儿可能需求而进行的分娩设置示例。

准确诊断的重要性

在考虑分娩之前，对任何心律失常的准确诊断都是至关重要的。心动过缓可能表明胎儿缺氧和酸中毒，但也可能是长 QT 间期综合征（long QT syndrome，LQTS）或良性且短暂的非传导性房性期前收缩的表现。分娩期间因缺氧导致的窦性心动过缓通常表现为 1:1 的房室传

表5.3.3 心律失常胎儿的分娩建议

地点	定义	先天性心脏病类型举例	分娩建议	产房建议
P	计划姑息治疗的心律失常	有严重或致死性发育畸形的心律失常胎儿	在当地医院安排家庭支持/姑息治疗	正常分娩
1	无血流动力学紊乱风险的心律失常	心房异位；心脏正常伴心室异位	安排心脏病专科会诊或门诊评估，在当地医院正常分娩	常规产房医疗护理新生儿评估
2	在产房出现血流动力学紊乱的可能性很小，但需要产后心脏护理的心律失常	间断性室上性心动过速，早期有室上性心动过速，但未服用药物和窦性心动过缓；以上心脏结构都正常，没有离子通道病	考虑足月后（39周）在有新生儿专家以及心脏病学专家的医院进行分娩	有新生儿专家的产房；产后进行心律及心电图监测
3	伴有血流动力学不稳定、需要专科医疗护理的心律失常	稳定的房室传导阻滞伴有心率＞60次/分；近期有室上性心动过速，并进行治疗	如果有房室传导阻滞，可计划39周在心脏中心分娩或剖宫产	有新生儿医师的产房且有心脏病专家在场
4	伴有可预见的、紧迫的不稳定血流动力学改变的心律失常	控制不良的心律失常伴水肿，或严重的心室功能障碍或生物物理评分异常。包括室性心动过速，室上性心动过速或房室传导阻滞伴心率＜50次/分	在心脏中心进行剖宫产，产房内要有必要的专家	立即手术，进行临时起搏，电复律，心肺复苏，静脉注射抗心律失常药物

改编自Donofrio MT，Moon-Grady AJ，Hornberger LT，et al.Diagnosis and treatment of fetal cardiac disease: a scientific statement from the American Heart Association.Circulation.2014；129：2183-2242.

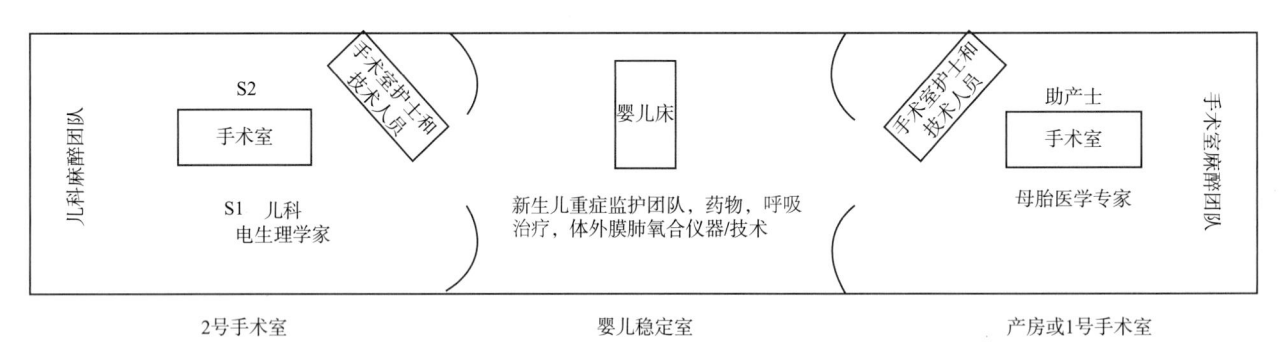

图5.3.4 需立即干预的低心排血量危重儿最佳分娩地点示例

婴儿在1号手术室（也可以是分娩室）通过剖宫产娩出，随后交给新生儿科医师，在婴儿稳定室内由新生儿团队和心脏病专家进行简短评估，然后送往2号手术室，此时外科、麻醉和心电生理团队已在此等候。做好复苏准备，包括管理心率和改善心排血量，并视情况准备使用体外膜肺氧合（ECMO）。根据心功能和心率情况，复苏措施应包括心律失常和低心排血量的药物治疗。如果婴儿出现房室传导阻滞伴心动过缓且对异丙肾上腺素无反应，则应准备放置临时或永久性心外膜起搏器

导关系，且之前会出现令人担忧的胎儿心率（FHR）模式，如2类或3类表现（见第2部分第1章）。相比之下，妊娠早期出现的窦性心动过缓可能提示胎儿LQTS或遗传性心动过缓。如果在晚孕早期出现的心动过缓之前有不规则心律史，则提示非传导性房性期前收缩，因为该孕龄新出现的心动过缓除因LQTS或先天性矫正型大动脉转位外，不太可能为房室传导阻滞。对于心动过速，如果能在分娩室中将具有1∶1房室传导的室上性心律失常（supraventricular arrhythmia，SVA）与心房扑动或室性心动过速区分开来，则医疗照护将更为快捷而成功。尽管胎儿期超声心动图不能确定心律失常的病因，但可以进行诊断。

分娩室中病变预期风险的评估主要基于出生后病变处理相关的临床经验。如果预计需要在分娩室进行特殊干预，则应做好分娩规划，要有经验丰富的专家在场，以便快速干预来控制心律并稳定循环。应遵循儿科心肺复苏指南，包括确保气道通畅、支持通气及对具有血流动力学意义的胸腔积液和心包积液进行引流。高风险患者的分娩，对人员要求通常包括进行婴儿复苏的新生儿科医师、儿科心脏重症监护医师、超声心动图医师及儿科电生理学家，并配备相应的医疗设备。心律失常的胎儿可以从分娩室干预中获益，特别是当分娩指征有即将发生的心力衰竭、水肿或胎儿窘迫时。以下情况风险较高：①心律未得到控制的心动过速胎儿；②房室传导阻滞的胎儿；③已知或疑似离子通道病的胎儿。

在这三种情况下，儿科电生理学专家在分娩时的作

室上性心律失常胎儿

产房管理

室上性心动过速（supraventricular tachycardia，SVT）是最常见的室上性心律失常（SVA）类型。房室旁路的往复运动（也称为折返）是SVA最常见的机制，并导致短RP型心动过速（图5.3.5A，见第3部分第3章）。值得注意的是，与儿童期不同，胎儿和新生儿的心房扑动（图5.3.5B）可能是由旁路引起的，并可能在同一患者中与SVT同时发生（图5.3.6）。分娩讨论应包括产房心律控制的计划，包括电复律为窦性心律或心律控制药物的选择。分娩室内干预的紧迫性取决于婴儿的血流动力学状况。如果婴儿血流动力学稳定，应花时间进行心电图（ECG）或节律追踪检查。一旦获得静脉通道，可

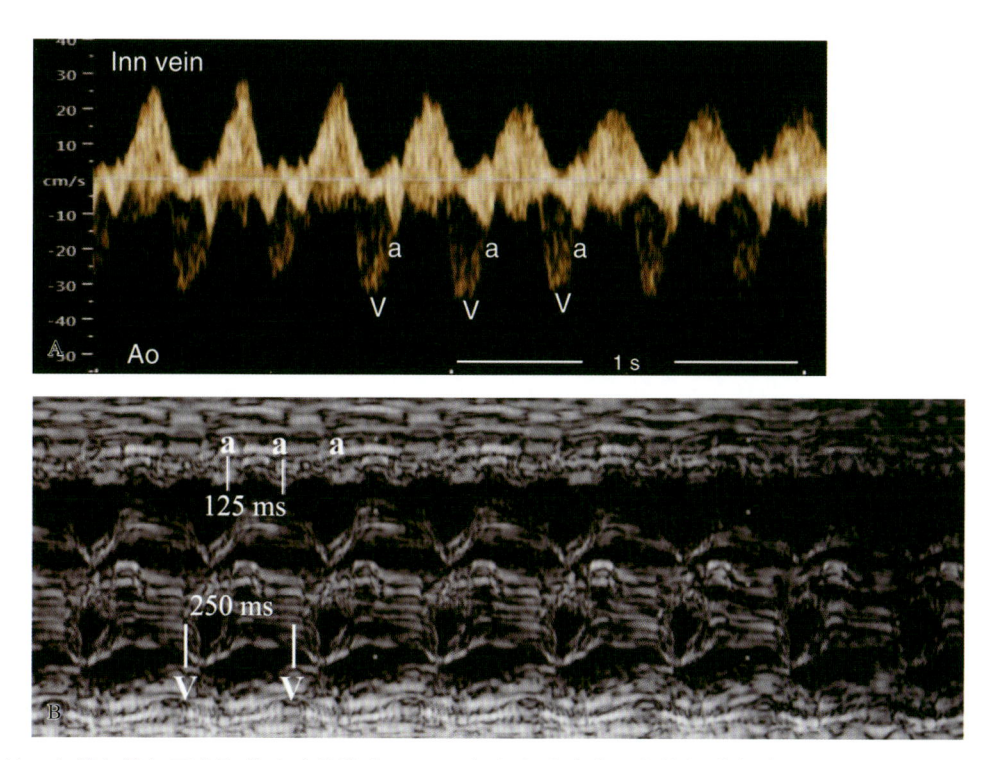

图5.3.5 A.从三血管气管切面获取的头臂静脉（Inn vein）和主动脉（Ao）的频谱多普勒，显示短VA间期室上性心动过速，心率为260次/分。B.心房扑动胎儿的心室（V）和心房（a）的M型超声图，心房率为480次/分，心室率为240次/分

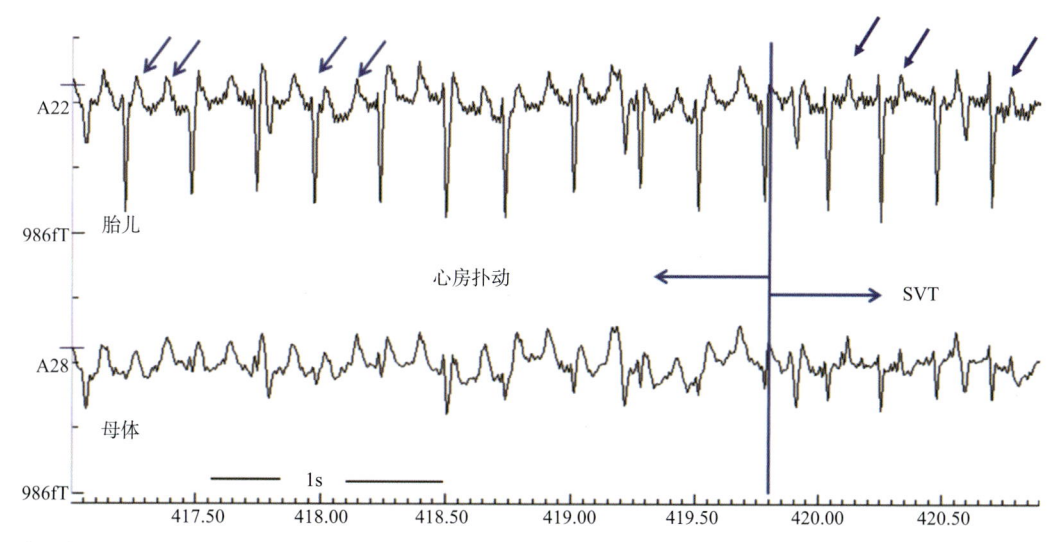

图5.3.6 胎儿心磁图（fMCG）的连续节律追踪图，显示一个胎儿同时存在2∶1传导的心房扑动和1∶1传导的室上性心动过速（SVT）。蓝色箭头所示为心房收缩

给予腺苷以终止SVA（图5.3.7）。给药期间应对婴儿进行ECG和血压监测以评估反应。对于腺苷治疗无效的SVA，可使用静脉注射艾司洛尔以获得快速β-肾上腺素阻断作用。

如果药物治疗无效，特别是对于不稳定的新生儿，可以考虑采用0.5～2J/kg的同步直流电复律或经食管起搏，但后者需要电生理学家来执行该操作。在极少数情况下，DC电复律可能仅会导致心动过速的暂时停止。如果发生这种情况，可以开始药物治疗，但咨询儿科电生理学家可能会使心律失常的管理更加个性化。

一旦窦性心律恢复后，要注意的是，在宫内开始使用的抗心律失常药物可能会导致分娩前或产后复律后的窦房结功能障碍。因此，也有一些建议，对于宫内治疗SVA失败而分娩的胎儿，应准备好进行体外起搏。

产后管理

建议近期有持续性快速性心律失常病史的新生儿入院接受心律监测。即使新生儿转为窦性心律后，其心功能也可能受损。此外，大多数胎儿心动过速的复发时间都在分娩后的前72h内。然而，由于大部分的胎儿心动过速在成功转复后不会复发，在胎儿心动过速成功转复后的产后治疗方面尚未达成共识。值得注意的是，产后的心律失常诊断并不总是与产前诊断相同。在一项研究中，14%患者的产后诊断与推测的产前诊断不同。这表明，在开始产后治疗之前，需要通过床旁监测或心动过速期间的12导联ECG来确认心律失常的机制。

房室传导阻滞的胎儿

产房管理

现已证明，对于存在房室传导阻滞的胎儿（图5.3.8），在新生儿期甚至在分娩室内进行有计划的干预，如输注正性变时药物和（或）起搏，可改善其生存率。房室传导阻滞的管理取决于多种因素，包括是否存在伴发的胎儿心脏畸形，约40%房室传导阻滞胎儿会有此种情况。存在心脏畸形的胎儿，特别是左房异构的胎儿，由于维持正常心排血量的能力有限，其患心力衰竭和水肿的风险很高（图5.3.9）。无论是否存在先天性心脏病，房室传导阻滞胎儿的管理均取决于心动过缓的严重程度以及心脏衰竭的有无和严重程度。如果胎儿心率＜55次/分，则胎儿受损和水肿的风险增加。房室传导阻滞的新生儿在宫内和出生时可能无症状，也可能出现心排血量低的症状。在严重心动过缓的情况下，由于胎儿受损和水肿导致的早产并发症会增加疾病的严重程度、管理的复杂性及不良预后的可能性（见第3部分第4章）。

对于存在水肿和（或）胎心率＜55次/分的房室传导阻滞新生儿，产房内的干预措施包括正性变时药物和正性肌力药物的应用，以及临时起搏的事前准备。如有必要，应立即进行中心静脉置管并输注正性肌力药物，从而降低血流动力学不稳定的风险。建议使用β受体激动剂异丙肾上腺素[通常起始剂量为0.1 μg/（kg·min），并根据心率效应进行滴定]，以稳定婴儿的情况。当脐带夹闭时，存在心内膜弹力纤维增生或海绵状心肌的左心室不一定能适应快速且持续的后负荷增加，如果心率

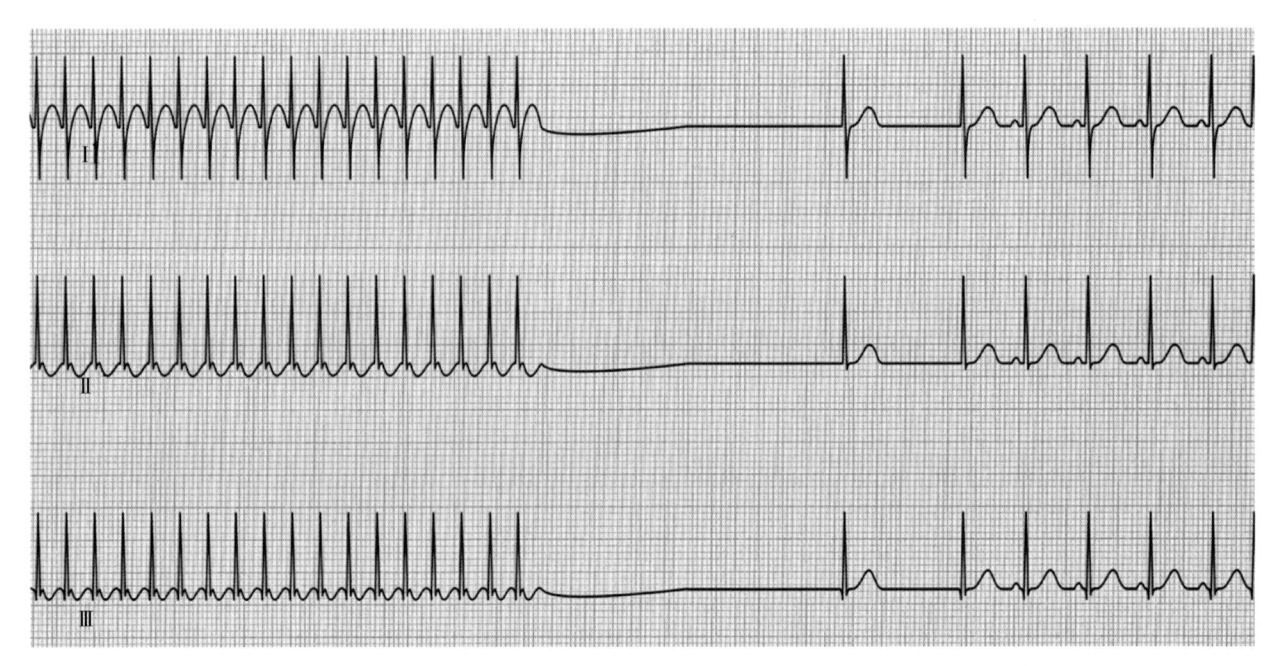

图5.3.7 婴儿出生后在产房接受腺苷治疗的节律追踪图。注意出现了一段停搏期

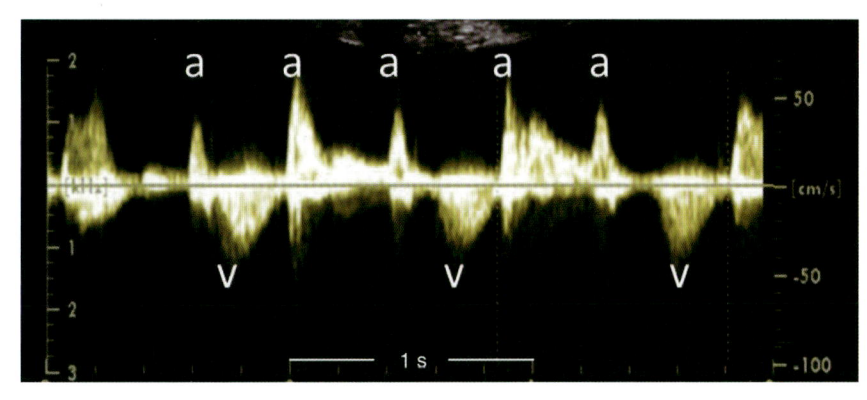

图 5.3.8 完全性房室传导阻滞胎儿的二尖瓣流入道和主动脉流出道频谱多普勒图
注意房室分离，心房率正常（约150次/分），快于心室率（约60次/分）。a.心房搏动；v.心室搏动

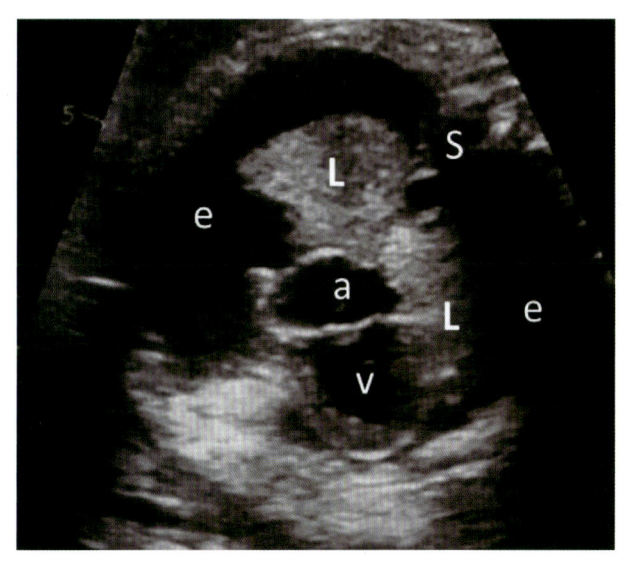

图 5.3.9 胎儿超声心动图显示复杂单心室伴海绵状心肌，伴左心房异构
在24周时即也存在双侧大量胸腔积液。a.共同心房；V.单心室；L.肺；e.胸腔积液；S.脊柱

无法增加以进行代偿，则心排血量可能会下降。一旦心排血量降低导致严重的代谢性酸中毒，则可能无法使心肌进行有效的起搏，因此建议在分娩时准备好起搏设备。尽管可能存在技术困难，尤其是如果婴儿是早产和水肿的状态，但对于病情严重的新生儿，可以尝试使用除颤贴片进行临时体外起搏。另一个可能更好的选择是通过剑突下小切口或前胸部切口进行临时起搏导线的外科置入，该手术在紧邻产科手术室的第二手术室中进行（图5.3.4）。如果预计会出现严重的心脏损伤，则已有报道可使用产时宫外治疗（ex utero intrapartum treatment，EXIT）程序并立即进行心外膜起搏。在该例病例中，决定进行EXIT程序的依据是该中心以往的经验，即两名新生儿在分娩后30min内因胎儿病情严重和持续酸中毒（尽管进行了复苏和起搏）仍出现无脉性电活动并死亡。

值得注意的是，具有房室传导阻滞、心率＞55次/分、无先天性心脏病且心脏功能良好的新生儿通常不需要在产房进行即时干预，但在出现新生儿意外病情加重的情况下，可由新生儿科医师进行复苏。

产后管理

即使产后基线心率＞55次/分，也建议将房室传导阻滞的新生儿在重症监护室进行1～2d的监测，因为低心排血量可能导致隐匿性酸中毒。在伴有先天性心脏病的情况下，需要更高的心率来维持心排血量。

对房室传导阻滞的高危新生儿进行早期起搏可能减少出生后代谢需求增加时心动过缓带来的不良后果。在一项研究中，对5名出生时需立即起搏的三度房室传导阻滞新生儿进行了经皮起搏。在另一项报道中，13例患者（9例存在母体抗Ro/SSA抗体，4例存在心脏结构缺陷）在出生后的前24h内成功进行了起搏。其中11例患者置入了临时心外膜起搏器，从而避免了对虚弱新生儿进行更大规模手术的紧急需求。另外2例患者作为初步干预措施置入了永久性起搏器。在出生前进行诊断且根据产前检查结果在出生后立即进行计划性起搏的患者预后较好。在采用胎儿监测、计划分娩和立即置入临时起搏导线的计划性治疗方法的8例患者中，均观察到更好的预后趋势。在这8例患者中，仅有2例因先天性心脏病而死亡。所有心脏结构正常的患者均成功接受永久性起搏并出院。

检查结果出现水肿、胎儿生长受限、心室功能不全及非常低的心室率并伴有心室失代偿等时，提示出生前24~48h需要起搏。起搏指征详见第4部分第2章。

已知或疑似离子通道病的胎儿

大多数关于离子通道病胎儿产房管理的报告都涉及已知或疑似长QT间期综合征（LQTS）的患者。其他离子通道病患儿在产房的管理方式类似；然而，大多数患儿出生时不会出现症状。对于因胎心率低或家族病史而疑似或已知患有LQTS的胎儿，若仅表现为窦性心动过缓，则应避免使用延长QT间期的药物，或在使用缩宫素时小心谨慎，并进行胎儿监测。QT间期延长药物的清单可在心源性猝死综合征（sudden arrhythmic death syndrome，SADS）网站上找到（SADS Website for Credible meds.com）。如果LQTS患儿出现功能性二度房室传导阻滞或室性心动过速（图5.3.10，图5.3.11），则应在产房进行宫内监测和协调产房管理，包括儿科电生理学家参与，这可能会提高新生儿存活的可能性。LQTS导致的尖端扭转型室性心动过速在出生前后均可成功治疗（图5.3.12）。离子通道病将在其他章节中详细讨论。

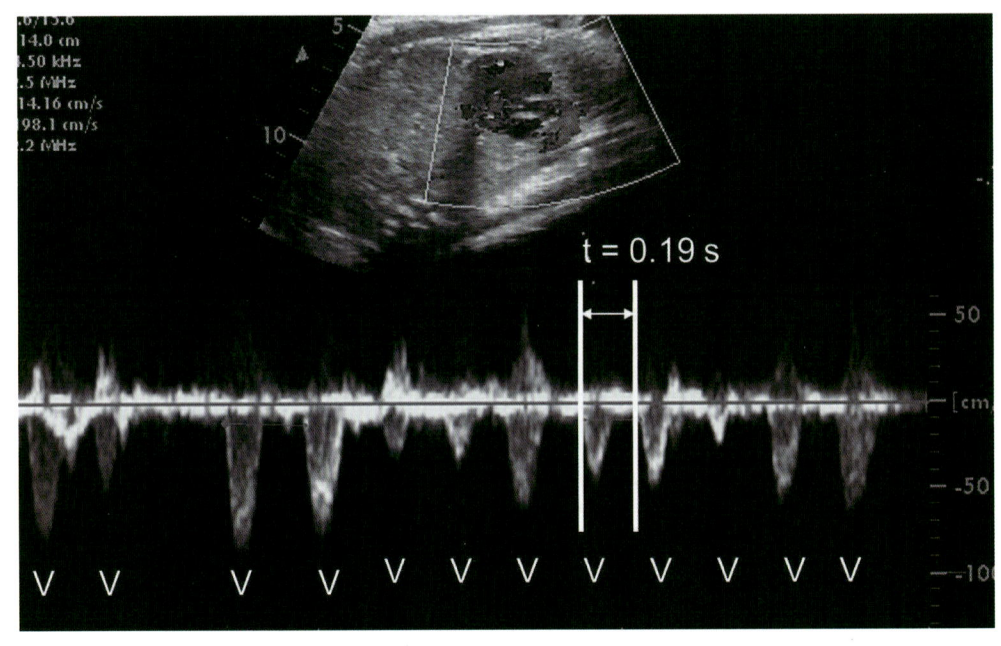

图5.3.10　患有长QT间期综合征和室性心动过速的胎儿。经主动脉瓣的多普勒波形显示心动过速［周期长度（CL）=190ms；心率315次/分］。心室搏动（v）速度不同。此波形提示尖端扭转型室性心动过速

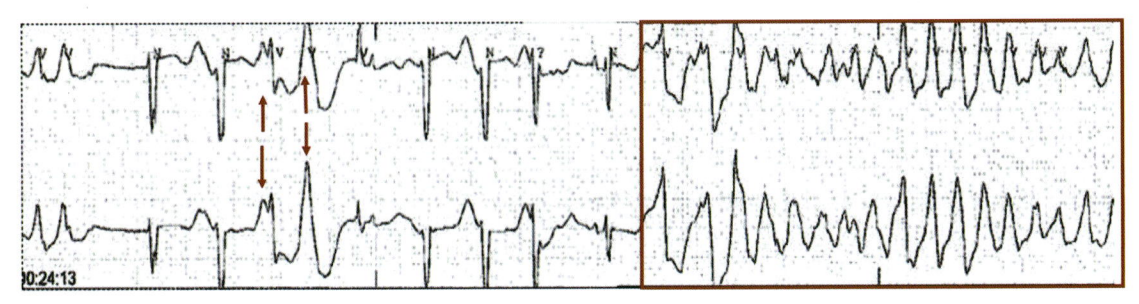

图5.3.11　产房新生儿的心电图节律条带显示无长QT间期综合征（LQTS）家族史的患儿出现室性期前收缩（红色箭头，PVC）和尖端扭转型室性心动过速

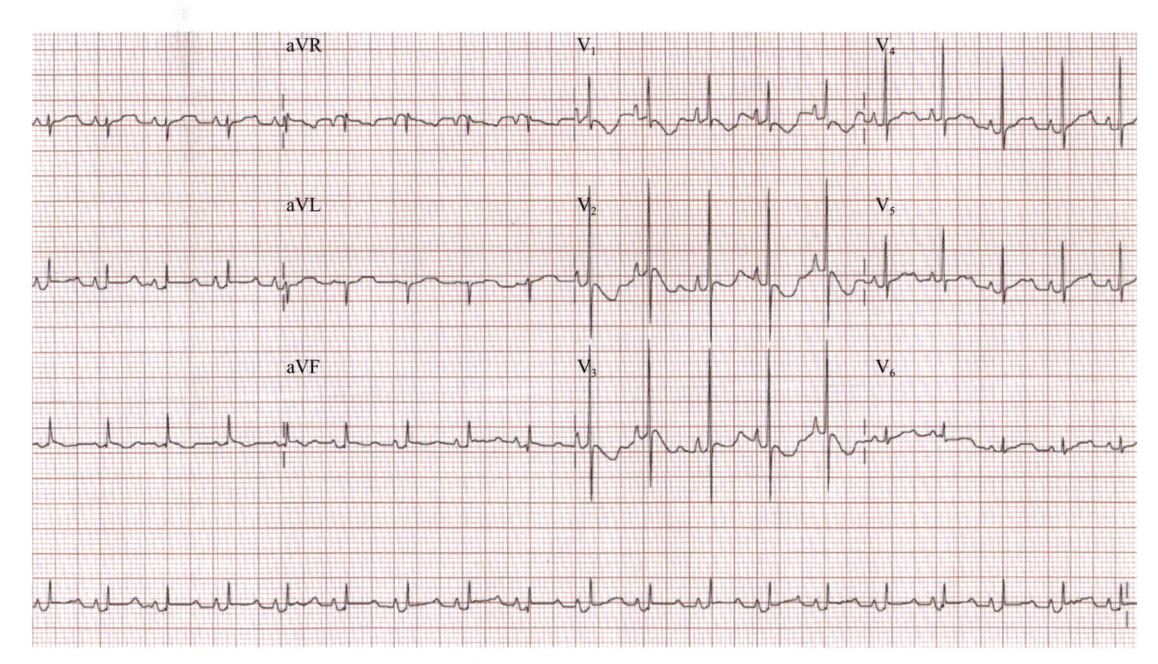

图 5.3.12　新生儿在产房经静脉注射利多卡因、镁和艾司洛尔成功治疗后的12导联心电图。心率为114次/分，QT间期为400ms，QTc间期为536ms。该患儿具有新的SCN5A R1623Q致病性变异

小结

临床上对于患有严重心律失常的胎儿，主要目标是实现窦性心律下的足月分娩。如果无法实现这一目标，则期望的结果是心律失常的胎儿能够成功过渡到新生儿期。为了最大限度地提高这种结果的可能性，需要产科医师、母胎医学专家、新生儿科和心血管科团队以及其他专业团队在内的专家进行宫内和产房管理中的协调合作。应做好计划并协调好对新生儿的管理，以便在分娩后立即进行干预以治疗心律失常并稳定血液循环，总体目标是尽量减少血流动力学损害并改善预后。

第 6 部分

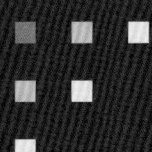

胎儿心律失常：未来发展方向

第1章 难以分辨的胎儿心电图
第2章 死产高风险胎儿的心磁图检查
第3章 胎儿起搏器
第4章 远程诊断：远程心脏病学在评估胎儿心律失常中的应用

第1章

难以分辨的胎儿心电图

Helena M. Gardiner

引言

主要的不良妊娠结局包括：每1000例分娩中有0.35例出现产时死亡；每年每1000例分娩中有4.1例发生死胎；在所有分娩中，约有2%出现分娩窒息，导致脑瘫和终身残疾，每名受损儿童的诉讼成本都很高；以及约5%的妊娠出现早产，这些不良结局在过去20年中几乎没有变化。此外，分娩期间持续胎心率（FHR）监测的不安全性导致剖宫产率不断上升，在许多发达国家，这一比例已超过30%。

胎儿心脏活动的可靠记录设备——胎儿心电图（fECG）可能为临床实践带来重要进展，包括无创连续监测FHR；FHR变异性；分娩期间缺氧的可靠指标；在正常及病理妊娠期间进行长时间"家庭"监测（以更深入地了解导致生长受限和死产的机制），以及更准确地诊断胎儿心律失常，以便使用最有效的药物。这些基本的临床问题在当今时代仍然具有挑战性，并继续激发人们研究开发更好的技术来解决这些问题。由于心脏的电信号是由细胞水平发生的事件产生的，因此它可以提供关于在正常和病理妊娠中控制心血管反应及其神经相互作用的机制的信息。当前的挑战是持续检测发育中胎儿产生的电信号，并持续足够长的时间，以便更好地了解正常妊娠期间的发育成熟过程。了解这些反应是更精准预测发育中胎儿健康和疾病的基石。此外，了解死产和分娩窒息的先兆将有助于我们更深入地了解神经内分泌系统的编程潜力，而这些神经内分泌系统驱动后来的反应，进而可能对未来的个性化医疗产生重要影响。然而，目前还存在尚未完全解决的重大挑战，这些挑战阻碍了fECG的获取及其在作为"家庭"监测系统和在妊娠及分娩期间作为优于多普勒胎心监护仪（cardiotocogram，CTG）之选的实施。

胎儿心电图的临床应用

从胎儿心脏电信号中可以记录到的重要临床参数包括基础FHR、其加速和减速情况以及心率变异性。这些参数提供了有关妊娠和分娩期间胎儿健康状况的信息。如果在妊娠期间能够捕捉到fECG的形态，则可以测量其时间间隔，包括心房率和心室率；P波、QRS波和T波的持续时间；以及PR、QRS和QT间期。这些可以提供关于生理发育变化的信息，以及胎儿窘迫的情况，并且在心律失常的情况下，可以提供更准确的评估，从而使治疗更加有效。

现有胎心监护方法

目前的胎儿心脏监测方法包括多普勒、心电图和心磁图方法。心磁图于20世纪90年代开发，使用液氮进行冷却，以记录和分离胎儿产生的微小信号及其周围环境（包括母体）的信号。该技术的发展已在第2部分第3章中全面讨论，而本章将讨论多普勒和胎儿心电图的监测和诊断方法。

多普勒胎心监护方法

在妊娠和分娩期间，最常用的FHR临床监测方法是使用多普勒原理来产生胎儿心脏活动的半连续记录法，即CTG。该方法使用安装在腹带上的换能器，该换能器发射一束约1.5 MHz的弱聚焦超声束，该声束指向胎儿胸部，并在同一换能器内检测反射的超声波。接收到的信号很复杂，包括来自胎儿心脏壁和瓣膜的信号。该信号经过解调，产生200～1500Hz的音频信号，FHR算法对该信号进行处理以评估周期性（图6.1.1A）。为了避免遗漏或制造心跳，算法会设置最大和最小心率来产生平均FHR。这种处理实质上类似于设置低通滤波器。

多普勒胎心监护的优缺点

尽管多普勒胎心监护技术是一种低廉、便携的方法，并且已经使用了数十年，但它仍存在一些重要的现实缺点。该设备使用的腰带较为笨重，因此很容易丢失胎儿信号。多胎妊娠时情况的监测尤为复杂。此外，该多普勒技术中使用的算法会产生平均FHR，由此产生的胎心轨迹无法显示每次心跳之间的变化，且评估胎心率加速和减速（胎儿健康状况的重要参数）的能力有限。另外，如果存在一个以上的强烈的胎儿信号，多普勒胎心监护方法则无法可靠地工作，因为它可能会产生双倍的FHR或类似于胎儿心动过速的假象。这些因素增加了CTG解释的难度，因此需要经验丰富的专业人员来解读并做出临床决策，指导妊娠管理。不良妊娠结局通常归因于对胎儿胎心的监测和解释不足。计算机化的CTG系统试图改进对记录的解读并提供指导，但无法改变基础多普勒技术的缺陷。

胎心监测的ST段分析方法

在分娩过程中，插入胎儿头皮的单个头皮电极已被证明能够记录胎儿ECG。ECG描记的组成部分受到离子迁移的影响，其中一些离子迁移与氧气有关，而ECG形态的改变则是对缺氧等生理刺激的反应。

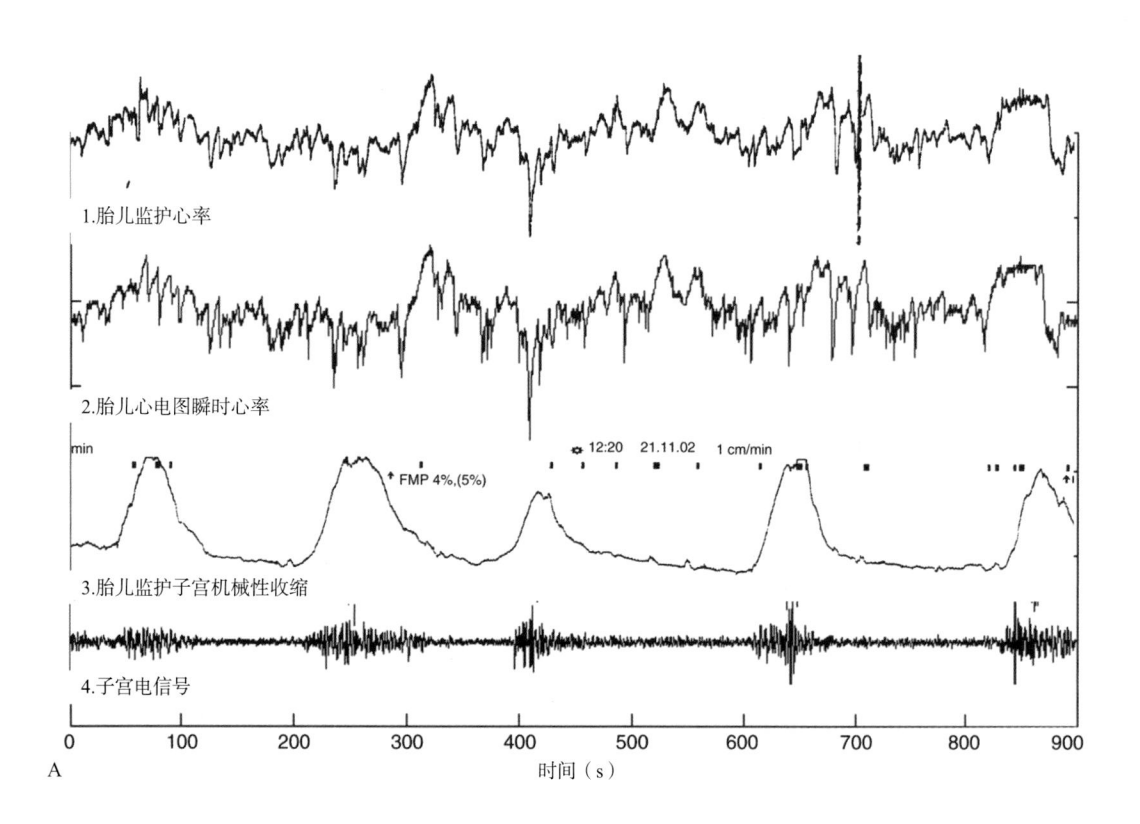

胎儿心电图（分娩期）

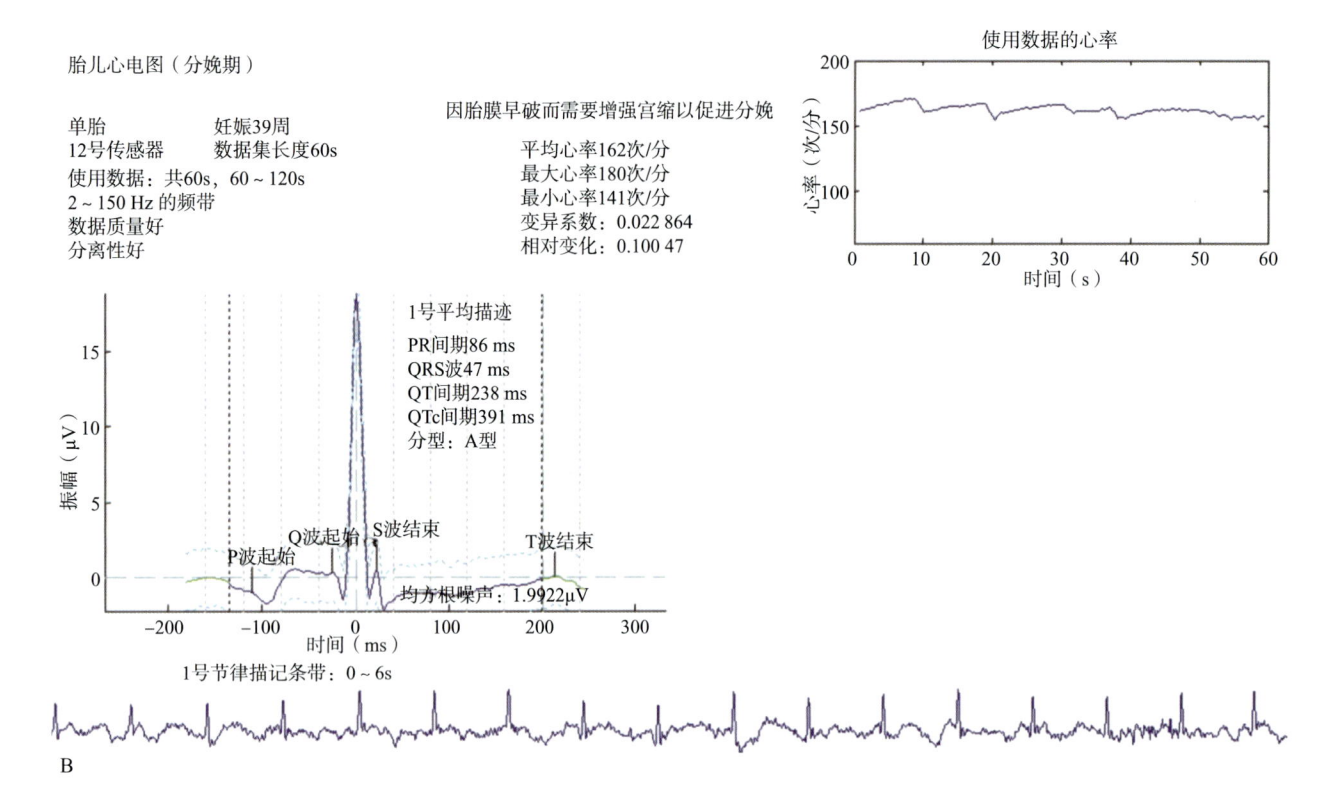

单胎　　　　妊娠39周
12号传感器　　数据集长度60s
使用数据：共6s，60～120s
2～150 Hz 的频带
数据质量好
分离性好

因胎膜早破而需要增强宫缩以促进分娩

平均心率162次/分
最大心率180次/分
最小心率141次/分
变异系数：0.022 864
相对变化：0.100 47

使用数据的心率

1号平均描迹
PR间期86 ms
QRS波47 ms
QT间期238 ms
QTc间期391 ms
分型：A型

P波起始　Q波起始　S波结束　　T波结束

均方根噪声：1.9922μV

1号节律描记条带：0～6s

B

图6.1.1　A.这是一张在妊娠39周胎儿分娩期间记录的复合图，比较了胎心监护图（CTG）信号与12个母体腹部电极的信号。最上面一行显示的是CTG记录的平均胎心率（FHR），第二行是fECG记录的瞬时FHR。第三行显示的是子宫收缩的机械拓扑图，第四行是子宫电信号。B.这张图显示了同一名妊娠39周胎儿分娩时的胎儿心电图，图中展示了分娩瞬时FHR、6s的心律条带及从相干平均信号中测得的平均时间间期

然而，这项技术存在几个实际限制：首先，它是侵入性的，并且仅适用于胎膜破裂后的分娩过程中的监测；其次，胎儿必须处于头先露位，以便能够接触到胎儿头皮；此外，由于电极的存在，母体的活动也会受到限制。这一方法的发展基于动物实验，这些实验表明，氧气减少会导致肾上腺素增加，从而引发糖原分解，伴随钾离子向胎儿心肌细胞转移。这被证明会改变心肌细胞的舒张期，导致T波振幅增加。

为了确定胎儿电信号的变化是否能为CTG描记提供额外信息并改善对胎儿健康状况的评估，对ST分析（ST analysis，STAN）与CTG监测进行了结合评估。尽管初步的随机对照试验报告称，STAN与CTG的结合降低了手术分娩率和代谢性酸中毒的发生率，但其他研究未能复现这些结果。其中，导致结果不可重复的技术问题有多个，但最重要的是心脏电活动的一维呈现和胎儿体位的影响。20世纪60年代，Larks描述了正常胎儿心脏轴位于100°～160°，足月时平均值为134°。胎儿体位在评估心脏电轴中的重要性可以通过不同胎儿体位下计算出的电轴变化来说明。本研究假设胎儿为头先露且面向前方，然而，在矢状面上，平均轴可计算为更接近90°，而在臀先露时，负轴位于180°～0°。

在STAN技术中，如果基线T波与QRS波的比值（T/QRS比值）因细胞水平的钾离子迁移而发生变化，则可能是发生胎儿窘迫事件的前兆。然而，识别和解释此类事件具有挑战性：收缩期（QRS）的电传播与舒张期（T）的电传播不同，T/QRS比值变化的幅度取决于心脏电轴相对于胎儿头皮电极的方向。如果胎儿头皮导联与胎儿心脏轴垂直，则T波振幅较小，基线时T/QRS值较低。然而，如果胎儿头皮导联与胎儿心轴平行，则T波将更大，基线时T/QRS比值将更高。因此，对于胎儿对缺氧的类似反应，如果头皮电极与心轴垂直，则由此产生的钾离子迁移可能对T/QRS轴产生很小的影响，但如果它们彼此平行，则可能触发许多事件。从其在分娩期间监测中的应用可以看出，单轴记录系统检测fECG的缺点是显而易见的，但即使使用多通道记录仪，信号的评估仍然具有挑战性。

胎儿心电图的信号采集方法

心电图采集的历史回溯

表6.1.1详细展示了心电图的发展历史。Augustus Desire Waller于1887年首次完成了人体体表的心电图记录。他还证明了电信号先于肌肉收缩，并且电极不必贴

在受试者的胸部，而是可以从浸入盐水的两个外周部位（手或脚）获得心电图。1902年，Willem Einthoven使用弦式电流计进一步发展了这些技术，成功通过体表电极获取现代心电图P波、QRS波和T波等可识别特征。

表6.1.1　心电图发展里程碑摘要

1887年	首次人类心电图	A.D.Waller
1902年	体表表面导联心电图	W.Einthoven
1906年	经食管心电图	M.Cremer
1933年	单极胸壁导联	F.N.Wilson
1936年	向量心电图	F.Schellong
1938年	小三角形F（右臂、左臂、右腿）	W.Nehb
1942年	单极放大四肢导联	E.Goldberger
1956年	校正正交导联系统	E.Frank
1960年	心内导联	G.Giraud and P.Puech
1969年	希氏束心电图	B.J.Scherlag

摘自Lewalter T, Lüderitz B.的电信号记录和分析的历史里程碑，以及Gussak I, Antzelevitch C, Hammill SC, Shen WK, Bjerregaard P, eds.Cardiac Repolarization.Contemporary Cardiology.Totowa, NJ: Humana Press; 2003.

1906年，Cremer首次通过多种母体部位的电极，包括阴道和腹部电极的组合及大型食管导联，记录了胎儿的心电图。然而，直到20世纪50年代，关于检测人类胎儿心电图的报道才逐渐增多：1953年，Smyth开发了一种银线电极，可以在胎膜破裂后直接与胎儿连接。一年后，Davis和Meares使用Grass脑电监测仪成功记录了一个19周胎儿的fECG。他们使用的是一个联合腹部和阴道电极的多导联系统。1957年，Southern发表了通过母体腹部电极记录的fECG时间间期。他将P波和PR间期的时间间隔与胎儿氧饱和度和心率减慢的发作进行了相关性分析，并对ST段进行了观察。然而，当时用于区分fECG和母体信号的高强度滤波很可能降低了fECG的显示质量。与此同时，也有研究在胎膜破裂后将电极放置在宫腔内进行产时记录。在20世纪60年代和70年代，有研究曾尝试从母体腹部电极获取fECG。然而，正如Smyth之前指出的，对腹部电极混合的母体和胎儿信号进行强烈的高通滤波处理通常会导致fECG中的P波和T波丢失。为了监测分娩早期中的胎儿心脏，人们采取了更实用的方法：使用多普勒胎心监测仪获取的RR间期平均值，该方法一直沿用至今。

1962年，Hon报道了胎儿头皮电极的使用情况，并致力于提高信噪比，他描述了胎儿低氧血症时呈现的尖峰双相P波和缩短的PR间期。然而，由于样本量小、使用的是无脑畸形胎儿以及计算能力和滤波方法不足，导致信号分离非常困难，并存在无脑胎儿对低氧血症的反应可能与正常胎儿不同这种担忧。研究首次使用0.1～100Hz的带宽过滤腹部信号，提高了在fECG中P波和T波的检出率。然而，研究仍未能报告缺氧受试者预期的fECG变化（PR间期或QR间期延长和ST段压低或T波倒置）。直到20世纪70年代，持续的技术挑战导致动物研究数据相互冲突，尤其是在ST段的解读：一些数据表明低氧血症表现为ST段抬高和T波增高；后来的研究通过尸检证实了fECG的发现，这些尸检研究显示新生儿心肌糖原和磷酸肌酸减少。其他研究人员报告称，低氧血症的反应表现为ST段压低和T波倒置，并在出生后心电图上显示T/QRS比值升高。同一时期，仅有一项人体研究将胎儿头皮电极记录与分娩后的头皮血和脐带酸碱状态相关联，报道了校正后的QT间期延长和T波倒置与胎儿酸中毒的关。

20世纪80年代，随着信号处理和计算机能力的提升，瑞典哥德堡及英国诺丁汉和普利茅斯进行了大量研究。这些研究描述了低氧血症中FHR（RR间期）与记录的PR间期之间关系的变化：健康胎儿中通常存在的负相关的关系，在胎儿酸中毒环境中转变为正相关。基于这些发现，进一步探讨了PR间期与FHR之间的关系，并将其称为传导指数（conduction index，CI）。通过对数据的这种处理，可以对分娩期间的长期FHR记录进行调整，以容纳短期波动，如采血或儿茶酚胺激增，从而能够更稳健地解释数据。改进的滤波技术使得母体和fECG信号的分离更加可靠，而随后对胎儿波形进行的平均化处理则能够展示完整的fECG特征，并离线测量时间间期。Brambati和Pardi首次报道了QRS间期与生长受限之间的关系。计算机能力的持续发展使得信号分析得以自动化，而不再依赖于人工测量，并推动了相干平均信号的计算机化测量。

来自多项研究的数据被用于确定T/QRS比值，从而为后续STAN分析的发展与CTG进行比较的基础研究提供了平台。

胎儿心电图发展现状
信号分离方法
胎儿心电图存在多种提取算法，包括匹配滤波、自适应滤波和小波分析、盲源（信号）分离［blind source（signal）separation，BSS］、独立成分分析（independent component analysis，ICA）、奇异值分解及基于神经网络的方法。自适应滤波是一种简单且快速的fECG提取方法，但会受到母体心电图和一般干扰的影响。基于小波的方法已显示出前景，但准确选择母体小波对于识别胎儿和母体心电图至关重要。传统的BSS方法仅处理稳定的非高斯信号，在存在噪声的情况下，其稳定性有限。ICA是一种较新的BSS方法，具有更高的趋同性和稳定

性，已被广泛应用于生物医学信号处理中。最常用的线性ICA方法是FastICA算法，它假设源信号在统计上彼此独立。该算法基于近似负熵和牛顿迭代法来减少计算量，但由于包含分离源分量的通道不固定，因此可能需要额外的算法，如样本熵。神经网络是一个快速发展的领域，未来前景广阔。

公开可用的数据集和算法开发

成功的滤波取决于许多不同的因素：电极数量及其放置位置、胎儿位置、胎龄和母体因素。因此，有必要自动化滤波优化过程，许多研究人员使用能够产生标准化胎儿心电图信号的自动化生成器来测试各种优化过程的范围。

一个研究动议是PhysioNet/Computing in Cardiology Challenge 2013，提供了三个公共胎儿无创心电图数据库，并邀请研究人员提出各种信号处理技术。

这些数据库的详细信息如下：

1.Daisy数据库由8个通道（其中包括4个腹部通道和3个胸部通道）组成，腹部心电图持续时间为10s，采样频率为250 Hz。

2.PhysioNet上提供的胎儿无创心电图数据库包含来自单个受试者在妊娠21～40周采集的55条多通道腹部心电图记录，采样频率为1 kHz，但没有参考注释。

3.PhysioNet上提供的腹部和直接胎儿心电图数据库，采样频率为250 Hz，记录了5名产时妇女（妊娠38～41周）的4个腹部通道5min心电图，以及采样频率为1 Hz的头皮fECG作为参考。

通过这些举措，新算法分离完整fECG的能力的相关系列研究文章发表；然而，相比之下，使用人或动物实验数据的研究相对较少。

当前的临床设备和局限性

信号检测的覆盖范围通常通过在母体腹部放置大量且分布广泛的电极来实现，对于fECG的质量和成功获取至关重要（图6.1.2）。技术问题包括需要多个传感器阵列从母体约100 μV的心电图中提取约10 μV的微弱胎心信号。然而，这些阵列输入的频率重叠，需要在时间和频率上排除干扰，并与母体的生理信号如ECG、肌电图（electromyography，EMG）和呼吸分离开来（图6.1.1A）。此外，信号记录期间的胎动、母体和胎儿ECG形态的相似（例如，胎儿心动过缓时）以及外部噪声都会带来挑战。现已开发了全身传感器，并可能在研究环境中提供高质量的记录。然而，大多数临床fECG研究都集中于开发一种工具，可用于在整个妊娠期和分娩期间进行长期监测（图6.1.1）。商业化解决方案使用了5个电极的Ⅲ导联fECG采集系统。然而，尽管滤波技术和计算能力有所改进，但由于噪声信号比过高，这种阵列往往无法准确地检测到P波和ST段。最成功的商业产品Monica AN24无线胎儿监护系统是由诺丁汉大学的Care 2000系统发展而来，该系统以五个电极和一个动态信号记录器为基础，可实时分离fECG以确定瞬时心率，已发展成为一种可供女性在妊娠期间佩戴移动设备。许多小型研究证明了该设备的接受度和可行性，但其主要缺点包括胎儿信号丢失，有时丢失时间占佩戴时间的40%，以及P波和T波检测的可靠性降低。研究发现，孕妇休息的夜间及孕龄较晚时的监测记录质量更好。近期一项对小于胎龄儿监测的研究证实了这些发现：FHR信号的总体监测成功率仅为48.6%，而在妊娠34周以上时增加至68.8%，且夜间成功率更高。进一步的开发使该设备能够实时监测FHR，并通过蓝牙在设备上显示。然而，电极数量导致信号采集存在多个固有问题，导致可以显示FHR但无法显示fECG波形。FEMO仪器也是基于3个电极：一个参考电极、一个接地电极和一个单通道电极。需要使用磨砂腹带和酒精擦拭进行皮肤准备以使电极阻抗低于5 kΩ。该系统能够实时提取信号，延迟时间为0.06s。与Monica Healthcare系统一样，信号处理方法的基础是通过双重计算减去母体ECG成分，以减少检测误差，特别是消除与减去母体复合波重合的fECG复合波，并最大限度地减少基线漂移的影响。

Nemo原型系统（荷兰NEMO Healthcare BV公司）提取胎儿心电图（fECG）在母体腹部固定位置放置了8个电极。腹部附近放置了一个接地电极和一个参考电极，6个记录电极提供包含混合信号的双极信号。fECG信号被数字化并存储，然后通过基于PC的专用信号处理技术进行离线处理以检索fECG。未来的研究旨在通过计算胎儿的心电向量图（vectorcardiogram，VCG）来使fECG适应胎儿方位（基于同时进行的胎儿胎位的超声评估）。VCG是胎儿心脏电活动的三维表示，可用于计算标准化的fECG导联。随后对fECG波形进行信号平均，可实现fECG片段和时间间隔的半自动检测。尽管3年前已发布了一项执行这项研究的提议，但目前还没有可用的更新。

家庭监测

智能手机是家庭监测的理想平台。研究人员使用模拟信号测试了算法提取fECG的能力，以便使用智能手机和云数据库对FHR进行近实时监测。在最近的一篇论文中，一款智能手机应用程序使用FastICA算法分析了预置的三通道腹部心电图信号，分离了信号源成分。每个样本的熵被用作fECG信号强度的衡量标准。采样频率为250 Hz，fECG的提取算法处理一批400个数据点约需要1.5s，因此智能手机界面显示FHR的延迟约为1.5s。

胎儿心电图

姓名：00126　　　　日期：5/6/1
单胎　　　　　　　孕31周
12号传感器　　　　数据集长度60s
使用数据：共60s，0～60s
5.3～70 Hz 的频带：
数据质量好
分离性好

平均心率148次/分
最大心率214次/分
最小心率126次/分

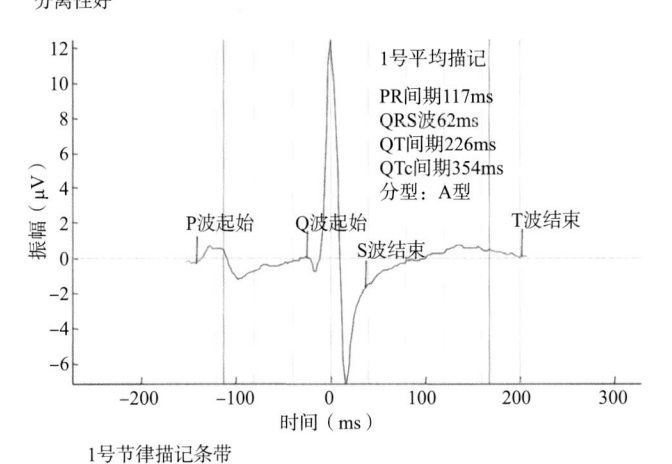

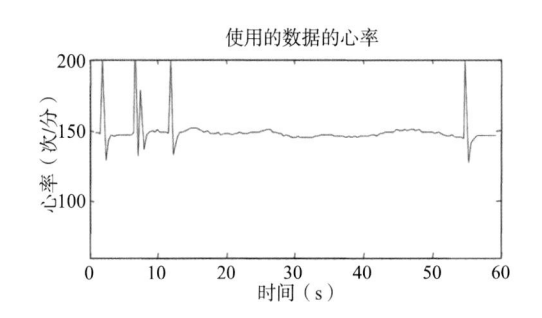

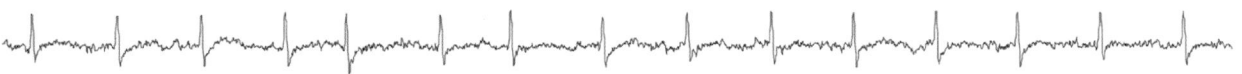

使用的数据的心率

1号平均描记
PR间期117ms
QRS波62ms
QT间期226ms
QTc间期354ms
分型：A型

P波起始　Q波起始　　　T波结束
　　　　　　S波结束

1号节律描记条带

图6.1.2　使用盲源（信号）分离（BSS）从一个31周胎儿的12个母体腹部电极记录的胎儿心电图
该图展示了记录过程中的瞬时胎儿心率、从60s记录中提取的6s节律条带，以及从相干平均信号中测量的平均时间间隔

该软件能够分析心率是否异常，生成警告并自动将其上传到云平台进行临床诊断。

另一组研究人员报告了使用信号处理领域广泛使用的公共数据库（称为SISTA/DAISY数据集）中的数据，通过蓝牙将fECG信号传输到智能手机，然后智能手机将信号上传到基站。然而，重要的是要注意，这些研究中仅提取了FHR，而并未提取完整的fECG波形。使用这些模拟尚未证明可以实时监测fECG的波形，也尚未报告使用基于云的fECG分析的临床研究。

目前市售设备

迄今为止，仅有两款胎儿无创心电图设备获得了FDA认证，并发表了相关论文：Monica AN24监护仪（英国诺丁汉Monica Healthcare公司）和MERIDIAN监护仪（美国马萨诸塞州北安多弗MindChild Medical 公司）。Monica AN24 使用三个电极记录并生成 FHR，但目前尚未提供fECG的详细形态信息，该设备在母体肌肉噪声最小的夜间记录时提供的报告结果最好。MERIDIAN M110监护仪专为足月分娩设计，用于记录FHR、子宫收缩和母体心率数据。一个优点是使用了一系列电极，这些电极以无须皮肤准备的条带形式应用；然而，尽管它根据RR间期产生了可靠的FHR，但并未提供fECG形态学的信息。当前设备的技术局限性限制了所产生的临床信息，并对其临床效用构成了重要障碍。连接性方面的最新创新可能会改善分离信号的使用，但主要的根本性挑战依然存在：在嘈杂环境中产生的微弱胎儿心脏电信号及其在传感器表面的传播是不确定且多变的。因此，诸如信号分离和等电位线识别（用于确定ST段变化）等基本问题仍然具有挑战性，并且值得将最近的临床报告信息与21世纪初研究设备和算法产生的信息进行比较，包括QinetiQ的一组信号专家与胎儿中心团队之间的合作，他们发表了多项fECG研究，在这些研究中，fECG信号最初是离线分析的，后来则接近实时分析。2003年，该小组描述了单胎妊娠相干平均fECG信号时间间隔随孕龄变化而变化和多胎妊娠信号分离的情况（图6.1.3，图6.1.4）。他们的研究表明，27～32周妊娠期内检测性能下降，只有66%的监测被成功提取，这可能与胎儿周围的胎脂生成有关。可以预期，如果硬件分辨率更高，噪声水平更低，就有可能改善这一性能，从而检测到亚微伏的fECG信号。该团队随后记录了一小部分临产女性的心电图和宫缩模式（图6.1.1）。一项对反复脐带压闭胎羊的研究证明了该设备能够显示胎儿低氧血症时ST段和FHR的变化（图6.1.5）。将该方法与多普勒测量抗Ro抗体阳性孕妇PR间期的方法进行比较，并同时对电测量法与多普勒测量法进行了比较。正如31周的fECG及足月分娩后3d再次出现短暂的RP心动过速所示（图6.1.6），获得良好的

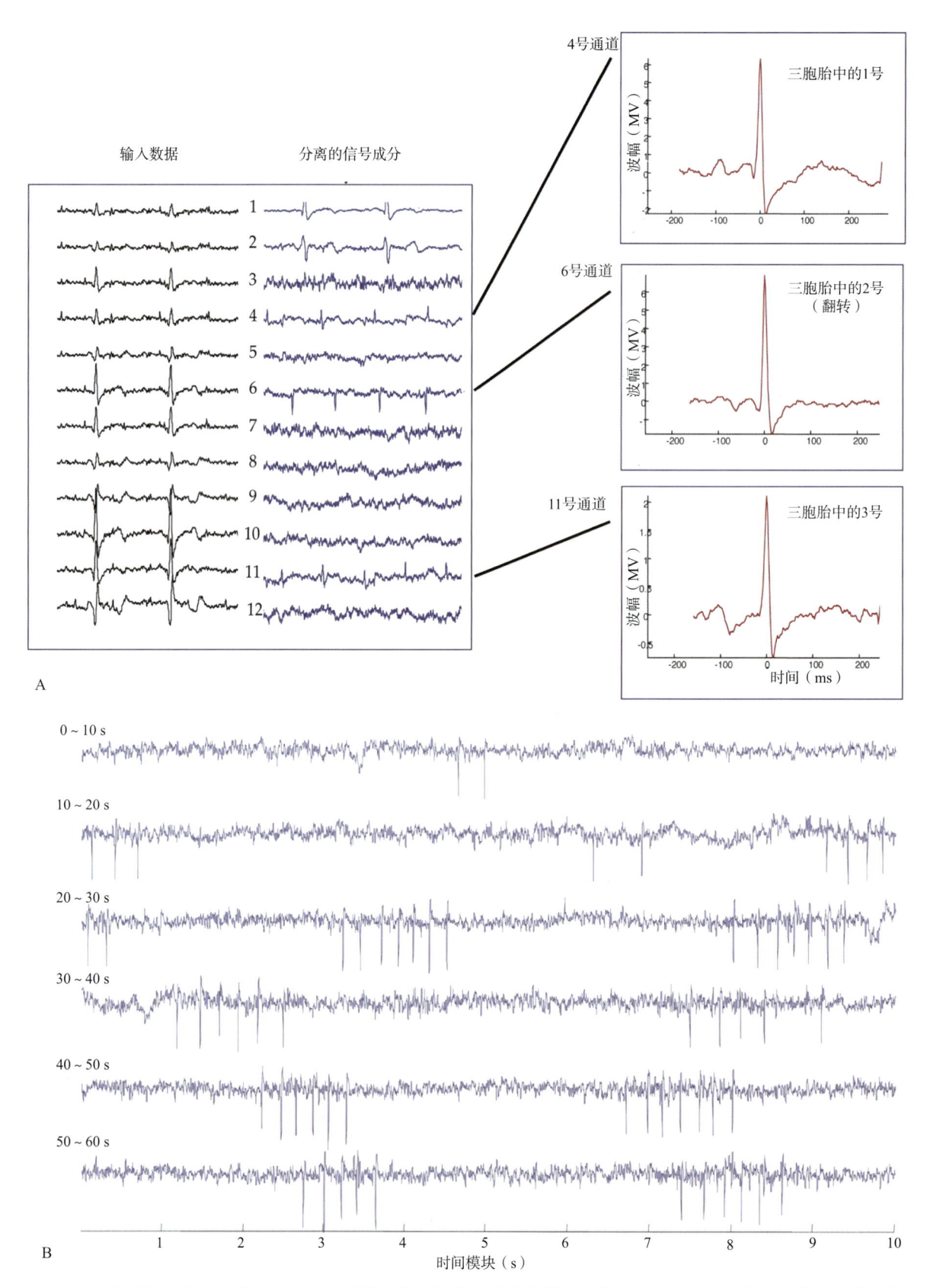

图6.1.3 A.三胎妊娠的胎儿心电图中，12个母体腹部电极信号分离的结果。第一个版块为输入数据，第二版块为提取的胎儿信号。三个胎儿的相干平均信号显示了不同的胎心率和心轴。B.严重生长受限胎儿的心律条带图，显示了胎儿死亡前不久记录到的终末心率模式

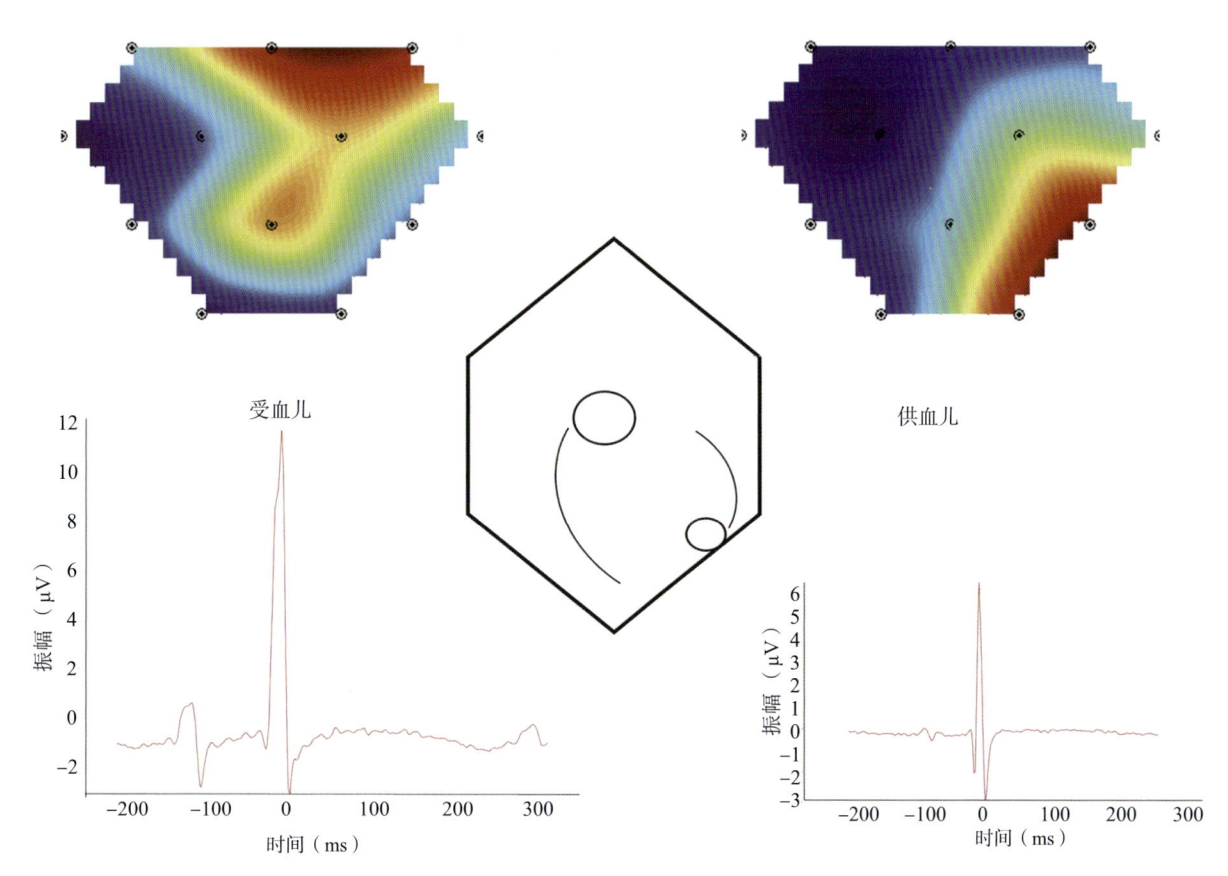

第1章 难以分辨的胎儿心电图　169

图6.1.4　患有双胎输血综合征的单绒毛膜双胎的能量图，显示患有选择性生长受限的双胎胎儿心电图信号大小的差异

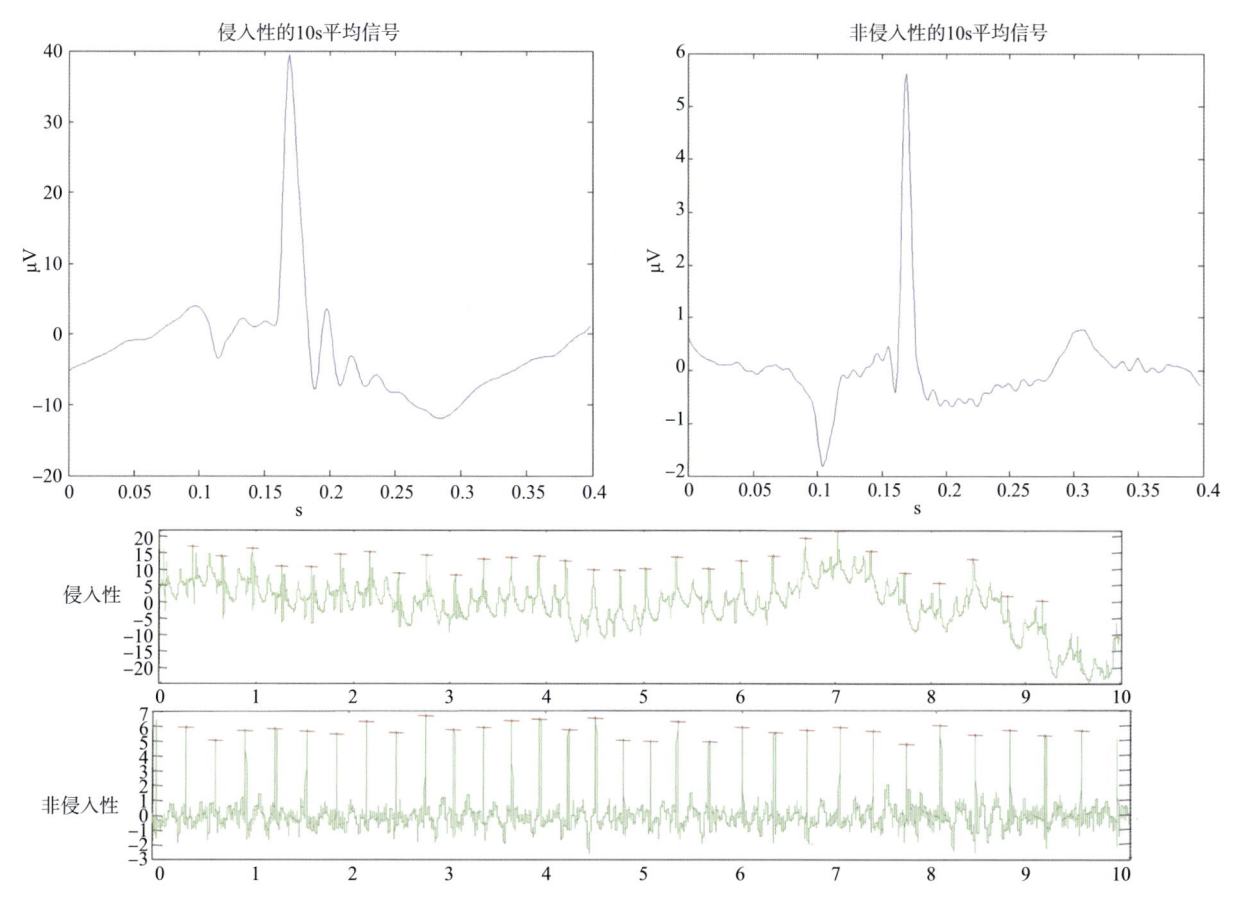

图6.1.5　腹部无创监测与胎羊胸部直接有创记录获得的胎羊模型图像对比。两种方法间歇性脐带压闭产生的反应相似

P波信号可以确定胎儿心动过速的特征。因此，尽管不能提供实时分析，但fECG许多标志性特征已经得到了证实。

小结

在计算能力日益增强，可穿戴技术、神经网络、智能手机和云平台不断发展的今天，胎儿心电图仍然难以分辨吗？答案是肯定的。但我们可以想象，计算能力的发展将促进实时信号分离和高效数据处理，而传感器阵列将允许在日常活动中更可靠地检测胎儿信号，从而能够在妊娠期间对胎儿进行更早及更长时间的监测。收集并存储云平台的数据可以及时向母亲和医师提供反馈，以安抚或警告潜在问题。这些数据还可能被输入到个性化生理信息库中，用于优化个体未来的医疗治疗。在未来几十年里，更详细地研究发育中的胎儿对环境的反应，可能会揭示导致宫内生长受限、死产和脑瘫的潜在治疗机制。

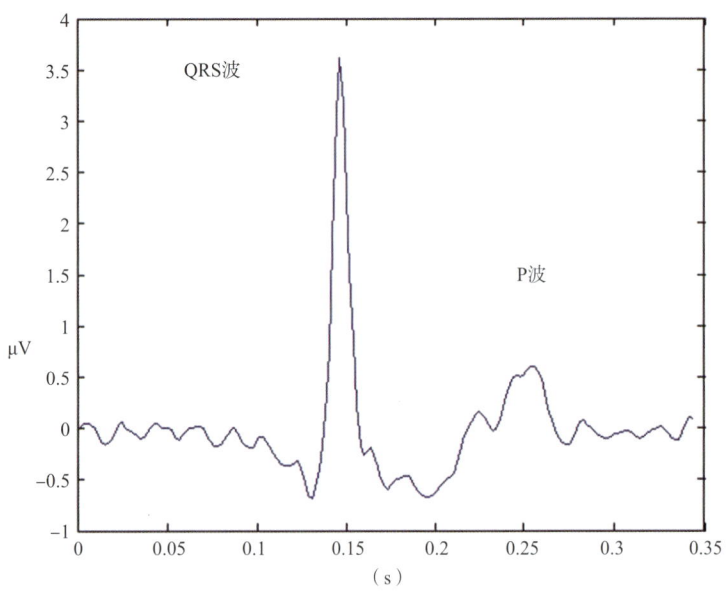

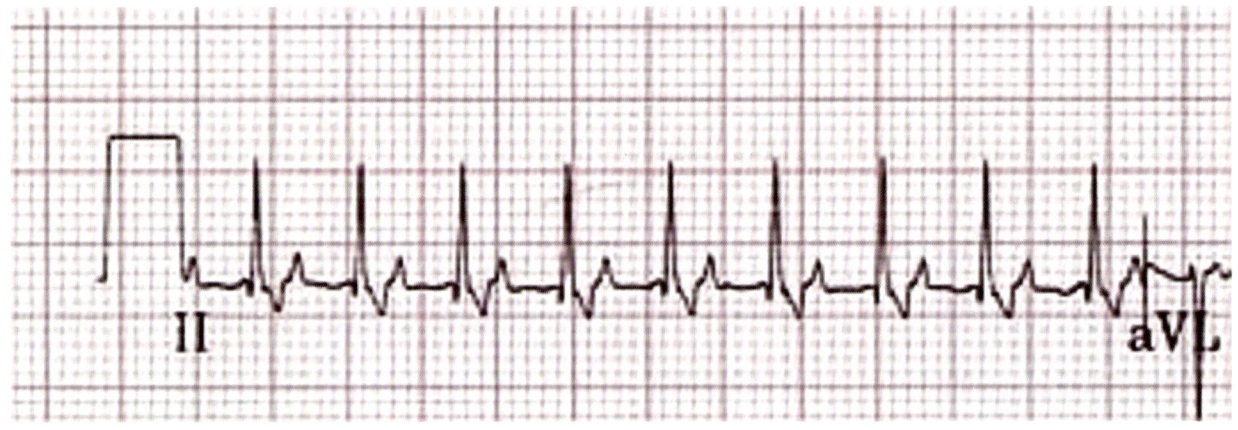

图6.1.6　胎儿在妊娠31周时被诊断为房性心动过速。胎儿心电图节律在QRS波后出现P波，并与T波同步。平均相干信号确认是短RP间期心动过速。孕妇口服地高辛治疗后，心律失常在4d内缓解，但出生3d后心电图2导联提示心律失常再次出现

第2章

死产高风险胎儿的心磁图检查

Janette F. Strasburger

引言

半个世纪以来，超声和超声心动图优异的诊断能力使其一直是诊断胎儿心律的主要工具。然而，胎儿心磁图（fMCG）（见第2部分第3章）使我们能够深入研究这些节律的电生理学，从而将我们的理解提升到了一个新的水平。随着这些进展，fMCG有可能能揭示易发生死产的电生理学改变。在胎儿医学领域，这种可能性在很大程度上尚未被探索。威斯康星大学麦迪逊分校生物磁学实验室25年的经验促进了这种方法的发展，医学物理学家和胎儿心脏病学家已经在该实验室开发了不同胎龄的胎儿心脏间期和复极特征的正常值。这些研究已经诊断出患有房室传导阻滞、长QT间期综合征和先天性心脏病的胎儿复极异常。对132例表面上正常但fMCG检测到QRS-T间期不一致和ST段压低或抬高的胎儿的系列研究表明，根据传统产科参数被认为是正常的胎儿，实际上有潜在异常。此外，这些研究表明，治疗对传导系统疾病和结构性心脏病的胎儿的电生理产生了积极影响。本章将总结目前关于死产的资料，并介绍一项fMCG的新研究。这项研究旨在评估有死产风险的胎儿的电生理结果，以寻找可预测宫内死亡的标志物。目前，该项研究评估了5个高危人群：单-双绒毛膜双胞胎、腹裂或先天性心脏病胎儿、有死产史或胎儿水肿的母亲。

胎儿心磁图

FMCG在第2部分第3章中已经介绍过。如前所述，fMCG不会产生磁力或者能量，是一种完全安全的心脏电信号和磁信号的被动接收器。目前，fMCG仅限于医学物理实验室，而不是产房。尽管被美国食品药品监督管理局（the Food and Drug Administration，FDA）批准可以作为胎儿心律失常Ⅱa级推荐的胎儿心脏记录设备，但超导量子干涉仪（superconducting quantum interference device，SQUID）磁强计的运行成本极高。如第2部分第3章所述，高成本是因为需要使用液氦冷却SQUID。新型传感器正在研发中，将使用光泵磁强计而不依赖低温；预计这一变化将大大降低成本。光泵磁强计尚未被批准用于胎儿，但在威斯康星大学麦迪逊分校的生物磁学实验室，50多名孕妇接受了这个检查，没有发生任何事件。数据的质量与使用SQUID获得的质量相同。

死产

死产是指胎龄（gestational age，GA）≥20周的胎儿在宫内意外死亡。在美国，每年有近25 000例死产发生，是婴儿猝死综合征（sudden infant death syndrome，SIDS）发生频率的7倍多。世界范围内，每年约有250万例死产发生。死产高峰出现在妊娠晚期，对母亲和其他家庭成员产生终身影响。至少30%的死产原因不明。超过200个危险因素与死产相关，例如胎盘、脐带和胎膜并发症以及胎儿畸形（图6.2.1A）。死产也有急性和慢性、内在和外在的诱因。非西班牙裔黑种人女性的死产率几乎是其他种族的2倍；美洲原住民和太平洋岛民也面临高风险（图6.2.1B）。造成这些差异的原因尚不清楚，但有学者提出了表观遗传风险。常见的遗传多态性也可能增加这种风险。

尽管几十年来死产率有所下降，但下降的速度并没有跟上新生儿和婴儿死亡人数的下降步伐（图6.2.2A）。对于妊娠20～28周的死产尤其如此（图6.2.2B）。即使妊娠期死产的风险增加，避免这种死亡的分娩时间也无法完全预测，产科医师经常要在早产的活婴儿和冒死产风险之间做出选择。

人们对死产的机制知之甚少，识别和监测高危胎儿的工具也很有限。因此，死产前是否存在诸如传导或复极等电生理异常尚不清楚。现在需要的是一种更灵敏的监测工具来识别缺氧和酸中毒的心脏后遗症。目前，fMCG的监测能力可以提供这些数据。

已知致死产的母体和胎儿危险因素

在2%～30%严重先天性心脏缺陷（尤其是当存在

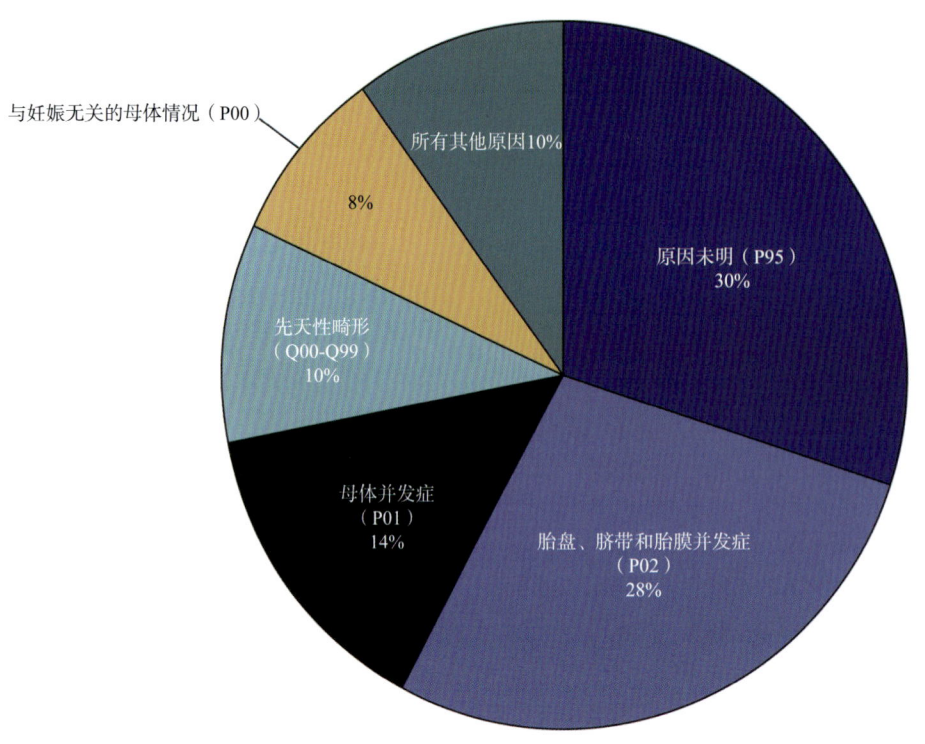

172 胎儿心律失常的诊断与治疗

A

注：括号中的代码是《疾病和有关健康问题的国际统计分类》第10次修订本的死亡原因代码
资料来源：NCHS（美国国家卫生统计中心），国家人口统计系统，死亡率

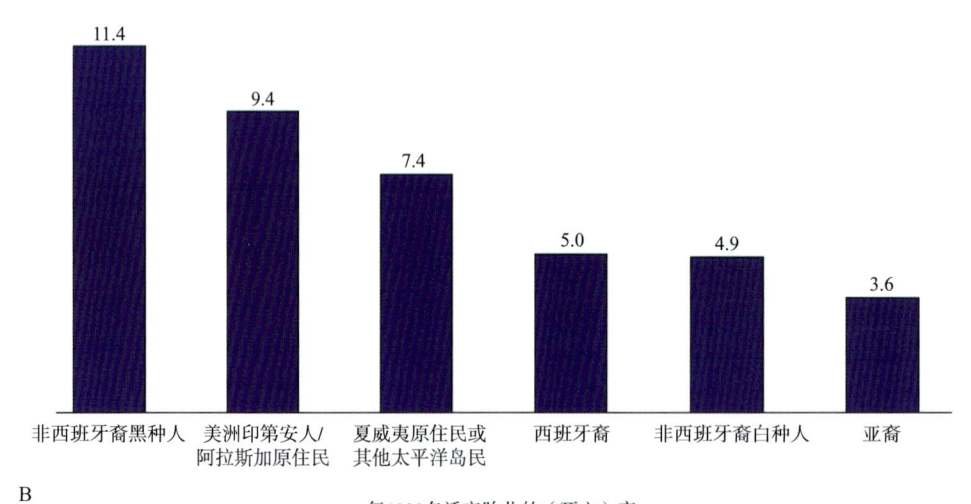

B

每1000名活产胎儿的（死亡）率

图6.2.1 死产数据

A.胎儿死亡的6种最常见原因分类。注意最大的一部分是不明原因；B.不同种族和民族群体的胎儿死亡率。注意非西班牙裔黑种人、美洲原住民和夏威夷原住民的胎儿死亡率较高。A图转载自Hoyert DL, Gregory ECW.Cause of fetal death: Data From the Fetal Death Report, 2014.Natl Vital Stat Rep.2016; 65（7）.https：//www.cdc.gov/nchs/data/nvsr/nvsr65/nvsr65_07.pdf. B图转载自Centers for Disease Control and Prevention.Infant Mortality.https：//www.cdc.gov/reproductivehealth/maternalinfanthealth/infantmortality.htm. Published March 27, 2019.

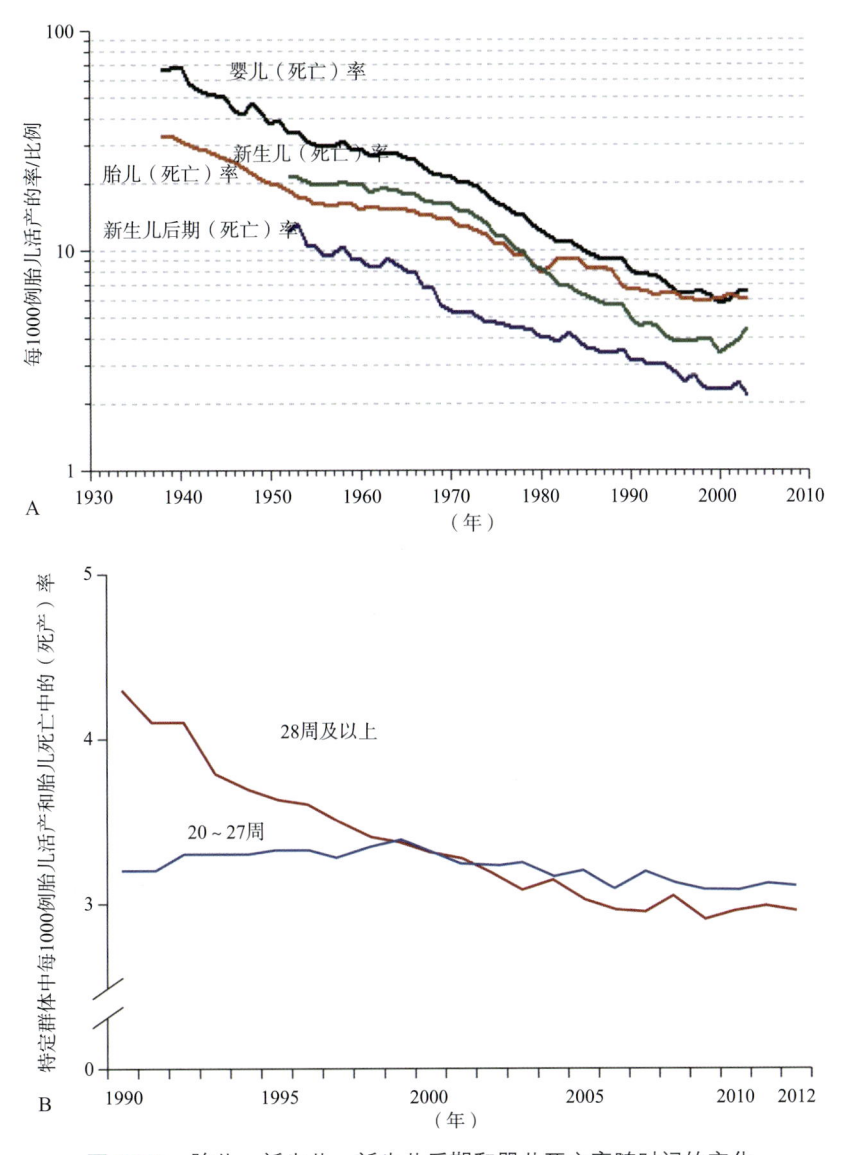

图 6.2.2 胎儿、新生儿、新生儿后期和婴儿死亡率随时间的变化

A.美国疾病控制与预防中心（CDC）的图表显示1930—2004年，与所有产后死亡相比，胎儿死亡率（死产/每1000例胎儿活产和胎儿死亡数）下降情况。B.美国疾病控制与预防中心（CDC）/国家人口统计局1990—2012年的图表显示，尽管28周后的胎儿死亡数有所下降，但20～28周的死亡数却没有下降。转载自CDC/NCHS，National Vital Statistics System.

染色体异常或心外缺陷时），30%胎儿水肿病例以及5%的既往有不明原因胎儿死亡的女性的后续妊娠中，会出现死产。单绒毛膜双胞胎的死亡率为0.5%～15%，腹裂的胎儿死亡率为4.8%～10%。唯一与胎儿传导系统疾病相关的增加死产的产科疾病是肝内胆汁淤积症（intrahepatic cholestasis，IHC）。众所周知，胆汁酸具有致心律失常的作用，在一组病例研究中，患有IHC的孕妇，其胎儿PR间期明显长于对照组。在一篇病例报告中，熊去氧胆酸治疗IHC减轻了母亲的症状，并将胎儿AV间期从163ms缩短到143ms。

关于死产发生机制的先兆和推测

很少有研究记录胎儿的脑死亡或胎儿死亡前的心率和节律模式。在那些进行了此类观察的研究中，胎儿是虚弱的，没有呼吸运动，心率模式平坦、变异缺失，有时会出现心动过速或异位搏动。通常情况下，心功能异常。因胎儿吞咽不足可能导致羊水过多。在一个观察到的病例中，在死产前仅看到心房收缩，而没有心室收缩。使用fMCG，在死亡前数小时和数天内可观察到ST段压低、QT间期显著延长、QRS波不一致现象、T波电交替和尖端扭转型室性心动过速。这些发现见于患有结构性心脏病、心肌病、离子通道病或严重生长受限的胎儿（图6.2.3～图6.2.6）。FMCG还表明，治疗可以对有死产风险的胎儿的电生理产生积极影响，特别是那些患有传导系统疾病和结构性心脏病的胎儿（图6.2.7，图6.2.8）。

然而，可能还有其他死产的先兆。在QTc间期显著

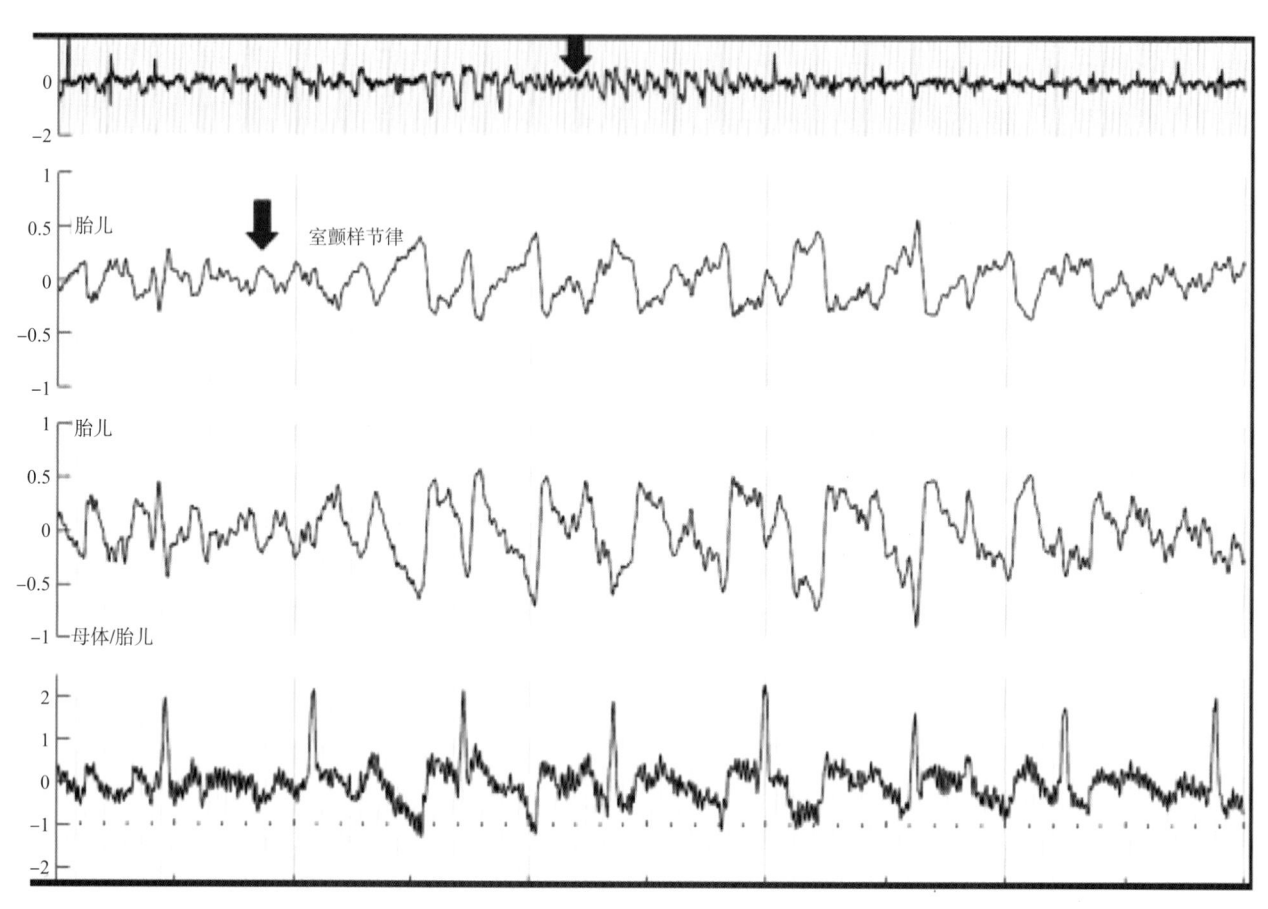

图6.2.3　1例33周胎儿出现尖端扭转型室性心动过速，伴有已知的长QT间期综合征（long QT syndrome，LQTS）

顶部的条带是这一段的较长描记，在底部显示的是母体/胎儿通道。有时，心律似乎杂乱无章，像心室颤动时一样，而在其他时候，心律则更有条理。该胎儿在约34周胎龄时在宫内死亡；基因检测结果尚待确定。在超过30例LQTS病例中，新发致病性变异的胎儿死亡率为44%，而家族性（遗传性）胎儿死亡率约为14%。时间线是0.5s

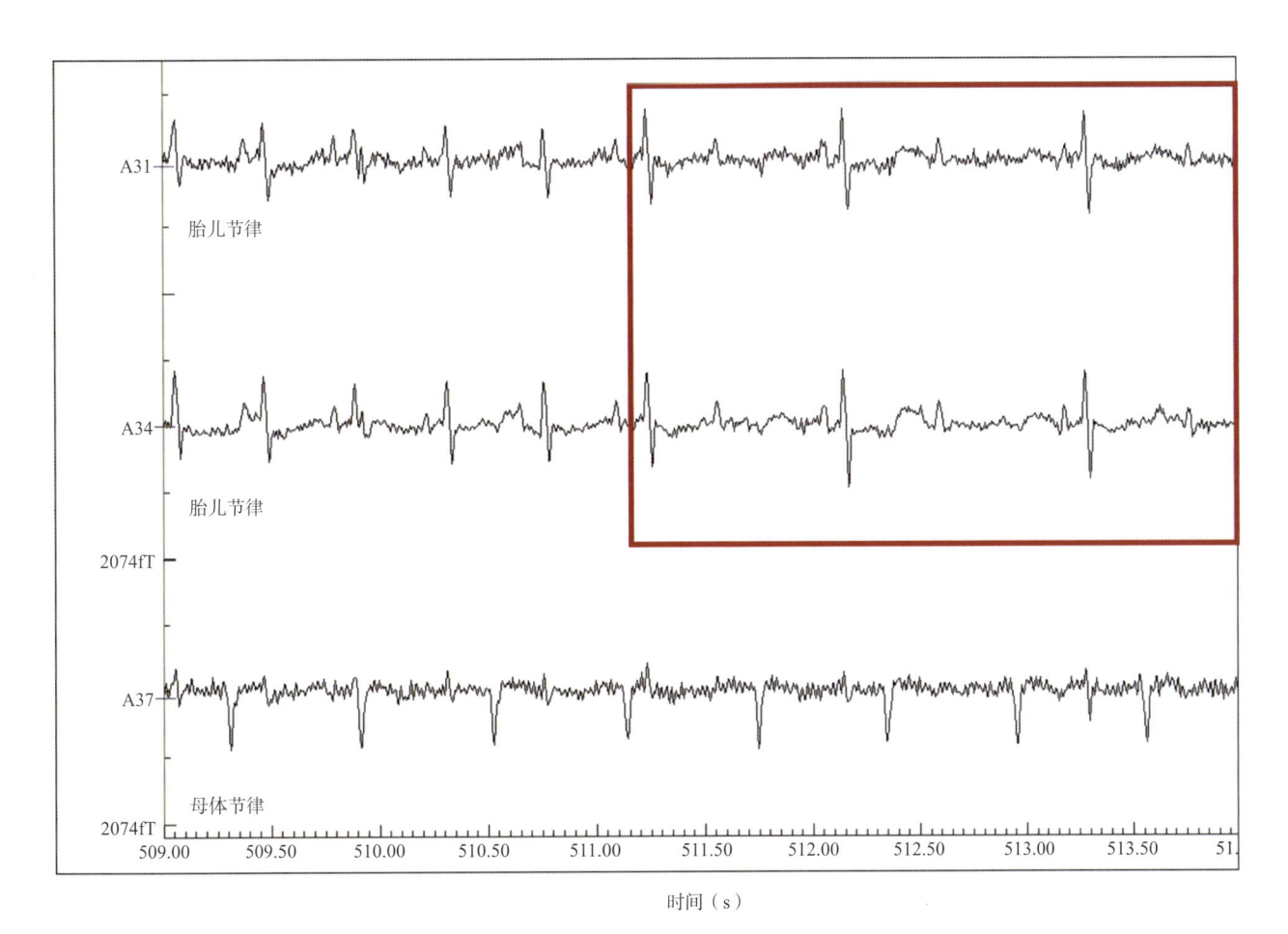

图6.2.4 1例34周患有重度主动脉狭窄和三尖瓣发育不良伴重度三尖瓣关闭不全胎儿的心磁图（fetal magnetocardiography，fMCG）节律描记

最上面的两条记录是胎儿的（母体信号已去除），最下面的是来自母体的。红色方块显示二度房室传导阻滞，在fMCG期间发生数次，但在之前的多次胎儿超声心动图中未检测到。胎儿心率变异性降低。胎儿在1周内死亡

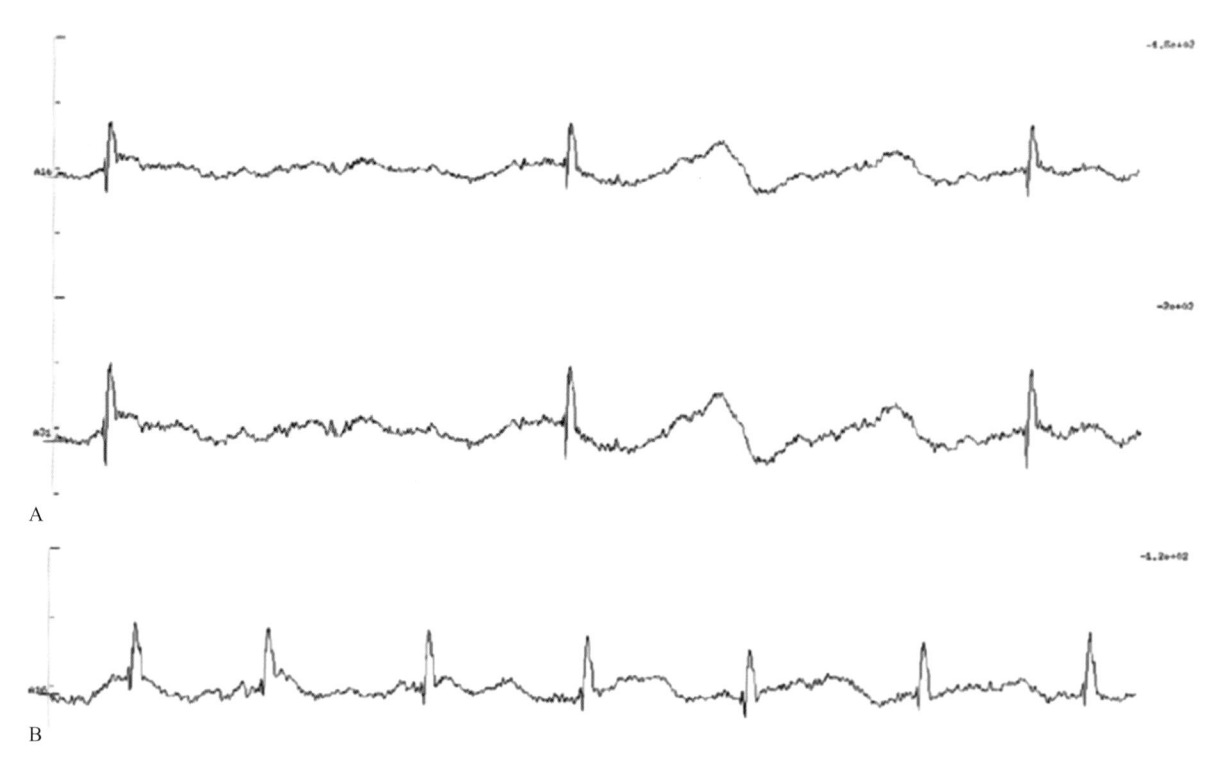

图6.2.5 23周扩张型心肌病胎儿的心磁图（fMCG）节律描记

A.在第一个QRS波群中看到的ST段抬高提示缺血，发生在显著减速之前。B.T波电交替随后出现在同一胎儿的fMCG中。胎儿几天后死亡。转载自Cuneo BF，Strasburger JF，Wakai RT.Magnetocardiography in the evaluation of fetuses at risk for sudden cardiac death before birth.J Electrocardiol.2008；41（2）：116.e1-116.e6.

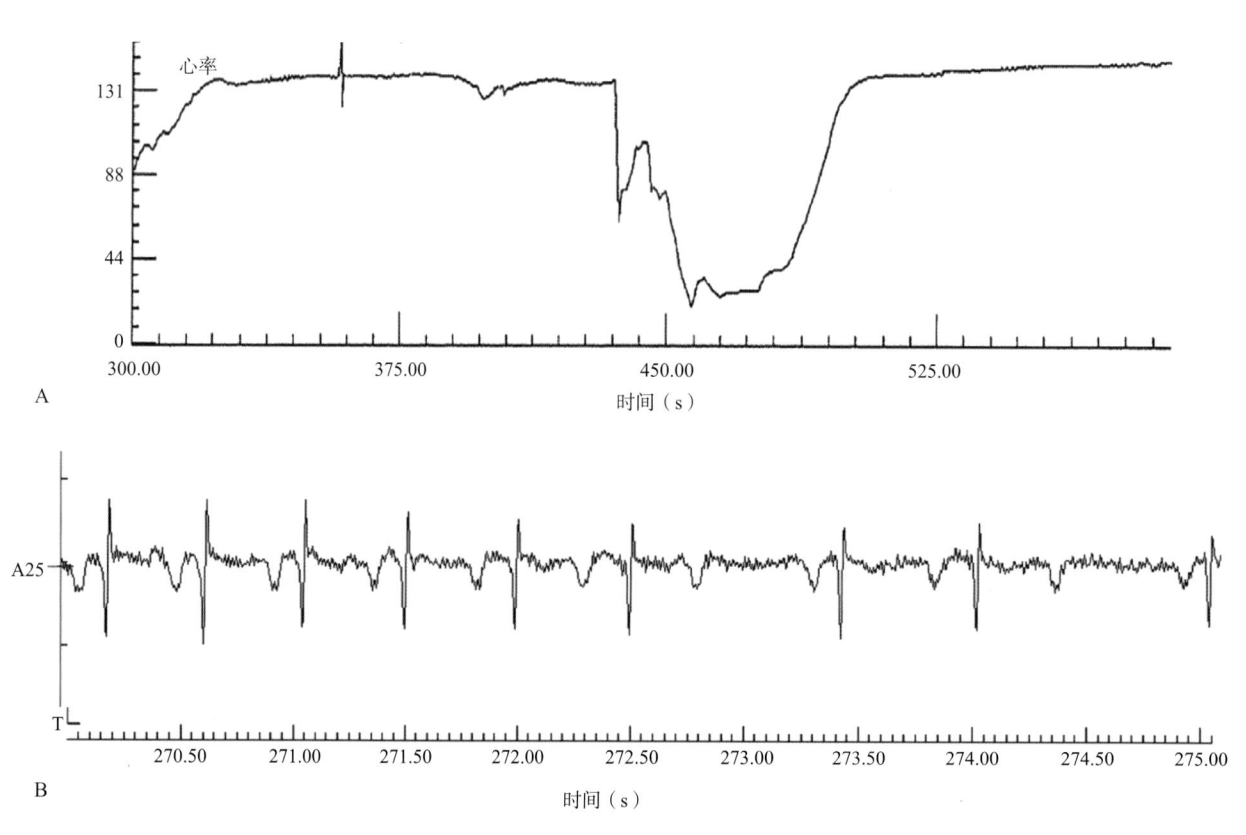

图6.2.6 32周的三尖瓣严重下移畸形的胎儿

A.胎心率随时间的变化显示出深的、明显延长的减速。B.胎儿心磁图（fMCG）的心律描记显示减速期的心律不是窦性心动过缓，而是二度房室传导阻滞。转载自Cuneo BF，Strasburger JF，Wakai RT.Magnetocardiography in the evaluation of fetuses at risk for sudden cardiac death before birth.J Electrocardiol.2008；41（2）：116.e1-116.e6.

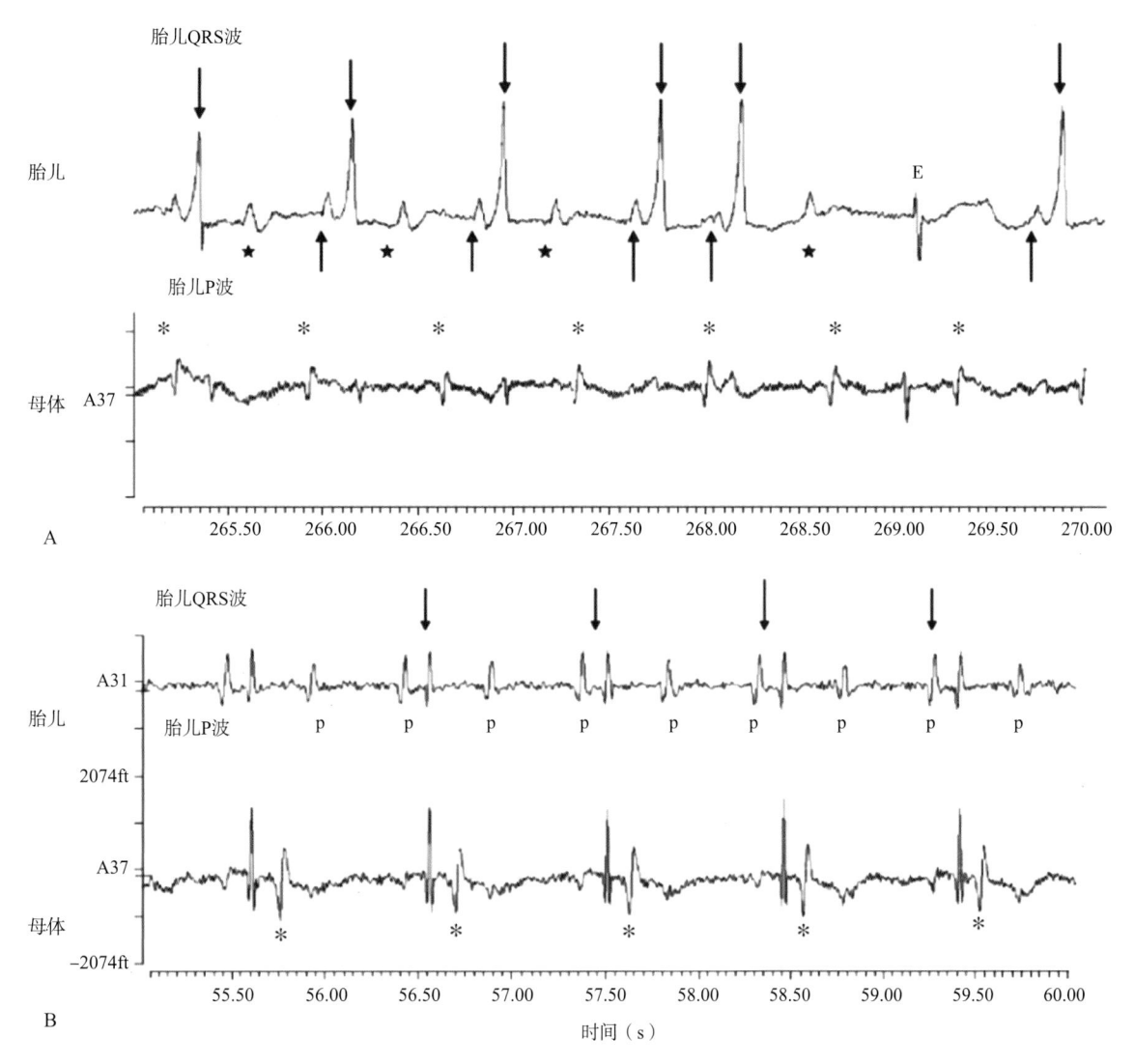

图6.2.7 一名32周的胎儿，母体抗Ro/SSA抗体阳性，呈现不规则节律

A.胎儿心律（顶部描记）显示通过旁路连接的3∶2和2∶1传导。未见房室结传导（底部描记为母体/胎儿节律）。B.地塞米松治疗1周后，房室结间歇性传导（二度房室传导阻滞）恢复（胎儿：顶部描记）。星形在胎儿描记中表示P波，母体/胎儿描记中表示胎儿QRS波。转载自Cuneo BF，Strasburger JF，Wakai RT，Ovadia M.Conduction system disease in fetuses evaluated for irregular cardiac rhythm.Fetal Diagn Ther.2006；21（3）：307-313.

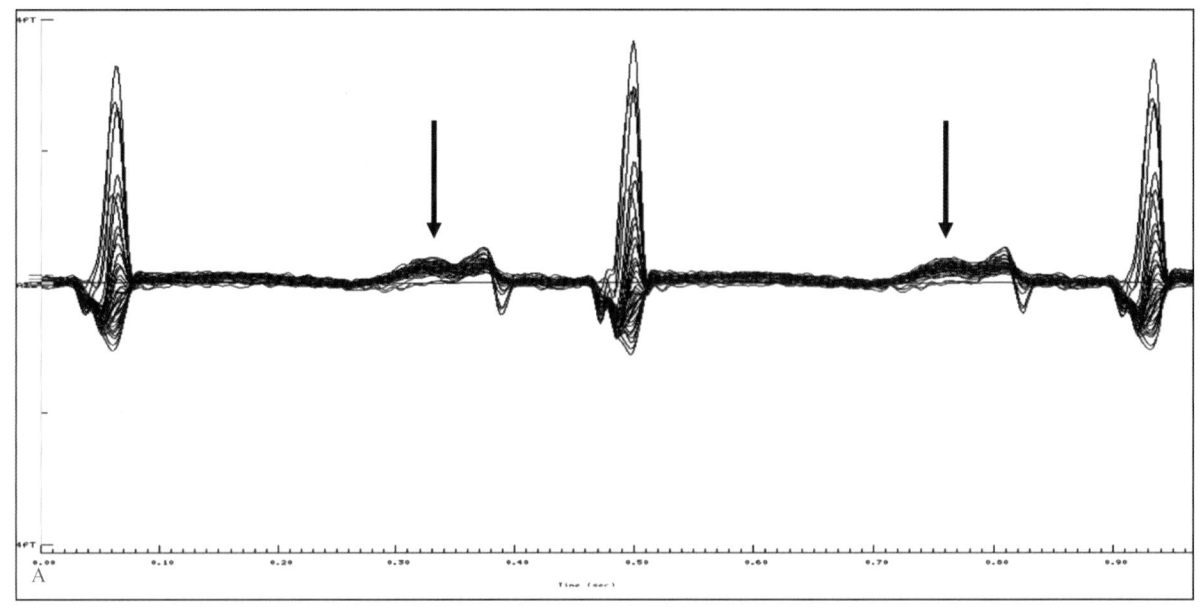

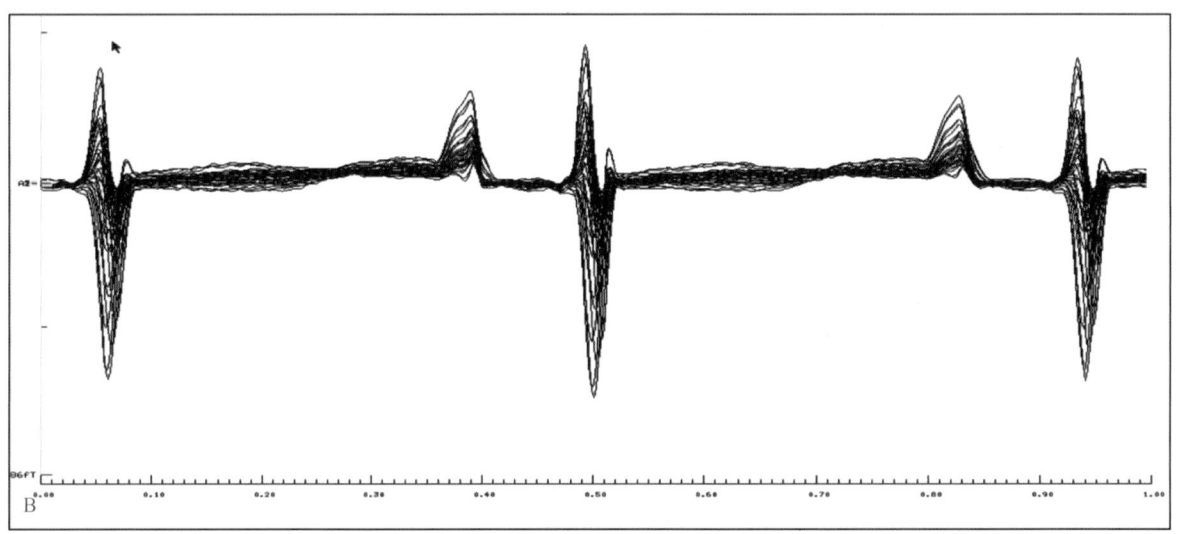

图 6.2.8　一例 28 周重度主动脉瓣狭窄胎儿的信号平均心律描记

A. 宫内主动脉瓣球囊成形术前。B. 宫内主动脉瓣球囊成形术后。手术前后均出现 T 波电交替（未展示）。宫内主动脉瓣成形术后 P 波形态由双峰变为单峰，QT 间期缩短

延长的胎儿中，可以看到室性心动过速的进行性发作模式；这可能是死亡的机制。FMCG 已经发现类似心室颤动的节律，虽然胎儿没有立即死亡（图 6.2.3）。对于电生理异常不太明显的胎儿，QT 间期延长可能会降低胎儿抵抗酸中毒的储备能力，这可能引起导致死亡的电机械分离或心室颤动。其他提示成人预后不良的心脏表现在胎儿中也有发现，但其在胎儿和成人中的意义是否相同尚不清楚（图 6.2.9）。

未知的致死产的母体和胎儿危险因素

某些妊娠可能存在未被发现或未被充分认识的风险因素。患有低钾血症、低镁血症、低钙血症或慢性维生素 D 缺乏的母亲可能没有症状，但这些缺乏可能会影响胎儿心脏复极（图 6.2.10）。超过 165 种药物可延长母体 QT 间期，穿过胎盘后可能会延长胎儿 QT 间期。产科常用的几种药物，例如缩宫素（Pitocin）、昂丹司琼（Zofran）、抗酸剂、抗抑郁药和抗组胺药会影响母体和胎儿的 QT 间期。妊娠期有阿片类物质使用障碍（opioid use disease, OUD）的母亲可能服用多种延长 QT 间期的药物。最近，一项临床系列研究将 8 名接受丁丙诺啡治疗的 OUD 母亲与 8 名对照进行了比较，发现治疗组的 QTc 平均值（范围）为 505ms（396～642ms），而对照组为 383ms（280～477 ms，$P = 0.02$）。这是一位接受过治疗的轻度心动过缓的母亲的胎儿的。该婴儿出生后 QTc 为 500 ms（B.Cuneo，个人通信）。

胎儿心磁图对有死产风险妊娠的评估

一项由美国国立卫生研究院资助的 5 年前瞻性观察

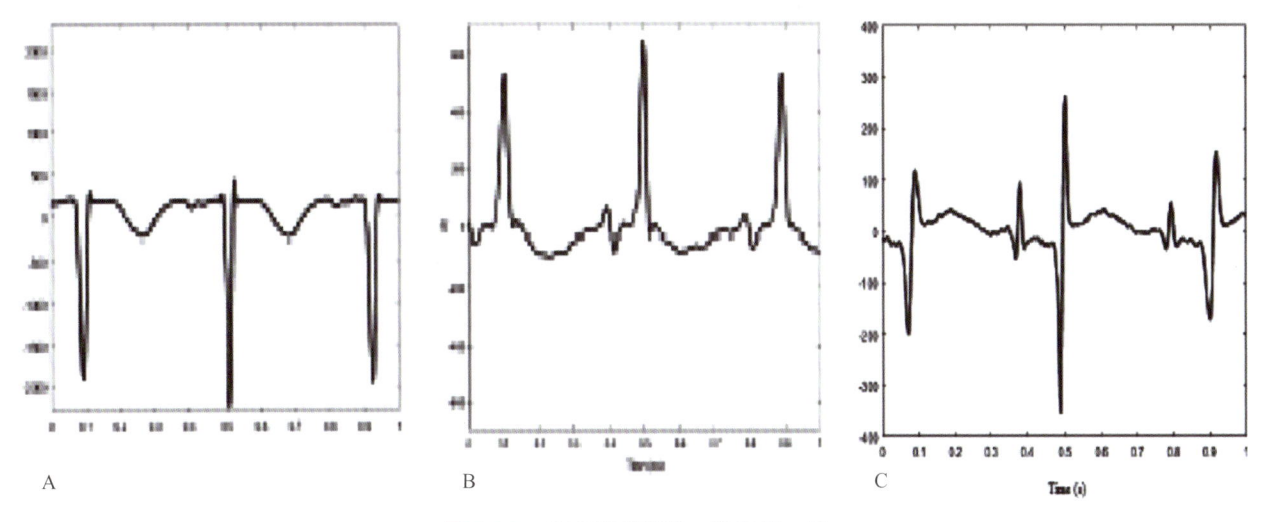

第2章 死产高风险胎儿的心磁图检查　179

图6.2.9　QRS波和T波一致及不一致

A.38^{+5}周胎儿的心电描记。注意，T波和QRS波是一致的（均向下）。B.第二个胎儿在21周时出现QRS-T不一致（上下）。QRS波群末端出现J波峰，其意义未知，但在成年人中，这与猝死风险有关。C.21^{+4}周胎儿出现ST段"压低"（因为QRS波倒置，ST段直立抬高）。胎儿ST-T变化和QRS-T不一致的意义尚不清楚。尽管这些发现在出生后是不正常的，但出生前它们可能是正常变异

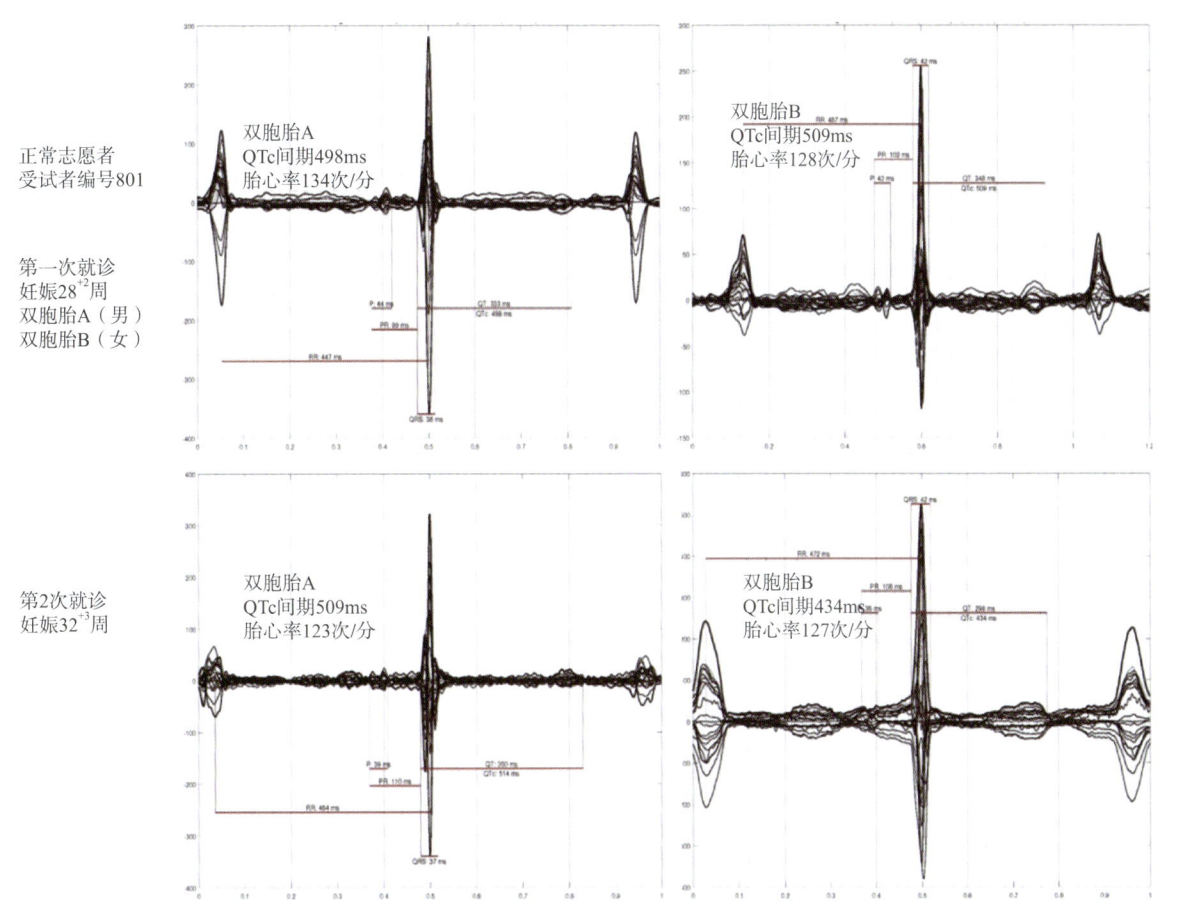

图6.2.10　在28^{+2}周胎龄（gestational age，GA）双胞胎的正常志愿者第一次就诊时，两个双胞胎都出现了异常QTc值（498 ms和509 ms）。母体镁水平是0.65 mmol/L（nl＞1.6），白蛋白正常，口服氧化镁200 mg/d。在1个月后32^{+3}周胎龄随访时，双胞胎B表现出QTc间期延长的消退（434ms）；但双胞胎A的QTc间期仍显著延长（509ms）。两个双胞胎的妊娠期胎心率（fetal heart rates，FHRs）都处于临界低水平。出生后心电图的测量值在正常范围内

性研究目前正在进行,以评估美国食品药品监督管理局批准的SQUID生物磁强计在有死产风险的妊娠中记录的fMCG情况。正在从母胎医学(maternal-fetal medicine,MFM)专科诊所招募妊娠20～27周的女性。该方案包括在妊娠20～27周时进行初始fMCG,然后在妊娠30～37周时再次进行fMCG。第二次fMCG的目的是检测初次就诊时可能未出现的异常。该项研究将观察这些胎儿心率变异性和心脏间期(RR、P波持续时间、PR、QRS、QT、QTc、QTUc和ST段变化)与妊娠匹配的对照组有何区别。研究的目的首先是确定是否存在独特的"特征性"电生理异常。其次,确定这些特征性改变首次出现是在妊娠期哪个阶段。最后,将fMCG的发现与妊娠结局相关联。

小结

我们推测,未被发现的电生理异常,如传导系统紊乱和复极异常,可能预示着死产风险。如果数据支持这一推测,使用fMCG可能会成为高危妊娠护理的常规标准,并为产前护理和分娩提供指导。2014 AHA科学声明表明,胎儿心脏疾病的诊断和治疗中,fMCG是胎儿心律失常Ⅱa级推荐,说明大多数医师认为它很有价值,其益处远大于风险比。通过将fMCG的使用范围扩大到没有明显心脏病理变化但有死产风险的胎儿,我们将能够检测到传统产科监测无法发现的复极和传导系统异常。通过提供更完整的胎儿心脏评估,我们将有望识别死产的先兆。

第3章

胎儿起搏器

Yaniv Bar-Cohen · Gerald E. Loeb · Michael J. Silka · Jay D. Pruetz · Ramen H. Chmait

引言

胎儿严重心动过缓，特别是胎心率持续＜50次/分，是一种罕见且致死性较高的疾病，常因心力衰竭最终导致胎儿水肿。胎心率过缓预后不良可能与下述原因有关。首先，相较于成人，胎儿心肌细胞中缺乏发育成熟的肌浆网，交感神经分布少，β肾上腺素受体少，胎儿心脏通过增加心肌收缩力来增加心排血量的功能储备不足。妊娠19周后，胎儿心排血量达到Frank-Starling曲线的顶点附近，即两个心室通过增加前负荷来增强每搏量的能力开始下降。胎儿心肌收缩力不足及增加每搏量能力有限，因此胎儿心排血量主要依赖于胎心率；其次，使用正性肌力药物如特布他林等可一定时间内增加胎儿心率，但存在机体迅速耐受及母体无法承受的副作用等问题。出生后，有几种可靠的选择可用于新生儿、儿童和成人的心脏起搏。然而，宫内进行起搏以解决胎儿积水并尽可能将妊娠延长到胎儿成熟却是一个巨大的挑战。目前尚无经过验证的可以成功地进行胎儿起搏的方法。

胎儿心动过缓病因

胎儿心动过缓有多种病因，不同病因引起的严重程度存在差异。房室传导比例为1:1的心动过缓通常由心脏异构引起的窦房结（sinus node，SAN）异常所致，通常为左心房异构，其中SAN往往缺失。虽然某些离子通道编码基因（如SCN5和HCN4）和参与SAN发育基因的突变，被确认为出生后心动过缓的病因，但这些突变在胎儿中似乎很罕见。此外，病毒感染和母体抗Ro/SSA抗体可促进炎症损伤，引起房室结纤维化。在某些情况下，可能会因母体抗体导致整个心房电活动消失。

房室传导比例不为1:1的心动过缓包括与母体抗Ro/SSA抗体相关的房室传导阻滞、结构性心脏异常或长QT间期综合征导致的功能性房室传导阻滞。无论上述哪种病因，伴有房室传导阻滞的胎儿出现严重心动过缓的风险很高，此类患儿通过胎儿心脏起搏获益最大。

约1/4的抗Ro/SSA抗体介导的房室传导阻滞胎儿会出现充血性心力衰竭，导致胎儿水肿，而且在结构心脏异常并伴有房室传导阻滞的胎儿中这一比例更高。但是，在长QT间期综合征导致的功能性房室传导阻滞胎儿中，出现胎儿水肿的风险还不明确。一旦出现胎儿水肿，如果由于胎儿未成熟或其他临床因素导致无法分娩，胎儿死亡几乎不可避免。尽管心肌功能障碍的程度不同，但对房室传导阻滞伴水肿的胎儿进行成功起搏理论上可能会使水肿在数周内得到缓解，并最终延长妊娠期至足月分娩。因此，尽管胎儿起搏并未得到临床验证且具有侵入性，但房室传导阻滞伴胎儿水肿的特定人群历来是胎儿起搏的目标人群。但不幸的是，迄今为止所有对人类胎儿进行起搏的尝试都无一例外地失败了，没有幸存者。为了解决胎儿起搏的难题，洛杉矶儿童医院和南加州大学的研究人员开发了一种新型起搏系统，专门设计用于在人体胎儿体内进行微创植入。本章将讨论胎儿起搏面临的挑战，描述胎儿起搏的一些历史尝试，并就一个被推荐的胎儿微型起搏器的适应证和策略进行概述。

胎儿起搏历史回顾

在胎儿出现严重心动过缓的情况下，胎儿水肿可能造成严重不良妊娠结局。在过去30年里，为了降低不良妊娠结局，进行过几次胎儿起搏的尝试。这些病例的适应证均为严重心动过缓、胎儿水肿及房室传导阻滞。以下是这些尝试案例的具体情况。

1986年，Carpenter等首次报道进行胎儿起搏的尝试。该病例中母体抗Ro/SSA抗体阳性导致胎儿房室传导阻滞，胎心率为44次/分、胎龄为27.5周。一根17号针穿过宫腔和胎儿胸腔直至右心室，并通过此针置入一根双极尾状起搏导管。拔除针后，将起搏导线连接至外部起搏系统，并开始以每分钟120次的频率进行起搏。最初，夺获阈值（引起心脏收缩所需的最小能量）为1.5mA，心脏以6mA起搏。4h15min后，听到间歇性心音，增加输出至20mA，情况未见好转。5min后，尽管起搏导管保持在右心室，且未发现血肿、血栓或心包积液，但心音消失，超声检查确认心脏已停止跳动。尸检发现有浆液性心包积液，但起搏夺获丧失的原因不明。尽管未能明确死亡原因，报告指出起搏导线弹性一般，可能因剧烈胎动而脱落或损伤。

第二次胎儿起搏尝试是一例抗Ro/SSA阳性妊娠的24周胎儿，该胎儿同样存在水肿和房室传导阻滞，但没有存活下来。使用20号针刺入胎儿脐静脉，将一根聚四氟乙烯涂层起搏导线［0.009in（1英寸＝2.54cm）］置入横膈膜下方的下腔静脉，并通过右心房进入右心室。在胎儿腹部和羊水中放置了额外的导线环，起搏导线连接至LegendⅡ起搏器（美敦力公司，明尼阿波利斯，明尼苏达州），置入母体腹部皮下。起搏以每分钟140次的速度进行（电压5V，脉冲宽度0.5ms，起搏阈值0.5V），8h后心率维持在140次/分。然而之后不久，可能由于导线移位，又恢复到缓慢的心率。5d后，医师尝试沿着脐带全长放置一根更大的起搏导线，以降低移位风险。18号针头直接刺破胎盘脐带。然而，就在脐静脉被刺穿后，心率进一步下降，并随之出现心脏停搏。尸检未发现脐带出血或填塞，但右心室顶端可见一个明显的亮黄色斑点，可能为起搏导线初始插入位置。

1998年，再次报道了一例对合并严重心动过缓和免疫介导房室传导阻滞的胎儿进行了起搏治疗的病例。该病例通过开放式胎儿手术（母体剖腹手术和子宫切开术）及胎儿开胸手术直接置入心外膜起搏器，遗憾的是，胎儿未能存活。

2003年，Assad等首次报道了在一名患有复杂先天性心脏病和房室传导阻滞的胎儿上进行的起搏尝试。该胎儿在手术时胎龄24周，同时存在完全性房室传导阻滞、严重心动过缓、明显水肿及左心房异构伴房室间隔缺损。通过18号针将一种新型的T形导线直接置入胎儿心肌（图6.3.1）。同时，在胸壁植入另一导线进行双极刺激，并将两导线均连接到置入母体腹壁上的起搏器（Biotronik ERA 300；柏林，德国）。以每分钟140次的频率进行起搏，但在手术过程中出现明显心脏压塞，经心包穿刺进行处理。术后第1天，心肌功能恢复，出现少量心包积液。然而，起搏器置入36h后，超声心动图发现心脏停搏，大量心包积液。对胎儿尸检结果分析显示心包腔内产生的中量血性积液可能是导致胎儿死亡的原因；与预期一致，导线位于左室心肌和胸壁中。

2011年，Eghtesady等报道了另一例开放式胎儿起搏病例。该病例为一名32岁孕妇，妊娠29周，胎儿存在免疫介导的房室传导阻滞、胎儿水肿，胎心率在40次/分左右。通过开放式胎儿手术，置入了小型Microny起搏器（圣犹达公司，圣保罗市，明尼苏达州）。术后第1天，出现轻度羊水减少，但心排血量达到术前评估时150%。术后第2天，由于持续发生羊水减少，医师尝试增加起搏频率来改善这一状况；然而即使是重新定位，也无法与起搏器建立连接来更改起搏频率。术后第5天，胎儿不幸死亡，尸检结果表明死因为慢性多器官衰竭。

最后一次起搏治疗抗Ro/SSA抗体介导的胎儿房室传导阻滞的报道是近期一名21岁、妊娠36周且胎儿患有严重心动过缓和心脏功能障碍的孕妇，通过产时宫外治疗（*ex utero* intrapartum treatment，EXIT）进行。该治疗策略旨在改善胎儿向体外生活的过渡，而非延长孕期。胎儿的头部、胸部和上肢经子宫下段横切口娩出。

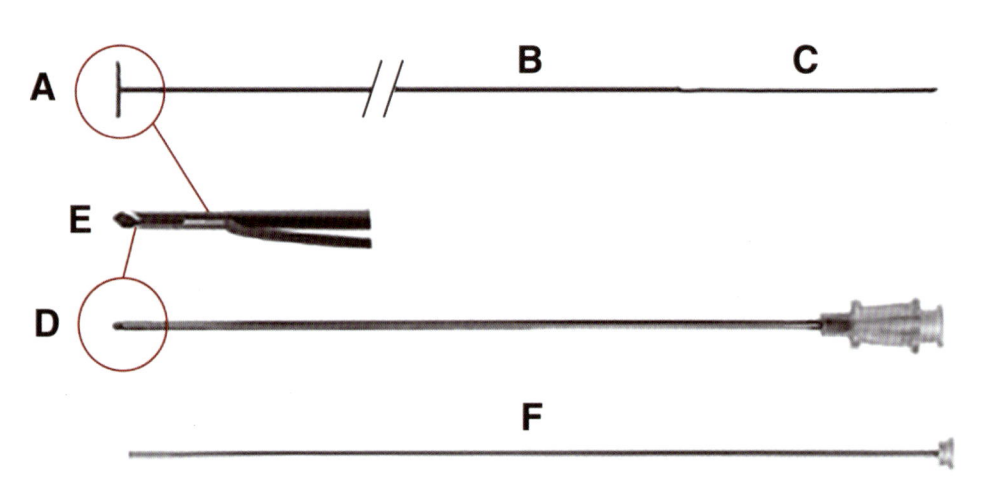

图6.3.1 一种带有新型T形导线的导引针

A.不锈钢棒；B.起搏导线；C.直针；D.18号导引针，针尖有斜面，斜面根部有一个7mm的纵向侧槽（E）；F.针芯。转载自 Assad RS, Zielinsky P, Kalil R, et al.New lead for in utero pacing for fetal congenital heart block.J Thorac Cardiovasc Surg.2003；126：300-302.

通过剑突下切口放置临时右心室导线，以70次/分的频率起搏。55min后成功接产胎儿，并在出生后3d为其置入永久起搏器。

虽然从未在人类胎儿中使用过，Dell'orfano等在大鼠模型中测试了一种新型的具有人类胎儿起搏潜力的起搏技术。该方案通过肋下切口暴露膈肌，并将J形导线推进至胸腔，然后在J形导线上推进定制的具有单个中心管腔的6 Fr猪尾形起搏导线，该导线在末端设有单一电极，尽可能靠近纵隔放置。起搏导线随后连接到Medtronic 5320（Medtronic 5320，美敦力公司，明尼阿波利斯，明尼苏达州）外部起搏器，结果显示11只大鼠中有10只成功完成了起搏。尽管该系统是为用于人类胎儿而研发，但后来没有关于其用于人类胎儿起搏的报道。

尽管多种因素导致了早期子宫内起搏的失败，但这些经验对于新型胎儿起搏器的研发具有参考价值。考虑到对胎儿和母体可能带来的风险，以及开放手术中持续起搏的失败，研究团队致力于开发更为微创的方法。自从上一次关于胎儿起搏的报告之后，已经开发了几种无须开放手术即可安置起搏导线的新技术。然而，将起搏导线放置在胎儿心脏并连接到体外起搏器（不论是外部起搏器还是置入母体腹部的起搏器）的常规方法，因为胎儿在羊水中的运动以及通过脐带和起搏导线与母体的连接（这可能更容易脱落），带来了重大的挑战。虽然并非所有报告的失败案例都与导线脱落有关，但在胎儿移动的情况下确保起搏电极与心脏有良好接触仍然至关重要。

胎儿微型起搏器的研发

为了寻找胎儿起搏难题的潜在解决方案，需要一个既能避免开放式胎儿手术，也能避免胎儿起搏导线外露的系统。为了做到这一点，研究团队制造了一种完全可置于胎儿体内的微型起搏器，该起搏器可以通过经皮方式植入，无须进行开放式手术。这种胎儿起搏器是一个小型圆柱形装置，可通过一根导管置入，整个系统（包括电极、导线和起搏器）均可通过这同一根导管置入。为了提高胎儿在手术中的存活率，对递送系统进行改进，以使该系统使用的设备均为安全性已得到验证的胎儿手术设备。

起搏系统及其置入设备的细节如图6.3.2所示。在超声引导下，套管和闭孔器会被推进经过子宫和胎儿胸壁直达心室。按照设想，准备置入微型起搏器的水肿胎儿应伴心包积液，其心包积液可使装置更容易送至心室部位。一旦超声成像显示导管接近心脏，闭孔器被移除，起搏器置入系统随即通过导管推进，使得远端电极螺钉直接接触心外膜。随后顺时针旋转该系统，以便起搏电极螺钉进入心肌。然后通过缓慢地抽出套管来释放整个装置，同时用推杆将装置保持在适当的位

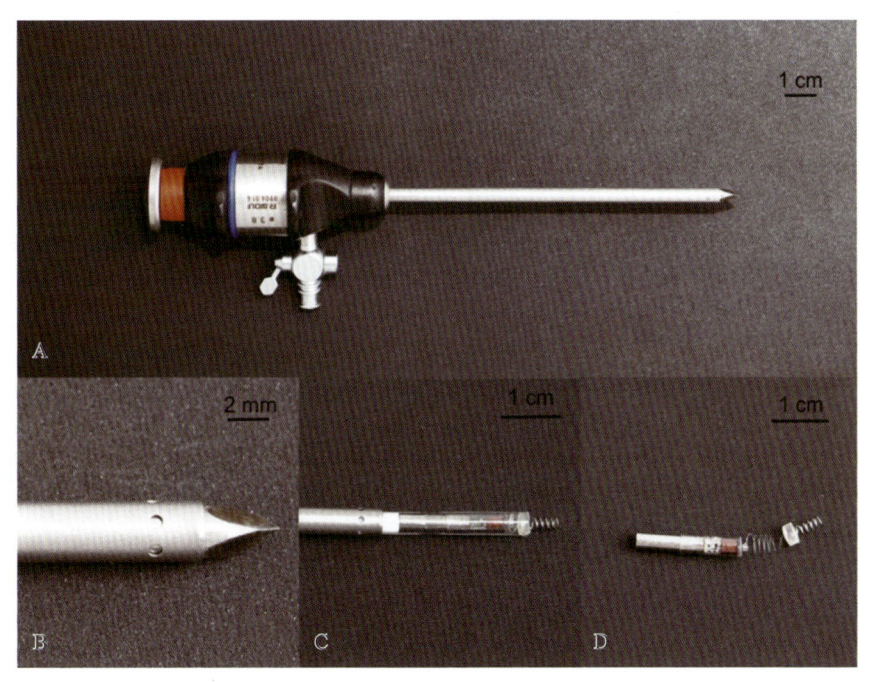

图6.3.2 图为胎儿微型起搏器置入设备

A.置入套管内有一个闭孔器。B.插入体内时，闭孔器的尖头从套管末端突出。C.图中微型起搏器在置入鞘内，从套管中伸出。D.微型起搏器装置［微型起搏器（直径3.475mm，长18mm）］通过盘绕的柔性导线与远端电极螺孔相连。转载自Bar-Cohen Y, Loeb GE, Pruetz J, et al.Preclinical testing and optimization of a novel fetal micropacemaker.Heart Rhythm.2015；12：1683-1690.

置。这样，起搏电极便固定于心肌，而圆柱形起搏装置则置于胎儿胸部内（可能在胸腔积液中），其柔性连接导线能够减轻每次心跳时产生的相对运动（图6.3.3，图6.3.4）。

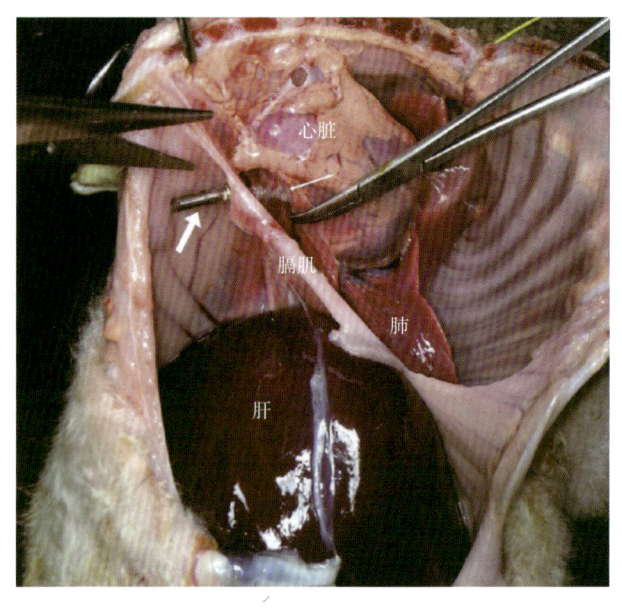

图6.3.3　胎羊的尸检标本

可以看到微型起搏器穿过膈肌（大箭头），电极（小箭头）穿透左心室壁。转载自Bar-Cohen Y，Loeb GE，Pruetz J，et al.Preclinical testing and optimization of a novel fetal micropacemaker.Heart Rhythm.2015；12：1683-1690.

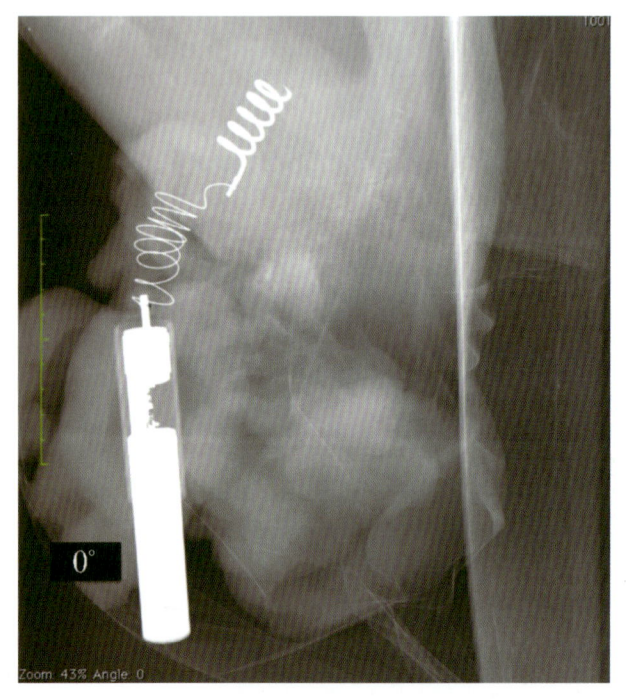

图6.3.4　胎羊心脏标本的X线成像

电极通过柔性导线与微型起搏器相连接。转载自Bar-Cohen Y，Loeb GE，Pruetz J，et al.Preclinical testing and optimization of a novel fetal micropacemaker.Heart Rhythm.2015；12：1683-1690.

初步实验主要研究电极螺钉的起搏性能，并在兔子开胸实验中测试电极与心肌的相互作用。随后，一个形状相同但无功能的设备通过剑突下途径被置入一只麻醉了的成年兔子体内。这些初期实验帮助研究团队优化了起搏器的性能，并验证了植入模型。后续的优化工作还包括加入了可充电电池和一个能够从母体外部无线充电的系统。

在进行了这些改进之后，最近的实验采用了胎羊模型，进一步优化了起搏系统。在一系列7次的胎羊实验中，研究团队使用超声引导植入微型起搏器，并通过迭代过程对系统进行了多次调整：电极设计的变化、电路板的修改和手术流程的完善。胎羊模型具有几个明显的局限性，这些局限性使得置入程序在患有严重心动过缓的人类胎儿中的实际操作比预期更为困难。首先，胎羊拥有正常心脏，没有心动过缓。为了在没有心动过缓的胎儿中证明起搏成功，需要在胎儿皮肤上置入电极进行心电图评估。尽管这确保了起搏效果的准确评估，但这一操作需要更大程度的侵入性，包括进行子宫切口以植入皮肤电极。此外，由于胎羊没有出现水肿，因此没有心包积液。胎儿起搏器本意是针对患有水肿的胎儿设计的，这种状况下心包积液的存在和将套管尖端放置在心脏心外膜表面的自由空间将极大地简化置入过程。后续实验尝试通过向心包腔注入生理盐水来弥补心包积液的缺失，这一操作在最后4只实验动物中成功模拟出心包积液。然而，这一额外的技术步骤增加了风险，而且只能在不会引起明显心脏压塞和心脏损害风险的情况下向心包内注入少量液体。最终，7只胎羊中有5只成功实现了心肌夺获，但胎羊模型的局限性使得很难得出关于胎儿微型起搏器的安全性和长期效果的结论。尽管如此，这些实验支持了进行临床试验的必要性，以验证胎儿微型起搏器对治疗伴有三度房室阻滞的水肿胎儿的可行性。此外，组织学数据（图6.3.5）和随时间推移夺获阈值增加的证据也为胎儿电极与心肌界面存在的炎症反应提供了重要数据。尽管现有文献显示胎儿的纤维化程度比儿童和成人低，且炎症程度和随后的阈值增加难以预测，但基于胎羊的研究结果，研究团队认为，胎儿心外膜的炎症与出生后相似，而在电极尖端附近增加一个释放类固醇的塞子可能有助于调节炎症对起搏阈值的影响。

胎儿微型起搏器的现状

目前，胎儿微型起搏器尚未在人体中验证，在最终获批用于胎儿治疗前，还要大量临床研究。胎儿微型起搏器已顺利通过了美国FDA人道主义使用器械（HUD）的认定，因为还是有一小部分患儿最终需要用到这个技

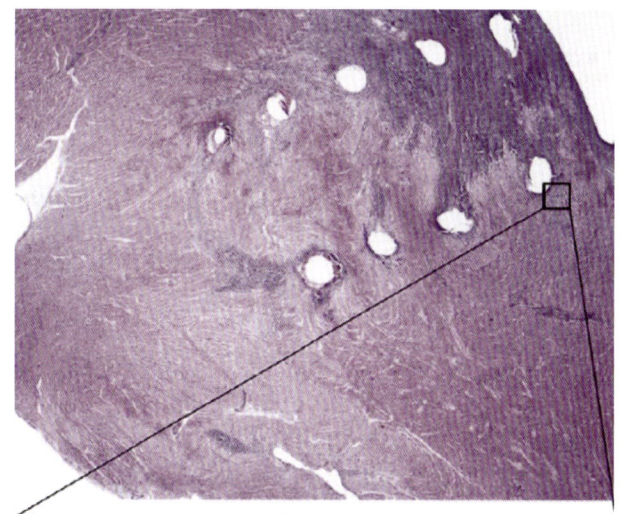

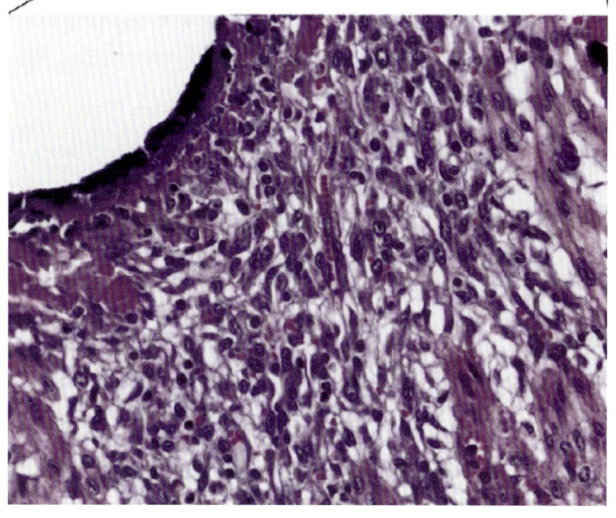

图 6.3.5　置入部位的组织学染色

组织学染色结果显示电极（以圆形空洞表示）穿过心肌的路径，存在中度心肌退行性病变和坏死，并伴有巨噬细胞、淋巴细胞和中性粒细胞等浸润的混合性炎症反应。转载自 Bar-Cohen Y，Loeb GE，Pruetz J，et al.Preclinical testing and optimization of a novel fetal micropacemaker.Heart Rhythm.2015；12：1683-1690.

术。这种人道主义使用器械认定为医疗器械获批提供了一条更简短的路径，但是胎儿微型起搏器适用的病例稀少，要得到美国 FDA 最终批准及实现商业化仍需经过长期的发展。

目前，使用微型起搏器进行胎儿起搏的仅有指征包括抗 Ro/SSA 抗体介导的房室传导阻滞、严重心动过缓和胎儿水肿。由于对胎儿进行的任何手术都具有侵入性，只有预期死亡率很高的胎儿才会被考虑为受试者。此外，最初的目标人群仅包括三度房室传导阻滞伴胎儿水肿且无其他重大心脏疾病的患儿。目前缺乏水肿胎儿成功起搏的案例，难以预测成功起搏对胎儿的获益。然而，研究团队始终认为成功起搏治疗心动过缓有望在几周内提高心率从而逆转甚至治愈胎儿水肿，就像在其他水肿情况中所见的那样。

尽管三度房室传导阻滞引起的胎儿水肿可以以多种方式表现，但必须将心包积液作为起搏器置入的纳入标准。如上所述，胎羊模型的一个主要挑战是准确地将套管尖端放置在心包腔内，并直接贴近心外膜表面。事实证明，在不损伤下方的心外膜（通常仅由一个潜在空间分隔）的情况下推进套管穿过心包是困难的，而心包积液的存在则有助于提高可视性，并大大促进套管在该空间的正确定位。

尽管植入设备的适宜胎龄尚不清楚，但目前认为 18～32 周的胎龄是考虑置入微型起搏器设备的合理窗口期，因为胎龄＜34 周的水肿胎儿存活率较低。＜18 周的胸腔尺寸更小，是胎龄的相对下限。与此同时，对胎龄明显超过 32 周的妊娠，应在不久的将来进行分娩，而不是这种实验性质的、未经测试的手术。由于意识到该手术对胎儿和母亲可能造成的伤害，多胎妊娠目前是起搏的禁忌证。此外，其他可能预示婴儿预后不良的医疗问题（除了其他心脏疾病）可能是起搏禁忌证，具体根据情况而定。

研究团队预计，出生时有房室传导阻滞的新生儿将需要终身心脏起搏。胎儿微型起搏器的设计并不能达到如此长时间使用的标准，其脆弱的柔性导线可能在出生后不久随着胸部生长扩张而断裂。此外，尽管胎儿微型起搏器将在整个妊娠期间进行充电，但每次充电后使用时间不到 1 周，这使得该设备在出生后难以长时间使用。目前，需要永久心脏起搏的婴儿要进行开胸手术，置入连接到腹部的常规起搏器的心外膜导线。借鉴从胎儿微型起搏器开发中得到的许多观念，目前微创技术开发正在进行中，用以保证置入一个能完全置于心包腔内的更大版本的微型起搏器。

小结

尽管目前心脏起搏在儿童或成人的严重心动过缓的治疗中较为常见，但在胎儿中的应用仍面临重大挑战。对于严重心动过缓和水肿的胎儿进行心脏起搏，有望逆转因心动过缓引起的心脏功能不全而导致的水肿，帮助妊娠延续至足月，因此显得尤为重要。然而，过去 30 年里尚无一例成功存活的病例，大量失败的案例充分体现了胎儿起搏的挑战性。研究人员致力于开发一种新型胎儿微型起搏器，该起搏器为一个完整的自主起搏系统，可以通过经皮方式置入，无须开放式手术。该设备虽尚未进行人体试验，但在胎羊实验中已得到验证，有望为治疗胎儿水肿等致命疾病提供理想手段。

第4章

远程诊断：远程心脏病学在评估胎儿心律失常中的应用

J. Fred Thomas · Christina A. Olson · Gerard Frunzi · Bettina F. Cuneo

引言

及时、准确地诊断胎儿心律失常对胎儿和妊娠均有益。首先，诊断为恰当治疗打下了基础。其次，对胎儿心律失常进行风险分层，可保障医疗资源高效使用。第三，诊断后，父母可以咨询医师制订医疗计划，减轻压力和焦虑。

然而，具有胎儿心律失常相关专业知识的人士通常集中在心脏中心附近，距离孕妇家往往数英里。此种情况下，都是由没有相关专业知识的当地社区的产科医师、家庭医师或助产士（统称"产科服务人员"）对心律失常的胎儿进行初步分诊。"胎儿远程心脏病学"的远程医疗形式可以扩大这些必要专业知识获取的途径，使得当地社区的产科服务人员能够与远程心脏中心的胎儿心脏病学家进行合作。胎儿远程心脏病学是指母亲在当地社区站点实时进行胎儿超声心动图检查，由远程心脏中心的胎儿心脏病学家进行面对面的线上解释、诊断和咨询的医疗形式。

由于最近在远程通信技术方面的进步，包括客观数据的数字传输和视频会议软件的应用，使得当地社区的产科服务人员和远程心脏中心的胎儿心脏病学家之间的合作成为可能。远程医疗降低了成本，提高了效率，改善了质量，并扩大了患者对某些医学领域（包括产科）的专科医师的可及性。以往对胎儿远程超声在超声心动图筛查和诊断结构性心脏病胎儿中的应用介绍较多，但关于胎儿远程心脏病学在评估和管理胎儿心律失常中的应用的介绍很少。

本章将对一胎儿远程心脏病学中心的成果、建立此类中心所需的必要资源，以及对服务者、患者和医疗系统的实际和潜在影响进行叙述。

胎儿远程心脏诊断中心的建立

可行性

胎儿远程心脏病学中心建设的可行性取决于多个因素。第一，社区的产科服务人员必须理解该中心将会为他们的患者和他们自己带来好处，后者以继续教育和实践质量提升的形式提供。第二，必须建立远程心脏中心胎儿心脏病学家和社区产科服务者之间互相尊重的合作关系；如果没有这一点，即使使用先进的技术和设备，该中心发挥的价值也有限。第三，社区的产科超声医师必须能够在线上远程指导下，独立地进行胎儿心脏扫查。第四，胎儿心脏病学家必须承诺在常规门诊时间之外"按需"提供医疗服务，因为一些胎儿心律失常需要紧急评估。第五，需要在远距离的社区站点设置远程医疗技术支持，以防止服务网络中断。第六，在许多情况下，胎儿心脏病学家必须能够适应对产科超声医师而不是儿科超声技术员进行教育和监督。第七，社区和远程心脏中心的医疗系统管理人员、医师和服务人员就目标必须保持一致并就长期目标达成一致，例如提高胎儿心脏病学水平、扩大整个地区的临床覆盖面以及增强心脏中心的临床能力等。

目标

一个综合的胎儿远程心脏病学中心的关键目标包括：

● 推进当地产科超声医师在胎儿心脏成像和心律失常确诊方面的教育和培训。

● 提高患者获得此项服务的便利性、效率并优化服务流程。

● 证明这种新的创新医疗服务模式具有与面诊相同的诊断质量。

● 确保社区中的母亲及其产科服务人员接受甚至欢迎胎儿远程心脏诊断技术。

超声医师的教育与培训

具有胎儿解剖学专业知识和经验的背景，可以更好地进行胎儿心律失常诊断的培训。培训可胜任胎儿筛查的产科超声人员的时间通常为3～6个月。开始培训时，在经验丰富的胎儿超声医师和胎儿心脏病学家的监督下，在远程心脏医学中心实施标准的胎儿超声心动图检查，检查结束后，由产科超声医师观察胎儿心律异常的图像。最后，由超声医师使用标准流程系统地评估患有心律失常的胎儿。大部分培训在心脏医学中心进行，但技能的加强需要在社区医院进行，需要胎儿心脏病学家反复地、面对面地对产科超声医师进行指导和培训，这种深入的多期培训是非常必要的，因为超声医师对胎心律评估的质量对于恰当的诊断和治疗至关重要。

理想情况下，经过培训教育后，超声医师的工作信心、胎儿超声心动图检查技能和效率将显著提高。根据我们的经验，超声医师完成胎儿远程超声心动图检查的时间从培训第一年的45min缩短到第三年的25min。此外，经过培训的超声医师还能够将病理性的心律失常，如房室传导阻滞和室上性心动过速，与良性心律失常（包括房性期前收缩和窦性心动过速）进行正确的区分。

建立有效率的门诊流程（图6.4.1）

有胎儿心律失常风险因素的孕妇可以每周安排1次在社区的线上胎儿远程心脏门诊就诊。如果在门诊时间之外发现胎儿心律失常，超声医师将联系胎儿心脏病专家，胎儿心脏病专家进行线上超声心动图检查和咨询。

母亲到达社区医院后，填写包括她的医疗史、家族史和产科史在内的信息表，由胎儿心脏病学家审阅。当地超声医师完成超声心动图检查后，胎儿心脏病学家将与社区站点联系（技术细节见下文）。通过实时面对面线上会面，胎儿心脏病学家对当地超声医师存储的胎儿超声图像进行审查。如果超声图像不清晰或质量不佳，无法进行诊断，那么超声医师可以在胎儿心脏病专家会诊的同时进行再次扫查。然后超声医师和胎儿心脏病专家针对胎儿的超声扫查结果与母亲进行讨论，母亲可以向胎儿心脏病专家提出问题，而联系转诊的产科医师需对后续的管理和随访进行讨论。

胎儿远程心脏病学的接受程度

评估胎儿远程心脏诊断中心模式的关键指标之一是患者和当地产科服务者的满意度。对于患者而言，在当地进行医疗服务的优点是方便和节省成本，无须前往较远的心脏医学中心，并且不会牺牲照护质量。根据我们的经验，33名患有胎儿心律失常的母亲通过留在自己的社区，节省了46 280英里（1英里＝1.61km）的驾驶里程，每次随访的成本几乎比前往较远的心脏中心低10倍（61.2美元 vs 580.5美元）。对于产科服务人员而言，能够与胎儿心脏病学家制订计划使患者在社区中得到自己的医疗服务，同时提高了对胎儿心律失常的理解，会使他们感到很满意。同时，将患者留在当地，也是对当地医院财政的支持。

评估该中心的第二个关键方面是心律失常诊断的准确性和产后管理的风险分层。根据我们的经验，使用胎儿远程心脏诊断中心模式后，上述服务水平与心脏医学中心现场提供的医疗服务水平相当。

胎儿远程心脏病学相关技术

带宽和互联网速度是成功进行胎儿远程心脏病学的必要条件，因为在胎儿超声心动图扫查期间需要传输大量数据，且需要保证视频流画面具有较高分辨力，来确保诊断质量。胎儿远程心脏病学的相关技术分为两部

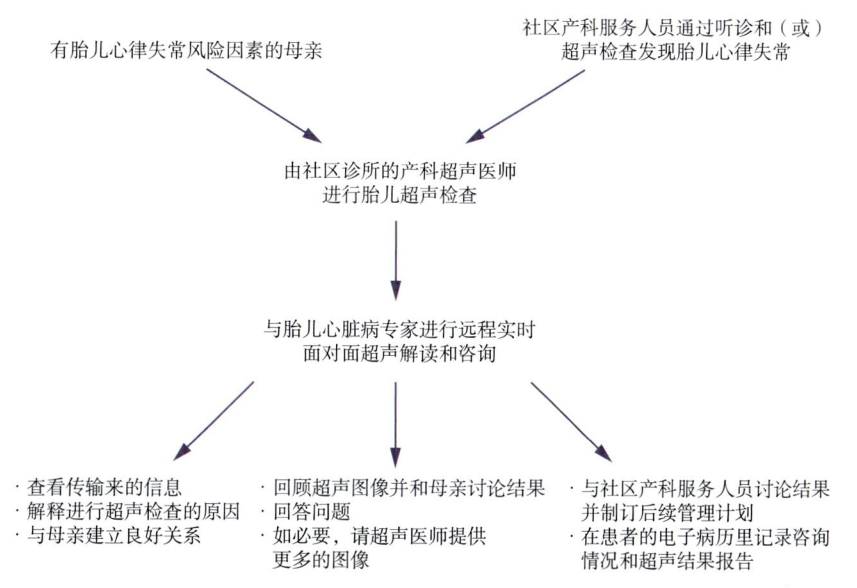

```
有胎儿心律失常风险因素的母亲        社区产科服务人员通过听诊和（或）
                                   超声检查发现胎儿心律失常
                        ↓       ↓
              由社区诊所的产科超声医师
                  进行胎儿超声检查
                        ↓
              与胎儿心脏病专家进行远程实时
                面对面超声解读和咨询
              ↓            ↓              ↓
·查看传输来的信息   ·回顾超声图像并和母亲讨论结果   ·与社区产科服务人员讨论结果
·解释进行超声检查的原因  ·回答问题                  并制订后续管理计划
·与母亲建立良好关系   ·如必要，请超声医师提供       ·在患者的电子病历里记录咨询
                     更多的图像                  情况和超声结果报告
```

图6.4.1　胎儿远程心脏病学模式中社区医院、产科服务人员和胎儿心脏病学家的工作流程

分：一个是双向视频会议系统，允许母亲和胎儿心脏病学家进行线上面对面咨询；以及一个高分辨力视频源，接收来自社区站点的超声仪器的图像，并将其实时传输到远程心脏中心。这些要求可以通过托管视频会议系统或具有嵌入式或独立视频会议系统的云解决方案来实现（图6.4.2，图6.4.3）。

目前存在几种支持胎儿远程心脏病学视频会议的平台（图6.4.2），这些平台都能够接收来自社区超声检查设备的视频信号（图像）。然后，这些超声图像被送入一个视频编码解码器，该编码解码器就像是高分辨率摄像输入端一样将这些信号输入。来自本地编码解码器的超声图像被传输到远程心脏医学中心的编码解码器。本地编码解码器可以从超声视频信号（或超声图像）切换到母亲与产科超声医师和胎儿心脏病专家之间的视频会议。

视频源和会议数据可通过多种方式从社区站点传输到远程心脏中心，反之亦然（表6.4.1）。第一种是通过专用点对点数据环路，如协议线路，提供卓越的图像质量，但价格昂贵。第二种是通过从公共远程医疗组织租用的"捆绑线路"进行数据传输。并非所有州都有这样的组织：例如，科罗拉多州有一个远程医疗网络（使用DS3线路），该网络连接了该州部分医院，但并不是所有医院。使用该网络的医院每月向该组织支付租金。最后，一些站点选择拥有一个足够大的开放互联网线路，以处理视频源和会议数据以及正常的组安排的操作。第二种和第三种方法的缺点是，大量的互联网流量将减慢数据传输速度（也称为"数据包丢失"），导致图像模糊和数据传输的小延迟，使得视频源的诊断质量无法达到要求。

具有独立或嵌入式视频会议功能的云解决方案（图6.4.3）借助了开放互联网和远程医疗行业创新公司的力量，侧重超声图像高分辨率视频流的需求，同时允许胎儿心脏病学家与社区内的孕妇、超声医师之间进行较低网速的远程会议。

在云解决方案中，本地站点配备了编码器和互联网路由器。编码器取代了视频会议解决方案中使用的编码解码器，从本地站点的超声设备中获取高分辨率的数据输出。输出的数据经过加密后，通过互联网路由器发

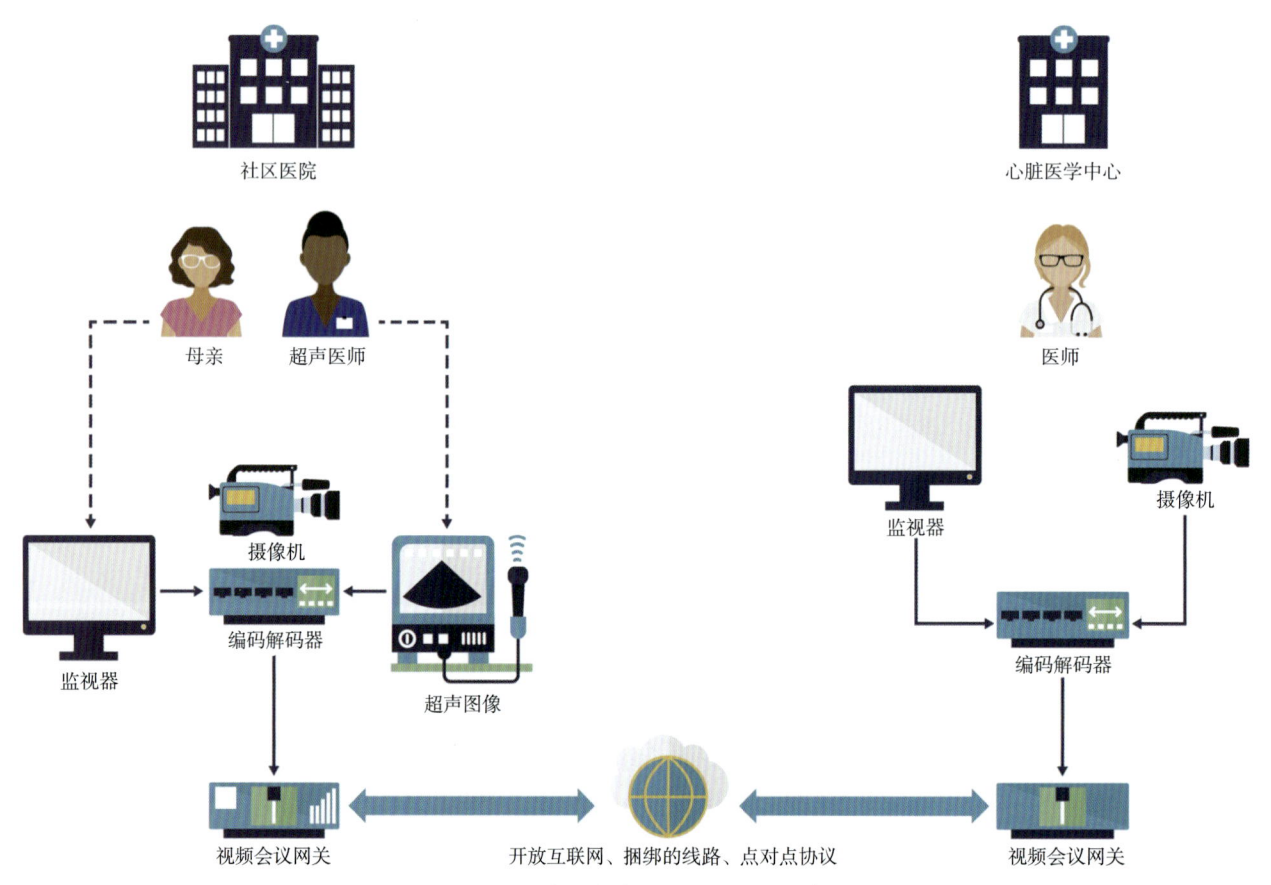

图6.4.2 共享视频会议远程医疗解决方案

来自社区医院的胎儿超声检查图像，超声医师和母亲的图像，通过视频会议网关传输到心脏医学中心。该网关可以是专用点对点协议、捆绑线路或开放互联网。胎儿心脏病专家（医师）可以实时查看实时图像；然后可以切换编码解码器，以便在两个地点之间进行双向视频会议

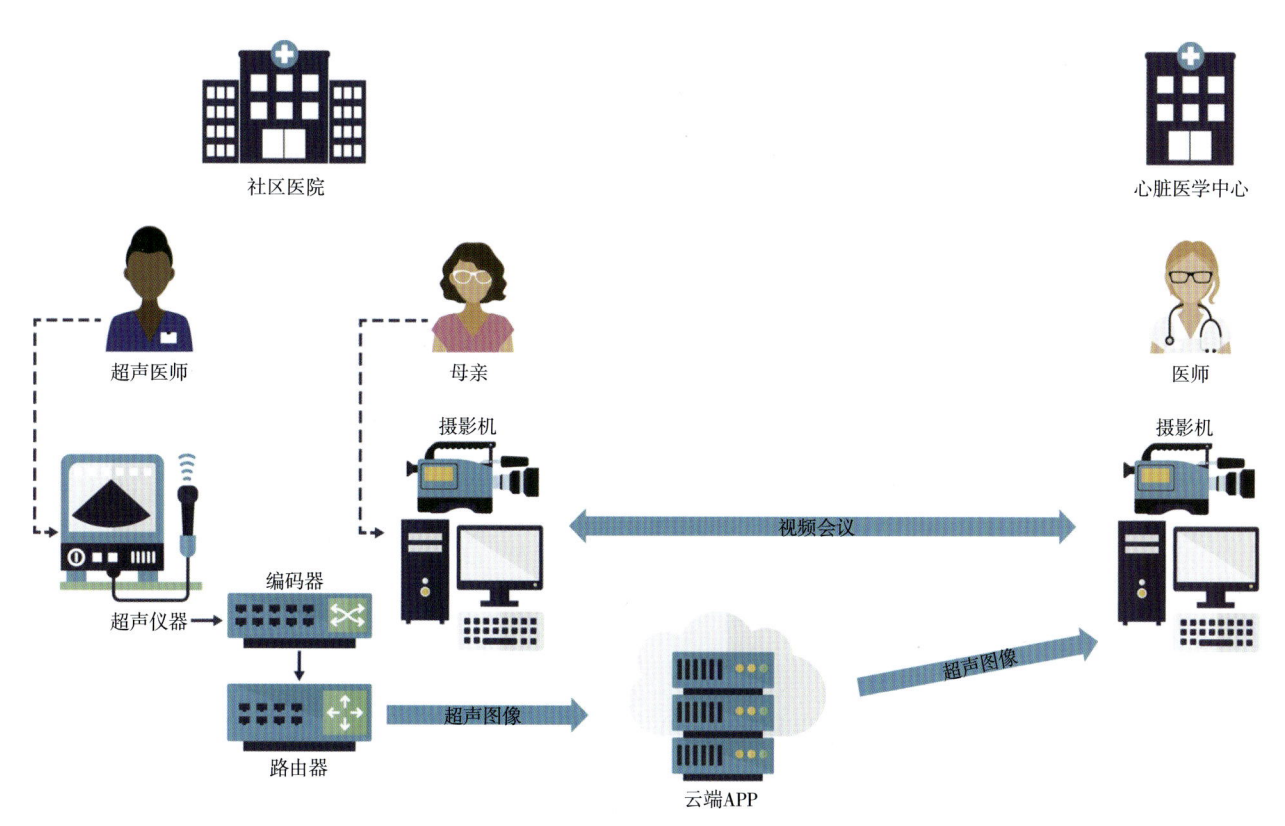

图6.4.3 基于云的远程医疗解决方案

社区医院的胎儿超声图像以及超声医师和母亲的图像通过编码器和路由器发送到心脏中心。胎儿心脏病专家（医师）审查超声图像，然后通过双向视频会议与母亲和超声医师进行交流

表6.4.1 视频源和远程会议的传输方法

方法	技术水平	优势	劣势
点对点协议	协议线路或多个DSL线数	传输质量始终卓越	价格昂贵
捆绑线路：租用空间远程医疗网络	DS3线路	网络已建立、费用合理	在高峰使用期间，数据包丢失率很高 图像质量不适合用作诊断
开放互联网电路	互联网	非常便宜	与捆绑线路相同

送到云服务器。远程站点访问云服务器，并将超声图像下载到应用程序或网站。一些供应商提供视频产品（如平板电脑或推车），以便社区和远程站点之间进行会议。其他供应商将会议数据与视频数字超声数据分开。云解决方案的局限性包括较托管视频会议成本更高，以及行业内规范和标准缺乏。

生产超声设备的公司正在开发远程医疗项目，通过在超声平台上添加网络接口卡，直接通过互联网将超声图像从社区站点传输到远程站点的平板电脑或计算机上。这消除了云解决方案中对单独路由器和托管视频会议方案中对高分辨率视频编码解码器的需求。超声远程医疗项目仍需要视频会议系统，以实现母亲和胎儿心脏病专家之间线上面对面互动。可以预见，在未来几年的发展中，远程医疗（尤其是胎儿远程心脏病学）会变得更容易实施，其成本也更低。

胎儿远程心脏病学面临的困难

胎儿远程心脏病学是一种新型医疗保健服务体系，其成功实施无疑会面临现实中的和可以想象的其他困难。这些困难主要包括：

1.远程医疗的使用和报销相关的政策在各州和国家层面不一致，以及线上医疗服务的监管和合规问题，对管理人员和医师来说可能比较棘手。

2.一些机构对胎儿远程心脏病学的成本的担忧，降低了他们的积极性。这主要是由于对计费的误解。在许多州，超声结果的专业解读部分以及面对面的就诊评估和管理条目都可以由远程心脏医学中心计费。

3.社区的产科服务人员和（或）其患者不接受线上医疗。

4.人们对胎儿超声的"存储和转发"流程，即在社区站点进行超声检查后传输到远程心脏医学中心进行诊断的满意程度。这一流程有几个缺点：母亲可能会在几天后才收到结果，导致不必要的压力和焦虑；她没有机会向胎儿心脏病学家提问；如果数据不完整，她必须返回社区站点进行进一步成像检查。

5.向管理人员和关键利益相关者很难解释好实时胎儿远程心脏病学相比数据存储和转发的优势，后者成本更低且无须立即对结果进行解读。

尽管存在上述问题，随着时间的推移，通过对相关人员恰当的教育并耐心等待，这些障碍是可以克服的。

小结

尽管胎儿远程心脏学尚处于起步阶段，但迄今为止其取得的进展令人振奋。建立胎儿远程心脏学中心是可行的，具有诊断准确性和危险分层准确性；此外，其可被患者及其产科服务人员所接受，可为家庭节省大量的医疗成本，并且不会切断医师和患者之间的联系。